中国临床案例
ZHONGGUO LINCHUANG ANLI

临床实践与教学丛书

内分泌病例精解丛书

总主编　母义明

肾上腺疾病病例精解

主编　吕朝晖　王卫庆　李小英　李启富

U1068724

上海科学技术文献出版社
Shanghai Scientific and Technological Literature Press

图书在版编目（CIP）数据

肾上腺疾病病例精解 / 吕朝晖等主编 . -- 上海 : 上海科学技术文献出版社 , 2025. -- (中国临床案例).
ISBN 978-7-5439-9240-5
Ⅰ . R586
中国国家版本馆 CIP 数据核字第 2024Z9P067 号

策划编辑：张　树
责任编辑：应丽春
封面设计：李　楠

肾上腺疾病病例精解
SHENSHANGXIAN JIBING BINGLI JINGJIE
主　　编：吕朝晖　王卫庆　李小英　李启富
出版发行：上海科学技术文献出版社
地　　址：上海市淮海中路 1329 号 4 楼
邮政编码：200031
经　　销：全国新华书店
印　　刷：河北朗祥印刷有限公司
开　　本：787mm × 1092mm　1/16
印　　张：21
字　　数：428 000
版　　次：2025 年 1 月第 1 版　2025 年 1 月第 1 次印刷
书　　号：ISBN 978-7-5439-9240-5
定　　价：156.00 元
http : //www. sstlp. com

《肾上腺疾病病例精解》

编委会

总主编

母义明　中国人民解放军总医院第一医学中心

主　编

吕朝晖　中国人民解放军总医院第一医学中心
王卫庆　上海交通大学医学院附属瑞金医院
李小英　复旦大学附属中山医院
李启富　重庆医科大学附属第一医院

副主编

余学锋　华中科技大学同济医学院附属同济医院
严　励　中山大学孙逸仙纪念医院
卢　琳　中国医学科学院北京协和医院
刘　铭　天津医科大学总医院
刘礼斌　福建医科大学附属协和医院
胡金波　重庆医科大学附属第一医院
陈　康　中国人民解放军总医院第一医学中心
苏颋为　上海交通大学医学院附属瑞金医院
袁明霞　首都医科大学附属北京友谊医院

编　委

（按姓氏拼音排序）

陈　适　中国医学科学院北京协和医院
刚晓坤　吉林大学第一医院
谷剑秋　中国医科大学附属第一医院
管庆波　山东第一医科大学附属省立医院
何　庆　天津医科大学总医院
黄敬泽　福建医科大学附属协和医院
蒋怡然　上海交通大学医学院附属瑞金医院

李　冰　中国人民解放军总医院第一医学中心
李　辉　陕西省人民医院
李　平　南京大学医学院附属鼓楼医院
李晓牧　复旦大学附属中山医院
梁　颖　中山大学孙逸仙纪念医院
刘　萍　宁夏医科大学总医院
侯新国　山东大学齐鲁医院
庞　萍　中国人民解放军总医院海南医院
任　艳　四川大学华西医院
任高飞　郑州大学第一附属医院
苏　恒　云南省第一人民医院
王　瑶　中日友好医院
闫朝丽　内蒙古医科大学附属医院
杨　雁　华中科技大学同济医学院附属同济医院
张力辉　河北医科大学第二医院
张俊清　北京大学第一医院
张松筠　河北医科大学第二医院

编写人员

（按姓氏拼音排序）

蔡芸莹　云南省第一人民医院
陈　弘　复旦大学附属中山医院
陈　涛　四川大学华西医院
陈小宇　山东第一医科大学附属省立医院
单忠艳　中国医科大学附属第一医院
官滨斌　福建医科大学附属协和医院
郭瑞金　云南省第一人民医院
何一凡　中日友好医院
刘福强　山东大学齐鲁医院
胡晓娜　中国人民解放军总医院第一医学中心
黄　露　四川大学华西医院

柯甦捷　福建医科大学附属协和医院
李　杰　河北医科大学第二医院
栗夏莲　郑州大学第一附属医院
梁　赟　云南省第一人民医院
刘　林　北京大学第一医院
刘玲娇　陕西省人民医院
楼　媛　南京大学医学院附属鼓楼医院
缪思斯　贵州医科大学附属医院
秦贵军　郑州大学第一附属医院
石小丽　华中科技大学同济医学院附属同济医院
宋　颖　重庆医科大学附属第一医院
孙　侃　中山大学孙逸仙纪念医院
谭　璐　四川大学华西医院
王　浩　天津医科大学总医院
王　昕　中日友好医院
王　越　重庆医科大学附属第一医院
王保平　天津医科大学总医院
王桂侠　吉林大学第一医院
王坤玲　天津医科大学总医院
翁　妍　中山大学孙逸仙纪念医院
徐　潮　山东第一医科大学附属省立医院
杨　帆　南京大学医学院附属鼓楼医院
杨　霞　宁夏医科大学总医院
杨国庆　中国人民解放军总医院海南医院
尹雅琪　中国人民解放军总医院第一医学中心
云素芳　内蒙古医科大学附属医院
张少玲　中山大学孙逸仙纪念医院
张瑜庆　陕西省人民医院
周　翔　中国医学科学院北京协和医院

总主编简介

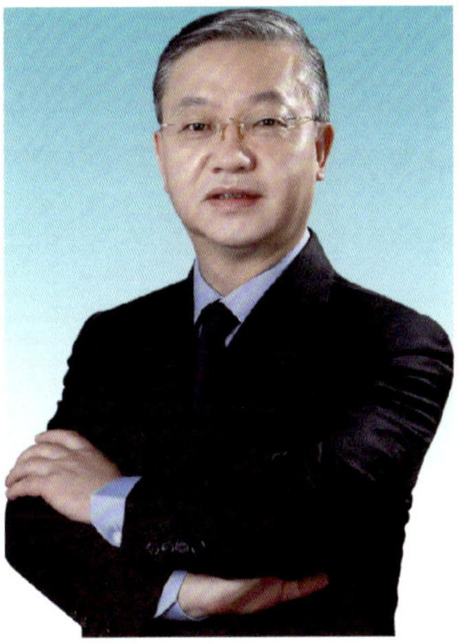

母义明，中国人民解放军总医院第一医学中心内分泌科主任医师，教授，博士生导师。兼任中国医师协会内分泌代谢科分会会长，中华医学会内分泌学分会第十届委员会主任委员，解放军医学会内分泌专业委员会主任委员，中国老年学和老年医学学会数字医疗分会主任委员等。

担任*Chronic Diseases and Translational Medicine*、《中华内科杂志》《中华内分泌代谢杂志》《实用内科杂志》《解放军医学杂志》副主编。

发表SCI论文490余篇，包括以通讯和（或）第一作者在*JAMA*、*BMJ*，*Lancet Diabetes & Endocrinology*，*Stem Cell*等期刊发表论文。

2012年和2018年被中华医学会授予杰出贡献奖。2018年被人民网评为“国之名医·卓越建树”。2023年被《医师报》评为“推动行业前行力量”十大医学贡献专家。

第一主编简介

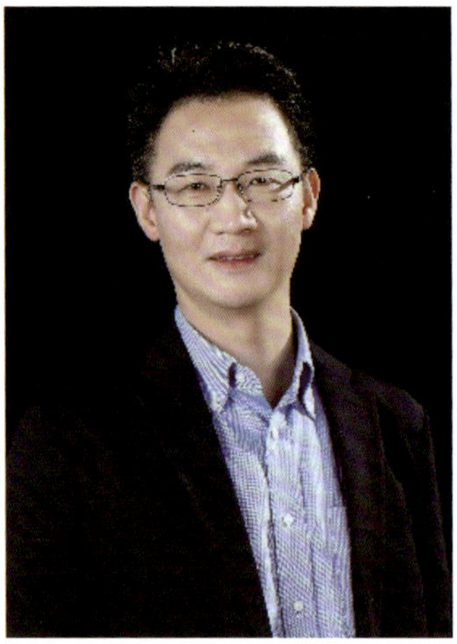

吕朝晖，医学博士，主任医师，教授，博士生导师，现任中国人民解放军总医院第一医学中心内分泌科主任。兼任中华医学会内分泌学分会常务委员及高尿酸学组组长，北京医学会内分泌学分会副主任委员，国家及北京自然科学基金委员会评审专家，《中华内分泌代谢杂志》《中华内科杂志》编委。

从事内分泌与代谢病相关临床、科研、教学工作。曾经承担科技部国家重点研发项目子课题、国家自然科学基金和北京市自然科学基金项目等多项课题。以第一作者或通讯作者身份发表文章110余篇，其中SCI论文40余篇（总影响因子211.892分），中文核心期刊论文70余篇。

第二主编简介

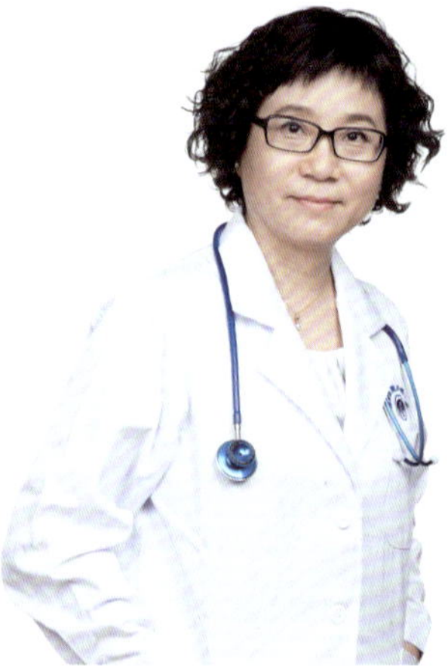

王卫庆，医学博士，二级教授，主任医师，博士生导师，现任上海交通大学医学院附属瑞金医院内分泌代谢科主任、国家代谢性疾病临床医学研究中心主任、国家卫健委内分泌代谢病重点实验室主任、中国医学科学院学部委员。兼任中华医学会内分泌学分会候任主任委员，中国医师协会内分泌代谢科医师分会副会长、垂体学组组长，上海医师协会内分泌代谢医师分会会长，上海市医学会内分泌学分会前任主任委员，*Journal of Diabetes* 与《中华内分泌代谢杂志》副主编。

长期致力于代谢疾病与内分泌肿瘤临床与基础研究。主持国家重点研发计划、国家自然基金重点项目等国家级课题10余项。在 *Nat Med* 等国际期刊发表论文 400 余篇（以第一作者或通讯作者身份130篇），被引超万次。四次获国家科技进步二等奖（第一完成人1次），第一完成人获上海市技术发明奖1次，上海科技进步一等奖2次、上海医学科技奖一等奖2次、上海医学科技推广奖等。荣获“谈家桢生命科学奖”“吴阶平－保罗·杨森医学奖”、第二届“国之名医·卓越建树奖”、上海工匠等。

第三主编简介

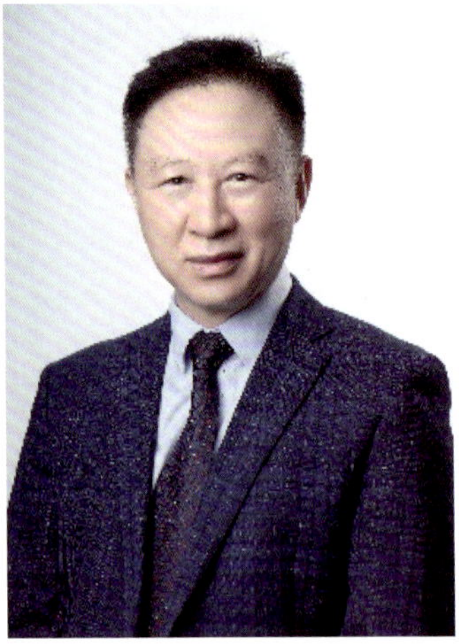

李小英，医学博士，主任医师，教授，博士生导师，现任复旦大学附属中山医院内分泌科主任。兼任中华医学会糖尿病学分会副主任委员，中国生物化学与分子生物学学会代谢专业委员会主任委员，*Endocrine Reviews*、*Life Metabolism*、*Journal of Diabetes*、《中华糖尿病杂志》《国际内分泌代谢杂志》副主编，《中华内分泌代谢杂志》编委。

主要从事代谢性疾病发病机制与临床干预研究。承担科技部重点专项，国家自然科学基金重大研究计划、重点项目、国际合作重点项目等10余项。以通讯作者身份在*Cell Metabolism*、*PNAS*、*JCI*、*Nature Medicine*、*JAMA Internal Medicine*、*Diabetes*、*Diabetes Care*、*Gut*、*JCEM*、*Gastroenterology*、*Hepatology*、*Journal of Hepatology*等杂志发表论文50余篇，撰写专著7部，获上海医学科技一等奖1项，中华医学科技二等奖1项，中华医学会糖尿病学分会杰出科学贡献奖。

第四主编简介

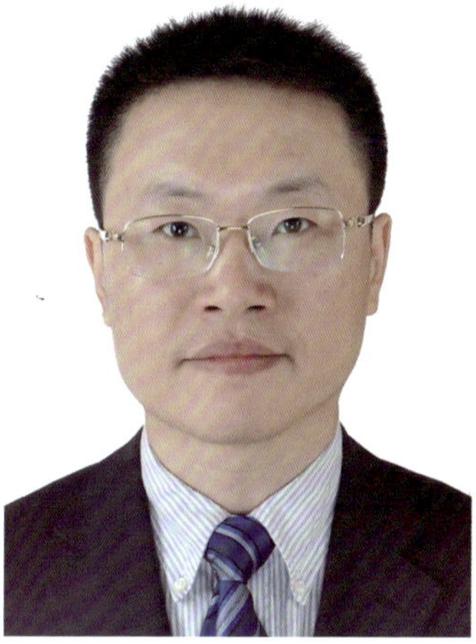

李启富，医学博士，主任医师，二级教授，博士生导师，国务院政府特殊津贴获得者，现任重庆医科大学附属第一医院内分泌科主任，重庆市糖尿病中心主任，代谢性血管疾病川渝共建重点实验室主任。兼任中国医师协会内分泌代谢科医师分会常务委员，中华医学会糖尿病分会常务委员（第六至八届），重庆市医师协会糖尿病专业委员会主任委员。重庆市有突出贡献中青年专家、重庆英才（领军人才）、重庆市学术技术带头人、重庆市首批医学领军人才。*Endocrine*杂志副主编，《中华内科杂志》《中国糖尿病杂志》《中华内分泌外科杂志》等审稿人。

长期从事内分泌高血压（原醛症）、糖尿病肾病的临床和研究，开展了肾上腺静脉取血（AVS）、岩下窦取血等多项国际先进技术，且完成数量和成功率居国内前茅。获国家级课题10余项，其中重点2项（国家自然科学基金重点项目和科技部重大项目子课题）；重庆市自然科学二等奖1项、中华医学科技进步三等奖1项。主编专著2部，参编6部。以通讯作者或第一作者身份在*Ann Intern Med*、*JACC*、*JAMA Intern Med*、*Diabetes Care*等杂志上发表SCI论文100余篇，多项研究成果被国际、国内指南引用，并牵头制定指南和共识各一部。

序

随着我国经济的发展、生活水平的提高及人民寿命的延长，内分泌与代谢性疾病患病率逐年上升，诸如肥胖、糖尿病、高血压、骨质疏松症和高尿酸血症等已成为普遍存在的慢性疾病。内分泌是一个遍布全身的体液调节系统，它从生理到病理影响着全身各个脏器的功能改变，不仅疾病谱广而且危害大，与多种人类致死与致残的重大疾病密切相关。随着对内分泌与代谢性疾病病理生理认识的不断提高，越来越多的内分泌与代谢性疾病被发现和细化，我国内分泌与代谢性疾病的诊疗水平也有了大幅提升。

诊治内分泌与代谢性疾病的医生群体分布在各级医疗机构，对内分泌与代谢性疾病的诊疗有多层次和广泛的需求。为让广大医生能够身临其境地“参与”到内分泌与代谢性疾病的病例分析中来，并提高疾病的诊疗规范与水平，我们组织全国100余名大型医院的知名内分泌专家共同挑选病例并编写了《中国临床案例·内分泌病例精解丛书》。该丛书共包括7个分册，即《糖尿病病例精解》《甲状腺疾病病例精解》《下丘脑垂体疾病病例精解》《肾上腺疾病病例精解》《性腺疾病病例精解》《骨质疏松及骨矿盐疾病病例精解》和《神经内分泌肿瘤病例精解》。该丛书共纳入200多例病例，既包括内分泌与代谢性疾病的常见和经典病例，也覆盖罕见和疑难病例，可满足不同层次医生的需求。

丛书中每个病例均从病历摘要、诊疗经过、病例讨论及病例点评四方面深入浅出地对病例进行了详尽地分析，图文并茂，便于读者阅读。通过对这些病例诊疗流程的完整展示和深入探讨，可以让读者更具体、更客观地了解日常工作中对内分泌与代谢性疾病的诊治原则和个体化诊治的把握，给广大医生的临床工作提供有效参考。

现代医学发展和对疾病的认识日新月异，尽管我们仔细对书稿进行校正，但仍有不足之处，甚至存在不当之处，恳请广大读者提出宝贵的批评和建议。

本丛书的全体编写人员均付出了巨大的努力，在此感谢各位专家的辛勤付出和指导。

2024年6月

前 言

肾上腺是内分泌系统的重要腺体，与人类的生长发育、应激和免疫、电解质和血压、生长发育等生命过程息息相关。随着对肾上腺相关激素病理生理的阐明，越来越多的肾上腺疾病被发现和细化，也有越来越多的治疗方法进入临床。肾上腺疾病较为复杂，有常见疾病，也有罕见疾病。通过梳理，多数此类疾病已经能够通过规范的诊治流程而明确诊断，误诊、漏诊或延迟诊断的情况在逐步减少，体现出近年来我国医务工作者在该领域诊治水平的大幅提升。除院校教育外，各级学术组织、各种指南规范、各个学术会议及专业期刊和书籍均成为广大医生获取肾上腺相关新知的重要途径。

当前涉及肾上腺疾病的病例集更多追求罕见和疑难疾病，体现出编者的专业水平和诉求。但诊治肾上腺疾病的医生群体可能分布在各级医疗机构，这种多层次的需求决定着要想在整体上提高肾上腺疾病的诊治水平，需要兼顾常见和经典、罕见和疑难两大类疾病。因此，由来自全国26家大型医院的肾上腺疾病专家提供和讨论40个病例，内容覆盖原发性肾上腺皮质功能减退（广义上纳入先天性肾上腺皮质增生症）及原醛症、嗜铬细胞瘤和副神经节瘤、肾上腺库欣综合征等肾上腺功能亢进性疾病，包括常见病例和经典病例，也覆盖罕见疑难病例。经过专家和编委会的严格审核，保证了内容的科学性、规范性，也符合编辑部审查格式和出版要求，作为“中国临床案例”丛书的肾上腺疾病分册出版。

本书主要面向的读者群体是内分泌科、广大内科及全科领域的相关临床工作者，通过病例和相关讨论，旨在让读者更具体、更客观地了解日常工作中对肾上腺疾病的诊治原则和个体化诊治的把握，给广大医生的临床工作提供有效参考，以期推动我国肾上腺疾病诊疗水平的提高。

编 者

2024年3月

目 录

第一章 肾上腺功能减退 01

病例1 肾上腺结核

一、病历摘要

（一）病史简介

患者女性，47 岁。

主诉：皮肤色素沉着 1 年，伴纳差、乏力 6 个月余。

现病史：患者于 1 年前无明显诱因出现颜面部、双手皮肤色素沉着，未予重视。6 个月前无明显诱因出现纳差，伴乏力、嗜睡、喜咸食，偶有恶心呕吐、腹胀、腹泻、体位性低血压，偶有低热、盗汗，月经不规律，经期延长（30 → 75 天），经量减少（4、5 天→ 2、3 天），无咳嗽、咳痰，无腰痛、血尿及泡沫尿，否认头痛、视力下降、视野缺损，否认毛发脱落，否认心悸、出汗、手抖，否认怕冷、便秘，否认性欲下降，否认记忆力减退、智力下降，否认口干、多尿、多饮、多食，否认搐搦。曾就诊于当地某中医诊所，给予口服中药治疗，服药后症状未改善，乏力较前加重。3 天前无明显诱因出现腹泻，5 次 / 日，为黄色稀水样便，量较大，伴腹痛腹胀，无脓血便及里急后重感，就诊于某市中心医院，行上腹部 CT 检查示“左肾上腺区占位，考虑腺瘤可能，建议 MRI 进一步明确诊断”。后为进一步诊治于 2018 年 4 月 16 日就诊于我院门诊，行肾上腺增强 CT 示“双侧肾上腺增生，并左肾上腺多发腺瘤”，血液检查示血钠 132.5mmol/L、血钾 5.0mmol/L、血沉 75mm/h、空腹血糖 4.0mmol/L、血皮质醇（F）（8am）74.4nmol/L、促肾上腺皮质激素（ACTH）（8am）1259pg/ml。患者于 2018 年 4 月 19 日以“肾上腺皮质功能减退症”收入我科，病程中否认利福平、酮康唑、氨鲁米特、米托坦等应用史，精神欠佳，食欲差，睡眠一般，排尿后烧灼感，近 6 个月体重下降约 3kg。

既往史：否认肝炎、结核病病史，否认手术及外伤史，否认食物、药物中毒及过敏史。

月经史：14 岁月经初潮，末次月经时间 2018 年 3 月 26 日（47 岁）。

婚育史：25 岁结婚，孕 1 产 1，否认产后大出血。

家族史：否认肾上腺功能减退症家族病史。

（二）体格检查

体温 36.4℃，脉搏 60 次 / 分，呼吸 18 次 / 分，血压 88/56mmHg，身高 159cm，体重

49kg，BMI 19.4。发育正常，营养中等，精神一般，神志清楚，表情安静。颜面部、舌及口腔黏膜、牙龈、双手、乳晕及腰带部皮肤色素沉着。双手指甲可见黑色细条纹，皮肤干燥，无脱屑。腋毛稀疏。甲状腺无肿大。胸廓对称，呼吸运动平稳，18 次 / 分，律齐，语颤无增强及减弱，未触及胸膜摩擦感，叩诊清音，双肺呼吸音清晰，未闻及干湿性啰音及胸膜摩擦音。心率 60 次 / 分，节律规整，心音低钝，未闻及病理性杂音。腹部外形平坦，触诊软，无压痛及反跳痛，肝脾、胆囊未触及，墨菲征阴性，叩诊鼓音，移动性浊音阴性，肾区无叩击痛，肠鸣音 5 次 / 分。脊柱呈正常生理弯曲，四肢运动自如，关节无畸形，双下肢无水肿，生理反射存在，病理反射未引出。双乳 Tanner Ⅴ期，外阴 Tanner Ⅴ期。

（三）辅助检查

常规指标：血常规（2018-04-20）：血红蛋白 120（115 ~ 150）g/L，血小板 470（100 ~ 300）$\times 10^9$/L；尿液分析（2018-04-22）：pH 5.5（4.5 ~ 8.0），比重 1.024（1.003 ~ 1.030），白细胞 2+（-），白细胞个数 191.80（0 ~ 25）个 /μl，尿蛋白（-），管型 2.09（0 ~ 1.3）个 /μl；尿液分析（2018-04-27）：白细胞（-）；白细胞个数 1.80（0 ~ 25）个 /μl，尿蛋白（-）；便常规＋潜血未见异常。

生化指标：肾功能（2018-04-20）：二氧化碳结合力 19.2（23 ~ 30）mmol/L；尿素（酶法）3.5（2.2 ~ 7.2）mmol/L；尿酸（酶比色法）369（150 ~ 350）μmol/L；血肌酐（酶法）49（44 ~ 97）μmol/L；肝功能、电解质、血糖、C- 反应蛋白、血沉见病例 1 表 1。

病例1表1　肝功能、电解质、血糖、C反应蛋白、血沉检查

	04-17	04-20	04-23	06-06	08-13	09-26	参考值
K（mmol/L）	4.81	4.42	4.66	4.56	4.32	4.27	3.5 ~ 5.5
Na（mmol/L）	132.5	130.5	136	137.4	139	142	135 ~ 145
Glu（mmol/L）	4.9	4.4	5.0	5.2	5.1	5.2	3.9 ~ 6.1
ALT（U/L）	67.3	65.4	50	37.5	49.3	33.8	7 ~ 40
AST（U/L）	50	40	36	27.7	46	24.8	13 ~ 35
GGT（U/L）	99.6	93.6	93	51.8	48.5	59.6	7 ~ 45
CRP（mg/L）		8.75					0 ~ 5
ESR（mm/h）	75			17	19	17	0 ~ 20

感染指标：TB-SPOT（2018-04-24）：淋巴细胞培养＋干扰素（A）1020（＜ 24）SFC/10^6PBMC；淋巴细胞培养＋干扰素（B）480（＜ 24）SFC/10^6PBMC；结核菌素试验（-）；尿结核分枝杆菌培养（-）；HIV 抗原 / 抗体、丙型肝炎病毒抗体、梅毒螺旋体抗体、乙型肝炎病毒表面抗原（-）。

肿瘤指标：癌胚抗原 1.14（0.5 ~ 5）ng/ml，甲胎蛋白 4.26（0.4 ~ 10.9）ng/ml，

CA-125 24.20（1.0 ～ 35）U/ml，CA-153 19.10（0.5 ～ 28）U/ml，CA19-9 11.23（2.0 ～ 37）U/ml，铁蛋白 397.30（11 ～ 306.8）ng/ml。

免疫指标：IgA 420.5（70 ～ 400）mg/dl，IgE 47（0 ～ 360）U/ml，IgG 1518（680 ～ 1600）mg/dl，IgM 134.9（23 ～ 259）mg/dl；C1q 278.89（159 ～ 233）mg/L；狼疮全项（2018-04-23）：抗 Sm 抗体（印迹法）（+-）；抗 nRNP 抗体（印迹法）（+-），余未见异常。

肾上腺轴：血 F（8am）74.4nmol/L，ACTH（8am）1259（7.2 ～ 63.3）pg/ml。

甲状腺轴：血清促甲状腺激素 1.35（0.38 ～ 4.34）mIU/ml，血清游离三碘甲状腺原氨酸 3.86（1.8 ～ 4.10）pg/ml，血清游离甲状腺素 1.46（0.81 ～ 1.89）ng/dl，抗甲状腺过氧化物酶抗体 20.03（0 ～ 34）U/ml，抗甲状腺球蛋白抗体 10.35（0 ～ 115）U/ml。

性激素：卵泡刺激素 15.43mIU/ml，黄体生成素 10.72mIU/ml，雌二醇 26.4pg/ml，睾酮＜ 0.03（0.084 ～ 0.481）ng/ml，泌乳素 31.87ng/ml，孕酮 0.97ng/ml，硫酸脱氢表雄酮测定＜ 15.0（80 ～ 560）μg/dl。

RAAS（立位 2h）：肾素血管紧张素醛固酮（2018-04-20）：血管紧张素Ⅱ 96.41（卧位 25 ～ 129，站位 49 ～ 252）pg/ml；醛固酮 139.11（卧位 10 ～ 160，站位 40 ～ 310）pg/ml；肾素 95.92（卧位 4 ～ 24，站位 4 ～ 38）pg/ml。

甲状旁腺素 19.48（15 ～ 65）pg/ml；校正 Ca 2.30mmol/L，无机磷 1.1（0.8 ～ 1.7）mmol/L。

影像学检查：①（2018-04-10）胸腹盆 CT：右肺局限性纤维化及硬结灶；右侧胸膜局限性肥厚。双肾上腺病变，考虑结核（病例 1 图 1A 和 B）；肝胆胰脾、双肾及盆腔 CT 未见异常。②（2018-08-14）肾上腺 MRI：双侧肾上腺结核，建议短期复查除外转移；腹膜后肿大淋巴结。

影像科会诊：双侧肾上腺腹膜后淋巴结，右侧髂外血管旁淋巴结，右侧骶髂关节多发结核，局部脓肿形成（脓肿包括左侧肾上腺、右侧骶髂关节），双肺内纤维硬化灶。

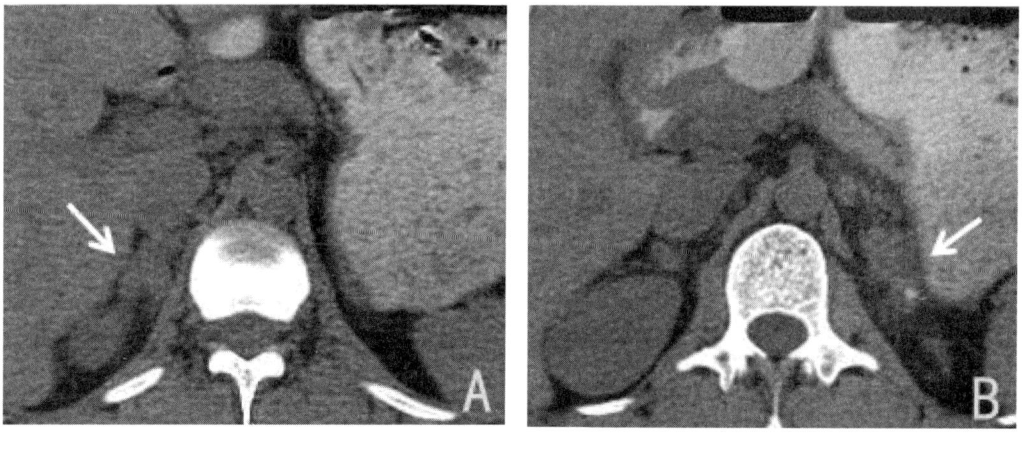

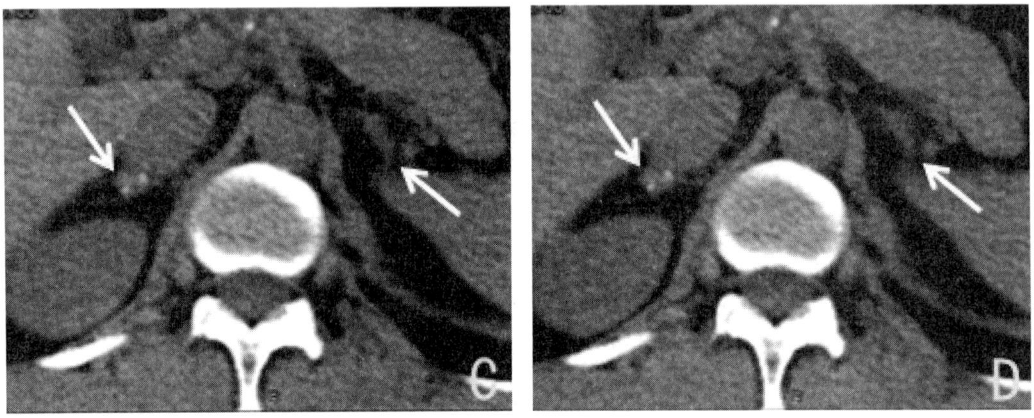

病例 1 图 1　影像学检查

A、B：抗结核治疗前上腹部 CT，示双侧肾上腺增粗，伴点状钙化；C、D：抗结核治疗后肾上腺 CT，相较于抗结核治疗前双侧肾上腺变细，可见多处点状钙化

二、诊疗经过

本例患者为中年女性，慢性病程，临床主要表现为皮肤色素沉着、纳差、乏力、嗜睡、喜咸食、恶心呕吐、腹胀、腹泻，血压偏低，多次查血皮质醇（F）< 82.5nmol/L，低血钠，血钾为正常高限，考虑“肾上腺皮质功能减退症”诊断基本明确。外院及我院多次查血皮质醇（F）（8am）< 82.5nmol/L（3μg/dl），同步 ACTH（8am）显著升高，考虑“原发性肾上腺皮质功能减退症”诊断明确，同时予氢化可的松 50mg、1 次 /8 小时静脉输注，后精神、食欲较入院前显著好转，监测血压维持在 110 ~ 120/70 ~ 80mmHg，血钠恢复正常，血钾较前下降。同时完善 TB-SPOT A+B > 1000SFC/10^6PBMC，血沉、C- 反应蛋白轻度升高，CT 提示右肺局限性纤维化及硬结灶；右侧胸膜局限性肥厚，虽结核菌素试验及尿结核分枝杆菌培养均阴性，但肾上腺影像学特征符合肾上腺结核的特点，如双侧肾上腺增大，出现不规则肿块影，可见点状钙化。请影像科会诊考虑肾上腺结核，且双侧肾上腺腹膜后淋巴结、右侧髂外血管旁淋巴结、右侧骶髂关节多发结核，局部脓肿形成（脓肿包括左侧肾上腺、右侧骶髂关节），考虑肾上腺结核诊断基本明确。予三联诊断性抗结核治疗（异烟肼 0.3g、利福平 0.45g、吡嗪酰胺 0.75g），晨起一次顿服，同时调整激素替代治疗：氢化可的松上午 7 时 20mg 口服，下午 4 时 10mg 口服。患者经糖皮质激素替代治疗及抗结核治疗 4 个月后皮肤色素沉着较前改善，食欲好，体力佳，无嗜睡，无恶心、呕吐，复查肾上腺 CT 见病例 1 图 1C 和 D。

患者排尿后有烧灼感，尿常规提示白细胞阳性，考虑泌尿系感染，予左氧氟沙星 0.4g、1 次 / 日静脉输注 3 天抗感染治疗后排尿后无烧灼感，复查尿常规白细胞阴性；肝功能异常，予多烯磷脂酰胆碱胶囊 456mg、3 次 / 日口服保肝治疗，复查肝功能 ALT、AST 恢复正常。

三、病例讨论

患者为中年女性，临床表现为皮肤黏膜色素沉着，纳差、乏力、嗜睡、喜咸食，恶心呕吐、腹胀、腹泻，血压偏低。辅助检查：血 F < 82.5nmol/L（3μg/dl），血钠低，血钾为正常高限，考虑患者肾上腺皮质功能减退症诊断明确。当两侧肾上腺绝大部分被破坏、出现皮质激素不足的表现，称为肾上腺皮质功能减退症，可分为急性和慢性。急性肾上腺皮质功能减退多表现为循环衰竭、高热、胃肠功能紊乱、神志淡漠、萎靡或躁动不安、惊厥甚至昏迷等症状，病情凶险，需及时抢救。慢性肾上腺皮质功能减退症临床表现为皮质醇缺乏和醛固酮缺乏所致的两大综合征。慢性肾上腺皮质功能减退症可发生于各个年龄段，且多种原因可致病，故临床发病率并不低。

肾上腺皮质功能减退症亦可分为原发性和继发性。原发性肾上腺皮质功能减退症（primary adrenal insufficiency，PAI）又称 Addison 病（艾迪生病），是由于自身免疫、结核、感染、肿瘤等破坏双侧肾上腺组织从而导致肾上腺皮质激素分泌不足和促肾上腺皮质激素（ACTH）分泌增多。由于起病隐匿，当双侧腺体受累超过 90% 时，才会出现一系列症状，主要为糖皮质激素和（或）盐皮质激素缺乏所致，前者受影响的程度更为严重，如乏力、食欲缺乏、消瘦、恶心、呕吐、腹泻、低血压、低血糖、阴毛及腋毛脱落、性功能障碍、月经失调等，也可出现低热、盗汗等结核表现。皮质醇缺乏使下丘脑－垂体轴负反馈减少，血浆 ACTH 增多，对黑皮质素 -1 受体的刺激增加，致黑皮质素增多，表现为全身皮肤色素加深，是出现最早且最具特征性的表现，也是患者就诊时最常见的主诉，以暴露于阳光处、皮肤摩擦处、乳晕等处明显，黏膜色素沉着多见于牙龈、舌部、颊黏膜处。实验室检查是确诊 PAI 主要的手段，常见的异常有：血浆皮质醇下降、血浆 ACTH 明显升高、尿游离皮质醇下降、ACTH 刺激试验阳性及因醛固酮缺乏导致保钠排钾功能减低引起的低血钠、高血钾。ACTH 刺激试验已经过了较好的研究，并通过胰岛素耐受试验确定了其诊断的准确性，是目前认为诊断 PAI 的“金标准”。其试验方法为：早 8 点测定血皮质醇基础值，快速静脉推注 250μg ACTH，30 分钟或 60 分钟取血检测皮质醇，若其峰值< 500nmol/L（18μg/dl），表明肾上腺皮质功能不全。2016 年版美国内分泌学会 PAI 临床实践指南推荐，若无法行该试验，也可使用清晨血 F < 140nmol/L（5μg/dl）联合 ACTH 升高作为诊断肾上腺皮质功能不全的初步试验，且血浆 ACTH 常大于参考值上限的 2 倍。继发性肾上腺皮质功能减退症是指垂体、下丘脑等病变引起 ACTH、促肾上腺皮质激素释放激素（CRH）分泌不足，以致肾上腺皮质萎缩、皮质激素分泌相应降低。临床表现与 PAI 相类似，但仍有区别：①由于 ACTH 和其他 POMC 多肽水平降低，即缺乏黑色素细胞刺激素，故肤色苍白、无色素沉着。②由于单纯性 ACTH 缺乏，主要表现为糖皮质激素生成障碍，而盐皮质激素基本正常。本例患者慢性病程，以皮肤黏膜色素沉着起病，后出现食欲

缺乏、乏力，多次清晨血 F < 82.5nmol/L（3μg/dl），同步 ACTH 显著升高（远大于参考值上限 2 倍以上），亦存在盐皮质激素不足，表现为醛固酮降低或正常低值，负反馈引起血浆肾素活性、血管紧张素Ⅱ升高，考虑原发性肾上腺皮质功能减退症诊断明确。

病因方面包括自身免疫、感染、肿瘤等因素。在发达国家，自身免疫性肾上腺炎为主要病因，在发展中国家，肾上腺结核等肾上腺感染为 Addison 病最常见的原因。该患者 TB-SPOT A+B > 1000SFC/10^6PBMC，血沉、C- 反应蛋白轻度升高，影像学提示符合肾上腺结核的特点，考虑肾上腺结核诊断基本明确。应与以下疾病相鉴别：①自身免疫方面：入院完善相关检查未发现自身免疫紊乱相关证据，未发现甲状腺功能异常、性腺功能减退、甲状旁腺功能减退、糖代谢紊乱、慢性黏膜念珠菌病、白癜风等自身免疫性多内分泌腺综合征相关组分，故不考虑自身免疫性肾上腺皮质功能减退症。②获得性免疫缺陷综合征：艾滋病患者和 HIV 阳性携带者常伴内分泌功能异常，晚期艾滋病患者因机会性感染导致肾上腺皮质功能减退，该患者无相关病史、且 HIV 抗原 / 抗体阴性，故可排除。③转移癌：恶性肿瘤肾上腺转移并不少见，但临床上仅约 20% 的患者出现肾上腺功能减退，这是因为肾上腺代偿能力很强，只有当皮质醇破坏达 90% 以上时才出现症状，转移癌主要是乳腺癌、肺癌、胃癌、结肠癌、黑色素瘤和淋巴瘤，患者无以上相关肿瘤临床特点，入院完善肿瘤标志物、胸腹盆 CT 等检查未发现相关证据，考虑转移癌可能性极小。④肾上腺脑白质营养不良和肾上腺髓质神经病，由单基因突变引起的过氧化物酶膜蛋白缺陷病，患者血中极长链脂肪酸不能氧化而在细胞内堆积致肾上腺和性腺凋亡。肾上腺脑白质营养不良，儿童期起病，以严重的中枢性脱髓鞘病变为特征，表现为大脑皮质性失明、癫痫样发作、痴呆。肾上腺髓质神经病一般在青年期起病，以缓慢进展的周围感觉神经和运动神经病变及上运动神经元病变为主，表现为痉挛性瘫痪，伴肾上腺和性腺功能减退直至衰竭。该患者为中年起病，无以上症状，故可排除脱髓鞘疾病。⑤家族性糖皮质激素缺乏或遗传性 ACTH 无应答，为 ACTH 受体基因突变所致，肾上腺对 ACTH 无反应，肾素 - 血管紧张素 - 醛固酮轴正常，通常表现为新生儿低血糖症，后出现进行性色素沉着，通常伴生长加速，ACTH 显著升高。多有家族史。本例患者虽 ACTH 升高，但中年起病，无相关家族史，无低血糖，肾素 - 血管紧张素 - 醛固酮轴异常，可排除。⑥ 21- 羟化酶缺陷症，是先天性肾上腺皮质增生症中最常见的类型，该患者中年起病，无男性化特征，睾酮不高，育有 1 子，结合患者肾上腺影像学特征，可除外 21- 羟化酶缺陷症。⑦其他，先天性肾上腺皮质淀粉样变、血色病、肾上腺放疗和手术以及药物，如利福平、酮康唑、氨鲁米特、米托坦等均可造成肾上腺皮质功能减退症，患者否认相关病史，基本可排除。

结核对肾上腺的破坏逐渐改变了腺体的轮廓。在疾病过程的早期，当干酪样坏死和肉芽肿形成时肾上腺开始出现类似肿块样的增大（59% 的病例）或弥漫性肿大

（41%）。肾上腺病灶的 CT 表现与病程分期密切相关，随着病程的延长，病灶强化逐渐减弱或消失，钙化逐渐出现或增多，体积逐渐变小，边缘逐渐清晰。即肾上腺增大提示处于病程早期，缩小或全部萎缩钙化提示病程较长。早期未经治疗的病例典型表现为双侧肾上腺增大，肿块或不规则状、中央坏死、边缘增强。病灶中央为干酪样坏死物质，周围包绕炎性肉芽肿组织，在平扫 CT 上表现为中央密度较低，周边密度较高，增强 CT 上表现为周边环形强化。病程后期，干酪样坏死、肉芽肿逐渐减少，取而代之的为纤维组织、钙化灶，增大的肾上腺会逐渐缩小。钙化灶是特征性征象，50% ~ 59% 的病例会在 CT 上有钙化表现。由于 CT 可清楚地显示肾上腺结构，并且 CT 在发现钙化灶方面有着相当高的敏感性，所以 CT 在肾上腺结核的诊断中有着其他手段无法替代的地位。

治疗方面：糖皮质激素是 PAI 的治疗基础，但治疗需要个体化，予以生理替代量并模拟皮质醇的昼夜分泌规律，给予清晨醒后服全日量的 2/3，下午 4 时服全日量的 1/3。也有学者主张每日 3 次给药可以更好地改善患者生活质量。应激状态时酌情增至 3 ~ 5 倍乃至 10 倍进行应激替代，围术期必要时予以静脉给予氢化可的松琥珀酸钠。糖皮质激素的药物选择以氢化可的松最为合理，泼尼松也有效果，但其潴钠作用较氢化可的松弱。地塞米松和倍他米松的盐皮质激素作用微弱，不宜作为肾上腺皮质功能不全的替代疗法，而且易出现库欣综合征。治疗监测的指标为血压、体重、电解质、乏力、食欲和色素沉着等情况。部分患者尚需加用盐皮质激素。女性出现性欲低下、情绪低落和（或）体能低下时，试验性给予脱氢表雄酮替代治疗。反复增加剂量的患者，反映了部分医务人员对糖皮质激素替代剂量的又一误区，医生在判断糖皮质激素替代剂量是否合适，不是以 ACTH 和皮质醇恢复正常为标准，而相当程度上应根据患者的症状和体征做出评价。过量患者通常表现为肥胖、糖耐量减低和骨质疏松，而剂量不足则表现为乏力、皮肤色素沉着等，如果以使 ACTH 维持正常为目标的治疗可能会导致替代过度。且肾上腺结核引起的 Addison 病应抗结核治疗，补充替代剂量的肾上腺皮质激素并不影响结核病的控制。若肾上腺结核处于活动期，则早期系统的抗结核治疗是有效的，随着治疗的开展，增大的肾上腺会逐渐缩小，可出现钙盐沉积，光滑的边缘将呈现不规则化。早期予以抗结核治疗可得到较好预后，而病程大于 4 年者一般仅予激素替代治疗。Shrestha 等研究发现，病程超过 1 年，即便抗结核和激素治疗后影像学有好转，肾上腺皮质功能也无法恢复，需终身激素替代治疗，不可随意停用，以防复发。

四、病例点评

患者上午 8 时血皮质醇低于 82.5nmol/L，ACTH 超过 2 倍正常参考值，支持原发性肾上腺皮质功能减退症。患者偶盗汗，血沉快，TB-SPOT 高，胸部 CT 示右肺局限性纤维化及硬结灶；右侧胸膜局限性肥厚。抗结核治疗前 CT 可见双侧肾上腺肿大伴钙化，经抗结核治疗后复查 CT 提示双侧肾上腺缩小，伴多发钙化，支持肾上腺结核的诊断。患者无发热、关节疼痛及皮疹，免疫指标未见异常，不支持自身免疫疾病。肾上腺皮质功能减退，血钙及 PTH 未见异常，血糖、甲状腺功能未见异常，不支持自身免疫综合征的诊断。

肾上腺病灶的 CT 表现与病程分期密切相关，随着病程的延长，病灶强化逐渐减弱或消失，钙化逐渐出现或增多，体积逐渐变小，边缘逐渐清晰。即肾上腺增大提示处于病程早期，缩小或全部萎缩钙化提示病程较长。钙化灶是肾上腺 CT 特征性征象，1/2 以上病例会在 CT 上有钙化表现。由于 CT 可清楚地显示肾上腺结构，并且 CT 在发现钙化灶方面有着相当高的敏感性，所以 CT 在肾上腺结核的诊断中有着其他手段无法替代的地位。

肾上腺皮质功能减低易误诊、漏诊，对于出现乏力、疲劳、食欲缺乏、消瘦等症状的患者应考虑到该病的可能，详细追问病史，行相关化验，查肾上腺 CT，尽早诊断，尽早治疗，明确诊断并给予治疗者，可动态随访肾上腺 CT 的变化，根据其表现判断病程、评价预后。

（病例提供：云素芳　内蒙古医科大学附属医院）
（点评专家：闫朝丽　内蒙古医科大学附属医院）

参考文献

[1]周祥福.肾上腺结核合并Addison's病诊断与治疗的现状[J].中华腔镜泌尿外科杂志：电子版，2012，6（3）：164-167.

[2]Bornstein SR，Allolio B，Arlt W，et al.Diagnosis and treatment of primary adrenal insufficiency：an endocrine society clinical practice guideline[J].J Clin Endocrinol Metab，2016，101（2）：364-389.

[3]Cho HY，Kim JH，Kim SW，et al.Different cut-off values of the insulin tolerance test，the high-dose short synacthen test（250 μg）and the low-dose short synacthen test（1μg）in assessing central adrenal insufficiency[J].Clinical Endocrinology，2014，81：77-84.

[4]Zhang XC，Yang ZG，Li Y，et al.Addison's disease due to adrenal tuberculosis：MRI features[J].Abdom Imaging，2008，33（6）：689-694.

[5]Yang ZG，Guo YK，Li Y，et al.Diferentiation be-twen tuberculosis and primary tumors in the adrenal gland：evaluation with contrast-enhanced CT[J].Eur Radiol，2006，16（9）：2031-2036.

[6]全昌斌，袁小东，时文伟，等.多层螺旋CT对肾上腺结核的诊断价值[J].临床放射学杂志，2015，34（8）：1242-1246.

[7]张道新，王文营，张路加，等.肾上腺结核的诊断和治疗[J].国际外科学杂志，2016，43（6）：405-407.

[8]王涤非.原发性慢性肾上腺皮质功能减退症[J].中国实用乡村医生杂志，2015，22（13）：26.

[9]中华医学会麻醉学分会专家组.肾上腺糖皮质激素在围术期应用的专家共识[J].临床麻醉学杂志，2013，29（2）：200-204.

[10]陈语，陈慎仁.防止肾上腺危象及早诊治PAI有规范——《2016 TES临床实践指南：PAI的诊断与治疗》解读[J].医师在线，2016，6（10）：22-23.

[11]Bornstein SR，Allolio B，Arlt W，et al.Diagnosis and treatment of primary adrenal insufficiency：an endocrine society clinical practice guideline[J].J Clin Endocrinol Metab，2016，101（2）：364-389.

[12]Huang YC，Tang YL，Zhang XM，et al.Evaluation of primary adrenal insufficiency secondary to tuberculous adrenalitis with computed tomography and magnetic resonance imaging：Current status[J].World J Radiol，2015，7（10）：336-342.

[13]Shrestha B，Omran A，Rong P，et al.Successfully treated unusual case of primary adrenal and spinal tuberculosis with three years follow up[J].Pan Afr Med J，2014，17（19）：108.

病例2 肾上腺脑白质营养不良

一、病历摘要

（一）病史简介

患者男性，30岁。

主诉：步态不稳6个月。

现病史：患者于6个月前无明显诱因出现左下肢无力、走路不稳，呈进行性加重，无头晕、恶心、呕吐，无晨轻暮重，与劳累无明显关系，未诊治。5个月前出现双下肢无力，无法独自站立和行走。就诊当地诊所予针灸治疗，未见明显好转。3个月前出现言语不清、吞咽困难、不自主摇头，无口角歪斜、饮水呛咳，无肢体抽搐、意识丧失等。现为进一步诊治就诊于我院。患者自发病以来精神、睡眠可，大小便正常，体重近期无明显变化。

个人史、婚育史、家族史：无特殊。

（二）体格检查

手掌及胸前区皮肤可见色素沉着。双肺呼吸音清，未闻及明显干湿性啰音。心律齐，各瓣膜听诊区未闻及病理性杂音。腹平软，全腹无压痛、反跳痛及肌紧张，未触及包块，肝脾肋下未及，肠鸣音4次/分。双下肢无水肿。双侧眼球外展受限，双眼对光反射减弱，眼球震颤。双侧Babinski征（+）、Chaddock征（+）、Hoffman征（+）。双上肢肌力Ⅴ级，双下肢肌力Ⅳ级。肌张力增高。左上肢腱反射（4+）、右上肢及双下肢腱反射（3+）。Romberg征（+）。无法完成双手轮替运动、跟膝胫动作及指鼻动作。

（三）辅助检查

患者的部分实验室检验结果详见病例2表1。ACTH水平超过正常上限3倍，皮质醇正常范围。睾酮低于正常下限的一半，低密度脂蛋白水平升高。此外，患者还进行了其他实验室检查，血沉53mm/h，ANA、ANCA、SSA、SSB、T-SPOT.TB、自身免疫性脑炎相关抗体均为阴性。腰椎穿刺脑脊液抗酸杆菌涂片未查到抗酸杆菌、墨汁染色未查到新型隐球菌。

此外患者还进行了相关影像学检查。颅脑MRI示双侧脑室周围白质、内囊后肢、胼胝体、脑干及小脑膝部和压部可见多处斑片状对称的病变，T_1低信号T_2高信号T_2-FLAIR高信号，DWI未见明显限制性扩散，SWI未见信号增加，增强后未见明显强化；第三脑室、第四脑室和侧脑室轻度扩大，脑沟脑池未见变宽及变深，符合肾上腺脑白质营养不良表现。肾上腺CT增强示双侧肾上腺结节样增生，左侧肾上腺钙化。

进一步对该患者行基因检测，发现该患者存在 ABCD1（adenosine triphosphate-binding cassette D1）基因的杂合突变。ABCD1 基因外显子 1 的第 447 位核苷酸处存在 T → A 突变，使得密码子第 149 位的丝氨酸变为精氨酸。

病例2表1　实验室化验结果

	项目	检测结果		参考范围
肾上腺激素	ACTH（pg/ml）	211	↑	7.2 ~ 63.3
	COR（nmol/L）	470.9	N	171 ~ 536
	肾素（pg/ml）	4.68	N	4 ~ 24
	醛固酮（pg/ml）	149.1	N	10 ~ 160
性激素	FSH（mIU/ml）	17.34	N	
	LH（mIU/ml）	34.1	N	
	E_2（pg/ml）	< 5	N	
	P（ng/ml）	0.28	N	
	T（ng/ml）	1.36	↓	2.8 ~ 8.0
	PRL（ng/ml）	9.11	N	4.79 ~ 23.3
	D（μmol/L）	1.35	↓	4.34 ~ 12.2
	SHBG（nmol/L）	174.8	↑	14.5 ~ 48.4
甲状腺激素	FT3（pmol/L）	5.35	N	3.6 ~ 6.5
	FT4（pmol/L）	13.79	N	11.5 ~ 22.7
	TSH（μIU/ml）	3.564	N	0.55 ~ 4.78
血脂	LDL（mmol/L）	3.52	↑	0.5 ~ 3.36
	HDL（mmol/L）	1.06	N	0.8 ~ 1.5
	TC（mmol/L）	5.23	N	3.6 ~ 6.2
	TG（mmol/L）	1.28	N	0.4 ~ 1.8
	Apo A（g/L）	1.12	N	1.0 ~ 2.0
	Apo B（g/L）	0.94	N	0.6 ~ 1.1
	Lpa（g/L）	0.256	N	0 ~ 0.3
	FFA（mmol/L）	0.66	N	0.1 ~ 0.9

注：ACTH：促肾上腺皮质激素（adrenocorticotropic hormone）；Cor：皮质醇（cortisol）；FSH：卵泡刺激素（follicle-stimulating hormone）；LH：黄体生成素（luteinizing hormone）；E_2：雌二醇（estradiol）；P：孕激素（progestogen）；T：睾酮（testosterone）；PRL：泌乳素（prolactin）；D：硫酸脱氢表雄酮（dehydroepiandrosterone sulfate）；SHBG：性激素结合球蛋白（sex hormone binding globulin）；LDL：低密度脂蛋白（low density lipoprotein）；HDL：高密度脂蛋白（high density lipoprotein）；TC：总胆固醇（total cholesterol）；TG：甘油三酯（triglyceride）；Apo A：载脂蛋白 A（apolipoprotein A）；Apo B：载脂蛋白 B（apolipoprotein B）；Lpa：脂蛋白 a（lipoprotein a）；FFA（free fatty acid）；“↓”：decreased；“↑”：increased；N：normal range

二、诊疗经过

患者为青年男性，有皮肤色素沉着、ACTH 升高等肾上腺皮质功能不全的表现，有共济失调、构音障碍、吞咽困难等神经系统损害的表现，结合肾上腺 CT、颅脑 MRI 及基因检测结果，考虑诊断为肾上腺脑白质营养不良。

治疗方面，嘱患者低级长链脂肪酸（very-long-chainfattyacids，VLCFA）饮食，并给予甲钴胺、维生素 B_1 营养神经及氢化可的松（8am 20mg，4pm 10mg）替代治疗。治疗后症状略有好转，患者要求出院。出院 6 个月后电话随访，患者症状未见缓解。

三、病例讨论

该患者有色素沉着表现，实验室检查提示 ACTH 升高，考虑存在肾上腺皮质功能减退，影像学检查提示双侧肾上腺结节性增生，可除外肾上腺结核或自身免疫性疾病所致的肾上腺皮质功能减退。此外，患者有共济失调、构音障碍、吞咽困难、肌张力增高、腱反射亢进、病理征阳性等神经系统损害表现，颅脑 MRI 可见白质内多发对称分布的病灶。考虑肾上腺脑白质营养不良可能性大。进一步行基因检测验证了这一诊断。但我们未能联系到该患者的其他家庭成员，无法进一步确定该突变是否为 X 连锁遗传。

该病尚无有效的治疗方法，对该患者予营养神经、激素替代治疗效果并不显著。

四、病例点评

肾上腺脑白质营养不良（adrenoleukodystrophy，ALD）是一种 X- 连锁隐性遗传的过氧化物酶体脂质代谢病，主要侵犯脑白质、肾上腺和睾丸组织。95% 的患者为男性，女性多为杂合子，60 岁以上的女性杂合子也有 80% 会出现临床表现。男性 ALD 的患病率为 1/（21000 ~ 15500），男性 ALD 和女性杂合子的共同患病率约为 1/17000。该病的致病基因 ABCD1 定位于 Xq28，编码过氧化物酶体跨膜蛋白 ALDP（ALD protein）。基因突变导致 VLCFA 在过氧化物酶体内氧化障碍，在脑白质、肾上腺皮质、睾丸等部位异常蓄积，引起氧化损伤、炎症反应，进而导致脑白质脱髓鞘、肾上腺皮质功能障碍，临床表现为进行性精神运动障碍、视力及听力障碍等。

ALD 具有多样化的临床表现形式。典型患者有中枢神经系统损伤和肾上腺皮质功能不全两类症状，两者可同时出现或相继出现。根据发病年龄、受累部位、进展速度等，ALD 可分为 7 型，包括儿童脑型、青少年脑型、成人脑型、肾上腺脊髓神经病型、单纯 Addison 病型、无症状型和杂合子型。

儿童脑型（childhood cerebral ALD，CCALD）最为常见，占 31% ~ 35%，大多在 3 ~ 10 岁发病，79% 合并肾上腺皮质功能不全。主要表现为注意力下降、痴呆、步态不稳、共济失调、视力及听力下降、癫痫、瘫痪等，进展迅速，预后较差，大多在发病后 6 个月到 2 年内残疾。

青少年脑型（adolescent cerebral ALD, AdoCALD）占 4% ~ 7%，多于 11 ~ 20 岁发病，62% 合并肾上腺皮质功能不全，临床表现与 CCALD 相似，进展相对较慢。

成年脑型（adult cerebral，ACALD）占 2% ~ 3%，多于 21 岁之后发病，超过一半的患者合并肾上腺皮质功能不全。主要表现为痴呆、行为改变等。

肾上腺脊髓神经病型（adrenomyeloneuropathy，AMN）占 40% ~ 46%，30 ~ 40 岁发病，70% 合并肾上腺皮质功能不全，主要表现为痉挛性瘫痪、共济失调、括约肌障碍、情绪异常等。

单纯 Addison 病型（Addison only，AO）占 10% 左右，3 ~ 10 岁起病，首先表现为糖皮质激素缺乏，进而约一半患者出现盐皮质激素缺乏。无症状型不足 5%，多为通过检查发现血 VLCFA 升高或 ABCD1 基因突变，患者无明显临床症状。杂合子型即 ABCD1 基因突变的女性携带者，随着年龄增加，临床表现会越来越明显。65% 60 岁以上的杂合子患者会出现 AMN 型临床表现，但程度较轻。

如果患者同时出现中枢或周围神经系统病变和肾上腺皮质功能减退，需高度警惕该病可能。颅脑 MRI 出现特征性的双侧顶枕区白质内对称分布的蝴蝶状病灶，增强检查呈镶边样强化，进一步支持该诊断。血 VLCFA 升高及 ABCD1 基因突变，有助于该病的确诊。

当患者仅表现为肾上腺皮质功能减退时，还需考虑肾上腺结核、肿瘤、出血、自身免疫性疾病等其他病因。当患者仅表现为脑白质病变时，还需要鉴别其他多种神经系统疾病。

目前该病的治疗以对症支持治疗为主，尚无特异性的治疗方法。目前临床采用的治疗方法包括：①异基因造血干细胞移植是目前治疗早期儿童脑型 ALD 患者最有效的方法。但仅适用于早期患者，且最终疗效受移植是否成功及移植后并发症的影响。目前接受该治疗的患者较少，其远期疗效尚需进一步证实。②激素替代治疗，对于伴有肾上腺皮质功能减退的患者均应予以激素替代治疗，但这并不能延缓其神经系统症状的进展。③饮食治疗，可通过降低 VLCFA 的摄入，补充富含长链单不饱和脂肪酸的食品降低患者的血 VLCFA 水平，如 Lorenzo’s 油，但目前我国尚未上市。④康复和对症治疗，如功能锻炼、调节肌张力、营养支持等。

总之，该病较为罕见，预后较差。应早期诊断、积极干预，采用综合治疗的方法提高患者生活质量，延长患者生命。

（病例提供：陈小宇　山东第一医科大学附属省立医院）

（点评专家：徐　潮　山东第一医科大学附属省立医院）

参考文献

[1]Moser WH, Mahmood A, Raymond GA.X-linked adrenoleukodystrophy[J].Nat Clin Pract Neurol, 2007, 3（3）: 140-151.

[2]Mosser J, Lutz Y, Stoeckel ME, et al.The gene responsible for adrenoleukodystrophy encodes a peroxisomal membrane protein[J].Hum Mol Genet, 1994, 3（2）: 265-271.

[3]Gartner J, Dehmel T, Klusmann A, et al.Functional characterization of the adrenoleukodystrophy protein （ALDP） and disease pathogenesis[J].Endocr Res, 2002, 28（4）: 741-748.

[4]McGuinness MC, Lu JF, Zhang HP, et al.Role of ALDP （ABCD1） and mitochondria in X-linked adrenoleukodystrophy[J].Mol Cell Biol, 2003, 23（2）: 744-753.

[5]Zhu L, Ma JN, Zhou P, et al.Adrenoleukodystrophy with onset of the symptoms of attention deficit hyperactivity disorder[J].Chin J Pediatr, 2019, 57（6）: 485-487.

[6]Engelen M, Kemp S, Poll-The BT.X-linked adrenoleukodystrophy: pathogenesis and treatment[J].Curr Neurol Neurosci Rep, 2014, 14（10）: 486.

[7]Luo WJ, Wei Q, Dong HL, et al.Spastic paraplegia as the predominant phenotype in a cohort of Chinese patients with adrenoleukodystrophy[J].Mol Genet Genomic Med, 2020, 8（1）: e1065.

[8]Tanaka H, Amano N, Tanaka K, et al.A 29-year-old patient with adrenoleukodystrophy presenting with Addison’s disease[J].Endocr J, 2020, 67（6）: 655-658.

[9]张抒扬.罕见病诊疗指南（2019年版）[M].北京：人民卫生出版社，2019.

病例3 自身免疫性多发内分泌腺病综合征Ⅱ型

一、病历摘要

（一）病史简介

患者女性，33 岁。

主诉：口干、多饮、多尿 12 年，间断出汗 5 天。

现病史：患者于 12 年前（2006 年）无明显诱因出现口干、多饮、多尿，每日饮水量明显增多，小便 10 余次，每次量多，伴乏力、多食、消瘦，体重下降 5kg，无明显怕热、多汗、手抖、易怒、心慌、胸闷、腹痛，无腹胀、恶心、呕吐、眼干等不适，在当地医院诊断为"1 型糖尿病"，给予胰岛素治疗，具体用量、用法不详，后未规律监测血糖。2014 年因服用中药致血糖控制不佳，在当地医院诊断为"糖尿病酮症酸中毒"，住院给予睡前长效胰岛素＋三餐前短效胰岛素治疗，好转出院，出院后监测空腹血糖波动于 6 ~ 15mmol/L。2015—2017 年因多次频发低血糖在当地医院住院治疗，均好转出院。患者近期血糖控制不佳，波动于 3 ~ 20mmol/L，近 5 天出现间断出汗，餐前明显，伴心慌、头晕，为求进一步治疗来我院，门诊以"1 型糖尿病"收入院。患者自患病以来，精神、饮食可，睡眠一般，大便正常，小便如上述，体重及体力较患病前下降。

既往史：白癜风 10 年；贫血 4 年（曾行骨髓穿刺术确诊为"缺铁性贫血"），现口服"多糖铁复合物胶囊、叶酸、维生素 B_{12}"治疗；甲状腺功能减退症 4 年，现口服优甲乐 50μg、1 次 / 日治疗；肾上腺皮质功能减退症 3 年余，现口服泼尼松早上 5mg、下午 5mg 治疗，有输血史（红细胞）；否认肝炎、结核等传染病病史，否认手术、外伤史，否认药物及食物过敏史。

个人史：月经规律，已婚已育。

家族史：否认家族性遗传病史。

（二）体格检查

体温 36.4℃，脉搏 88 次 / 分，呼吸 20 次 / 分，血压 113/60mmHg。身高 155cm，体重 48kg，BMI 19.98，神清，精神可，发育正常，营养中等，步入病房，自动体位，查体合作。贫血貌，全身皮肤可见散在不规则片状白斑，皮肤黏膜无黄染及出血点，浅表淋巴结无肿大，颜面及眼睑无水肿，颈软无抵抗，甲状腺无肿大，胸廓对称无畸形，双肺呼吸音清，未闻及啰音，心率 88 次 / 分，心音清，律齐，各瓣膜听诊区未闻及明显病理性杂音。腹软，无压痛及反跳痛，肝脾肋下未及，双下肢无水肿。双侧足背动脉搏动尚可。肌力、肌张力可，生理反射存在，病理反射未引出。

（三）辅助检查

我院门诊:（2014-06-21）ACTH（8am）92.13（1.60 ~ 13.9）pmol/L,皮质醇（8am）8.1（6.2 ~ 19.4）μg/dl。（2015-05-24）ACTH（8am）95.51pmol/L,皮质醇（8am）2.4μg/dl，皮质醇（4pm）1.39μg/dl。

（2018-10-22）①血常规：血红蛋白 92.0（115 ~ 150）g/L。②尿常规：pH 6.0（4.5 ~ 8.0），尿蛋白（-），尿葡萄糖（3+），尿酮体（-）。③肾功能及电解质：尿素 10.3（2.6 ~ 7.5）mmol/L，肌酐 79（45 ~ 84）μmol/L，碳酸氢根 14.2（22 ~ 29）mmol/L,eGFR 85（> 90）ml/（min·1.73m^2）,钾 7.59（3.5 ~ 5.1）mmol/L,钠 127.4（136 ~ 145）mmol/L，氯 94.7（99 ~ 110）mmol/L。

二、诊疗经过

结合患者病史、体格检查、辅助检查，存在 1 型糖尿病、甲状腺功能减退、肾上腺皮质功能减退、白癜风等，表现为胰腺、甲状腺、肾上腺多内分泌腺体疾病，考虑存在自身免疫性多发内分泌腺病综合征。入院诊断考虑为：①自身免疫性多发内分泌腺病综合征Ⅱ型：1 型糖尿病，甲状腺功能减退症，肾上腺皮质功能减退症，白癜风；②贫血；③代谢性酸中毒；④高钾血症；⑤低钠血症。入院拟评估已有腺体疾病病情状况，另外需排查是否发生其他自身免疫性疾病。

入院后完善相关检查：

（1）胰腺：糖尿病抗体三项：谷氨酸脱羧酶抗体、胰岛素抗体、胰岛细胞抗体均阳性。C 肽 0.1μg/L。

（2）甲状腺：甲状腺功能：促甲状腺激素（TSH）23.460（0.27 ~ 4.2）μIU/ml，游离三碘甲状腺原氨酸（FT_3）3.01（2.0 ~ 4.4）pg/ml,游离甲状腺素（FT_4）13.59（9.32 ~ 17.09）ng/L。甲状腺免疫指标：甲状腺球蛋白抗体（TGAb）≤ 10.00（0 ~ 115）U/ml,甲状腺过氧化物酶抗体（TPOAb）253.60（0 ~ 34）U/ml,促甲状腺受体抗体（TRAb）0.45（0 ~ 1.58）U/L。甲状腺彩超：甲状腺弥漫性病变伴实质回声不均。

（3）肾上腺：活性肾素浓度 726.0（4.4 ~ 46.1）μIU/ml，醛固酮 19.1（0 ~ 353.0）pg/ml，醛固酮 / 活性肾素浓度比值（ARR）0.002。ACTH（8am）17.58（1.60 ~ 13.9）pmol/L。血钾 6.39（3.5 ~ 5.1）mmol/L，血钠 132.2（136 ~ 145）mmol/L。

（4）性腺：促卵泡素、促黄体素、泌乳素、孕酮、雌二醇及睾酮均在正常范围。

（5）贫血：叶酸> 24.0（≥ 4.0）ng/ml。维生素 B_{12} 浓度 1077（180 ~ 914）pg/ml。铁代谢组合：铁蛋白 759.6（15 ~ 150）μg/L，血清铁 41.40（6.6 ~ 26.0）μmol/L，不饱和铁结合力< 3.0（24.2 ~ 70.1）μmol/L，转铁蛋白 1.80（2.0 ~ 3.6）g/L，可溶性转铁蛋白受体 6.65（1.9 ~ 4.4）mg/L。

（6）心脏：心电图示：窦性心律，心电图正常范围。

（7）其他：IgG 亚型全套：免疫球蛋白 G，免疫球蛋白 G_1，免疫球蛋白 G_2，免疫球蛋白 G_3，免疫球蛋白 G_4 均正常范围，自免肝组合阴性，ANCA 与 GBM 抗体阴性。

患者门诊查血钾明显升高，代谢性酸中毒，因患者拒绝血液透析，入院后紧急给予葡萄糖＋胰岛素、葡萄糖酸钙注射液、碳酸氢钠等降钾、纠酸治疗，血钾逐渐降低，查血气分析示：pH 7.358，实际碳酸氢根 18.1（21.4 ~ 27.3）mmol/L，标准碳酸氢根 19.5（21.3 ~ 24.8）mmol/L，全血剩余碱 –6.0（–3 ~ 3）mmol/L，提示酸中毒部分纠正。患者存在高血钾、低血钠，入院后查醛固酮水平低，考虑患者不仅存在糖皮质激素分泌不足，也存在盐皮质激素分泌不足，从而导致高血钾、低血钠，故入院后停用泼尼松，给予氢化可的松每日早 20mg、中 10mg、晚 10mg 治疗，4 天后改为氢化可的松每日早晨 20mg、下午 10mg，氟氢可的松早晨 0.05mg 口服，复查高血钾、低血钠均纠正（病例 3 表 1）。患者入院后查甲状腺功能仍提示甲减，给予优甲乐加量至早 100μg、1 次 / 日口服。患者查糖尿病相关抗体阳性，C 肽水平极低，支持 1 型糖尿病诊断，继续三餐前速效胰岛素＋睡前长效胰岛素降糖方案。同时给予补钙等对症支持治疗。患者血糖控制可，复查电解质正常，予出院，出院后定期门诊随诊。

病例3表1　治疗方案及电解质监测结果

时间	10–24 07：57	10–24 11：56	10–24 18：07	10–25 05：47	10–25 14：39	10–26	10–27	10–29	11–01	参考值 mmol/L
治疗	泼尼松早 5mg，午 5mg 聚苯乙烯磺酸钙散剂 葡萄糖＋胰岛素 葡萄糖酸钙注射液 5% 碳酸氢钠注射液			氢化可的松 20mg，午 10mg，晚 10mg 聚苯乙烯磺酸钙散剂 葡萄糖＋胰岛素 葡萄糖酸钙注射液 呋塞米注射液		氢化可的松早 20mg，午 10mg，晚 10mg		氢化可的松早 20mg，午 10mg 氟氢可的松早 0.05mg		
钾	7.59	6.39	6.71	6.72	5.92	5.0	5.07	4.97	4.24	3.5 ~ 5.1
钠	127.4	132.2		127.6		114.1	127.2	132.1	137.6	136 ~ 145
氯	94.7	99.9		87.3		76.8	90.2	96.1	104.5	99 ~ 110
钙	2.50	2.61		2.61		2.28	2.35	2.42	2.57	2.15 ~ 2.50

三、病例讨论

本例患者存在 1 型糖尿病、甲状腺功能减退、原发性肾上腺皮质功能减退症、白癜风等，表现为胰腺、甲状腺、肾上腺多内分泌腺体疾病，根据临床表现及所累及的内分泌腺体，诊断为自身免疫性多发内分泌腺病综合征Ⅱ型明确。

自身免疫性多发内分泌腺病综合征（autoimmune polyendocrine syndromes，APS）是指同一个个体发生两个或两个以上的内分泌腺体自身免疫病，腺体病变以功能减退为主，偶也有功能亢进与功能减退合并存在。虽然这种综合征被称为自身免疫性多内分泌腺病，但非内分泌器官也常受累。根据发病原因及临床特征，曾将 APS 分为Ⅰ型、Ⅱ型、Ⅲ型及Ⅳ型，但鉴于Ⅱ、Ⅲ、Ⅳ型临床表现重叠，有相似的遗传背景，都是多基因遗传病，故目前将 APS Ⅱ、Ⅲ、Ⅳ型合并为Ⅱ型，故 APS 分为 APS-Ⅰ和 APS-Ⅱ两个亚型。虽然 APS-Ⅰ和 APS-Ⅱ的组成成分也有部分重叠，但在发病年龄、性别、病因和遗传特征等方面存在明显区别。

自身免疫性多内分泌腺病综合征Ⅰ型（autoimmune polyendocrine syndrome type 1，APS-Ⅰ），也称为自身免疫性多内分泌腺病 - 念珠菌病 - 外胚层营养不良症，是一种罕见的常染色体隐性遗传病，为单基因遗传病，是 21 号染色体上的自身免疫调节因子（AIRE）基因发生突变所致。该病多于婴幼儿时期发病。APS-Ⅰ最常见的三种组成成分疾病包括慢性黏膜念珠菌病、甲状旁腺功能减退和原发性肾上腺皮质功能不全。其他典型成分还包括牙釉质发育不良、慢性腹泻、便秘、卵巢早衰，其他不太常见表现包括肝炎、自身免疫性甲状腺疾病、1 型糖尿病、性腺功能减退、脾萎缩、白癜风、恶性贫血。以上表现再加上 AIRE 基因突变即可确诊为 APS-Ⅰ。

自身免疫性多内分泌腺病综合征Ⅱ型（autoimmune polyendocrine syndrome type 2，APS-Ⅱ），较 APS-Ⅰ型常见，是一种多基因遗传病，女性发病率高于男性，发病年龄高峰在 20 ~ 60 岁。APS-Ⅱ的发病原因复杂，主要与人类白细胞抗原（HLA）型别有关，HLA 基因位于 6 号染色体短臂，此区域内 40% 的表达基因均具有免疫功能。其他与非 HLA 相关的基因也可能增加 APS-Ⅱ的风险。APS-Ⅱ的主要组成成分包括：1 型糖尿病、自身免疫性甲状腺疾病和原发性肾上腺皮质功能减退症。其他自身免疫性疾病还包括：恶性贫血、白癜风、垂体炎、重症肌无力、IgA 缺乏、特发性心脏传导阻滞、僵人综合征、免疫性血小板减少性紫癜、性腺功能减退等。但 APS-Ⅱ型不包括甲状旁腺功能减退和慢性皮肤念珠菌感染。出现 1 型糖尿病、自身免疫性甲状腺疾病和原发性肾上腺皮质功能减退症中的任意两种即可诊断为 APS-Ⅱ型。其中以自身免疫性甲状腺疾病合并 1 型糖尿病最为常见，约占 60%。本例患者 12 年前诊断为 1 型糖尿病，后相继出现白癜风、桥本甲状腺炎、原发性肾上腺皮质功能减退症，符合 APS-Ⅱ表现。患者还存在贫血，虽然既往骨穿诊断为缺铁性贫血史，但服用铁剂、叶酸、维生素 B_{12} 等仍未能纠正贫血，考虑贫血为甲减、肾上腺皮质功能不全等多种原因综合所致。该患者多年未被正确诊断为 APS-Ⅱ，这与 APS-Ⅱ的临床表现复杂多样有关，患者多个腺体功能的减退并非同步出现，常常在出现某一种自身免疫性内分泌疾病后多年才出另一种自身免疫性疾病，且部分组成疾病起病隐匿，这都是容易造成漏诊的原因。因此，在临床工作中应该提高对此疾病的认识，当发现患者存在某种自身免疫性内分泌疾病时，应拓宽思路，考虑到存在 APS 的可能，减少漏诊。APS- Ⅱ患者血清中常可检测到与内分泌疾病相关的多种自身抗体，与疾病相关的自身抗体常在发病前数年即能检测到，提示早期筛查自身免疫疾病相关抗体有助于 APS- Ⅱ的早期诊断。临床上怀疑该病的患者可进行糖尿病相关抗体、甲状腺相关抗体、抗肾上腺皮质细胞抗体、21 羟化酶抗体、17 羟化酶抗体、血清维生素 B_{12} 水平等检测。但需要注意的是自身抗体检测对 APS- Ⅱ的诊断无特异性。

目前 APS- Ⅱ的治疗主要是针对所累及的内分泌腺体给予相应的激素替代治疗。1 型糖尿病患者需应用胰岛素治疗，以保护残存的胰岛 β 细胞功能。存在甲状腺功能减退症的患者应注意在给予甲状腺激素替代治疗前应常规筛查并评估肾上腺功能，因为此类患者若同时合并肾上腺皮质功能不全，单独应用甲状腺激素替代治疗会加剧肾上腺皮质功能减退，甚至诱发肾上腺危象。原发性肾上腺皮质功能减退症患者一般同时存在皮质醇和盐皮质激素缺乏。患者生化特征包括高钾血症和低钠血症。对于出现肾上腺危象的患者，建议静脉给予氢化可的松治疗，这样可迅速增加自由水的清除和纠正低钠血症。除非存在严重共存疾病，否则静脉糖皮质激素治疗应在 1 ~ 3 日内逐渐减量至停药，并改为口服应激剂量或维持剂量。首选具有盐皮质激素活性的氢化可的松，每日分 2 ~ 3 次给药。

氢化可的松每日总剂量为 10 ~ 12mg/m^2。短效治疗方案大致模拟了正常的昼夜节律。经典的一日 2 次给药方案是：晨起时给予总剂量的 2/3 左右，下午给予总剂量的 1/3，以模拟皮质醇正常的昼夜节律。一日 3 次给药方案，通常采用早上、下午和傍晚给药剂量递减的方式。更长效药物（如泼尼松、泼尼松龙或地塞米松）能提供较平稳的生理作用，地塞米松的常用口服替代剂量为 0.5mg/d，泼尼松为 5mg/d。长效药物可用于对一日多次给药方案依从性差的患者。长效药物的缺点是药物代谢存在个体间差异，难以预估正确剂量，患者可能被过度治疗。大多数原发性肾上腺皮质功能减退症患者最终都需要使用盐皮质激素替代治疗，以防止钠丢失、血容量不足和高钾血症。氟氢可的松是一种强效的合成盐皮质激素，通常以 0.1mg/d 的剂量口服。氢化可的松有部分盐皮质激素活性，对使用了氢化可的松的患者，氟氢可的松的剂量可适当减低（如 0.05mg/d）。本例患者同时存在皮质醇和盐皮质激素缺乏，院外长期仅使用泼尼松治疗，入院查电解质提示严重高钾低钠，表明患者需要盐皮质激素替代治疗。更换为具有盐皮质激素活性的氢化可的松后，仍不能完全纠正电解质紊乱，最终加用氟氢可的松治疗后电解质紊乱纠正，说明正确的激素替代的重要性。

四、病例点评

自身免疫性多发内分泌腺病综合征常常以某种疾病起始，例如本例患者首先出现 1 型糖尿病，随后才逐渐出现其他腺体功能的减退及其他系统的自身免疫性疾病，不同疾病组分出现的时间可以间隔多年，往往容易漏诊。对于此类患者，在诊治过程中，当发现患者存在某种自身免疫性内分泌疾病时，需注意是否合并其他自身免疫性疾病，以尽早明确 APS 诊断。

对于 APS- Ⅱ这种多基因疾病，目前诊断主要根据临床症状及自身抗体的检测。治疗上，生理剂量的激素替代治疗是目前 APS 最主要的治疗手段。需要注意的是原发性肾上腺皮质功能不全是 APS- Ⅰ与 APS- Ⅱ均可出现的疾病组分。不同于临床上较为常见的继发性肾上腺皮质功能减退症患者一般只存在皮质醇缺乏，而无盐皮质激素缺乏。原发性肾上腺皮质功能减退症患者一般同时存在皮质醇和盐皮质激素缺乏，在治疗过程中应注意盐皮质激素的补充。对于 APS- Ⅱ患者，诊疗过程中要关注电解质的情况，合理选择相应的激素进行补充替代治疗。

（病例提供：石小丽　华中科技大学同济医学院附属同济医院）
（点评专家：杨　雁　华中科技大学同济医学院附属同济医院）

参考文献

[1]Sepe V，Velluzzi F，Songini M.Autoimmune polyendocrine syndromes[J].N Engl J Med，2018，378（26）：2543.

[2]Bornstein SR，Allolio B，Arlt W，et al.Diagnosis and treatment of primary adrenal insufficiency：an endocrine society clinical practice guideline[J].J Clin Endocrinol Metab，2016，101（2）：364-389.

病例4　原发性肾上腺淋巴瘤（PAL）

一、病历摘要

（一）病史简介

患者女性，55 岁。

主诉：反复腰背部疼痛，伴体重减轻 1 个月余。

现病史：患者于 2018 年 9 月无明显诱因出现腰背部刺痛，疼痛剧烈，不能忍受，呈持续性发作，未治疗。2018 年 10 月因腰背部疼痛难以缓解，就诊于当地医院，给予“奥美拉唑”口服后腰背部疼痛无缓解，随后行腹部增强 CT 检查示：腹膜后间隙团状软组织占位；腹部增强 MRI 示：左肾上腺区实性占位伴腹膜后淋巴结肿大，多考虑肿瘤，未予治疗。2018 年 10 月 17 日至我院就诊，查肾脏及肾上腺增强 CT 示：左侧肾上腺区域可见软组织肿块影，大小约 7.0cm×6.4cm，形状欠规则，边缘欠光整，密度不均匀，增强后明显强化，肿块内还可见小片状坏死和条状及小斑片状更高强化区。肿块局部与胃底、胰腺体部、左肾上极紧贴，包绕腹腔干、肠系膜上动脉、左肾动静脉，推挤脾静脉。于 2018 年 10 月 29 日经过我院多学科病例讨论，以“左侧肾上腺占位：淋巴瘤？”收入我科。患者自起病以来，无头晕、头痛、冷汗，无潮热、盗汗、发热，无恶心、呕吐、腹胀、腹痛、腹泻，无尿频、尿急、尿痛等症状，精神、食欲、睡眠差，大便偏干结，小便无异常，体重近 1 个月下降 8kg。

既往史：患者既往体健，否认肝炎和艾滋病等传染病及自身免疫性疾病病史。无吸烟、饮酒等不良嗜好。

（二）体格检查

体温 36.3℃，心率 78 次 / 分，呼吸 20 次 / 分，血压 120/66mmHg。神志清楚，无病容，皮肤、巩膜无黄染，全身浅表淋巴结未触及肿大。颈静脉正常。心界正常，心律齐，各瓣膜区未闻及病理性杂音。胸廓未见异常，双肺叩诊呈清音；双肺呼吸音清，未闻及干湿性啰音；腹部外形正常，全腹软，无压痛及反跳痛，腹部未触及包块；肝脾肋下未触及，双肾未触及，双下肢无水肿。

（三）辅助检查

入院后完善相关检查。

血常规、肝肾功能、电解质、凝血无异常，乳酸脱氢酶 759（110 ~ 220）U/L。皮质醇（8am）377.00nmol/L。促肾上腺皮质激素 24.19ng/L。RAAS：血浆肾素活性（立位）1.22ng/（ml·h），血管紧张素Ⅱ（立位）67.61ng/L，醛固酮（立位）17.67ng/dl，醛固酮/肾素活性比值（立位）14.48ng/dl ：ng/（ml·h）。24 小时尿游离皮质醇 104.3μg/24h。血儿茶酚胺：去甲肾上腺素 318ng/L，肾上腺素 109ng/L。尿儿茶酚胺：多巴胺 75.52μg/24h，去甲肾上腺素 32.29μg/24h，肾上腺素 6.45μg/24h，尿量 1.3L/24h。

肾脏及肾上腺彩超示：左侧肾上腺区查见大小约 9.1cm×6.8cm×5.6cm 的弱回声团。考虑左侧肾上腺区实性占位：CA？

胸部增强 CT：左肺上叶少许炎症。

全腹部增强 CT（病例 4 图 1）：左侧肾上腺区域肿块，嗜铬细胞瘤？淋巴瘤？肿块包绕腹腔干、肠系膜上动脉、左肾动静脉，推挤并包绕脾静脉，对比之前的 CT 稍增大（短期测量有误差，可定期随访）。肝脏小囊肿。

肾脏及肾上腺增强 CT（病例 4 图 2）：左侧肾上腺区域大小约 7.0cm×6.4cm 的软组织肿块影，形状欠规则，边缘欠光整，密度不均匀，增强后明显强化，肿块内还可见小片状坏死和条状及小斑片状更高强化区。肿块局部与胃底、胰腺体部、左肾上极紧贴，包绕腹腔干、肠系膜上动脉、左肾动静脉，推挤脾静脉。

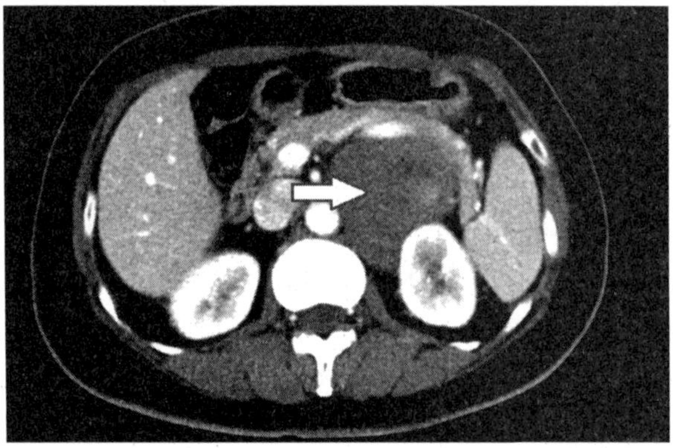

病例 4 图 1　全腹部增强 CT（2018-10）

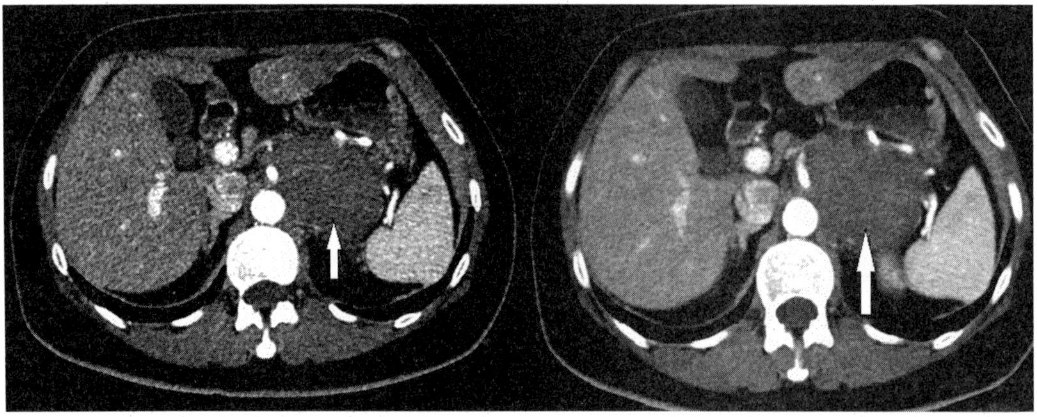

病例 4 图 2　肾脏和肾上腺增强 CT（2018-10）

二、诊疗经过

根据患者临床表现及影像学、实验室检查，对患者实施了彩超引导下的左侧肾上腺肿块穿刺检查和骨髓穿刺活检。肾上腺包块活检结果显示为淋巴造血组织肿瘤，镜下见弥漫分布中等大小异型淋巴样细胞浸润。免疫组化染色（病例 4 图 3）示上述异型细胞为 CD20（+）、CD79a（+）、CD3（-）、CD5（-）、CD23（-）、CD10（-）、bcl-2（+）、bcl-6（+）、mum-1（+）、cyclingD1（-）、P53（+）、MPO（-）。C-myc 阳性率约 70%，Ki-67 阳性率约为 90%，EBER 原位杂交阴性。骨髓穿刺活检结果为骨髓增生活跃，粒系占 57.5%，红系占 27%，骨髓造血细胞增生明显低下，但是未见异型细胞。最终确诊为左侧肾上腺非特指弥漫性大 B 细胞性淋巴瘤。

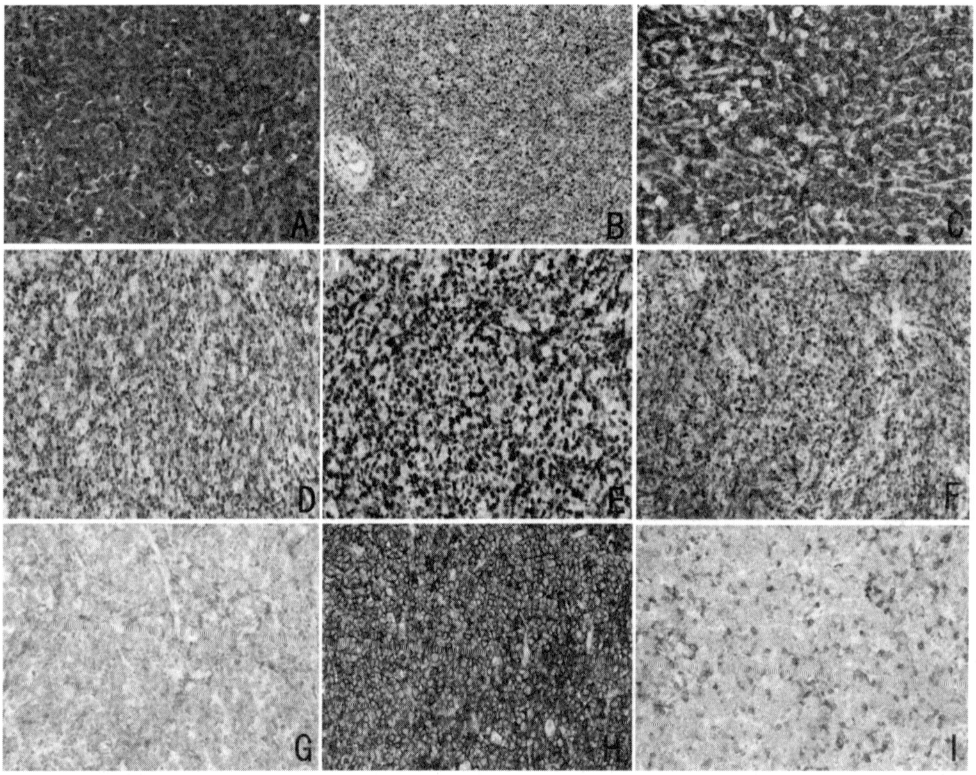

病例 4 图 3 左侧肾上腺包块穿刺组织免疫组化

A：原发性肾上腺弥漫性大 B 细胞淋巴瘤的形态学特征；B：细胞为 P53（+）；C：细胞为 bcl-2（+）；D：细胞为 mum-1（+）；E：细胞为 bcl-6（+）；F：C-myc 阳性率约 70%；G：细胞为 CD10（-）；H：细胞为 CD20（+）；I：细胞为 CD3（-）

在明确诊断后，患者分别于确诊后的第 17 天（2018-11-22）、第 43 天（2018-12-18）、第 67 天（2019-01-11）、第 102 天（2019-02-15）、第 133 天（2019-03-18）接受了 5 次西达本胺和 R-CHOP 的联合化疗方案，并且在第三次和第四次化疗期间进行了两次腰椎穿刺和鞘内注射（地塞米松 5mg ＋甲氨蝶呤 10mg ＋阿糖胞苷 30mg）；从化疗结束后的第 22 天开始使用美罗华 600mg 维持治疗；化疗结束后的第 51 天对患者进行了自体干细胞采集，并于采集干细胞后第 112 天进行了自体造血干细胞移植，回输外周自体造血干细胞 140ml。在造血干细胞移植后口服来那度胺 25mg、1 次 / 日，并在移植后的第 9 天进行中性粒细胞植活，第 11 天进行血小板植活，定期输注 NK 细胞维持治疗（3 个月一次）。在治疗期间，定期评估患者肾上腺皮质功能。

2019 年 2 月 11 日（化疗开始后的第 112 天）使用 PET-CT 对患者进行化疗中期评估，全身未见活性肿瘤组织残留迹象，左侧肾上腺及邻近腹部主动脉旁软组织肿块的糖代谢水平较低，多系化疗后改变（Deauville 评分为 3），中期评估为完全缓解。2019 年 8 月（自体造血干细胞移植前）第二次复查 PET-CT，示左侧肾上腺轻度弥漫增粗，FDG 代谢未见增高，局部肿瘤活动受到了抑制，全身没有明显的肿瘤活动迹象（Deauvile 评分为 1）。

2020 年 9 月 1 日（治疗后 680 天，自体造血干细胞移植后 1 年）对患者复查各项临床检测，均未见异常。2021 年 11 月 17 日（治疗后 757 天）复查 CT 发现左侧肾上腺见一大小约 1.0cm × 0.13cm 结节影，密度较均匀（病例 4 图 4）。治疗过程中进行肾上腺皮质功能动态监测，血促肾上腺皮质激素在化疗后第 30 天、649 天、1078 天分别为 31.78ng/L、50.45ng/L、30.45ng/L（8am，5.0 ~ 78.0ng/L）；血皮质醇在化疗后第 30 天、649 天、1078 天分别为 150.6nmol/L、369.0nmol/L、239.0nmol/L（8am，133 ~ 537nmol/L），患者未出现明显肾上腺皮质功能减退表现，且治疗后复查乳酸脱氢酶恢复正常。

通过两次 PET-CT 复查，以及化疗后的临床检测评估，患者在经过行西达本胺、R-CHOP 化疗方案以及中枢神经系统预防，并进行了自体造血干细胞移植后，预后良好。

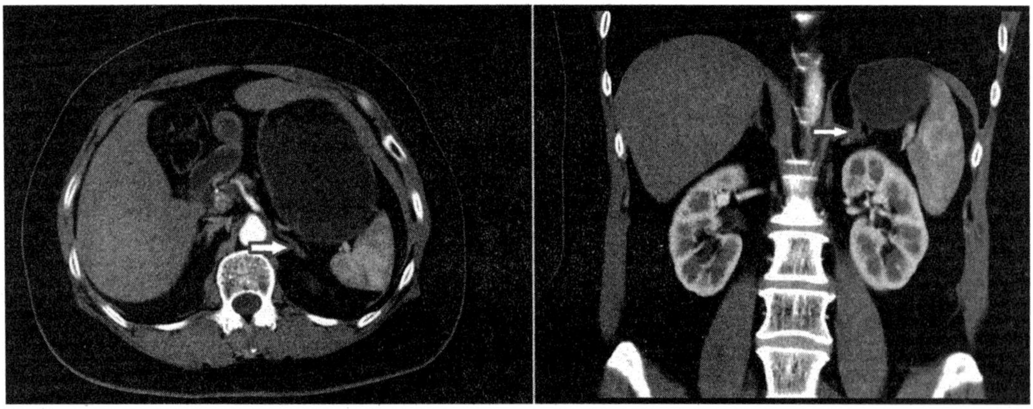

病例 4 图 4　复查肾上腺 CT

三、病例讨论

患者为 55 岁女性，以腰部疼痛伴随体重减轻为首发症状，无色素沉着等皮质功能减退表现。临床检测发现，患者乳酸脱氢酶和高密度脂蛋白胆固醇降低，肾上腺皮质功能正常，经穿刺活检最终确诊为原发性肾上腺淋巴瘤（primary adrenal lymphoma，PAL）。

PAL 是一种进展迅速的恶性淋巴瘤，既往报道过该病患者在治疗过程中死亡，我们团队也曾报道一例在住院等待病理诊断过程中出现急骤进展而死亡，故对 PAL 的早期快速诊断十分必要。但 PAL 的临床表现缺乏特异性，且多为无功能瘤，临床上不会产生高血压、低血钾等肾上腺疾病常见的特征性症状，导致 PAL 的早期诊断极为困难。

虽然 PAL 缺少显著的临床特征，但已有的研究发现，PAL 多见于 60 岁以上男性，以单侧肾上腺肿瘤为多发，如为双侧肾上腺淋巴瘤多伴有肾上腺皮质功能不全（50% ~ 70%），单侧肾上腺受累的患者中多伴随 B 型症状（发热、盗汗、乏力、体重下降、恶心呕吐等），其中腹部疼痛最常见，且很少出现肾上腺皮质功能不全。少数几项研究发现 LDH 升高、高密度脂蛋白胆固醇（HDL-C）水平降低常见于 PAL 的临床检测结果中，我们前期对本院 50 例患者的回顾性分析也发现 PAL 首发的症状依次为腰腹痛（48.9%）、肾上腺意外瘤（28.9%）、B 型症状（27.7%），生化改变包括 LDH 升高和 HDL-C 的降低。因此，对于肾上腺意外瘤患者，如伴随腰腹部疼痛、B 型症状、LDH 升高，应高度怀疑 PAL，尽快评估肾上腺激素，排除儿茶酚胺分泌肿瘤后安排穿刺活检。

这里需要强调的是，如果不排除嗜铬细胞瘤而进行穿刺，则有引发高血压危象的风险。我们在排除嗜铬细胞瘤后，尽快安排了肾上腺肿块的穿刺活检，并反复与病理科进行沟通，加快后期的检查进度，最终结果显示为弥漫性大 B 细胞淋巴瘤。

PAL 的治疗方式有手术、联合化疗、手术后化疗和（或）放疗及使用皮质激素替代的保守治疗。有多个研究表明化疗和只接受保守治疗的患者生存期相差较大，CHOP（环磷酰胺、多柔比星、长春新碱和泼尼松）联合化疗是治疗 PAL 的首选方案。利妥昔单抗（R）能特异性地与跨膜抗原 CD20 结合，启动介导 B 细胞溶解的免疫反应，因此对于免疫组化结果中 CD20 呈阳性，推荐加入利妥昔单抗进行靶向治疗。不推荐使用手术治疗或者腹腔镜肾上腺肿物切除作为辅助治疗，因其复发风险较高，且无法提高患者的生存率。但由于 PAL 本身是少见肿瘤，因此上述研究结果还需样本量更大的研究或病例分析进行验证。根据国际预后指数评分（DLBCL 患者常用的预后工具），中枢神经系统受累是一个不良预后指标。由于中枢神经受累对患者的预后有负面影响，可将 R-CHOP 化疗和预防性鞘内化疗相结合以得到更好的预后。也有一些患者在 R-CHOP 化疗后，进行自体造血干细胞移植作为巩固治疗，其生存率和生存期都得到了改善。

结合上述的研究结果，该例患者采用了 R-CHOP 化疗方案，并在化疗的中期辅以预防性鞘内化疗，在化疗结束后进行造血干细胞移植，巩固治疗，定期于血液内科及内分泌代谢科密切随访，化疗的中期评估，动态监测各项指标，其中包括肾上腺皮质功能，患者从治疗开始到目前未出现皮质功能减退的情况，随访各项指标均正常，表明患者预后良好。此病例的治疗显示，该方案确实能够有效缓解 PAL 患者的病情，改善预后。

PAL 预后和多个危险因素相关，包括患者年龄、是否双侧病变、肾上腺皮质功能不全、B 型症状、LDH 升高、中枢神经系统复发和非 GCB（germinal center B-cell-like）类型等。多个研究表明 LDH 水平是一个重要的预后因素，可以预测生存期，并有助于 PAL 的早期诊断。该病例能够早期识别并行穿刺活检，并采用 R-CHOP 方案联合自体干细胞移植治疗方案，是治疗成功的重要保障。

四、病例点评

PAL 是一种罕见的恶性肿瘤，发病快，临床特征不明显，特别是单侧病变的患者少有出现肾上腺功能受损的症状，早期诊断极为困难。对于伴随有 B 型症状、腰腹部疼痛的肾上腺意外瘤，应考虑是否为 PAL。在经过生化排除嗜铬细胞瘤后，尽快对肾上腺肿块进行穿刺活检，进一步确诊是否为 PAL。R-CHOP 类化疗方案是治疗 PAL 的首选方案，在治疗时，应综合考虑 PAL 的相关多个危险因素，结合预防性鞘内化疗、自体造血干细胞移植等方案，以获得更好的预后，同时应随访患者的肾上腺皮质功能。另外，推荐在 PAL 的早期诊断、预后随访中将患者的 LDH 和 HDL-C 水平作为一个重要的参考指标。

（病例提供：黄　露　四川大学华西医院）

（点评专家：任　艳　四川大学华西医院）

参考文献

[1]Rashidi A，Fisher SI.Primary adrenal lymphoma：a systematic review[J].Ann Hematol，2013，92（12）：1583-1593.

[2]Bakkali H，et al.Bilateral primary adrenal lymphoma[J].Prog Urol，2002，12（6）：1279-1283.

[3]Majidi F，et al.Clinical spectrum of primary adrenal lymphoma：results of a multicenter

cohort study[J].Eur J Endocrinol，2020，183（4）：453–462.
[4]Wang Y，et al.Clinical features of 50 patients with primary adrenal lymphoma[J].Front Endocrinol（Lausanne），2020，11：595.
[5]王吉耀.内科学（八年制）[M].北京：人民卫生出版社，2005.

病例5　抗PD-1相关肾上腺炎

一、病历摘要

（一）病史简介

患者男性，62 岁。

主诉：肝内胆管癌综合治疗后 6 个月，乏力 1 个月。

现病史：患者 2021 年 3 月发现肝内胆管癌后开始使用仑伐替尼 8mg、每晚一次及特瑞普利单抗 240mg 每 3 周一次。2021 年 5 月行肝左半叶切除术。术后继续使用仑伐替尼、特瑞普利单抗及卡培他滨治疗。近 1 个月来感乏力、畏寒、食欲稍减退、睡眠差，皮肤变黑、牙龈易出血，遂至内分泌科门诊就诊。门诊（am）查促肾上腺皮质激素（ACTH）102.0pg/ml，皮质醇（F）213.0nmol/L，游离三碘甲状腺原氨酸（FT_3）2.3pmol/L，游离甲状腺素（FT_4）6.0pmol/L，超敏促甲状腺激素（TSH）78.600μIU/ml。现为进一步明确诊断，遂收治入院。患者自起病以来，精神可，夜寐差，二便无殊，体重较 1 个月前减轻 1kg。

既往史：发现高血压 4 年，服用缬沙坦 80mg、1 次 / 日，后改服美托洛尔 25mg、2 次 / 日至今。否认糖尿病史。

（二）体格检查

体温 36.7℃，脉搏 72 次 / 分，呼吸 18 次 / 分，血压 117/73mmHg，身高 165cm，体重 66kg，BMI 24.24。神志清楚，对答切题，呼吸平稳，营养中等，表情自如，自主体位，查体合作。全身皮肤无黄染，无肝掌、蜘蛛痣。双手掌纹略深，牙龈未见明显色素沉着。全身浅表淋巴结无肿大，颈软，气管居中，甲状腺未及肿大，胸廓无畸形，双肺叩诊清音，听诊呼吸音清。心前区无隆起，心界不大，心率 72 次 / 分，律齐。腹部平软，肝脾肋下未及，肝肾区无叩击痛，肠鸣音 4 次 / 分。

（三）辅助检查

血常规：白细胞计数 3.66×10^9/L，中性粒细胞百分比 49.3%，淋巴细胞百分比 25.4%，嗜碱性粒细胞百分比 0.80%，中性粒细胞计数 1.8×10^9/L，淋巴细胞计数 0.90×10^9/L，红细胞计数 3.08×10^{12}/L，血红蛋白 131g/L，血小板计数 67×10^9/L。尿常规：尿比重 1.027，尿液渗透压 652mOsm/kg。

肝功能：总胆红素 18.9μmol/L，直接胆红素 7.8μmol/L，总蛋白 63g/L，白蛋白 37g/L，球蛋白 26g/L，丙氨酸氨基转移酶 18U/L，门冬氨酸氨基转移酶 28U/L，碱性磷酸酶 155U/L，γ－谷氨酰转移酶 98U/L，总胆汁酸 35.7μmol/L，乳酸脱氢酶 203U/L，前白蛋白 159mg/L。肾功能：尿素 5.3mmol/L，肌酐 58μmol/L，估算肾小球滤过率（根据 CKD-EPI 方程）104ml/（min·1.73m^2），尿酸 262μmol/L。

电解质：钠 137mmol/L，钾 3.9mmol/L，氯 102mmol/L，二氧化碳 25mmol/L，阴离子间隙 10mmol/L，钙 2.18mmol/L，无机磷 1.01mmol/L，镁 0.78mmol/L。糖代谢：糖化血红蛋白 5.3%，葡萄糖 5mmol/L。胰岛功能：胰岛素（空腹）16.8U/ml，C 肽（空腹）2.38ng/ml。

血脂：总胆固醇 4.87mmol/L，甘油三酯 1.37mmol/L，低密度脂蛋白胆固醇 2.7mmol/L，非高密度脂蛋白胆固醇 3.32mmol/L，高密度脂蛋白胆固醇 1.55mmol/L。心肌酶谱：肌酸激酶 157U/L，肌酸激酶 MB 亚型 19U/L，肌酸激酶 MM 亚型 138U/L。凝血检查：凝血酶原时间 12.5 秒，凝血酶原时间比值 1.06，国际标准化比值 1.06，凝血酶时间 17 秒，活化部分凝血活酶时间 28.5 秒，纤维蛋白原 217mg/dl，D- 二聚体 0.66mg/L。心脏标志物：心肌肌钙蛋白 T 0.01ng/ml，氨基末端利钠肽前体 61.4pg/ml。

甲状腺功能：三碘甲状腺原氨酸 0.60nmol/L，甲状腺素 26.1nmol/L，游离三碘甲状腺原氨酸 1.6pmol/L，游离甲状腺素 2.5pmol/L，超敏促甲状腺激素 87.4μIU/ml，甲状腺球蛋白 7.27ng/ml，抗甲状腺球蛋白抗体 682U/ml，抗甲状腺过氧化物酶抗体 182U/ml，促甲状腺激素受体抗体＜ 0.8U/L。

性腺功能：促黄体素 8.2mIU/ml，卵泡刺激素 10.9mIU/ml，泌乳素 474mIU/L，雌二醇 109pmol/L，孕酮 0.30nmol/L，睾酮 22nmol/L，硫酸脱氢表雄酮 1.49μmol/L。

生长激素 -IGF 轴：胰岛素样生长因子 95.2ng/ml，胰岛素样生长因子结合蛋白 3 2.16μg/ml，生长激素 7.4ng/ml。甲状旁腺素 64.6pg/ml。

肾素活性质谱法：0.638ng/（ml·h），醛固酮质谱法 79.5pg/ml，血管紧张素Ⅱ质谱法 7.98pg/ml，醛固酮肾素活性比值 12.461。

皮质醇、ACTH 节律见病例 5 表 1。

病例5表1　入院后ACTH、皮质醇节律

时间	上午 8 时	下午 4 时	午夜 12 时
ACTH（pg/ml）	136	77.1	69.4
皮质醇（nmol/L）	321	226	175

小剂量 ACTH 兴奋试验（1μg 促皮质素）结果见病例 5 表 2。

病例5表2　小剂量ACTH兴奋试验结果

时间	0min	30min	60min
ACTH（pg/ml）	136.0	368.0	160
皮质醇（nmol/L）	321.0	361.0	322

肾上腺 CT（病例 5 图 1）：左侧肾上腺稍粗，请结合临床随访；肝 MT 综合治疗后，肝内胆管扩张，肝内低密度灶，肝周少量积液，建议增强检查。

甲状腺超声检查：甲状腺弥漫性病变，双侧颈部见淋巴结。

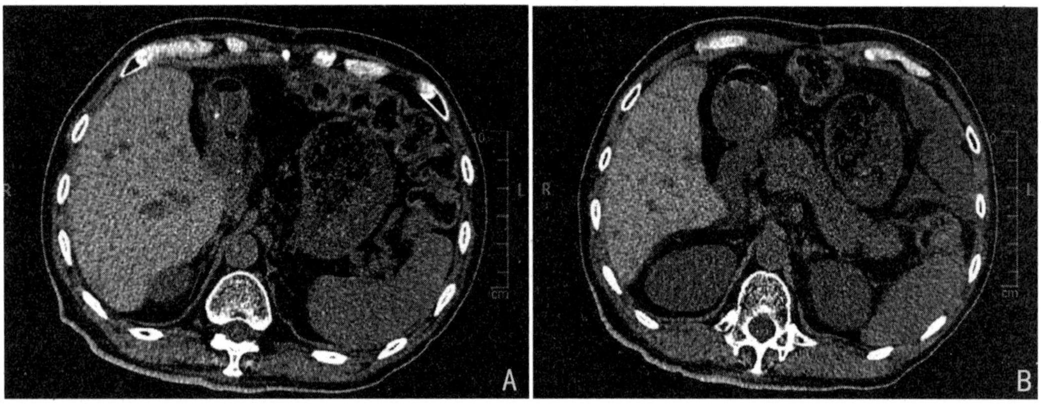

病例 5 图 1　肾上腺 CT

A. 右侧肾上腺（红色箭头所指）；B. 左侧肾上腺（红色箭头所指）

二、诊疗经过

患者入院后查基线 ACTH 明显升高，清晨皮质醇处于正常范围内，同时存在原发性甲状腺功能减退。结合患者使用特瑞普利单抗（抗 PD-1 单抗）病史，肾上腺未见明显占位或萎缩，考虑可能存在原发性肾上腺皮质功能减退。行小剂量 ACTH 兴奋试验示皮质醇峰值 361nmol/L，故考虑患者同时存在原发性肾上腺皮质功能减退及原发性甲状腺功能减退。予以醋酸可的松每日早晨 8 点口服 12.5mg，左旋甲状腺素钠片 12.5μg 口服。服用一个月后患者自觉乏力症状较前明显好转，体力及食欲较前有所增加，外院曾查 TSH ＞ 100mIU/ml，遂于门诊调整左旋甲状腺素至 50μg、1 次 / 日，继续醋酸可的松 12.5mg 口服。出院后 3 个月复查 TSH 82.6μIU/ml，FT_4 4.6pmol/L，FT_3 1.7pmol/L，ACTH 80.7pg/ml，皮质醇 259.0nmol/L（服药前），调整左旋甲状腺素至 100μg、1 次 / 日。同时复查肝癌复发，停用仑伐替尼及特瑞普利单抗，改为瑞戈菲尼联合恩沃利单抗（PD-L1 单抗）治疗，GEMOX 方案化疗。后患者未再随访。

三、病例讨论

免疫检查点抑制剂（immune checkpoint inhibitor，ICI）是新型的抗肿瘤药物，包括程序性细胞死亡受体 -1（programmed cell death protein-1，PD-1）抑制剂、程序性细胞死亡配体 -1（programmed cell death protein ligand-1，PD-L1）抑制剂，以及细胞毒性 T 淋巴细胞相关抗原 -4（cytotoxic T-cell-associated protein-4，CTLA-4）抑制剂。

ICI 通过阻断免疫抑制分子，重新激活效应 T 细胞特异性杀伤肿瘤细胞，发挥抗肿瘤作用。ICI 在杀伤肿瘤细胞的同时，也通过免疫细胞引起非肿瘤组织的免疫损伤，即免疫相关性不良反应。内分泌系统的免疫相关不良反应受到越来越多的重视。

在诸多 ICI 相关的内分泌不良反应中，原发性肾上腺皮质功能减退（primary adrenal insufficiency，PAI）较为罕见，远低于垂体炎引起的继发性肾上腺皮质功能减退。随着 ICI 的广泛使用，ICI-PAI 的发病有逐年递增的趋势。其发病率在单药治疗的人群中为 0.6% ~ 0.77%，而在 PD-1 单抗联合 CTLA-4 单抗治疗的患者中为 1.47% ~ 8%。ICI-PAI 在男性中的发病率似乎更高，男性患者约占总 PAI 的 54.4% ~ 62.5%。由于报道例数较少，不同种类的 ICI 引起 PAI 的出现时间不同，发病的中位数时间是使用 ICI 后的 10 周，也可以出现在停药之后。

ICI 所致的 PAI 发病原因并不明确。在部分患者中可以检测到升高的 21- 羟化酶抗体，但肾上腺自身抗体在 ICI-PAI 的病理及预后中发挥何种作用，目前尚不十分明确。虽未在全部患者中检测到 21- 羟化酶抗体，但不能完全排除其存在自身免疫背景。CTLA-4 和 PD-L1 的多态性也可能与 PAI 有关。

ICI 所致的 PAI 临床表现与继发性肾上腺皮质功能减退类似，无明显特异性，当出现乏力、食欲缺乏、恶心呕吐、低血压、皮肤色素沉着、体重减轻时应怀疑 PAI。而垂体功能减退引起的继发性肾上腺皮质功能减退由于同时存在糖盐皮质激素缺乏，更容易出现肾上腺危象。如果盐皮质激素缺乏，会出现代谢性酸中毒及高钾血症。PAI 的实验室检查常见低钠血症，少见低血糖和高钙血症。影像学表现可见双侧肾上腺体积正常或增大。在本例患者中，仅表现为轻度的乏力和食欲缺乏，并未出现低钠、低血压等表现，CT 见肾上腺轻度增粗，符合 PAI 的临床表现。

对于怀疑 PAI 的患者，应当检测晨起 8 时血皮质醇。如血皮质醇＞ 500nmol/L 可排除肾上腺皮质功能减退；如低于 138nmol/L 且伴有血 ACTH 升高，可证实 PAI 诊断。若皮质醇在 138 ~ 500nmol/L，则应进行 ACTH 兴奋试验以进一步筛查。此外低醛固酮、高肾素活性也有助于判断是否同时存在盐皮质激素缺乏。

ACTH 兴奋试验是判断 PAI 的经典方法。关于 ACTH 的用量存在一些争议。小剂量 ACTH（1μg）兴奋试验可以作为筛查轻度肾上腺皮质功能减退的首选方法，注射 1μg ACTH 即可达到肾上腺皮质的最大兴奋状态，而且注射后血 ACTH 浓度已达到严重应激状态的水平，因此注射 250μg ACTH 远超过生理剂量，容易漏诊部分亚临床肾上腺皮质功能不全的患者。之后大量研究证实了这一观点，因此有主张小剂量 ACTH 兴奋试验替代以往的 250μg ACTH 兴奋试验。由于本例患者在基线皮质醇水平并未明显降低，考虑如行 250μg ACTH 兴奋试验可能会出现漏诊，因此我们为本例患者进行小剂量 ACTH 兴奋试验，并证实了 PAI 诊断。

治疗选择上可选择激素替代治疗，并坚持长期使用。通常选择最接近生理性的氢化可的松或醋酸可的松。服用方式接近皮质激素的昼夜分泌规律，一般晨起给予总剂量的 2/3，下午服用剩余 1/3。患者可在症状稳定后继续 ICI 治疗。

本例患者除 PAI 外还同时发现原发性甲状腺功能减退，也可能是使用 ICI 后的不良反应。甲状腺功能障碍是 ICIs 治疗中最常见的内分泌免疫相关不良反应。使用 PD-1 单抗者更容易出现甲状腺功能减退。与经典的自身免疫性甲状腺炎的发病机制不同，ICI 引起的甲减多数不伴有自身抗体的升高，而本例患者的甲状腺自身抗体升高，提示存在一定自身免疫背景。多数甲减患者的症状较轻，无须药物干预，可以在需要时开始治疗。根据目前指南意见，仅当患者出现甲状腺功能亢进危象、黏液性水肿昏迷等急症时推荐应用糖皮质激素治疗，并且建议定期监测甲状腺功能，以及时发现甲状腺免疫相关不良反应及动态随访其转归。由于甲状腺素可加快皮质醇的代谢，所以当同时缺乏糖皮质激素及甲状腺素时，当优先开始服用糖皮质激素。本例患者的特殊之处在于同时出现两个腺体的免疫损伤，而甲状腺的损伤更为明显。因此我们选择同时服用两种激素进行替代，均从小剂量开始服用，逐步调整剂量。

四、病例点评

通过回顾该例患者的诊治过程，我们发现在接受 ICI 治疗的患者中，常规随访激素、电解质、血糖非常重要。在随访皮质醇的同时应同步检查 ACTH，可以及时发现识别原发性肾上腺皮质功能减退。如果治疗过程中遇到升高的 ACTH（如高于检测上限 2 倍），同时伴有偏低或低于正常下限的清晨皮质醇，均可以考虑 PAI。在早期症状不明显时，小剂量 ACTH 激发试验有助于识别亚临床状态。ICI 引起的内分泌系统不良反应，可能会同时累及两个或以上腺体，所以会出现同时或先后使用不同激素的情况。尽管 PAI 的发病率较低，但早期识别并予以糖皮质激素替代治疗十分必要。

（病例提供：陈　弘　李晓牧　复旦大学附属中山医院）

（点评专家：李小英　复旦大学附属中山医院）

参考文献

[1]Lu D，Yao J，Yuan G，et al.Immune checkpoint inhibitor-associated new-onset primary adrenal insufficiency：a retrospective analysis using the FAERS[J].J Endocrinol Invest，2022，45（11）：2131-2137.

[2]Cui K，Wang Z，Zhang Q，et al.Immune checkpoint inhibitors and adrenal insufficiency：a large-sample case series study[J].Ann Transl Med，2022，10（5）：251.

[3]Cukier P，Santini FC，Scaranti M，et al.Endocrine side effects of cancer immunotherapy[J].

Endocr Relat Cancer，2017，24（12）：T331-T347.

[4]中华医学会内分泌学分会免疫内分泌学组.免疫检查点抑制剂引起的内分泌系统免疫相关不良反应专家共识（2020）[J].中华内分泌代谢杂志，2021，37（1）：1-16.

[5]Bornstein SR，Allolio B，Arlt W，et al.Diagnosis and treatment of primary adrenal insufficiency：an endocrine society clinical practice guideline[J].J Clin Endocrinol Metab，2016，101（2）：364-389.

[6]Wright JJ，Powers AC，Johnson DB.Endocrine toxicities of immune checkpoint inhibitors[J].Nat Rev Endocrinol，2021，17（7）：389-399.

[7]Stelmachowska-Banaś M，Czajka-Oraniec I.Management of endocrine immune-related adverse events of immune checkpoint inhibitors：an updated review[J].Endocr Connect，2020，9（10）：R207-R228.

病例6　DAX-1基因突变致先天性肾上腺发育不良症

一、病例 1

（一）病史简介

患者男性，19 岁。

主诉：口唇黏膜变黑伴乏力、食欲缺乏 10 年，睾丸、阴茎发育迟缓 6 年。

现病史：患者 9 岁时无明显诱因出现口唇黏膜发黑，伴乏力、食欲缺乏，体重减轻，收住某医院儿科。经血清促肾上腺皮质激素、皮质醇及头颅垂体 MRI 检查后，诊断为"慢性原发性肾上腺皮质功能减退症"，予泼尼松 7.5mg/d、1 次 / 日口服治疗。治疗后乏力症状改善、食欲逐渐恢复。13 岁时因睾丸、阴茎发育迟缓就诊于儿科，当时查体见左侧睾丸如花生米大小，右侧睾丸未扪及。查 FSH 1.27（男性成人参考值 1.5 ~ 11.5）mIU/ml、LH 1.14（男性成人参考值 1.1 ~ 8.2）mIU/ml、E_2 < 5.08（男性成人参考值< 60）pmol/L、T 0.61（男性成人参考值 2.5 ~ 10.5）ng/ml。B 超检查示：左侧隐睾（腹股沟区探及 1.89cm × 0.90cm 睾丸回声），右侧睾丸反复探查不显示。诊断为"性腺发育不良"，建议予人绒毛膜促性腺激素（HCG）1500U、1 次 / 周肌内注射；泼尼松 15mg、1 次 / 日口服，但未规律使用，未规律复查。此次因乏力、恶心、呕吐，以"慢性肾上腺皮质功能减退症，性腺发育不良原因待查"收入院。

既往史：生产时足月顺产，有 1 姐，发育正常。

（二）体格检查

体温 36.4℃，脉搏 76 次 / 分，呼吸 20 次 / 分，血压 110/60mmHg。身高 156cm，指间距 156cm，上部量 / 下部量＝ 73.5cm/82.5cm（0.89），体重 40kg。神清，阴、腋毛缺失，口腔牙龈、舌缘、舌下黏膜及腰部皮肤可见色素沉着。甲状腺未扪及肿大。外生殖器 Tanner Ⅰ期，阴茎长度 1.5cm，右侧睾丸容积 1ml，左侧睾丸未扪及。心率 76 次 / 分，心界不大，各瓣膜区未闻及病理性杂音，肺部呼吸音清，肝脾肋下未触及，全腹无压痛及反跳痛，双下肢不肿。

（三）辅助检查

血皮质醇、FSH、LH、T、DHEAS 水平降低，ACTH 水平增高（病例 6 表 1、病例 6 表 2）。

阴囊 B 超：左侧睾丸 14.3mm × 9.8mm × 6.5mm，右侧睾丸 15.1mm × 9.2mm × 6.1mm；睾丸轮廓规则整齐，内部回声细小，血供无异常；双侧精索蔓状静脉丛不粗，管状结构数量增多，精索静脉内径不宽。

骨龄片：左腕部除豆骨外各骨化中心均已出现。左尺桡骨远端骨骺未闭合，掌骨远端及指骨骨骺未闭合，未见三者骨质连续。骨龄与实际年龄符合。

垂体 MRI：蝶鞍无扩大，垂体形态不大，上缘平直，高度约 0.6cm。垂体后叶高信号消失。

肾上腺增强 CT（病例 6 图 1）：双侧肾上腺发育较差。

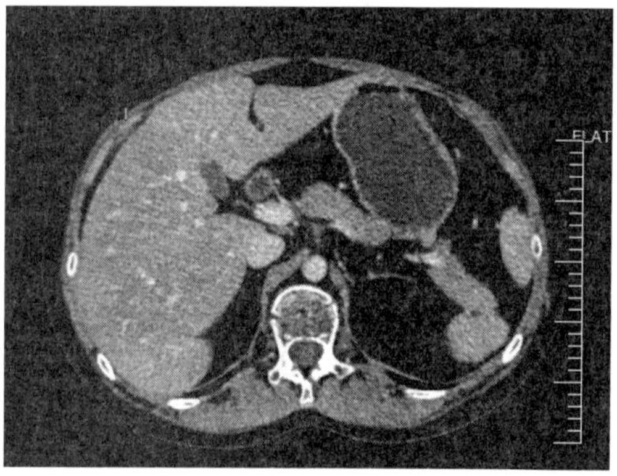

病例 6 图 1　肾上腺 CT 检查结果

病例6表1　血生化及激素检查结果

指标	结果	参考范围
FBG（mmol/L）	4.4	3.9 ~ 6.1
血钾（mmol/L）	3.6	3.5 ~ 5.5
血钠（mmol/L）	130	135 ~ 145
CORT（8am）（μg/dl）	1	5 ~ 25
ACTH（8am）（mIU/L）	317	0 ~ 46
FSH（mIU/L）	1.38	< 15
LH（nmol/L）	0.1	≤ 8.6
T（nmol/L）	0.07	9.9 ~ 27
GH（ng/nl）	0.56	0.55 ~ 5.00

FBG：空腹血糖；CORT：皮质醇；ACTH：促肾上腺皮质激素；FSH：卵泡刺激素；LH：黄体生成素；T：睾酮；GH：生长激素。

病例6表2　HCG和戈那瑞林兴奋试验结果

HCG 兴奋试验时间	−15min	0	24h	48h	72h
睾酮	0.07	0.07	0.75	1.30	1.72

续表

戈那瑞林兴奋试验时间	-15min	0	25min	45min	90min	180min
FSH（mIU/ml）	1.4	1.41	1.47	1.66	1.85	1.87
LH（mIU/ml）	0.1	0.1	0.46	0.71	0.51	0.21

基因诊断结果（病例 6 图 2）：检测到的基因变异：DAX-1 c.543delA p.Gly183fs。X 连锁遗传该突变为移码突变（DAX-1 翻译蛋白中，自第 183 位氨基酸残基甘氨酸起编码发生紊乱），该突变导致所编码的蛋白质发生截短从而丧失其正常功能（文献报道为致病突变）。

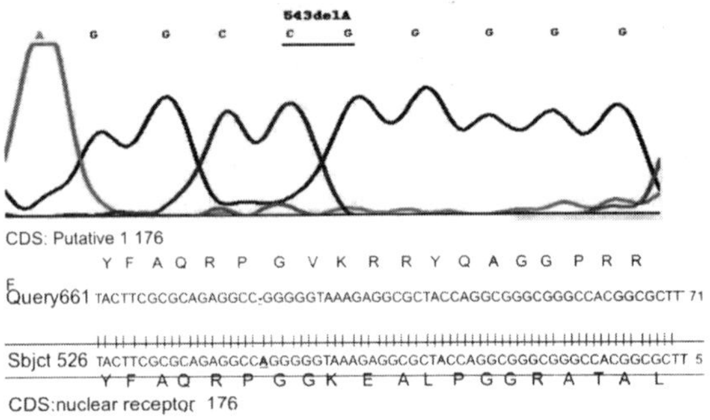

病例 6 图 2　基因检查结果

（四）诊疗经过

患者入院诊断为 X- 性腺连锁先天性肾上腺发育不良症（XL-AHC），给予长期规律服用泼尼松 5 ~ 7.5mg、1 次 / 日，十一酸睾酮 1 片 / 次、1 次 / 日。随访至今，目前患者 32 岁，身高 172cm，体重 68kg。查体见口腔牙龈、舌缘、舌下黏膜及腰部皮肤可见色素沉着，阴毛、腋毛稀少，双侧睾丸蚕豆大小，阴茎长 2cm。曾间断使用 HCG，不足 1 年，自觉使用后第二性征发育不佳，未继续使用。

二、病例 2

（一）病史简介

患者男性（病例 1 的外甥），5 岁。

主诉：咳嗽，纳差 4 天。

现病史：患儿在 3 月龄时行基因检查，诊断为“X- 性腺连锁先天性肾上腺皮质发育不良”，曾短暂口服“氢化可的松”2 个月治疗，后自行停药。平时无乏力、食欲缺乏等情况，精神、饮食正常，母亲诉常规儿童体检时身高、体重均在同龄儿童中偏低，具体数值不详。此次入院前 3 周发热，体温最高 37.8℃，于当地儿童医院就诊。住院期间出现抽搐、呼之不应（持续时间不详），诊断为“扁桃体炎，电解质紊乱”，经“抗炎、纠正电解质、补液”治疗病情好转后出院。院外仍咳嗽，入院前4天出现精神萎靡、出汗，食欲缺乏，遂至我院儿科就诊，门诊以“先天性肾上腺发育不良，急性上呼道感染”收入院，以“急性扁桃体炎，X-性腺连锁先天性肾上腺皮质发育不良”收住我科。

既往史：生产时足月顺产。有1妹，发育正常。其舅舅为X-性腺连锁先天性肾上腺发育不良症（病例1）。

（二）体格检查

体温36℃，脉搏86次/分，呼吸20次/分，血压100/57mmHg。精神呆滞，身高100cm，体重14.8kg，指间距100cm，上部量/下部量＝48cm/52cm。口腔牙龈、舌缘、舌下黏膜可见少量色素沉着。双侧扁桃体Ⅰ度肿大，无分泌物，甲状腺未扪及，乳腺发育TannerⅠ期，外生殖器TannerⅠ期，阴茎长度1cm，左侧睾丸1.5cm×1.0cm，右侧睾丸未触及。心率86次/分，心界不大，各瓣膜听诊区未闻及病理性杂音。肝脾肋下未触及，全腹无压痛及反跳痛，双下肢不肿。

（三）辅助检查

血皮质醇、FSH、LH、T、DHEAS水平降低，ACTH水平增高。戈那瑞林兴奋试验FSH、LH无反应（病例6表3、病例6表4）。

病例6表3　血生化及激素检查结果

指标	结果	参考范围
FBG（mmol/L）	3.8	3.9 ~ 6.1
血钾（mmol/L）	5.75	3.5 ~ 5.5
血钠（mmol/L）	110	135 ~ 145
CORT（8am）（μg/dl）	0.304	5 ~ 25
ACTH（8am）（mIU/L）	4928	0 ~ 46
FSH（mIU/L）	0.08	< 15
LH（nmol/L）	0.03	≤ 8.6
T（nmol/L）	< 0.45	9.9 ~ 27.8

FBG：空腹血糖；CORT：皮质醇；ACTH：促肾上腺皮质激素；FSH：卵泡刺激素；LH：黄体生成素；T：睾酮

病例6表4　戈那瑞林兴奋试验结果

时间	0	0.5h	1.0h	1.5h	2.0h
LH（U/L）（1.14 ~ 8.75mIU/ml）	0.00	0.08	0.09	0.07	0.03
FSH（U/L）（0.95 ~ 11.95mIU/ml）	0.07	0.22	0.23	0.23	0.25

B 超：左侧睾丸位于阴囊内，大小 1.3cm × 0.8cm × 0.5cm；右侧睾丸于阴囊及腹股沟区滑动，大小 1.4cm × 0.8cm × 0.4cm。

基因诊断结果：DAX-1 c.543delA p.Gly183fs，与患儿舅舅为同一突变位点。患儿母亲基因检测结果与患儿一致。

（四）诊疗经过

患者入院诊断为：①急性扁桃体炎；② X- 性腺连锁先天性肾上腺发育不良症（XL-AHC）。入院期间，予头孢呋辛抗感染治疗，同时前 3 天给氢化可的松针剂 30mg 1 次 /6 小时静脉注射。入院后第 4 天病情好转，改氢化可的松针剂 19mg 1 次 /6 小时静脉注射，第 5 天氢化可的松片剂早 10mg、晚 5mg。

出院后继续氢化可的松片剂早晨 5mg、下午 2.5mg。目前患儿 7 岁，服用氟氢可的松早 1 片（0.1mg）– 午 0.5 片（0.05mg）– 晚 0.5 片（0.05mg）/d。精神、饮食正常，身高 119.5cm，体重 21kg。

三、病例讨论

X- 性腺连锁先天性肾上腺发育不良症（X-linked adrenal hypoplasia congenita，XL-AHC）是由于剂量敏感性性别反转先天性肾上腺发育不良基因（dosage-sensitive sex reversal，adrenal hypoplasia critical region，on chromosome X gene，DAX-1）突变所致的 X 连锁隐性遗传疾病，在人群中发病率为 1/（70 000 ～ 600 000）。男性发病为主，但也有女性发病的相关报道。患者多在出生后几个月内发病，首先表现为盐皮质激素缺乏的症状，如脱水、低血压、恶心、厌食等，之后出现糖皮质激素缺乏表现，如低血糖、皮肤变黑等。绝大多数 AHC 患者到青春期表现为促性腺激素释放激素减少而无青春发育、青春晚发育或发育不完全是该病的特征之一。在 AHC 的迟发亚型，也就是肾上腺皮质功能不全出现的时间较晚或者较轻的患者中，低促性腺激素性性腺功能减退症（hypogonadotropic hypogonadism，HH）可以是疾病的首发表现或是唯一的表现。AHC 患者出现 HH 的原因是 DAX-1 蛋白也存在于垂体促性腺激素的细胞和下丘脑核团中，DAX-1 基因突变可能通过 SF1 影响了下丘脑和垂体促性腺细胞的发育，但是具体的细节还不甚清楚。尽管 HH 患者表现为下丘脑和垂体功能缺陷，但 DAX-1 在下丘脑和垂体中的功能研究并不多。DAX-1 基因突变导致的先天性肾上腺发育不良临床表现多样，研究证实 DAX-1 基因型与 XL-AHC 的表现型无明显相关性，即使同一家系、相同的突变类型其发病年龄、临床表现、病情严重程度亦有差别。本家系第 1 例患者 9 岁时诊断肾上腺皮质功能不全，13 岁时诊断性腺发育不良，16 岁时确诊 X- 性腺连锁先天性肾上腺发育不良症（XL-AHC）。目前患者 32 岁，第二性征发育欠佳，规律使用泼尼松和十一酸睾酮治疗。第 2 例患者出生 3 个月时基因诊断 X- 性腺连锁先天性肾上腺皮质发育不良，5 岁时因急性扁桃体炎引起肾上腺皮质功能不全。目前规律使用皮质激素替代治疗。病例 2 母亲为 DAX-1 基因突变的携带者，无肾上腺及性腺功能异常表现。

DAX-1 基因，又称 NROB1（nuclear receptor subfamily 0，group B，member 1），位于 X 染色体短臂 2 区 1 带，全长 5.02kb，包含 2 个外显子（外显子 1，外显子 2）及 1 个内含子，编码 470 个氨基酸，属于非典型孤儿核受体超家族的一员。目前国内外报道了约 200 多种 DAX-1 基因突变，包括移位突变，无义突变，错义突变，片段缺失或重组。本家系病例 1、2 均检出第 543 位 A 碱基缺失，引起第 183 位氨基酸残基之后的氨基酸编码紊乱。为已知的致病突变。

DAX-1 基因在丘脑腹内侧核细胞、垂体促性腺细胞、肾上腺皮质细胞、睾丸的 Leydig 细胞及 Sertoli 细胞、生精细胞、卵巢颗粒细胞中均有表达，其基因突变可导致下丘脑促性腺激素释放激素细胞、垂体促黄体生成素和卵泡刺激素细胞发育障碍、肾上腺皮质发育障碍、皮质激素合成障碍、生殖细胞生精功能障碍。DAX-1 基因在性腺发育过程中的表达具有剂量敏感性，当基因复制致剂量 / 活性升高时，可发生男性性别反转（46XY）；而基因突变致剂量 / 活性降低时，可出现男性性腺发育不良。

近年来，国内外陆续有关于 DAX-1 基因突变所致的先天性肾上腺发育不全患者表现为性早熟的病例报道。李娜等 2010 年报道了 9 例 DAX1 基因突变患者。

Durmaz 等 2013 年报道了 1 个家系的三例 AHC 患者，2015 年杜敏联等报道了我国首例 DAX-1 基因突变致中枢性性早熟患儿。然而，该病出现性早熟的机制尚不清楚。Argenle 等认为可能为 DAX-1 基因的突变消除了其对性腺轴的抑制作用。所以，临床工作中，对于明确诊断 XL-AHC 的患儿监测性激素、关注性腺发育情况也尤为重要。

研究表明，部分 XL-AHC 患者也会出现生长激素缺乏导致身高生长缓慢，但其机制尚不清楚，然而由于 DAX-1 在下丘脑、垂体中表达，所以可能于该基因突变影响垂体的分化和成熟导致其发育异常有关。

四、病例点评

XL-AHC 为 DAX-1 基因突变所致 X- 性腺连锁隐性遗传性疾病，女性为携带者，男性发病。发病多表现为肾上腺皮质功能减退症状，性腺发育不良。临床诊疗过程中需详细询问病史、家族史。必要时行基因诊断，确诊后需终身激素替代治疗，长期随访生长发育情况，根据相关实验室检查结果等进行药物剂量的调整。需要儿科、内分泌科、生殖科等多学科医生共同协作，积累足够经验。XL-AHC 患者成年后生育能力较正常人低，随着医学发展，辅助生殖技术的提高及基因治疗的研究，期待在未来能有所突破。

（病例提供：梁　赟　云南省第一人民医院）

（点评专家：苏　恒　云南省第一人民医院）

参考文献

[1]Lin L，Gu WX，Ozisik G，et al.Analysis of DAX1（NR0B1）and steroidogenic factor-1（NR5A1）in children and adults with primary adrenal failure：ten years' experience[J].J Clin Endocrinol Metab，2006，91（8）：3048-3054.

[2]Seminara SB，Achermann JC，Genel M，et al.X-linked adrenal hypoplasia congenita：a mutation in DAX1 expands the phenotypic spectrum in males and females[J].J Clin Endocrinol Metab，1999，84（12）：4501-4509.

[3]Shaikh MG，Boyes L，Kingston H，et al.Skewed X inactivation is associated with phenotype in a female with adrenal hypoplasia congenita[J].J Med Genet，2008，45（9）：e1.

[4]Habiby RL，Boepple P，Nachtigall L，et al.Adrenal hypoplasia congenita with hypogonadotropic hypogonadism：evidence that DAX-1 mutations lead to combined hypothalmic and pituitary defects in gonadotropin production[J].J Clin Invest，1996，98（4）：1055-1062.

[5]Wu SM，Gao JZ，He B，et al.A novel NR0B1 gene mutation causes different phenotypes in two male patients with congenital adrenal hypoplasia[J].Curr Med Sci，2020，40（1）：172-177.

[6]Iyer AK，McCabe ER.Molecular mechanisms of DAX1 action[J].Mol Genet Metab，2004，83（1-2）：60-73.

[7]Guo W，Burris TP，McCabe ER.Expression of DAX-1，the gene responsible for X-linked adrenal hypoplasia congenita and hypogonadotropic hypogonadism，in the hypothalamic-pituitary-adrenal/gonadal axis[J].Biochem Mol Med，1995，56（1）：8-13.

[8]Ikeda Y，Takeda Y，Shikayama T，et al.Comparative localization of Dax-1 and Ad4BP/SF-1 during development of the hypothalamic-pituitary-gonadal axis suggests their closely related and distinct functions[J].Dev Dyn，2001，220（4）：363-376.

[9]Ikeda Y，Swain A，Weber TJ，et al.Steroidogenic factor 1 and Dax-1 colocalize in multiple cell lineages：potential links in endocrine development[J].Mol Endocrinol，1996，10（10）：1261-1272.

[10]Durmaz E，Turkkahraman D，Berdeli A，et al.A novel DAX-1 mutation presented with precocious puberty and hypogonadotropic hypogonadism in different members of a large pedigree[J].J Pediatr Endocrinol Metab，2013，26（5-6）：551-555.

[11]杜敏联，李燕虹，张军，等.NROB1基因新突变所致先天性肾上腺发育不良患儿以中枢性性早熟发病[J].中华内分泌代谢杂志，2015，31（2）：116-119.

[12]Argente J，Ozisik G，Pozo J，et al.A novel single base deletion at codon 434 （1301delT） of the DAX1 gene associated with prepubertal testis enlargement[J].Mol Genet Metab，2003，78（1）：79–81.

[13]李江，朱铭强，黄轲，等.NR0B1基因新突变致先天性肾上腺发育不良1例[J].浙江医学，2020，42（19）：2113–2115.

[14]Chung ST，Chi CH，Haymond MW，et al.Infantile growth hormone deficiency and X–Linked adrenal hypoplasia congenita[J].Jacobs J Pediatr，2015，1（1）：003.

[15]Li N，Liu R，Zhang H，et al.Seven novel DAX1 mutations with Loss of function identified in Chinese patients with congenital adrenal hypoplasia[J].J Clin Endocrinol Metab，2010，95（9）：104–111.

病例7　腰痛伴双侧肾上腺占位、肺结节（肾上腺转移癌）

一、病历摘要

（一）病史简介

患者男性，47 岁。

主诉：左腰部疼痛 9 小时。

现病史：患者于 9 小时前无明显诱因出现左腰部剧烈胀痛，呈持续性进行性加重，逐渐蔓延至左腹部，伴恶心、大汗，无呕吐、胸痛、心悸、头痛、头晕、意识障碍等症状。遂至当地医院急诊就诊，完善胸腹部 CT 平扫示“右肺下叶后基底段分叶状软组织密度结节，大小约 26mm × 25mm，左侧肾上腺区域大小约 53mm × 60mm 团块影，边缘稍高密度，中心稍低密度，边界不清，周围多发条絮影，考虑肾上腺占位伴出血？右侧肾上腺约 39mm × 31mm 密度均匀团块影”，予对症止痛治疗后，为进一步诊治转至我院急诊，急诊予对症止痛、补液等支持治疗后，拟“肾上腺占位伴出血原因待查”收入内分泌代谢科。患者自起病以来睡眠、精神、食欲尚可，大小便正常，近 1 个月体重降低约 6kg。

既往史：一般情况良好，否认糖尿病、高血压、冠心病等慢性病史，否认肝炎、结核等传染病史，预防接种史不详，否认过敏史，否认输血史。20 年余前双手腕关节上部意外受刀伤。10 年余前因“胆石症”行“胆囊切除术”（具体术式不详）。

个人史：长期居住于四川，自由职业者，否认冶游史，否认吸毒史，吸烟 20 年余，约 10 ~ 15 支 / 日，饮酒 20 年余，偶饮啤酒，一周 1 ~ 2 次，每次量 0.5 ~ 1L。

家族史：父亲已故，死因不详，母亲健在，有 1 兄 1 姐，均体健，否认家族史及遗传病史。

（二）体格检查

体温 36.3℃，脉搏 103 次 / 分，呼吸 20 次 / 分，血压 133/93mmHg。神志清楚，查体合作，精神欠佳，急性病容；全身皮肤未见色素沉着、痤疮、紫纹、瘀斑、皮疹等，毛发分布正常；双肺呼吸音清，未闻及明显干湿性啰音；心界不大，心律齐，各瓣膜听诊区未闻及明显病理性杂音；腹部膨隆，全腹软，左中腹有压痛及轻度反跳痛，双肾区叩击痛阳性；双下肢无水肿；神经系统检查阴性。

（三）辅助检查

血液检查：血常规：白细胞计数 28.65×10⁹/L，中性分叶核粒细胞绝对值 25.01×10⁹/L，血小板计数 235×10⁹/L，血红蛋白 120g/L；血白蛋白 34.4g/L；乳酸脱氢酶 352（120 ~ 250）U/L；肝酶、肾功能、血电解质未见明显异常。C- 反应蛋白 92.50mg/L，白介素 6 71.70pg/ml，降钙素原 0.06ng/ml，白介素 2 982（223 ~ 710）U/ml。梅毒筛查、HIV 初筛、隐球菌抗原定性、真菌 GM 试验、真菌 G 试验、结核感染 T 细胞 γ 干扰素释放均阴性，烯醇化酶 26.4ng/ml，糖类抗原 125 35.2U/ml。肾素 29.25μIU/ml，醛固酮 7.08ng/dl（卧位）；促肾上腺皮质激素 33.28ng/L，血清皮质醇（8 ~ 10 时）566.00nmol/L；脱氢表雄酮硫酸酯 2.890μmol/L，睾酮 0.314ng/ml，孕酮 0.06ng/ml。血、尿儿茶酚胺及其代谢产物正常。

胸部 CT 增强扫描：右肺下叶软组织结节，双肺下叶散在炎症。全腹部 CT 增强扫描（病例 7 图 1A）：左侧肾上腺见肿块影，大小约 6.2cm×5.8cm，平扫见混杂稍高密度影，增强扫描轻度不均匀强化，右肾上腺肿块，大小约 4.2cm×3.8cm。

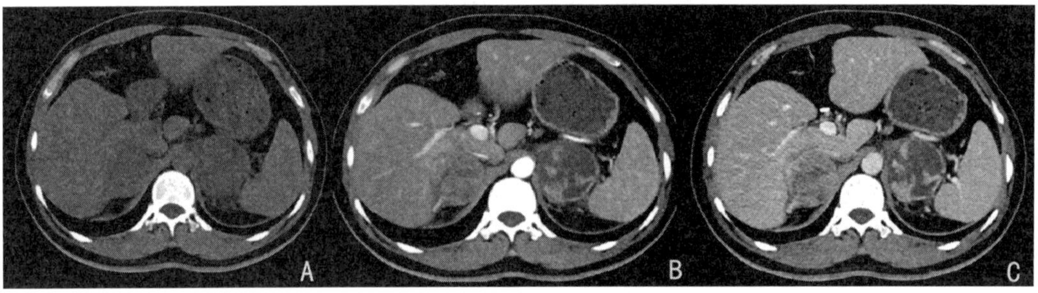

病例 7 图 1 腹部 CT 增强扫描

A. 平扫期；B. 动脉期；C. 延迟期

二、诊疗经过

结合患者病史、体格检查、辅助检查，入院初步诊断考虑为：①双侧肾上腺占位伴出血：性质？②肺占位：性质？③低蛋白血症；④脂肪肝。

入院后予以行 CT 引导下经皮肺穿刺活检，初步病理提示肺恶性肿瘤伴坏死，随即完善全身 FDG-PET 检查，结果显示：①右肺下叶后基底段及双侧肾上腺糖代谢异常增高肿块均系恶性肿瘤；②右肺下叶结节倾向炎性，肿瘤转移待排；双下肺少许间质改变；③骨髓糖代谢弥漫性增高，多系反应性改变（病例 7 图 2）。

肺部病理免疫组化提示 CK8/18（+）、PCK（+）、CK7（-）、NapsinA（-）、TTF-1（-）、PAX8（-）、α-inhibin（±）、calretinin（-）、SF-1（-）、S-100（-）、CK5/6（-）、CgA（-）、Syn（-）、P40（-）、EMA（-）、Desmin（-）、SMA（-）、CD34（-），

Ki-67 阳性率约 50%。综合组织学形态，免疫组化诊断：非小细胞癌，呈肉瘤样癌形态。免疫组化示 PD-L1（+），TPS 评分：50%。肺癌 56 基因筛查结果提示 EGFR L858R（+，35.45%），S768I（+，35.15%）。

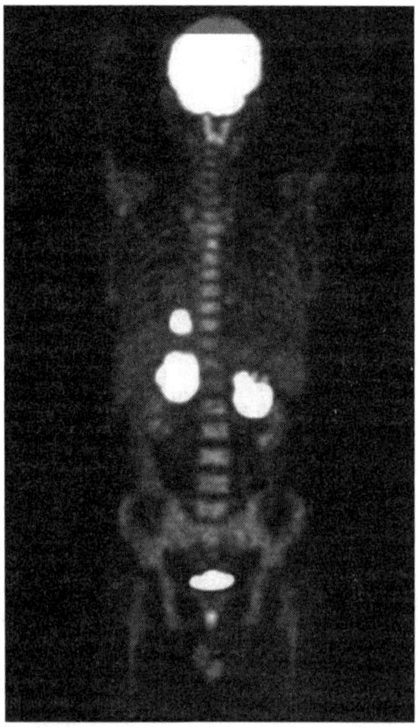

病例 7 图 2　FDG-PET 检查

多学科讨论：因病理报告提示为肉瘤样癌，为恶性肿瘤中的罕见类型，为给患者制订个体化治疗方案，组织了多学科会诊。

病理科会诊意见：患者影像学结果提示肺部病灶及双侧肾上腺病灶为恶性肿瘤可能性大，但何处为原发病灶需要进一步鉴别。CT 引导下肺结节穿刺活检诊断为肉瘤样癌，肺肉瘤样癌为肺脏罕见肿瘤，而肾上腺肉瘤样癌更为罕见，鉴别何处为原发病灶十分困难，因肺肉瘤样癌报道多，初步考虑肺肉瘤样癌伴肾上腺转移可能性大，待肾上腺手术后病理辅助诊断。

胸部肿瘤科会诊意见：肺部病变查到 EGFR 基因突变，可行靶向治疗，但效果不明确，尤其对控制肾上腺病变的快速进展无确切把握。其次，肉瘤样癌预后极其不佳，在条件允许的情况下，应该尽快完整切除病灶并辅以经验性靶向治疗。

泌尿外科会诊意见：目前因肾上腺肿块增长过快，周围脏器粘连及占位效应明显，极易出现破裂出血危及生命，完整手术切除可能性小，但需尽快行减瘤手术为宜。

多学科讨论后推荐的治疗方案：首先手术切除双侧肾上腺病变后，随后予以靶向治疗肺肉瘤样癌，维持激素水平、电解质水平平稳。

治疗过程：待肺部穿刺病理期间，患者腹胀、食欲缺乏症状加重，复查胸腹部 CT（病例 7 图 1）提示：右肺下叶软组织结节较前增大，肺部未见其他新发占位，双侧肾上腺肿块较前增大，右侧病变增大更明显，邻近肝实质、双肾受压凹陷，临近下腔静脉受压变窄，肝胃韧带及腹主动脉旁淋巴结增多、增大。根据多学科会诊建议，拟先行双侧肾上腺肿物切除术，术中因出血过多，仅行左侧肾上腺肿物切除术。术后肾上腺病理示：考虑为肉瘤样癌。免疫组化：肿瘤细胞 CK7 散在（+）、CK8/18 部分（+）、CK5/6（-）、CK（Pan）散在（+）、p63 散在（+）、EMA（-）、SF-1（-）、S100（-）、SMA 散在（+）、Desmin（-）、CDK4 部分（+）、Inhibin（±）、CD117（-）、CD31（±）、GATA3（+）、SATB2（+）、TTF-1（SPT24）部分弱（+）、TTF-1（8G7G3/1）（-）、ERG（-）、CK20（-）、CDX2（-）、CR（-）。建议做 FISH 检测 MDM2 基因排除去分化脂肪肉瘤之可能或做 NGS 进一步评估。术后患者头孢美唑抗感染，止痛、补钾补液及对症支持治疗，复查 RAAS（卧位）：肾素 15.74μIU/ml，醛固酮 2.09ng/dl，醛固酮与肾素活性比值（ARR）0.13；促肾上腺皮质激素 124.90ng/L；血清皮质醇（8am）：277.00nmol/L。予以糖皮质激素替代治疗后，术后两周开始服用阿法替尼 40mg 治疗。41 天后，行胸腔镜下右下肺叶切除术，术后病理支持肉瘤样癌。

术后 1 年随访，患者继续服用阿法替尼 40mg，泼尼松 7.5mg 治疗，精神、食欲、体力可，未诉腰部疼痛。

三、病例讨论

病例特点：中年男性，急性起病；主要临床表现为腰背痛伴消瘦，影像学检查提示双侧肾上腺占位合并出血、肺占位性病变；查体仅有双侧腰背区叩痛，血压正常，无库欣貌、雄激素增多等特异性体征；实验室检查示肾上腺皮质及髓质激素正常，无电解质紊乱等。既往无特殊病史。

诊疗思路分析：该患者双侧肾上腺占位性病变合并肺部占位性病变，伴消瘦，罹患恶性肿瘤可能性大。双侧肾上腺肿块的病因包括：①原发性双侧肾上腺皮质大结节样增生：结节大于多在 1cm 以上，伴有轻度皮质功能亢进，ACTH 水平低，血清皮质醇不被 1mg 地塞米松试验抑制，肾上腺增大缓慢，多不会引起明显疼痛。②先天性肾上腺皮质增生症：由合成类固醇激素酶缺陷引起，多于幼年出现性发育异常或者盐耗等症状，少有不典型患者可成人起病，17α 羟孕酮和 ACTH 兴奋试验可协助诊断。③肾上腺结核：多由身体其他部位的结核感染血行播散引起，在病变早期，肾上腺内炎细胞浸润、干酪样坏死、肉芽肿等会导致肾上腺增大，后期，部分患者可出现肾上腺钙化病灶。结核相关检查多有阳性提示，肾上腺穿刺活检可明确诊断。④嗜铬细胞瘤：多累及单侧肾上腺，但约 10% 可累及双侧，其经典的症状是高血压伴儿茶酚胺三联征，但约 60% 患者以意外瘤为首发临床表现，血尿儿茶酚胺及代谢物检查可确诊绝大部分患者。⑤原发性肾上腺淋巴瘤：多为双侧肾上腺受累，可伴有淋巴结及其他脏器侵犯，多伴有乳酸脱氢酶和 IL-2R 升高，确诊需要病理活检。⑥肾上腺转移癌：常侵犯单侧肾上腺，少部分可累及双侧肾上腺，绝大部分患者无肾上腺相关症状，少数可表现为腰背、腹部疼痛，一般不会引起肾上腺皮质功能不全。确诊需要病理活检。

该患者肾上腺功能评估未发现特异变化，实验室检查不支持肾上腺特殊感染（结核、寄生虫、真菌等），需重点鉴别的疾病包括肾上腺淋巴瘤和肾上腺转移癌，肾上腺穿刺活检或肺部占位穿刺活检明确诊断是主要手段，患者胸部 CT 提示肺部占位穿刺较肾上腺相对风险小，可选择先行肺结节穿刺活检。

四、病例点评

本病例为中年男性患者，因左腰部疼痛 9 小时入院，辅助检查发现双侧肾上腺占位及右肺下叶后基底段结节，提示为恶性肿瘤。双侧肾上腺占位的常见病因之一是转移癌，肺脏是常见的原发灶。穿刺活检是诊断要点，在影像学检查明确提示存在肾上腺及肾上腺以外的病灶时，可首先选择穿刺风险小的部位。本病例中，患者行肺部结节穿刺活检，病理结果为非小细胞癌（呈肉瘤样癌形态），基因测定发现 EGFR 基因突变。

肉瘤样癌为罕见的肿瘤类型，针对本病例的治疗方案，医疗团队安排了多学科会诊。会诊意见认为肺肉瘤样癌相对多见，本例患者为肺肉瘤样癌转移至双侧肾上腺可能性大，因肉瘤样癌缺乏特异治疗药物，且该患者肾上腺病变体积大且生长迅速，故建议行双侧肾上腺肿瘤切除术＋肺肿瘤靶向治疗。术中，因肿瘤周围脏器粘连及占位效应明显，术中出血过多，仅进行了左侧肾上腺肿物切除术，病理提示肉瘤样癌。术后辅以阿法替尼治疗；1 个月后行肺结节切除术，术后病理结果与穿刺结果一致。

转移癌是双侧肾上腺占位的常见病因，肺部肿瘤常为原病灶。穿刺活检是诊断的关键步骤，应优先选择穿刺风险较小的部位。针对病例的诊疗方案，要充分考虑患者的实际情况，通过多学科会诊制订个体化治疗方案。

（病例提供：谭　璐　四川大学华西医院）

（点评专家：陈　涛　四川大学华西医院）

参考文献

[1]Abrams HL，Spiro R，Goldstein N.Metastases in carcinoma；analysis of 1000 autopsied cases[J].Cancer，1950，3（1）：74-85.

[2]Bradley CT，Strong VE.Surgical management of adrenal metastases[J].J Surg Oncol，2014，109（1）：31-35.

[3]伍楚君，邱敏，马潞林.肾上腺转移癌的诊治进展[J].北京大学学报（医学版），2015，4（47）：728-731.

[4]Angeli A，Osella G，Ali A，et al.Adrenal incidentaloma：an overview of clinical and epidemiological data from the national italian study group[J].Horm Res，1997，47（4–6）：279–283.

[5]Lam KY，Lo CY.Metastatic tumours of the adrenal glands：a 30–year experience in a teaching hospital[J].Clin Endocrinol （Oxf），2002，56（1）：95–101.

[6]Fan J，Tang J，Fang J，et al.Ultrasound imaging in the diagnosis of benign and suspicious adrenal lesions[J].Med Sci Monit，2014，20：2132–2141.

[7]Caoili EM，Korobkin M，Francis IR，et al.Adrenal masses：characterization with combined unenhanced and delayed enhanced CT[J].Radiology，2002，222（3）：629–633.

[8]Davarpanah AH，Israel GM.MR imaging of the kidneys and adrenal glands[J].Radiol Clin North Am，2014，52（4）：779–798.

[9]Xu B，Gao J，Cui L，et al.Characterization of adrenal metastatic cancer using FDG PET/CT[J].Neoplasma，2012，59（1）：92–99.

[10]Hatano K，Horii S，Nakai Y，et al.The outcomes of adrenalectomy for solitary adrenal metastasis：A 17–year single–center experience[J].Asia Pac J Clin Oncol，2020，16（2）：86–90.

[11]Sancho JJ，Triponez F，Montet X，et al.Surgical management of adrenal metastases[J].Langenbecks Arch Surg，2012，397（2）：179–194.

[12]Goujon A，Schoentgen N，Betari R，et al.Prognostic factors after adrenalectomy for adrenal metastasis[J].Int Urol Nephrol，2020，52（10）：1869–1876.

病例8　肾上腺静脉取血（AVS）后肾上腺静脉出血

一、病历摘要

（一）病史简介

患者女性，69 岁。

主诉：高血压 19 年，头晕 1 周。

现病史：患者 19 年前体检时发现血压升高，多次测量均超过正常值，无头晕、头痛，无恶心、呕吐，无胸闷、胸痛，规律服用硝苯地平控释片（30mg，1 次 / 日）、缬沙坦片（80mg，1 次 / 日）、美托洛尔缓释片（27.5mg，1 次 / 日），监测血压 130/80mmHg 左右。1 周前无明显诱因出现头晕，呈间断性发作，每次持续约 3 ~ 5 分钟，自测血压 180/100mmHg，服用降压药后稍缓解，无心慌、气短，无视物旋转及模糊，无胸部不适，无恶心呕吐，无四肢麻木及活动障碍。门诊以“高血压 3 级，很高危”收住心内科。患者自发病以来，神志清，精神、食纳、夜寐可，大小便正常。

既往史：糖尿病 6 年余，规律口服瑞格列奈片，监测血糖控制尚可。无冠心病病史。无乙肝、结核等传染病史及其密切接触史。无手术、外伤史。无药物、食物过敏史。无输血史。预防接种史不详。

个人史：生于原籍，久居当地，无其他长期居住史。生活规律，无烟、酒、药物等嗜好。无毒物、粉尘及放射性物质接触史。无冶游史，无重大精神创伤史。

婚育史：适龄结婚，育有 2 女，配偶及女儿均体健，50 岁绝经，否认家族遗传病史。

（二）体格检查

体温 36.2℃，脉搏 92 次 / 分，呼吸 20 次 / 分，血压 152/72mmHg，身高 166cm，体重 62.00kg，BMI 22.5。发育正常，营养中等，全身浅表淋巴结未触及肿大。甲状腺不大。双肺呼吸音正常，未闻及干湿性啰音，无胸膜摩擦音。心率 92 次 / 分，律齐，各瓣膜听诊区未闻及病理性杂音。腹部平软，无压痛及反跳痛，肝脾肋下未触及，肝肾区无叩痛，移动性浊音阴性，肠鸣音正常。四肢活动自如。神经系统生理反射存在，病理反射未引出。

（三）辅助检查

常规检查：血尿便常规、肝肾功能、离子、血脂、尿微量白蛋白与肌酐比值（ACR）、甲状腺功能、多肿瘤标志物均未见明显异常。糖化血红蛋白 6.7%。尿蛋白总量 208.8mg/24h。

高血压相关检查：ACTH、皮质醇节律、尿 VMA 均未见明显异常；血钾 4.1mmo/L；

心血管激素（卧位）:醛固酮测定 244.74pg/ml，血浆肾素浓度 1.5pg/ml;心血管激素（立位）：醛固酮测定 355.65pg/ml，血浆肾素浓度 1.5pg/ml。

动态血压监测：① 24h 平均血压：收缩压 144mmHg，舒张压 82mmHg；② 24h 收缩压负荷异常，舒张压负荷异常；③夜间血压下降率超标。

动态心电图：①窦性心律，平均心率 70 次 / 分；②偶发性房性期前收缩 25 个，短阵房速 1 阵次;③偶发性室性期前收缩 6 个;④ ST-T 无异常改变;⑤心率变异性正常。

心脏彩超：室间隔基底段增厚，左室舒张功能减低。

颈部血管＋甲状腺彩超：右侧锁骨下动脉粥样硬化斑块形成；甲状腺双侧叶结节，TI-RADS 3 类；右侧叶囊肿。

双肾及双肾血管彩超：右肾肾动脉起始段流速及血流阻力指数偏高。

双侧肾上腺 CT 平扫＋薄层示：①双侧肾上腺内侧支、结合部形态饱满并左侧局部呈结节样改变，建议结合临床进一步检查；②扫及脂肪肝，左肾稍低密度影，建议进一步检查。

胸部 CT 平扫示：①右肺下叶纤维灶伴少许渗出；②右肺下叶肺大泡；③右侧水平裂处及左肺下叶小结节，建议随诊复查;④双侧胸膜增厚，右侧钙化;⑤扫及脂肪肝。

二、诊疗经过

结合患者病史、体格检查、辅助检查，入院初步诊断考虑为:①高血压 3 级（很高危）待查；② 2 型糖尿病；③颈动脉粥样硬化；④脂肪肝；⑤甲状腺结节（双侧）。

入院后行生理盐水负荷试验、卡托普利试验（病例 8 表 1），确诊为原发性醛固酮增多症。进一步行肾上腺静脉取血判断有无优势侧，结果回报见病例 8 表 2。

病例8表1 生理盐水负荷试验及卡托普利试验结果

时间	肾素（pg/ml）	醛固酮（pg/ml）	ARR 值
盐水负荷前	149.02	1.75	85.15
盐水负荷后	195.97	5.99	32.72
卡托普利前	245.42	3.21	85.15
卡托普利后	219.47	7.66	32.72

病例8表2 肾上腺静脉取血（AVS）结果

	醛固酮（pg/ml）	皮质醇（ng/ml）	醛固酮 / 皮质醇	标化的醛固酮比值
RAVI	29535.6	12324	2.40	1.22
LAVI	25540.5	12978	1.97	-
PV1	326.74	228.8	1.43	-

续表

	醛固酮（pg/ml）	皮质醇（ng/ml）	醛固酮 / 皮质醇	标化的醛固酮比值
RAV2	25679.4	14850	1.73	–
LAV2	22547.7	11346	1.99	1.15
PV2	314.75	222.1	1.42	–

患者 AVS 术后诉右侧腰部不适，穿刺部位拆除绷带后无渗血、红肿，双下肢无水肿。复查双侧肾上腺 CT 平扫可见右侧肾上腺团片状稍高密度影，考虑血肿可能，较前新发（病例 8 图 1）。

患者原发性醛固酮增多症诊断明确，在 ACTH 持续静脉输注下行双侧肾上腺静脉取血，肾上腺静脉与下腔静脉皮质醇比值大于 3，插管成功。两侧标化的醛固酮比值相差不大，无优势侧，无手术适应证。嘱患者口服螺内酯 20mg、1 次 / 日治疗。患者右侧腰部不适考虑与 AVS 过程肾上腺静脉破裂出血有关，AVS 术后第 3 天不适症状已缓解，1 个月内避免重体力活动，不适随诊。

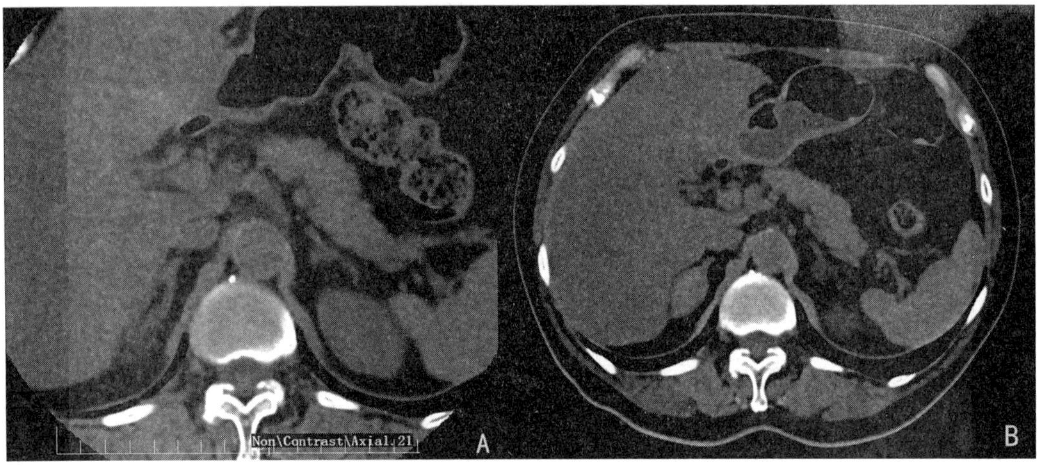

病例 8 图 1　AVS 术前后肾上腺 CT 对比

A. AVS术前；B. AVS术后

三、病例讨论

该患者 CT 检查有明确的肾上腺腺瘤，AVS 提示无优势侧。

CT 检查通常不能提供关于检测到的结节的分泌活性的信息，密度检测（CT 值 / Hounsfield 单位）和造影剂廓清的参数也不能区分分泌性结节和非分泌性结节。由于肾上腺腺瘤随着年龄的增长而变得越来越普遍，CT 成像在年龄较大的患者中对原醛症分型的准确性较低。在约 40% 的原醛症患者中，肾上腺 CT 成像与 AVS 结果不一致。

正如本例患者有明显的腺瘤，有高血压、低血钾病史（严重的低血钾与服用噻嗪类利尿剂有关），但 AVS 提示无优势侧，提示特发性醛固酮增多症，后续的治疗随访中螺内酯 20mg、1 次 / 日，血钾保持正常，血压也基本正常。AVS 让本患者避免了不必要的手术。但肾上腺静脉出血导致的血肿，包膜牵拉使疼痛持续 1 ~ 2 天，之后逐渐缓解，随访中血肿逐渐吸收。

四、病例点评

AVS 是一种具有技术挑战性、昂贵且标准化较差的手术，各医学中心间成功率差异大，这取决于介入放射科医师的专业知识。在经验丰富的中心，AVS 技术成功率可达 90% 或更高。肾上腺静脉可以双侧顺序插管或双侧同时插管，从左肾上腺静脉（直接汇入左肾静脉）和右肾上腺静脉（通常直接汇入下腔静脉且定位困难）缓慢抽吸采集血液。每侧肾上腺静脉中的皮质醇与外周静脉中的皮质醇之比需要足够高，以验证 AVS 在技术上是否成功。快速皮质醇检测可提高手术成功率，因为如果结果不支持成功插管，则允许对肾上腺静脉进行重复采样。AVS 的并发症包括最常见的腹股沟血肿，以及罕见的肾上腺出血或肾上腺静脉夹层，在有经验的中心，AVS 总体并发症发生率约为 2%。

我们医院肾上腺 MDT 成立以来已经完成 100 多例 AVS，成功率 95% 以上，有两例肾上腺静脉出血。回顾这例病例，出血事件在操作中其实是可以避免的。在准备手术的原醛患者 AVS 起着重要的作用，但同时要时刻注意避免肾上腺静脉出血等不良事件的发生。

（病例提供：刘玲娇　陕西省人民医院）

（点评专家：张瑜庆　陕西省人民医院）

参考文献

[1]Li T，et al.Epidemiology of adrenal tumours in olmsted county，minnesota，USA：a population-based cohort tudy[J].Lancet Diabetes Endocrinol，2020，8（11）：894-902.

[2]Funder JW，Carey RM，Mantero F，et al.The management of primary aldosteronism：case detection，diagnosis，and treatment：an endocrine society clinical practice guideline[J].J Clin Endocrinol Metab，2016，101（5）：1889-1916.

[3]Funder JW，Carey RM，Mantero F，et al.The management of primary aldosteronism：case detection，diagnosis，and treatment：an endocrine society clinical practice guideline[J].J Clin Endocrinol Metab，2016，101：1889-1916.

[4]Dekkers T，Prejbisz A，Kool LJS，et al.SPARTACUS investigators.Adrenal vein sampling versus CT scan to determine treatment in primary aldosteronism：an outcome-based randomised diagnostic trial[J].Lancet Diabetes Endocrinol，2016，4：739-746.

[5]Lim V，Guo Q，Grant CS，et al.Accuracy of adrenal imaging and adrenal venous sampling in predicting surgical cure of primary aldosteronism[J].J Clin Endocrinol Metab，2014，99：2712-2719.

病例9　双侧肾上腺出血导致肾上腺危象

一、病历摘要

（一）病史简介

患者男性，48 岁。

主诉：腰腹痛、恶心、呕吐 7 天。

现病史：患者于 7 天前因祭奠亲人悲伤、受凉后，突发左腰背疼痛，并向左肋间转移，进而全腹胀痛，伴恶心、呕吐（呕吐物为胃内容物），停止排气、排便。至中医诊所服中药汤剂治疗（具体不详），症状无好转。4 天前就诊于当地市级三甲医院，查血压 130/84mmHg；化验检查提示血钠降低，波动于 125 ～ 132mmol/L；胸腹 CT 示肺部感染、肠梗阻、肾上腺增粗，完善血皮质醇为 0.52μg/dl，血促肾上腺皮质激素（ACTH）为 721.2pg/ml，诊断为："肠梗阻，肺炎，肾上腺皮质功能减退症"。给予禁食水、灌肠、抗感染（头孢类）及静脉应用注射用氢化可的松琥珀酸钠 50mg 后，患者症状无明显改善，血钠仍低于正常，急转入河北省某省级医院急诊科，当时患者神志淡漠，测血压 89/56mmHg，血钠 127.2mmol/L，血糖 3.2mmol/L，考虑"肾上腺危象"，立即给予注射用氢化可的松琥珀酸钠 100mg 静脉滴注，2 小时后血压升至正常（100/64mmHg），为进一步明确病因于 2022 年 10 月 12 日转入我院内分泌科。

既往史：左下肢静脉血栓、肺栓塞病史 17 年，给予溶栓治疗（具体不详）；冠心病、心肌梗死、左前降支支架植入术病史 12 年。否认脑梗死病史。否认肝炎、结核等传染病病史。否认外伤史及输血史。否认食物及药物过敏史。

个人史：生于原籍，久居当地，未到过牧区及疫区，否认烟酒不良嗜好，否认性病史。

家族史：父亲 74 岁因脑梗死去世，母亲患有高血压，曾可疑皮肤型红斑狼疮（羟氯喹治疗半年痊愈），1 妹体健。家族中无冠心病、糖尿病、肿瘤及遗传相关性疾病患者，无肝炎、结核等传染性疾病及类似疾病患者。

（二）体格检查

体温 35.6℃，脉搏 102 次 / 分，呼吸 22 次 / 分，血压 100/69mmHg，血氧饱和度 98%（未吸氧状态）。神志清楚，对答稍迟缓，后背及前臂可见网状青斑，牙龈、舌部、颊黏膜、掌纹未见色素沉着。阴毛、腋毛正常存在。周身浅表淋巴结未触及肿大。甲状腺未触及肿大。双肺呼吸音粗，右肺呼吸音低，未闻及干湿性啰音。心率 102 次 / 分，律齐，各瓣膜听诊区未闻及病理性杂音。腹软，上腹部压痛，无反跳痛、肌紧张，肠鸣音减低（3 次 / 分）。四肢末端稍凉，毛细血管充盈时间延长，双下肢无水肿。四肢肌力Ⅴ级，肌张力正常存在。双侧 Babinski 征、Kernig 征均阴性。

（三）辅助检查

1．外院检查

胸腹部 CT（2022-10-08）：①右肺上叶后段、后叶下基底段炎症；②右肺下叶基底段纤维条索；③右肺中叶外侧段实性结节；④两侧肾上腺增粗，周围及腹膜后脂肪间隙密度增高，合并感染？出血？⑤腹腔部分肠管积气扩张，以结肠为主，局部气-液平面，考虑肠梗阻可能。

血电解质：钠 125mmol/L，钾 4.06mmol/L。

血浆 ACTH（8am）：721.2pg/ml。

血清皮质醇（8am）：0.52μg/dl。

2．入院后检查

（1）实验室检查

常规及生化检查：①血常规：白细胞计数 5.36×10^9/L，中性粒细胞百分比 67.99%，血红蛋白 106g/L，血小板计数 87×10^9/L。②尿常规：酮体（++）。③血电解质：钠 133.6mmol/L，钾 4.3mmol/L，钙 2.24mmol/L；④溶栓治疗监测：凝血酶原时间 15.0 秒，活化部分凝血活酶时间 115.9 秒。⑤血渗透压 279（275 ~ 305）mOsm/（kg·H_2O）；尿渗透压 821（600 ~ 1000）mOsm/（kg·H_2O）。

内分泌激素相关检查：①甲功游离四项：游离三碘甲状腺原氨酸 3.09pmol/L，血清游离甲状腺素 16.17pmol/L，促甲状腺激素 0.910mIU/ml，甲状腺过氧化物酶抗体 < 28U/ml。②血清皮质醇（8am）1.93（5 ~ 23）μg/dl。③血浆 ACTH（8am）494（0 ~ 63）pg/ml。④高血压三项（立位）：肾素 24.40pg/ml，醛固酮 65.9pg/ml，血浆醛固酮与肾素活性比值 2.7。⑤性激素六项：促卵泡生成素 1.63mIU/ml，促黄体生成素 6.08mIU/ml，雌二醇 21.46pg/ml，雄激素 2.53ng/ml，孕酮 0.03ng/ml，泌乳素 20.43ng/ml。⑥血清脱氢表雄酮 32.10（70 ~ 495）μg/dl；⑦ 17α-羟孕酮 0.66（0.5 ~ 2.1）ng/ml。

自身免疫相关检查：①抗核抗体：1 ∶ 320。抗 ds-DNA 抗体、抗 Smith 抗体（-）。抗 SSA、抗 SSB 抗体（-）。②免疫球蛋白＋补体检测：免疫球蛋白 G 17.90（7.5 ~ 15）g/L，免疫球蛋白 A 6.88（1 ~ 5）g/L。③抗心磷脂抗体（ACL）：24.5（< 12）RU/ml。④ β_2 糖蛋白 1 抗体（β_2GP_1）：129.90（0 ~ 20）RU/ml。⑤狼疮抗凝物：狼疮抗凝物标准化 SCT 比值 2.00（0.84 ~ 1.16），狼疮抗凝物 RVVT 标准化比值 2.93（0.92 ~ 1.11）。ANCA（-）。

结核和肿瘤相关检查：① PPD 试验（-）。②结核感染 T 细胞斑点试验（-）。③男性肿瘤标志物：未见异常。

（2）影像学检查

肾上腺 MRI 平扫＋增强（2022-10-18，病例 9 图 1）：双侧肾上腺弥漫性肿大，边缘模糊，信号不均匀，其内可见不均匀 T_1WI 高信号，T_2WI 高信号，增强呈环形强化，提示出血。

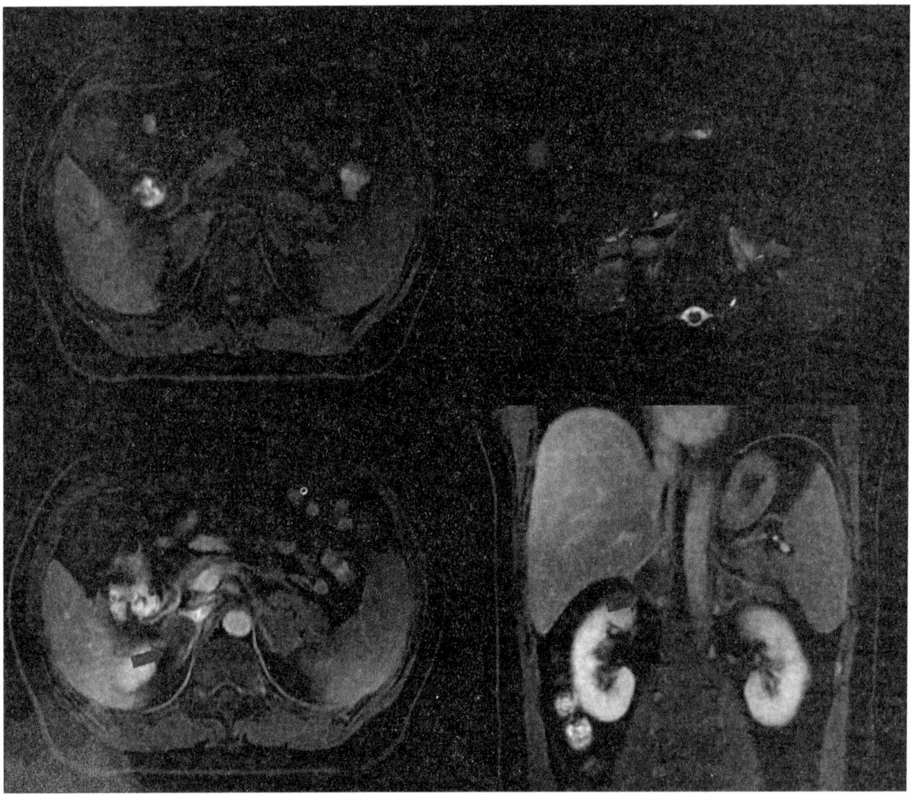

病例 9 图 1　肾上腺 MRI 平扫＋增强

从左到右依次为肾上腺 MRI 平扫 T_1 像、T_2 像、MRI 增强（矢状位）、MRI 增强（冠状位）

^{18}F-FDG PET-CT 示：①两侧肾上腺增粗，PET 可见轻度异常高代谢，考虑两侧肾上腺增生可能性较大，请结合临床。②两腋窝多发小淋巴结，部分稍大，PET 相应部位可见轻度异常葡萄糖高代谢，考虑炎性淋巴结可能性较大。③右肺中叶外侧段胸膜下微小结节，PET 未见异常葡萄糖高代谢，建议观察。④颅脑 PET-CT 显像示右侧基底节区小片状稍低密度影，PET 未见异常葡萄糖高代谢。⑤余未见明显异常。

二、诊疗经过

中年男性，急性起病，因情绪因素及感染因素诱发，以腰腹痛、恶心、呕吐为主症。当地医院辅助检查显示低钠血症、肺部感染、肠梗阻、肾上腺增粗、低皮质醇、高 ACTH。患者入我院时，临床表现为低血压（89/56mmHg）、低血钠（127.2mmol/L）、低体温（35.6℃）、低血糖（3.2mmol/L），神志淡漠，结合患者当地实验室检查，考虑患者为原发性肾上腺皮质功能减退症并发肾上腺危象，立即给予静脉滴注注射用氢化可的松琥珀酸钠 100mg、5% 葡萄糖氯化钠治疗。2 小时后患者血压、血糖恢复正常，恶心、呕吐症状减轻。

积极治疗同时进一步完善检查，明确原发性肾上腺皮质功能减退病因。根据患者无结核感染病史，结核菌素试验（PPD 试验）和结核感染 T 细胞斑点试验阴性，肺部 CT 无结核征象、肾上腺 CT 无钙化影像特征，可除外肾上腺结核。根据患者无自身免疫性甲状腺疾病、1 型糖尿病、恶性贫血等病史，不考虑自身免疫性多发性内分泌腺病综合征。根据患者肿瘤标志物阴性，PET-CT 排除肾上腺转移瘤。住院期间发现患者除肾上腺皮质功能减退症状外，既往有多次血管性血栓事件，血小板减少、凝血功能异常，肾上腺影像提示出血。因此，考虑患者为抗磷脂综合征（antiphospholipid syndrome，APS）导致肾上腺出血性梗死，进而引起肾上腺皮质功能减退。请免疫风湿科会诊，完善抗磷脂抗体检测：抗心磷脂抗体、β_2 糖蛋白 1 抗体和狼疮抗凝物质均升高，根据 2022 年 APS 诊疗规范，APS 患者应满足至少 1 项临床标准（血管血栓形成或病理性妊娠），以及实验室检测出至少 1 项抗磷脂抗体（间隔至少 12 周两次或以上），所以该患者考虑 APS。结合患者既往无关节痛，无面部红斑，无口腔溃疡、脱发，抗 ds-DNA 抗体和抗 Smith 抗体、抗 SSA、抗 SSB 抗体等阴性，排除系统性红斑狼疮、干燥综合征等原因导致的继发性 APS，考虑患者为原发性 APS。

治疗：急诊给予注射用氢化可的松琥珀酸钠 100mg 静脉滴注后，患者血压、神志较前好转，遂转入内分泌科后继续激素治疗（前 3 天激素用量分别为注射用氢化可的松琥珀酸钠 200mg、100mg、50mg 静脉滴注；3 天后改为口服醋酸氢化可的松片早 8am 20mg，4pm 10mg），期间监测患者血钠水平，波动于 133 ~ 142mmol/L。病因为原发性 APS 导致的肾上腺血管栓塞，同时给予阿司匹林肠溶片 100mg、1 次 / 日抗血小板聚集，利伐沙班 20mg、1 次 / 日抗凝治疗。

随访：2022 年 12 月患者感染新冠病毒，自行停用阿司匹林肠溶片、利伐沙班。停用 2 周后出现双下肢水肿，就诊于当地医院，影像检查提示：双侧髂静脉血栓形成。继续口服阿司匹林肠溶片和利伐沙班治疗。

2023 年 2 月 21 日于北京协和医院血液科就诊，查 ACL-IgG、IgA(+)、IgM 可疑阳性，β2GP1-IgM、IgA、IgG 均阳性，狼疮抗凝物阳性（2.60 秒），抗核抗体（+）S 1 ∶ 80，APC 抵抗＋蛋白 C ＋蛋白 S ＋抗凝血酶（－），抗磷脂酰丝氨酸 / 抗凝血酶原 IgG 抗体（+）、IgM 抗体（+），PNH 克隆（－）。患者间隔 12 周复查抗磷脂抗体均阳性，新型抗磷脂抗体（+），可明确诊断 APS。继续抗血小板、抗凝治疗的同时，加用硫酸羟氯喹片 0.1g、2 次 / 日。免疫风湿科建议加用甲氨蝶呤片 15mg、1 次 / 周，叶酸片 5mg、1 次 / 日。

2023 年 3 月 21 日北京协和医院复查肾上腺 CT 平扫＋增强示：左侧肾上腺结合

部稍饱满，右侧肾上腺大小形态密度未见异常。

目前体力、食欲好，病情稳定，肾上腺肿大较前缩小，进一步证明了肾上腺体积增大为出血性梗死、肿胀，而不是肾上腺增生。

三、病例讨论

原发性和继发性肾上腺皮质功能减退患者均可出现肾上腺危象（adrenal crisis，AC），且发病率相近（8% vs 6%）。原发性肾上腺皮质功能减退的病因在不同的国家差异较大，西方发达国家主要病因是自身免疫性肾上腺炎，占全部病因的 70% ~ 90%，而发展中国家主要的病因是肾上腺结核，占 7% ~ 20%，其他罕见病因包括其他感染、转移性肿瘤、肾上腺出血 / 梗死等。

该患者特征性表现是血栓形成，结合肾上腺 MRI 影像（双侧肾上腺弥漫性肿大，信号不均匀，增强后可见环形强化），提示肾上腺出血。最终考虑患者为原发性 APS 引起双侧肾上腺血栓形成，进而导致肾上腺出血性梗死，诱发肾上腺皮质功能减退。该患者肾上腺皮质功能减退影响到束状带和网状带（皮质醇和脱氢表雄酮降低）。治疗后复查肾上腺肿大较前缩小，进一步支持肾上腺出血性梗死。

APS 导致的多发血栓栓塞是肾上腺出血 / 梗死的一种罕见原因，其病理生理基础是肾上腺静脉血栓形成，继而导致出血性梗死，最终促进 AC 的发生。据报道，肾上腺是 APS 中最常受累的内分泌腺体，0.4% 的 APS 患者会出现肾上腺皮质功能减退，也可作为 APS 的首发表现。

关于肠梗阻原因，消化内科会诊，根据腹部影像首先排除了机械性肠梗阻；患者无腹膜炎体征、低钾血症排除动力性肠梗阻；结合患者合并原发性 APS，考虑为血运性肠梗阻。但患者拒绝行 CTA 检查。推测患者可能存在肠系膜血管血栓形成，且肾上腺危象导致血容量不足，加速肠系膜血管循环障碍，诱发肠梗阻。

患者本次出现肾上腺危象的诱因为情绪因素和肺炎，一项前瞻性研究中，情绪因素占肾上腺危象的诱发因素的 30%，而且该因素很容易被忽视。我们对该患者进行了肾上腺危象诱因宣教，嘱其尽量避免情绪太大波动，并给予抗生素治疗肺炎，后患者生命体征平稳，肺部症状及影像学检查均好转。

四、病例点评

AC 病情多较危急，应及时诊断和治疗，以防病情迅速恶化、危及生命。因其症状不典型，在临床工作中非常容易漏诊和误诊。

该患者在情绪波动及感染的诱因下，出现低血钠、低血糖、低血压及神志改变，AC 诊断明确，及时给予氢化可的松治疗后，生命体征平稳。患者以 AC 为首发症状，且同时合并血小板及凝血功能异常，结合既往多发血栓栓塞性病史，抗磷脂抗体阳性，诊断为原发性 APS。结合肾上腺影像特点，最终考虑患者为原发性 APS 导致肾上腺静脉血栓形成，进而肾上腺出血性梗死，最终导致肾上腺皮质功能减退，再加上诱因存在，诱发 AC。经及时应用氢化可的松和去除诱因治疗，肾上腺危象抢救成功，经抗凝治疗半年，复查肾上腺影像，肾上腺肿大体积缩小，周围渗出消失，再次佐证了当时诊断及及时治疗的准确性。

从该病例中，我们学习了 APS 是导致肾上腺皮质功能减退甚至 AC 的罕见原因，需要引起高度重视。对于已经确诊 APS 的患者，如果出现恶心、呕吐，腹痛，疲乏无力或神志改变，需要立即评估血压、血钠及肾上腺皮质激素；对于临床疑诊为 AC 的患者也应该考虑到 APS 的可能性，进行抗磷脂抗体的筛查。

（病例提供：张松筠　李　杰　河北医科大学第二医院）
（点评专家：张力辉　河北医科大学第二医院）

参考文献

[1]田鹤，陈康，安平.英国《肾上腺皮质功能减退患者围手术期糖皮质激素管理指南》解读[J].解放军医学杂志，2022，47（7）：647-652.

[2]Rushworth RL，Torpy DJ，Falhammar H.Adrenal Crisis[J].N Engl J Med，2019，381（9）：852-861.

[3]Dineen R，Thompson CJ，Sherlock M.Adrenal crisis：prevention and management in adult patients[J].Ther Adv Endocrinol Metab，2019，10：2042018819848218.

病例10　以应激性心肌病起病的自身免疫性多内分泌腺病综合征

一、病历摘要

（一）病史简介

患者男性，21 岁。

主诉：乏力 1 个月，血压低 11 天，意识丧失 2 天。

现病史：患者 2022 年 5 月无明显诱因出现乏力、头晕、食欲缺乏。2022 年 6 月 1 日排两次黑色成形便，量少，于当地医院就诊，测血压 66/41mmHg，血钠 113mmol/L，随机血糖 5.7mmol/L，予抑酸、补液治疗症状好转后返家。2022 年 6 月 9 日受凉后发热，体温 37.8℃，次日出现大汗、胸闷、视物黑矇、呼之不应，家属急呼 120 送至当地医院急诊，测血糖 1.5mmol/L，予静脉推注 50% 葡萄糖后患者意识恢复。入院后测血压 80/40mmHg，心率 90 次 / 分，血红蛋白 124.0g/L，血钠 108.9mmo/L，血钾 4.81mmol/L，肌酐 122.8μmol/L，血皮质醇（8am）5.14（185 ～ 624）nmol/L，促肾上腺皮质激素（ACTH）结果未见；血糖 14.9mmol/L，同步 C 肽 0.664nmol/L，胰岛素 7.41μIU/ml，糖化血红蛋白（HbA1c）6.0%；超声心动图示：心脏结构、血流、心功能未见明显异常。予糖皮质激素（具体不详）、补糖、补钠、升压等治疗，血钠升至 119mmol/L，休克无好转。遂于 6 月 12 日上午 11 时转入我院急诊，以“肾上腺危象”收入抢救室并进一步转入重症监护室治疗。

既往史：患者高中时曾有发作性出汗、乏力，多出现在空腹或进餐时，在当地诊所测血糖偏低（餐后），并有 2 次不明原因晕厥，未进一步诊治。2022 年三四月份在学校时昏睡 20 余小时后被同学送至校医务室，诉有“低血压”，予静脉输液治疗 1 周余好转（具体不详）。否认结核病史或接触史，否认烟酒嗜好或毒物接触史。

个人史：自幼生长发育及青春发育正常，未婚未育。

家族史：父母非近亲婚配，患者为独生子女，否认家族中类似疾病史。

（二）体格检查

体温 36.3℃，脉搏 103 次 / 分，呼吸 18 次 / 分，血压 80/60mmHg。平车入室，体型消瘦，神志尚清，表情极其痛苦，未见斑秃，皮肤、掌纹、口唇齿龈、乳晕未见明显色素沉着，未见皮疹，可见胡须。心动过速，心率 103 次 / 分，心律齐，心脏各瓣膜听诊区未闻及明显杂音，双肺未闻及干湿性啰音，腹软，无抵抗。阴毛 Tanner Ⅴ期，双下肢无水肿，双侧 Babinski 征阴性。

（三）辅助检查

血常规：白细胞 10.97×10^9/L，嗜酸性粒细胞百分比 0%，中性粒细胞百分比 65%，血红蛋白 110g/L，血小板 244×10^9/L。

肝肾功能（中午 12 时急诊采集）：丙氨酸氨基转移酶 8U/L，白蛋白 32g/L，钾 4.5mmol/L，钠 125mmol/L，校正钙 2.24mmol/L，尿素 7.21mmol/L，肌酐 76μmol/L，葡萄糖 11.5mmol/L，超敏 C 反应蛋白 79.90mg/L。HIV 抗体 / 抗原（–）。

心肌酶谱：肌酸激酶 246（24 ~ 295）U/L，肌酸激酶同工酶 18.1（≤ 5.0）μg/L，心肌肌钙蛋白 3.320（0 ~ 0.056）μg/L，肌红蛋白 247（≤ 110）μg/L，N 末端 B 型钠尿肽原（NT–proBNP）29864（0 ~ 125）pg/ml。

动脉血气：pH 7.37，二氧化碳分压 20mmHg，氧分压 81mmHg，碳酸氢根 14.8mmol/L，阴离子间隙 –13.3mmol/L，钠离子 122mmol/L，钾离子 4.5mmol/L，乳酸 3.3mmol/L。

随机血皮质醇（4pm 采集）7.9μg/dl，随机 ACTH（次日 6am 采集）22.1pg/ml。（6 月 11 日在外院应用糖皮质激素，剂量不详）

性激素：黄体生成素 3.91（1.24 ~ 8.62）U/L，卵泡刺激素 1.61（1.27 ~ 19.26）U/L，雌二醇 17（< 39）pg/ml，孕酮 0.29（0.10 ~ 0.84）ng/ml，睾酮 0.47（1.75 ~ 7.81）ng/ml，泌乳素 26.6（2.6 ~ 13.1）ng/ml。

甲状腺功能：游离三碘甲状腺原氨酸 1.68（1.80 ~ 4.10）pg/ml，游离甲状腺素 1.12（0.81 ~ 1.89）ng/dl，促甲状腺激素 1.434（0.380 ~ 4.340）μIU/ml，反三碘甲腺原氨酸 1.35（0.24 ~ 0.60）ng/ml，甲状腺球蛋白抗体 451（< 115）U/ml，甲状腺过氧化物酶抗体 86（< 34）U/ml。

生长激素 5.8（< 2）ng/ml，胰岛素样生长因子 1（IGF–1）38（117 ~ 323）ng/ml。

血渗透压 283mOsm/（kg · H_2O）（同步血钠 128mmol/L），尿渗透压 593mOsm/（kg · H_2O）。

校正钙 2.22mmol/L，无机磷 1.34mmol/L，甲状旁腺素 29.6（14.9 ~ 56.9）pg/ml，总 25 羟维生素 D 15.0（> 30）ng/ml，β 胶原降解产物 1.92（0.26 ~ 0.51）ng/ml，总 1 型胶原氨基端延长肽 77.1（15.1 ~ 58.6）ng/ml。

糖化白蛋白 16.5%（10.8% ~ 17.1%），糖化血红蛋白 6.6%（4.5% ~ 6.3%）。空腹葡萄糖 3.6mmol/L，胰岛素 5.0μIU/ml，C 肽 0.63（0.80 ~ 4.20）ng/ml；餐后 2 小时葡萄糖 13.4mmol/L ↑，胰岛素 5.3μIU/ml，C 肽 0.65ng/ml。1 型糖尿病自身抗体：抗胰岛细胞抗体（ICA）、抗谷氨酸脱羧酶抗体（GAD）和抗胰岛素抗体（IAA）均（+），抗 IA2 抗体（–）。

其他自身抗体：抗核抗体（ANA）胞质型 1 ∶ 80（+），抗 SSA60 抗体、抗 Ro 52 抗体、抗着丝粒染色体 B、抗线粒体抗体 M2 亚型（+），抗磷脂抗体（–）。

胸腹盆 CT 平扫：双肺多发斑片结节影，肺水肿可能；双肾上腺纤细。心电图（病例 10 图 1）：可见室性期前收缩，V_2 ~ V_4 导联 T 波倒置，QTc 477 毫秒，轻度 Q–T 间期延长。床旁超声心动图示：左室射血分数（LVEF）45%，心尖球形，心尖部、各壁下段运动减低，基底部运动增强。冠状动脉 CT 血管成像示：冠状动脉未见明确狭窄或钙化。垂体增强 MRI：未见明显异常。奥曲肽显像：未见明显异常。

感染筛查：血培养、痰病原学、呼吸道病原体血 IgM、TORCH、巨细胞病毒 DNA、EB 病毒 DNA 检测均阴性。

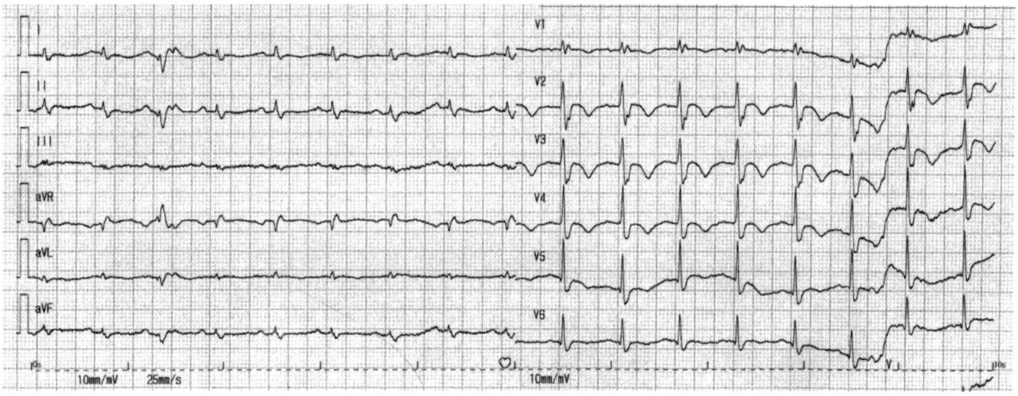

病例 10 图 1　心电图结果（2022-06-12）

二、诊疗经过

2022 年 6 月 12 日患者入院时血压难以维持，立即予去甲肾上腺素静脉泵入［最大剂量至 1.2μg/（kg・min）］维持血压，当日下午因氧合难以维持，予气管插管、呼吸机辅助通气支持治疗。结合 NT–proBNP 显著升高，床旁超声心动图新见球形心脏改变，LVEF 显著下降，考虑"心源性休克，应激性心肌病（Takotsubo）可能性大，暴发性心肌炎不除外"；结合典型的低钠血症、低血糖、低血压，外院皮质醇水平显著降低，肾上腺危象临床诊断基本明确。除积极的呼吸循环支持外，综合心源性休克和肾上腺危象两大危重情况，予静脉输注甲泼尼龙 200mg、1 次 / 日→ 80mg、1 次 / 日 ×5 天→ 40mg、1 次 / 日 ×5 天→ 20mg、1 次 / 日 ×5 天，静脉输注人免疫球蛋白 40g、1 次 / 日→ 20g、1 次 / 日 ×5 天，以及米力农、冻干重组人脑利钠肽、地高辛、曲美他嗪、门冬氨酸钾镁片等心脏支持治疗，监测患者 cTnI、NT–proBNP 显著下降（病例 10 图 2），射血分数回升，6 月 21 日复查超声心动图 LVEF 上升至 65%，室壁运动减低范围缩小。患者于 2022 年 6 月 16 日顺利脱机拔管，6 月 18 日停用血管活性药物，病情平稳后于 6 月 20 日转入普通病房。

在应用甲强龙、鼻饲瑞代肠内营养支持期间，患者血糖波动于 4.9 ~ 22.5mmol/L，间断予胰岛素泵控制高血糖，后期过渡为经口糖尿病膳食，改为午餐前、晚餐前各皮下注射谷赖胰岛素4U，监测空腹血糖4.8 ~ 5.3mmol/L，餐后2小时血糖4.2 ~ 9.8mmol/L。

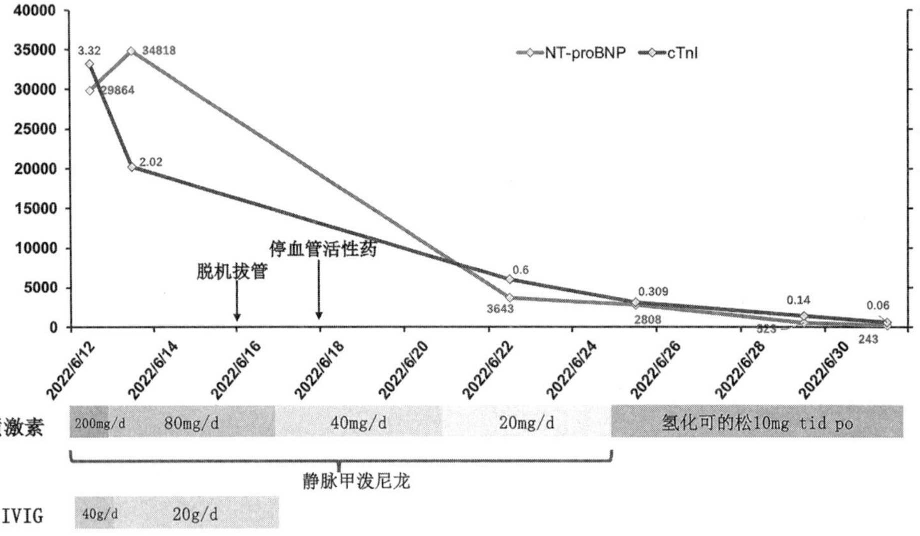

病例 10 图 2　治疗过程中心肌酶谱动态变化

NT-proBNP：N 末端 B 型钠尿肽原，单位：pg/ml；cTnI：心肌肌钙蛋白，单位：μg/L。

肾上腺皮质功能不全方面：由于患者入院初采集的 ACTH 是在应用糖皮质激素后，升高不明显，且同时存在胰岛素样生长因子 1 低下、低促性腺激素性性腺功能减退，故难以判断原发性或继发性肾上腺皮质功能不全。但无论哪种病因，均需要糖皮质激素替代治疗。在心内科考虑可停用静脉甲泼尼龙后，给予该患者口服氢化可的松 10mg、3 次 / 日，患者血压、血糖、电解质基本正常后，于 2022 年 7 月 4 日出院。

出院后患者继续在内分泌科门诊规律随访。出院 1 个月后复查 ACTH（8am）1323pg/ml，皮质醇（8am）1.8μg/dl，提示原发性肾上腺皮质功能不全。结合患者存在 1 型糖尿病，考虑自身免疫性多内分泌腺病综合征（APS）可能，予送检外周血全外显子测序提示：AIRE 基因存在突变：exon10 c.1237del，pAla413Profs*67 杂合变异；exon1 deletion 杂合缺失，临床意义未明的变异；前者经过 Sanger 测序进一步证实（病例 10 图 3），为移码突变，导致功能缺失变异，根据 ACMG 指南，初步判定为疑似致病性变异。至此，自身免疫性多内分泌腺病综合征 1 型（APS 1 型）诊断明确。治疗方面：在规律氢化可的松治疗下，随访时患者血压 100 ~ 110/60 ~ 70mmHg，因复查时血钠仍偏低（131mmol/L），血钾偏高（5.1mmol/L），醛固酮 18.7ng/dl，肾素活性 > 12ng/（ml·h），增加口服氢化可的松剂量至 15mg–10mg–15mg 3 次 / 日仍有低钠血症，考虑存在盐皮质激素不足，加用口服氟氢可的松 50μg、1 次 / 日；血糖方面：患者间断停用胰岛素，2023 年 2 月复查糖化血红蛋白升高至 7.5%，嘱其在餐前规律应用谷赖胰岛素。甲状腺轴、GH–IGF–1 轴、性腺轴均在恢复中（病例 10 表 1）。心脏方面：无特殊治疗，患者活动耐量可，2023 年 2 月复查心电图恢复窦性心律，各导联无 ST-T 改变，LVEF 进一步上升至 68%，仅遗留室间隔下段运动幅度减低。

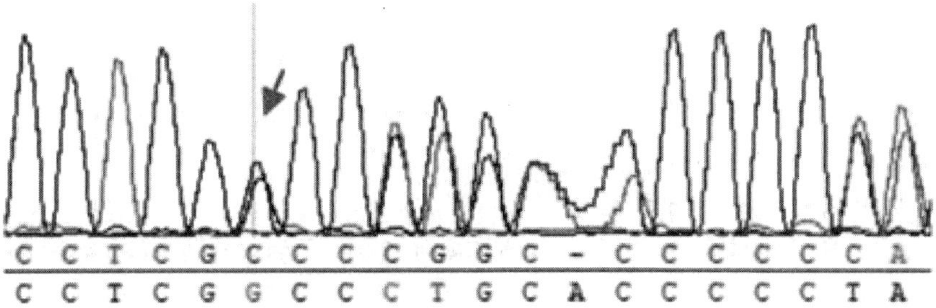

病例 10 图 3　AIRE 基因 Sanger 测序图

结果提示：AIRE 基因exon10 c.1237del，pAla413Profs*67杂合变异

病例10表1　患者激素及心脏指标恢复情况

	2022-06-13	2022-08-03	2023-02-07	参考范围
FT_3	1.68	4.63	4.89	1.80 ~ 4.10pg/ml
FT_4	1.12	1.80	2.03	0.81 ~ 1.89ng/dl
TSH	1.434	5.940	5.556	0.380 ~ 4.340 μ IU/ml
IGF-1	38	156	146	117 ~ 323ng/ml
LH	3.91	5.64	5.70	1.24 ~ 8.62U/L
FSH	1.61	5.01	5.45	1.27 ~ 19.26U/L
T	0.47	5.67	6.09	1.75 ~ 7.81ng/ml
空腹 C 肽	0.63	1.27	1.51	0.80 ~ 4.20ng/ml
IA2	（-）2.09	/	（-）< 2	< 10U/ml
IAA	（+）22.06	/	（-）3.77	< 20RU/ml
ICA	（+）> 400	/	（+）> 400	< 20RU/ml
GAD	（+）13.20	/	（-）5.94	< 10U/ml
LVEF	45%	/	68%	

三、病例讨论

患者为青年男性，既往有可疑低血糖昏迷病史，本次以低血糖、低钠血症、难以纠正的低血压休克、急性心力衰竭来诊。患者入院初病情危急，存在两大突出问题：肾上腺危象、心力衰竭。

R.Louise Rushworth 等人于 2019 年在《新英格兰医学杂志》针对《肾上腺危象》进行详细综述，提出当出现以下症状、体征和生化异常，需高度疑诊肾上腺危象：

①症状：厌食、恶心、呕吐；腹部、肢体和背部疼痛；严重乏力；严重虚弱；体位性头晕、晕厥；意识障碍；②体征：腹部压痛或肌紧张；色素沉着；发热；低血压；意识障碍；③生化异常：低钠血症、高钾血症、高钙血症、低血糖、免疫细胞数量改变（中性粒细胞减少、嗜酸性粒细胞增多、淋巴细胞增多）、轻度正细胞性贫血。

本例患者存在严重乏力、食欲缺乏、发热，低血糖、低钠血症、低血压，皮质醇水平极度低下，因此肾上腺危象诊断成立。病因方面，患者无皮肤、黏膜色素沉着，住院期间第一次 ACTH 并未显著升高，并且垂体多个轴系功能都呈现中枢性减低改变，当时难以明确原发或继发性肾上腺皮质功能不全；随访复查垂体 - 肾上腺激素后，最终明确诊断原发性肾上腺皮质功能不全，即 Addison 病。成人 Addison 病可根据肾上腺形态进行初步分类：如肾上腺 CT 提示占位或增粗，则主要考虑肾上腺结核、出血或梗死、先天性肾上腺皮质增生症、肾上腺原发或转移性恶性肿瘤、感染或自身免疫炎症的早期，如免疫检查点抑制剂相关不良反应（immune-related adverse events，irAEs）等。如肾上腺形态表现为萎缩、纤细，则主要考虑肾上腺免疫性损伤（如 APS、感染或自身免疫炎症的晚期）、涉及类固醇激素合成的遗传性疾病（如肾上腺脑白质营养不良、DAX 1 基因缺陷）、长期服用抑制肾上腺皮质激素合成的药物如酮康唑等。本例患者双肾上腺纤细，未见钙化、增粗或占位，无结核、HIV 感染证据，无抗真菌药物、免疫检查点抑制剂应用史，无性发育异常。本例患者合并多种 1 型糖尿病相关自身抗体及其他自身抗体阳性，高度提示 APS。根据内分泌器官受累情况，APS 可分为 4 型：① APS 1 型：慢性皮肤黏膜念珠菌病、甲状旁腺功能减退症、Addison 病，至少存在两种以上；② APS 2 型：Addison 病、自身免疫性甲状腺疾病、1 型糖尿病，至少存在两种以上；③ APS 3 型：自身免疫性甲状腺疾病＋其他自身免疫性疾病，除外慢性皮肤黏膜念珠菌病、甲状旁腺功能减退症和 Addison 病；④ APS 4 型：两种或以上器官特异性自身免疫性疾病，不包括 1、2、3 型病变。本例患者存在 Addison 病、1 型糖尿病、自身免疫性甲状腺疾病，首先怀疑 APS 2 型。但意外的是，基因检测提示 AIRE 存在 exon10 c.1237del，pAla413Profs*67 杂合变异和 deletion exon1 杂合缺失，因此最终诊断 APS 1 型。

APS 1 型的致病基因 AIRE 位于 21q22.3，含 14 个外显子，主要表达于胸腺上皮细胞，促进组织特异性抗原表达，后者与自身反应性 T 细胞结合，导致细胞凋亡或转变成调节 T 细胞（Tregs）。AIRE 蛋白主要包括以下关键结构域：caspase 激活和募集结构域（CARD）、核定位信号（NLS）、SAND 和两个植物同源结构域（分别为 PHD1 和 PHD2）手指。当 AIRE 发生功能缺失，自身反应性 T 细胞逃逸至外周循环和淋巴组织，导致导致多个脏器出现自身免疫损伤。迄今，已有超过 100 种 AIRE 变异被报道，其中最常见的包括：p.R257X（位于 SAND 结构域）、p.Y85C（位于 CARD 结构域）、p.R139X（位于 NLS 结构域）、p.R203X（位于 SAND 结构域）、p.C322del13（位于 PHD1 结构域）。

除经典的三大组分外，APS 1 型还可出现其他表现：性腺功能障碍、自身免疫性甲状腺疾病、1 型糖尿病、慢性腹泻、自身免疫性肝炎、胰腺炎、肺炎、肾炎，此外可出现白癜风、脱发、指甲营养不良、牙釉质发育不良、角膜炎、视网膜炎等。本例患者 AIRE 基因变异分别可导致 PHD2、CARD 结构域异常，引起蛋白功能异常。本例患者目前存在的组分包括 Addison 病、1 型糖尿病和自身免疫性甲状腺疾病，暂未出现诸如皮肤黏膜念珠菌病、甲状旁腺功能减退症的经典组分，考虑可能与 APS 1 型患者临床表现存在民族和地区之间的差异有关。APS 1 型是慢性进展性疾病，各组分可在数十年间序贯发生。因此，还需在长期随访过程中需密切监测患者的皮肤黏膜改变、甲状旁腺功能、甲状腺功能、性腺功能、肝肾功能等。

该患者的特殊之处在于以应激性心肌病起病。患者入院首日出现呼吸困难、肺水肿、NT-proBNP 显著升高等急性心力衰竭表现，心肌标志物 cTnI、CK-MB 升高，多个胸前导联 T 波倒置，超声心动图提示心尖球形改变。根据国际 Takotsubo 诊断标准，考虑应激性心肌病可能性大。但由于患者起病前曾有发热，不能除外暴发性心肌炎。糖皮质激素、IVIG 治疗可能改善暴发性心肌炎患者预后，因此在诊断尚不完全明确的疾病危重阶段，同时兼顾肾上腺危象，在治疗初期我们选择了大剂量甲泼尼龙联合 IVIG 治疗。后续筛查心肌炎的常见病毒无阳性发现，CT 血管成像未提示冠状动脉狭窄，心脏功能的快速恢复，反过来映证了应激性心肌病的诊断。

应激性心肌病是一种急性可逆的心力衰竭综合征（亦称 Takotsubo 综合征、心尖球形综合征、章鱼壶心肌病、心碎综合征、应激诱导性心肌病等），是一种以主要位于左心室的短暂节段性收缩功能障碍为特征的综合征，但血管造影中没有阻塞性冠状动脉疾病或急性斑块破裂的证据。在大多数应激性心肌病病例中，节段性室壁运动异常的范围超过心外膜单支冠状动脉的灌注范围。其临床表现为：在无严重冠状动脉疾病情况下出现暂时性局部左心室功能障碍，严重者可合并心源性休克。应激性心肌病的具体发病机制尚不确切，其中交感神经功能亢进及儿茶酚胺负荷过重是发病的关键环节。常见的诱发因素包括精神情感应激和身体应激，后者包括急性危重疾病、手术、严重疼痛、脓毒血症、哮喘急性发作、甲状腺毒症、中枢神经系统疾病（如癫痫、脑卒中、脑炎 / 脑膜脑炎、颅脑创伤、逆性后部脑病综合征等）。在内分泌疾病领域，最常见的原因为嗜铬细胞瘤 / 副神经节瘤导致的应激性心肌病，已经有过多例病例报告。而本例患者在起病时有明确的肾上腺危象，考虑是应激性心肌病的诱发因素。对于疑诊应激性心肌病的患者，积极的循环和生命支持治疗至关重要，以减少心源性休克、左室流出道梗阻、心律失常、左心室血栓形成、心肌内出血和心室壁破裂等严重并发症的发生。应激性心肌病患者院内死亡率高达 5%，心搏骤停、心源性休克是最常见的直接死因。左心室功能的恢复通常需要 1 ~ 2 周，短者可在 48 小时内迅速恢复，长者可达 6 周。虽然该患者诊断为高致死性应激性心肌病，但通过早期肾上腺危象的诊断和糖皮质激素治疗、强有力的呼吸循环支持最大程度快速缓解了应激性心肌病，目前复查心脏彩超已经恢复正常。此外，由于应激性心肌病有一定的复发率，即使心脏功能彻底恢复，年复发率 2%，10 年复发率达 20%，因此应尽可能避免诱发因素，密切随访心脏情况，是避免应激性心肌病再次发生的预防措施。

目前仅有 10 余例肾上腺危象合并应激性心肌病的报道，其中包括 3 例 APS 2 型，尚无 APS 1 型的报道。此外,既往研究提示,低血糖昏迷也可诱导应激性心肌病的发生。当肾上腺危象发生，出现严重低血压、低血糖，可导致机体交感神经代偿性过度激活和儿茶酚胺类激素升高，进而导致应激性心肌病。肾上腺危象合并应激性心肌病的诊治难点在于早期快速识别，积极地给予心脏支持和糖皮质激素替代治疗，治疗效果肯定，经过 7 天至 2 个月，几乎所有患者的心脏功能均明显改善。

四、病例点评

APS 1 型是一种罕见的内分泌疾病，以应激性心肌病为首发表现的更是罕见，临床易误诊、漏诊、延误诊治，如不及时救治，死亡率高。本例患者来诊时病情危重，皮肤色素沉着不明显，缺乏基础的相关检查，诊断线索少，病因不明，此时的原则是“边治疗，边诊断”，通过快速的模式识别，疑诊“肾上腺危象，应激性心肌病可能性大，暴发性心肌炎不除外”，给予积极的呼吸循环支持和糖皮质激素治疗稳定了患者的病情，为患者病情缓解和后续诊断创造了有利条件。然后，根据内分泌疾病诊断的经典分析框架：功能诊断—定位诊断—并发症和合并症，通过门诊仔细随访，先后确定 Addison 病、1 型糖尿病诊断，并借助基因检测明确 APS 1 型诊断。

及时留取标本检测内分泌激素，动态观察内分泌激素变化，有助于揭开疾病真面目。毋庸置疑，早期快速识别肾上腺危象，及时给予应激量糖皮质激素是降低患者死亡率的关键。但对于既往无病因诊断的患者，如条件允许，建议在应用糖皮质激素前，及时留取标本检测内分泌激素，避免诊断延迟。此外，多种垂体前叶激素在危重疾病状态下可出现“功能低减”表现，这可能是机体的一种适应性保护机制，容易被推导出“继发性肾上腺皮质功能不全”的结论，因此，建议动态观察垂体激素恢复情况。

本例患者的成功救治得益于协和多学科团队的合作。通过展现本例患者完整的诊疗经过，旨在帮助临床医生提高对该病的认识，避免因漏诊或误诊给患者带来严重的后果。同时也想传递急诊思维、内科思维在不同病情阶段交互进行、不断推进的理念，以更好地救治疑难危重患者。

（病例提供：周　翔　中国医学科学院北京协和医院）
（点评专家：卢　琳　中国医学科学院北京协和医院）

参考文献

[1]Rushworth RL，Torpy DJ，Falhammar H.Adrenal Crisis[J].N Engl J Med，2019，381（9）：852-861.

[2]Husebye ES，Anderson MS，Kämpe O.Autoimmune polyendocrine syndromes[J].N Engl J Med，2018，378（12）：1132-1141.

[3]Perniola R.Twenty Years of AIRE[J].Front Immunol，2018，9：98.

[4]Bjørklund G，Pivin M，Hangan T，et al.Autoimmune polyendocrine syndrome type 1：clinical manifestations，pathogenetic features，and management approach[J].Autoimmun Rev，2022，21（8）：103135.

[5]Ghadri JR，Wittstein IS，Prasad A，et al.International expert consensus document on takotsubo syndrome （Part I）：clinical characteristics，diagnostic criteria，and pathophysiology[J].Eur Heart J，2018，39（22）：2032-2046.

[6]Sharma AN，Stultz JR，Bellamkonda N，et al.Fulminant myocarditis：epidemiology，pathogenesis，diagnosis，and management[J].Am J Cardiol，2019，124（12）：1954-1960.

[7]Medina de Chazal H，Del Buono M G，Keyser-Marcus L，et al.Stress cardiomyopathy diagnosis and treatment：JACC state-of-the-art review[J].J Am Coll Cardiol，2018，72（16）：1955-1971.

[8]Lim T，Murakami H，Hayashi K，et al.Takotsubo cardiomyopathy associated with autoimmune polyendocrine syndrome Ⅱ[J].J Cardiol，2009，53（2）：306-310.

[9]Batta A，Gupta AK，Singal G，et al.Autoimmune polyendocrine syndrome Ⅱ presenting paradoxically as Takotsubo cardiomyopathy：a case report and reappraisal of pathophysiology[J].Egypt Heart J，2022，74（1）：82.

[10]Tso M，Nosib S.Typical and reverse takotsubo syndromes as initial manifestations of consecutive Addisonian crises in a 38-year-old patient：the heart has its reasons！[J].BMJ Case Rep，2021，14（1）：238189.

[11]Vindhyal MR，Boppana VS，Vindhyal S.Takotsubo cardiomyopathy：is it due to adrenal crisis or sjogren’s Flare[J]? Cardiol Res，2018，9（6）：378-380.

[12]Singh G，Manickam A，Sethuraman M，et al.Takotsubo cardiomyopathy in a patient with pituitary adenoma and secondary adrenal insufficiency[J].Indian J Crit Care Med，2015，19（12）：731-734.

[13]Murakami M，Matsushita N，Arai R，et al.Isolated adrenocorticotropin deficiency

associated with delirium and takotsubo cardiomyopathy[J].Case Rep Endocrinol，2012，2012：580481.

[14]Eto K，Koga T，Sakamoto A，et al.Adult reversible cardiomyopathy with pituitary adrenal insufficiency caused by empty sella– α case report[J].Angiology，2000，51（4）：319–323.

[15]Sakihara S，Kageyama K，Nigawara T，et al.Ampulla （Takotsubo） cardiomyopathy caused by secondary adrenal insufficiency in ACTH isolated deficiency[J].Endocr J，2007，54（4）：631–636.

[16]Ukita C，Miyazaki H，Toyoda N，et al.Takotsubo cardiomyopathy during acute adrenal crisis due to isolated adrenocorticotropin deficiency[J].Intern Med，2009，48（5）：347–352.

[17]Gotyo N，Kida M，Horiuchi T，et al.Torsade de pointes associated with recurrent ampulla cardiomyopathy in a patient with idiopathic ACTH deficiency[J].Endocr J，2009，56（6）：807–815.

[18]Bagnall T，Tow YR，Bunce N，et al.Takotsubo cardiomyopathy associated with adrenal insufficiency in the context of long–term steroid use mimicking acute coronary syndrome[J].BMJ Case Rep，2021，14（1）：234983.

[19]Elikowski W，Małek–Elikowska M，Greberska W，et al.Takotsubo syndrome in a patient with adrenal insufficiency，severe hyponatremia and coexistent coronary artery disease[J].Pol Merkur Lekarski，2019，46（274）：182–186.

[20]Falcetta A，Bonfanti E，Rossini R，et al.A case of shock after STEMI：think beyond the cardiogenic one[J].Clin Case Rep，2023，11（1）：e6792.

[21]Iga K，Hori K，Gen H.Deep negative T waves associated with reversible left ventricular dysfunction in acute adrenal crisis[J].Heart Vessels，1992，7（2）：107–111.

[22]Ohwada R，Hotta M，Kimura H，et al.Ampulla cardiomyopathy after hypoglycemia in three young female patients with anorexia nervosa[J].Intern Med，2005，44（3）：228–233.

病例11　伴高血压、低血钾的细胞色素P_{450}氧化还原酶缺乏病

一、病历摘要

（一）病史简介

患者女性，29 岁。

主诉：原发闭经 15 年，发现血压高 8 年半。

现病史：患者一直无阴毛、腋毛生长，无乳房发育和月经来潮。2008 年（16 岁）就诊于当地医院，诊断原发闭经（具体检查不详），予以补佳乐及黄体酮治疗，效果不佳。2012 年 8 月（19 岁）诊断为“高促性腺激素性性腺功能减退，17α－羟化酶缺陷症？ Turner 综合征？”予以氢化可的松 10mg/ 次，1 次 / 日，补佳乐 0.5mg/ 次，1 次 / 日，服药后开始乳房发育，无阴毛、腋毛生长，服药不规律，3 个月后自行停用氢化可的松。

2014 年 7 月（21 岁）就诊时测血压 160/100mmHg，无头痛、头昏、心悸、胸闷、大汗和乏力等不适，诊断为先天性肾上腺皮质增生症（congenital adrenal hyperplasia，CAH）、17α－羟化酶缺陷症、高促性腺激素性性腺功能减退症。予以泼尼松 5mg/ 次、1 次 / 日，补佳乐 1mg/ 次、1 次 / 日，克龄蒙 1 片 / 次、1 次 / 日，苯磺酸左旋氨氯地平 2.5mg/ 次、1 次 / 日，厄贝沙坦 150mg/ 次、1 次 / 日。服药后有乳房发育，无阴毛、腋毛生长，规律阴道出血，量中，身高增长 1 ~ 2cm/ 年，监测血压 120 ~ 126/72 ~ 88mmHg。

2020 年 11 月（27 岁）复诊，当时服用泼尼松 5mg/ 次、1 次 / 日，厄贝沙坦 150mg/ 次、1 次 / 日，因反复外阴炎症停用克龄蒙，患者自发病以来，精神、体力、睡眠可，食欲可，大便每日 1 次，小便正常，体重无明显增减。

既往史：既往有“肾结石”病史，诊治情况不详。否认手术、外伤史。否认食物、药物过敏史。

个人史：出生及长居于原籍，生活起居尚规律，无吸烟、饮酒等不良嗜好，无毒物、粉尘、放射性物质长期接触史，无重大精神创伤史，无冶游史。

月经史：原发闭经，服用补佳乐、克龄蒙等药物后规律阴道出血。

婚育史：未婚未育。

家族史：父母体健，否认近亲婚配。家族中无类似疾病史。

（二）体格检查

血压 130/99 mmHg，心率 92 次 / 分，身高 174cm，体重 65kg。一般情况可，面中部凹陷，双肘外翻，甲状腺未触及，乳腺发育 Tanner Ⅱ期，阴毛、腋毛缺如。

（三）辅助检查

2012 年 8 月染色体核型 46，XX。

性激素六项：卵泡刺激素 39.4（5.1 ～ 7.0）U/L，黄体生成素 30.1（4.4 ～ 7.1）U/L，雌二醇＜ 5.0（50 ～ 154.4）pg/ml，孕酮 11.25（0.35 ～ 0.81）ng/ml，睾酮＜ 0.025（0.256 ～ 0.426）ng/ml，17α－羟孕酮 0.54ng/ml（0.10 ～ 0.80ng/ml）。

促肾上腺皮质激素 136.0（0 ～ 46）pg/ml，皮质醇 1.10（4.0 ～ 22.3）μg/dl，24 小时尿游离皮质醇 0（12.3 ～ 103.5）μg/24h。

甲功正常。骨龄：符合 14 ～ 16 岁骨龄表现。骨密度提示骨量减少，Z 评分 −1.6 ～ −1.9。盆腔超声提示膀胱后方低回声，始基子宫可能性大；双侧附件区低回声，考虑卵巢。心脏超声提示心脏结构与功能未见明显异常。

尿常规：白细胞 70 个 /μl，红细胞（−），蛋白 1.0g/L。

血肌酐 54μmol/L，血钾 2.8mmol/L，血钠 146mmol/L。

立位肾素活性 0.26（0.93 ～ 6.56）ng/（ml·h），血管紧张素Ⅱ 50.67（25.3 ～ 145.3）pg/ml，醛固酮 15.13（6.5 ～ 29.6）ng/dl，醛固酮肾素活性比值 58.19。

肾上腺 CT 提示左肾上腺内外支增粗伴多发结节，考虑增生伴腺瘤可能（病例 11 图 1）。双手、双足正位 X 线片见右足第四跖骨短（病例 11 图 2）。

类固醇激素全套：孕烯醇酮 15.06（＜ 2.49）ng/ml，孕酮 2.448（＜ 0.31）ng/ml，11- 脱氧皮质酮 1.462（＜ 0.10）ng/ml，皮质酮＞ 40（0.53 ～ 15.60）ng/ml，18- 羟皮质酮 5.88ng/ml，醛固酮＜ 0.05（＜ 0.22）ng/ml，17α－羟孕烯醇酮＜ 0.05（0.31 ～ 4.55）ng/ml，17α－羟孕酮＜ 0.05（＜ 0.80）ng/ml，皮质醇＜ 0.4（63 ～ 193）ng/ml，脱氢表雄酮 0.5（＜ 13）ng/ml，雄烯二酮＜ 0.02（0.3 ～ 2.0）ng/ml，睾酮＜ 0.02（0.08 ～ 0.60）ng/ml，硫酸脱氢表雄酮＜ 25（830 ～ 3770）ng/ml，雌二醇＜ 0.02（0.039 ～ 0.375）ng/ml。具体见病例 11 图 3。

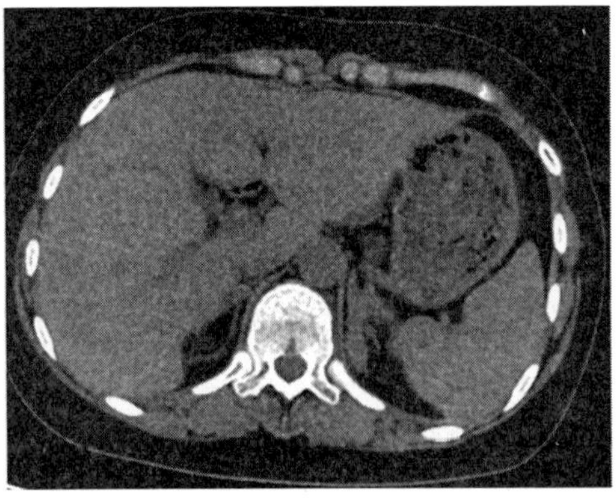

病例 11 图 1　肾上腺 CT

左侧肾上腺增厚，伴多发结节（较大结节约 2.9cm × 1.8cm，红色箭头），考虑增生伴腺瘤

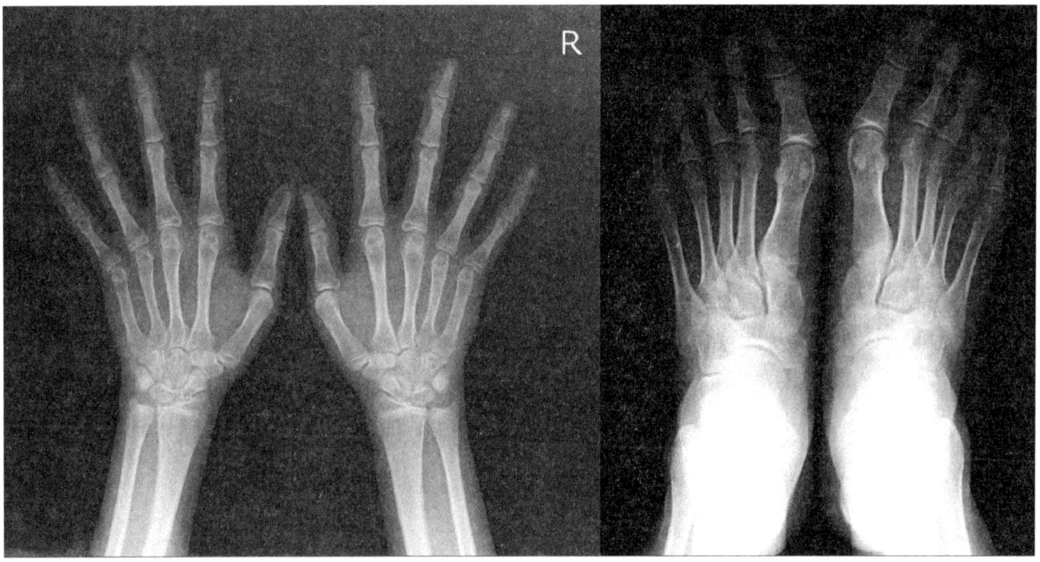

病例 11 图 2　双手、双足正位 X 线

右足第四跖骨短

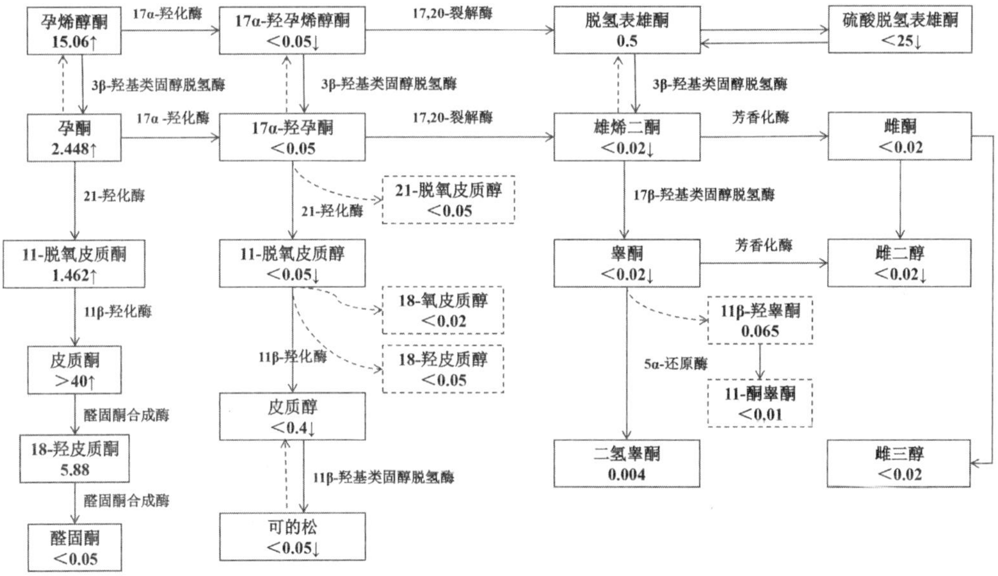

病例 11 图 3　质谱法类固醇激素结果（单位为 ng/ml）

基因检测：未发现 CYP17A1 基因突变，可见 POR 基因 c.C1508T，p.Ala503Val 纯合突变（病例 11 图 4）。

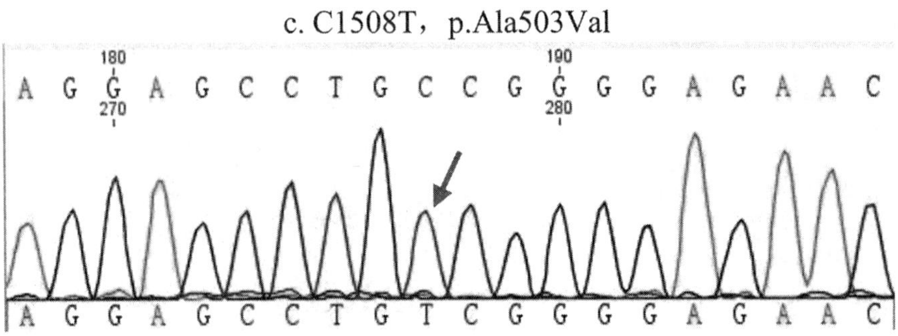

病例 11 图 4　Sanger 测序提示患者存在 POR 基因 c.C1508T，p.Ala503Val 纯合突变

二、诊疗经过

结合患者病史、体格检查、辅助检查，入院诊断为：①先天性肾上腺皮质增生症细胞色素 P_{450} 氧化还原酶缺乏高促性腺激素性性腺功能减退症；② Antely-Bixler 综合征；③高血压高血压肾病；④低钾血症；⑤骨量减少；⑥维生素 D 缺乏。

治疗上，针对先天性肾上腺皮质增生症（CAH）、细胞色素 P_{450} 氧化还原酶缺陷症（PORD），继续予以补充糖皮质激素，初始给予泼尼松，但患者体重增加明显，逐渐调整为氢化可的松 10mg-10mg-5mg 3 次 / 日；针对高促性腺激素性性腺功能减退症，因既往服用雌 / 孕激素复合制剂诱发外阴炎症患者不能耐受而停用，单独予以雌激素替代治疗，补佳乐 0.5mg、1 次 / 日；针对高血压（高血压肾病）、低钾血症，继续监测血压、肾功能、电解质；针对骨量减少、维生素 D 缺乏，继续予以维生素 D_3 1000U/d，钙尔奇 D 600mg、1 次 / 日，罗盖全（骨化三醇胶丸）0.25μg、1 次 / 日，阿仑膦酸钠 70mg、1 次 / 周治疗。

治疗后患者一般情况可，监测血压 130/80mmHg 左右，血钾正常。

三、病例讨论

患者系青年女性，大致经历了两个阶段最终被确诊为 PORD。

第一阶段，患者 19 岁时因“原发闭经”就诊，第二性征发育不良，当时未测量血压，初诊诊断为“高促性腺激素性性腺功能减退 17α-羟化酶 /17,20- 裂解酶缺乏？Turner 综合征？”

原发闭经是指年龄超过 14 岁，第二性征未发育，或年龄超过 16 岁，第二性征已发育，但从未有过月经来潮的情况。对于原发性闭经患者的评估，需结合病史和体格检查，初步实验室检查和盆腔超声等三方面进行综合判断。人绒毛膜促性腺激素（HCG）阴性、排除妊娠后，首先要明确有无子宫存在。无子宫、染色体核型为 46，XX，需考虑苗勒管发育不全、先天性基因缺陷等病因；无子宫、染色体核型为 46，XY，应结合睾酮水平判断，如睾酮水平升高需考虑完全性雄激素不敏感综合征、5α-还原酶缺乏等，睾酮水平降低需考虑SF1基因缺陷、CAH中影响雄激素合成的亚型（如StAR/CYP11A1基因缺陷、17α-羟化酶/17，20-裂解酶缺乏、细胞色素P_{450}氧化还原酶缺乏等）。有子宫的患者可根据FSH水平帮助判断，FSH水平低或正常需考虑高泌乳素血症、甲状腺功能减退、多囊卵巢综合征、21-羟化酶缺乏等继发性闭经原因，以及先天性促性腺激素释放激素缺乏、功能性下丘脑性闭经、全身性疾病等原因；FSH水平升高，则需考虑17α-羟化酶/17，20-裂解酶缺陷症（17α-hydroxylase/17 20-lyase deficiency，17-OHD）、原发性卵巢功能不全、多内分泌腺自身免疫综合征、SF1基因缺陷、StAR/CYP11A1基因缺陷及Turner综合征（Turner syndrome，TS）。

TS是由其中一条X染色体完全或部分缺失、或其他结构异常导致的女性表型。典型临床表现包括身材矮小、骨骼发育异常、先天性卵巢发育不良、腭弓高、肘外翻等。然而，TS的个体临床表现差异较大，部分患者临床表现不明显或轻微，甚至无身材矮小。其中，先天性卵巢发育不良是TS最常见的临床特征之一，导致高促性腺激素性性腺功能减退，第二性征发育不足。本例患者有子宫，FSH水平升高，但染色体核型为46，XX，不支持TS的诊断。

第二阶段，患者发现血压高（最高220/140mmHg）、血钾低（最低2.8mmol/L），拟诊为17-OHD。

男性（46，XY）假两性畸形、女性（46，XX）性幼稚伴高血压、低血钾是17-OHD的典型临床特点。另外，孕酮水平升高（本例患者初诊时孕酮11.25ng/ml，随诊时孕酮5.03ng/ml），是CAH的重要提示。在CAH中，可引起原发闭经、高促性腺激素性性腺功能减退的亚型包括STAR/CYP11A1基因缺陷、3β-羟基类固醇脱氢酶（3β-hydroxysteroid dehydrogenase，3β-HSD）缺乏、17-OHD、P_{450}氧化还原酶缺乏（P_{450} oxidoreductase deficiency，PORD）、21-羟化酶缺乏（21-hydroxylase deficiency，21-OHD）、11β-羟化酶缺乏（11β-hydroxylase deficiency，11β-OHD）。STAR/CYP11A1基因缺陷由于类固醇合成酶阻断位置位于孕酮合成的上游，故孕酮水平不高。3β-HSD缺乏可能存在孕酮水平轻度升高，但无高血压、低血钾等盐皮质激素堆积的表现。21-OHD和11β-OHD患者有睾酮水平升高，也与本例患者不相符。

17-OHD导致孕烯醇酮和孕酮分别向17α-羟孕烯醇酮和17α-羟孕酮的转化受阻，糖皮质激素和性激素合成减少；并向盐皮质激素途径转化增多，11-脱氧皮质酮和皮质酮合成显著增加。故17-OHD的典型临床表现是，无论男女，均表现为女性表型，并且无青春期发育，合并高血压、低血钾。

PORD是CAH的一种罕见亚型，是由于POR基因突变引起。细胞色素P_{450}氧化还原酶（P_{450} oxidoreductase，POR）是一种黄素蛋白，它促进电子从烟酰胺腺嘌呤二核苷酸磷酸（NADPH）转移到所有微粒体 P_{450} 酶，如 17α－羟化酶/17，20 裂解酶、21－羟化酶和芳香化酶。PORD 的典型临床表现是失盐、肾上腺皮质功能减退和性发育障碍。

从临床特点来看，本例患者更符合 17-OHD，类固醇激素检测结果提示孕烯醇酮、孕酮、11－脱氧皮质酮、皮质酮等水平升高，而 17α－羟化酶下游的 17α－羟孕烯醇酮、17α－羟孕酮等水平均降低，也支持 17-OHD。

但是，最终本例患者经基因检测明确诊断为 PORD。但既往文献报道 PORD 通常不导致高血压，为什么本例 PORD 会导致高血压呢？可能与 P_{450} 酶的受影响位点有关。POR 蛋白由四个不同的结构域组成，第 1 ～ 3 个是 NADPH、黄素腺嘌呤二核苷酸（FAD）和黄素单核苷酸（FMN）的结合结构域，它们结合在分子的中央管腔内。第四个是链接域，它被认为近似于电子转移过程中的 FAD 和 FMN 域。不同 POR 突变引起的氨基酸序列变化发生在 POR 的不同位置。体外实验显示，本例患者携带的 Ala503Val 突变导致对孕酮和 17α－羟孕酮的 21－羟化的有效性分别为对照组的 80% 和 95%。而 17α－羟化酶/17，20－裂解酶的活性为野生型的 58% ～ 68%。Ala503Val 突变对 17α－羟化酶/17，20－裂解酶的抑制作用大于 21－羟化酶，可能导致盐皮质激素前体的积累，从而导致高血压。然而，差异变异位点如何影响 POR 的结构和功能，从而导致 P450 酶活性的差异抑制，还需要进一步研究。

此外，本例患者有面部中部发育不良和肘关节外翻等骨骼改变。约 82.7% 的 PORD 患者存在不同程度的 Antley-Bixler 综合征（Antley-Bixler syndrome，ABS）样骨骼畸形。ABS 是一种罕见的先天性畸形综合征，与面部中部发育不全、双侧桡骨和肱骨融合、多关节挛缩、股弓和长骨骨折有关，偶尔也有泌尿生殖系统或心脏缺陷。

四、病例点评

先天性肾上腺皮质增生症（CAH）由于其罕见性和临床表现的复杂性，诊断存在困难。本例患者便是经历了一波三折最终才被明确诊断为 PORD。

认真细致的查体对患者的诊断是十分必要的。本例患者初诊时虽然血钾正常，但当时未测量血压，可能导致高血压诊断和治疗被延误，引起靶器官损害。本例患者合并的骨骼畸形看似与原发闭经毫不相关，但对 PORD 的诊断也有提示意义。

认真分析检查结果有助于明确诊断。在本例患者中，孕酮升高具有极为重要的诊断意义，可直接将诊断定位为 CAH，大大缩小了对于原发闭经、高促性腺激素性性腺功能减退的考虑范围。类固醇激素谱的检测有助于判断类固醇激素合成酶的缺陷位置，但是无法区分 17-OHD 和 PORD。

PORD 出现盐皮质激素相关性高血压极为罕见，但是由于对 17α－羟化酶/17，20－裂解酶和 21－羟化酶影响的差异，PORD 可以成为高血压的罕见病因。因此，不仅需要考虑常见疾病，也应注意非典型表现。

（病例提供：缪思斯　贵州医科大学附属医院）
（点评专家：卢　琳　中国医学科学院北京协和医院）

参考文献

[1]中华预防医学会，生育力保护分会，生殖内分泌生育保护学组.性发育异常分类与诊断流程专家共识[J].生殖医学杂志，2022，31（07）：871–875.

[2]秦爽，罗颂平，鞠蕊.特纳综合征中国专家共识（2022年版）[J].中国实用妇科与产科杂志，2022，38（04）：424–433.

[3]Huang N，Agrawal V，Giacomini KM，et al.Genetics of P450 oxidoreductase：sequence variation in 842 individuals of four ethnicities and activities of 15 missense mutations[J].Proc Natl Acad Sci USA，2008，105（5）：1733–1738.

[4]Krone N，Reisch N，Idkowiak J，et al.Genotype–phenotype analysis in congenital adrenal hyperplasia due to P450 oxidoreductase deficiency[J].J Clin Endocrinol Metab，2012，97（2）：257–267.

病例12　CAH/11β羟化酶缺乏症

一、病历摘要

（一）病史简介

患者女性，35 岁。

主诉：发现血压升高 6 个月，乏力 4 个月。

现病史：患者于入院前 6 个月因偶有头晕，在陪家人就诊时测血压，发现血压升高，达 160/100mmHg，服用替米沙坦 80mg、1 次 / 日，1 周后自行停药。未监测血压情况。入院前 4 个月，无明显诱因出现乏力，休息后症状无缓解，遂就诊于外院，测血钾 2.36（3.5 ~ 5.3）mmol/L，CO_2 39.1（22 ~ 29）mmol/L，予氯化钾缓释片 1g、3 次 / 日口服，经补钾治疗后，血钾升到 2.81mmol/L，CO_2 34.1mmol/L。进一步检查全腹 CT 平扫示：双侧肾上腺不规则增大，不除外双侧肾上腺髓样脂肪瘤。为求进一步诊治收入我院。患者自发病以来，精神可，饮食正常，二便正常，体重无显著变化。

既往史：既往体健，无利尿剂、甘草类药物服用史。平素无规律体检，既往血压情况不详。

个人史：足月顺产，自幼身高增长较快，高于同龄儿童，至 16 岁达到终身高。

婚育及月经史：未婚未育。14 岁月经初潮，月经周期不规律，自 14 ~ 90 天不等，每次行经 7 ~ 10 天，月经量基本正常。末次月经为入院前 5 天。

家族史：父亲患糖尿病，口服药物治疗，血糖控制可；母亲患高血压，药物控制可；1 弟，体健。父亲身高 172cm，母亲身高 160cm，弟弟身高 173cm。

（二）体格检查

体温 36.3℃，脉搏 74 次 / 分，呼吸 12 次 / 分，血压 156/102mmHg，身高 157cm，体重 66.0kg，BMI 26.8。肤色较深，口唇、关节伸侧、掌纹、乳晕可见黑色素沉着。头发浓密，眉毛、腋毛浓密。嗓音较粗，未及喉结。阴毛浓密，呈菱形分布，外生殖器女性表型。乳腺发育 Tanner Ⅴ期。甲状腺无肿大。心、肺、腹查体未见异常。肌肉较发达，前臂较短，双手较小。神经系统查体未见异常。

（三）辅助检查

血常规：白细胞计数 8.05×10^9/L，中性粒细胞百分比 65.1%，血红蛋白 139g/L，血小板 411×10^9/L。尿常规：尿蛋白（1+），其余未见异常。肝肾功能、便常规：未见明显异常。血尿酸 352μmol/L。血脂：总胆固醇 4.4mmol/L，甘油三酯 2.0mmol/L，高密度脂蛋白 0.72mmol/L，低密度脂蛋白 2.96mmol/L。空腹血糖 4.9mmol/L，糖化血红蛋白 5.7%。血电解质：钠 143mmol/L，氯 94mmol/L，钾 2.1mmol/L，CO_2 38mmol/L，钙 2.40mmol/L，磷 0.84mmol/L。尿电解质：钾 43.91mmol/24h，钠 81.40mmol/24h。

肾素－血管紧张素－醛固酮水平：（卧位）PRC < 0.500（2.8 ~ 39.9）μIU/ml，ALD 1.4（3.0 ~ 23.6）ng/dl；（立位）PRC 0.8（4.4 ~ 46.1）μIU/ml，ALD < 1.0（3.0 ~ 35.3）ng/dl，均明显降低。肾上腺皮质功能：血促肾上腺皮质激素 310.00（0 ~ 46）pg/ml，血皮质醇 18.00（5 ~ 25）μg/dl，24h 尿游离皮质醇< 29μg/24h。性激素六项：卵泡生成素 0.05（3.03 ~ 8.08）U/L，黄体生成素 0.03（1.80 ~ 11.78）U/L，泌乳素 29.77（5.18 ~ 26.53）ng/ml，雌二醇 104（21.00 ~ 251.00）pg/ml，孕酮 4.32（0.00 ~ 0.30）ng/ml，雄激素 165.12（10.83 ~ 56.94）ng/dl。

血、尿儿茶酚胺及其代谢产物：未见异常。甲状腺功能：游离三碘甲状腺原氨酸 4.41（2.43 ~ 6.01）pmol/L，血清游离甲状腺素 15.94（9.01 ~ 19.05）pmol/L，促甲状腺激素 2.805（0.35 ~ 4.94）μIU/ml。生长激素轴功能：生长激素< 0.05ng/ml，胰岛素样生长因子 1 151ng/ml。类固醇激素代谢产物见病例 12 表 1。

病例12表1 类固醇激素代谢产物结果

项目	结果	参考范围	单位
P	2468	< 2700	pg/ml
TT	1615	80 ~ 600	pg/ml
17-OHP	9848	< 800	pg/ml
AE	9980	300 ~ 2000	pg/ml
DHEA	1409	< 10000	pg/ml
DOC	28014	< 180	pg/ml
COR	< 100	530 ~ 15600	pg/ml
11- 去氧皮质醇	> 40000	100 ~ 790	pg/ml
DHEAS	0.43×10^6	$(0.45 \sim 2.95) \times 10^6$	pg/ml
泼尼松	1576	12000 ~ 35000	pg/ml

注：P：孕酮；TT：总睾酮；17-OHP：17 羟孕酮；AE：雄烯二酮；DHEA：脱氢表雄酮；COR：皮质醇；DOC：11- 去氧皮质酮；DHEAS：硫酸脱氢表雄酮。

肾上腺增强 CT（病例 12 图 1）：双侧肾上腺正常结构消失，呈明显不规则增粗，强化密度不均，见多发片状低密度影及结节状脂肪密度影；印象：巨结节样增生伴脂肪化生。

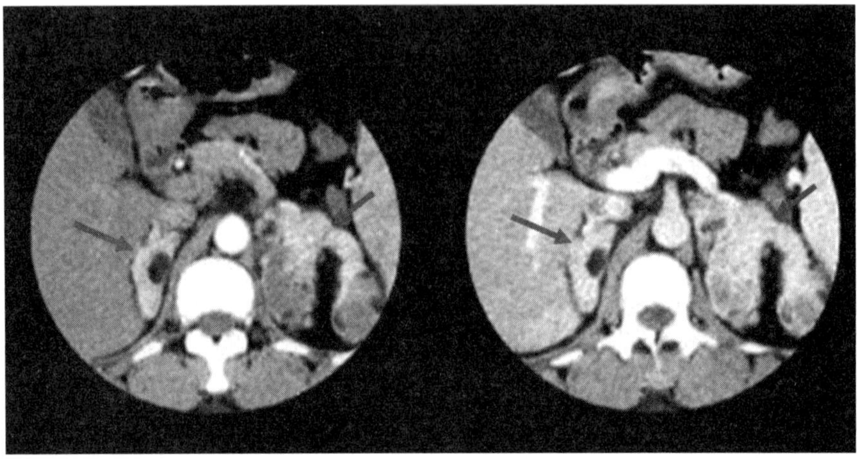

病例 12 图 1　肾上腺增强 CT

红色箭头所示为双侧增大的肾上腺，可见正常肾上腺结构消失，呈明显不规则增粗，外形呈生姜样改变，强化密度不均匀，见多发片状低密度影及结节状脂肪密度影。

妇科超声：子宫前位，宫体大小 90mm × 72mm × 69mm，形态未见异常，肌壁回声欠均匀；内膜厚度 8mm，内膜居中；左卵巢 23mm × 13mm，右卵巢 26mm × 13mm，未见异常回声；提示：子宫增大（子宫肌瘤）；双附件未见明显异常。

胸部 CT：双肺纹理增多。腹部彩超：肝胆胰脾肾未见明显异常。双手正位片：双手骨质未见确切异常。胸腰椎侧位片：胸腰椎轻度骨质增生。

中剂量地塞米松抑制试验：地塞米松 0.75mg、1 次 /6 小时口服，服药前和服药 3 天、5 天后分别取血化验，结果见病例 12 表 2、病例 12 表 3。

病例12表2　中剂量地塞米松抑制试验性激素六项结果

项目	用药前	用药第 3 天	用药第 5 天	参考范围	单位
FSH	0.05	1.68	6.45	3.03 ~ 8.08	U/L
LH	0.03	0.18	0.95	1.80 ~ 11.78	U/L
PRL	29.77	27.82	15.08	5.18 ~ 26.53	ng/ml
E_2	104	< 10	18.00	21 ~ 251	pg/ml
P	4.32	0.22	0.12	0.00 ~ 0.30	ng/ml
TT	165.12	< 12.98	< 12.98	10.83 ~ 56.94	ng/dl

注：FSH：卵泡刺激素；LH：黄体生成素；PRL：催乳素；E_2：雌二醇；P：孕酮；TT：总睾酮。以上结果为中心实验室免疫法检测结果。

病例12表3　中剂量地塞米松抑制试验类固醇代谢产物结果

项目	用药前	用药第 3 天	用药第 5 天	参考范围	单位
P	2468	＜ 112	＜ 112	＜ 2700	pg/ml
TT	1615	189	93	8 ～ 600	pg/ml
17-OHP	9848	＜ 100	＜ 100	＜ 800	pg/ml
AE	9980	611	356	300 ～ 2000	pg/ml
DHEA	1409	＜ 437	＜ 437	＜ 10000	pg/ml
COR	0.06×10^5	$< 0.02 \times 10^5$	$< 0.02 \times 10^5$	$(0.4 \sim 2.2) \times 10^5$	pg/ml
DOC	28014	684	482	＜ 2700	pg/ml
皮质酮	＜ 100	＜ 100	＜ 100	80 ～ 600	pg/ml
11- 去氧皮质醇	＞ 40000	9189	7378	＜ 800	pg/ml
DHEAS	0.43×10^6	0.02×10^6	0.02×10^6	300 ～ 2000	pg/ml
可的松	1576	284	218	＜ 10000	pg/ml

注：P：孕酮；TT：总睾酮；17-OHP：17 羟孕酮；AE：雄烯二酮；DHEA：脱氢表雄酮；COR：皮质醇；DOC：11- 去氧皮质酮；DHEAS：硫酸脱氢表雄酮；以上为质谱法检测结果。

二、诊疗经过

患者为青年女性，无明显诱因出现低钾血症，并且常规补钾不能纠正，以“低钾血症”作为诊断的切入点。对于低钾血症的患者，首先要除外一种情况，即假性低钾血症，是指外周白细胞＞ 50×10^9/L，血标本在常温下保存 1 小时以上，可造成大量钾被白细胞摄取，造成假性低血钾，这种情况通过血常规的检查就可明确，故该患者可排除。真性低钾血症的原因主要包括三类：①摄入不足：主要见于营养不良、禁食、食欲缺乏、慢性酒精中毒、短肠综合征等情况，病史可提供明确信息，患者饮食正常，可排除。②转移性低钾血症：我们知道人体内的钾离子主要存在于细胞内，细胞内液大约占人体总钾的 98%，而细胞外液钾含量约为人体总钾的 2%，当细胞外液的钾离子转移至细胞内，可导致低血钾。见于以下几种情况：酸中毒恢复期或碱中毒；使用大量葡萄糖加胰岛素（包括进食过多甜食）；周期性低钾麻痹；急性应激（肾上腺素分泌过多，促进细胞膜上 Na^+-K^+-ATP 酶的活性，进而促进钾离子向细胞内转移）；甲亢低钾周期性麻痹；快速的细胞生长（如贫血治疗期，新生红细胞迅速形成利用钾）；药物：肾上腺素、麻黄碱、支气管扩张剂、茶碱类、咖啡因等，同样可促进细胞膜上 Na^+-K^+-ATP 酶的活性，进而促进钾离子向细胞内转移，造成转移性低钾血症；钡中毒。通过病史、甲功化验等，患者可排除以上原因。③排出过多：根据丢失原因包括肾外失钾和经肾失钾，肾外失钾主要见于经汗失钾和经胃肠道失钾，患者的病史不符合，基本可排除。另一个非常重要的失钾原因为经肾失钾，根据尿钾情况可帮助鉴别，一般来说，当血钾＜3.5mmol/L，尿钾＞25mmol/d；或血钾＜3.0mmol/L，尿钾＞20mmol/d，考虑存在肾性失钾。该患者尿钾相对于血钾水平升高，考虑为肾性失钾。对于肾性失钾患者，如血压升高，则主要看肾素－血管紧张素－醛固酮水平来鉴别病因，基本分为低肾素－高醛固酮、高肾素－高醛固酮、低肾素－低醛固酮三种情况。低肾素－高醛固酮主要见于原发性醛固酮增多症；高肾素－高醛固酮主要见于继发性醛固酮增多症，如肾动脉狭窄、肾素瘤、主动脉缩窄等；低肾素－低醛固酮则是由于其他原因导致水钠潴留，抑制了肾素－血管紧张素－醛固酮（RAAS）系统导致，主要见于库欣综合征、表观盐皮质激素增多综合征、先天性肾上腺皮质增生症和Liddle综合征等。对于血压正常者，主要根据血气分析酸碱情况再进一步鉴别病因，包括肾小管酸中毒、Bartter综合征、Gitelman综合征等。该患者为肾性失钾，同时存在高血压、月经异常、肾素－醛固酮水平均明显降低，皮质醇水平正常低值，ACTH水平明显升高，类固醇代谢产物多项明显异常，双侧肾上腺明显不规则增大，高度可疑为先天性肾上腺皮质增生症。

先天性肾上腺皮质增生症（congenital adrenal hyperplasia，CAH），是一组常染色体隐性遗传性疾病，是由于皮质醇生物合成过程中某种必需的酶发生缺陷，导致皮质醇合成不足，并进一步反馈刺激促肾上腺皮质激素（ACTH）代偿性分泌增加，进而导致肾上腺皮质增生。其结果主要有三点：①皮质醇不足；②ACTH代偿性升高，并导致肾上腺皮质增生；③由于ACTH升高，导致酶缺陷近端前体物质过量生成和堆积。根据缺陷的酶不同包括多种类型，其中最常见的是21－羟化酶缺陷症，约占所有CAH的90%以上，其次为11β－羟化酶缺陷症、3β－羟类固醇脱氢酶缺陷症、17α－羟化酶和17，20裂链酶缺陷症等。各型具有不同的临床和生化特点，具体参见类固醇激素合成路径，见病例12图2。

本例患者具有高血压、并且11－去氧皮质酮和11－去氧皮质醇明显升高，据此特点，将酶缺陷部位定于11β－羟化酶，初步考虑患者为11β－羟化酶缺陷症。进一步进行基因检测明确，结果发现患者编码11β－羟化酶的基因CYP11B1存在两个复合杂合突变，一个位于第7外显子，c.1150_1153delCGAG（p.Arg384Trpfs*45），为明确的致病突变，另一个位于第3外显子，c.422G＞A（p.Arg141Gln），为疑似致病突变。进一步对家系进行验证，发现患者的两个突变位点分别来自父方和母方，见病例12图3。其弟弟携带一条来自父亲的突变基因，并无相关表型。

临床诊断后予以肾上腺皮质激素替代治疗，为尽快控制病情，选择地塞米松0.75mg每日睡前服用的方案，并配合氯化钾缓释片0.5g、2次/日服用，1周后复查血钾4.24mmol/L，血压130/90～95mmHg，停用氯化钾，6周后随访血压为125/90mmHg，月经周期正常，皮肤较前细腻，肤色变白。目前仍在持续随访中。

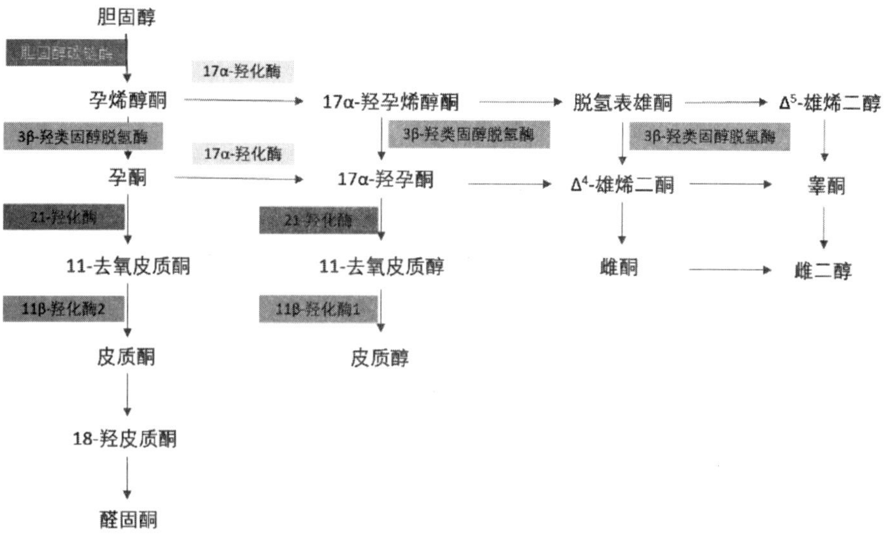

病例 12 图 2　正常肾上腺皮质激素的生物合成途径

验证结果				
验证位点	样本编号	姓名	验证结果*	检测方法
CYP11B1 ;NM_000497.3;c.1150_1153delCGAG;p.Arg384Trpfs*45	21B17697272	患者	杂合	Sanger 验证
	21B20526452	患者父亲	N	Sanger 验证
	21B20526453	患者母亲	杂合	Sanger 验证
CYP11B1 ;NM_000497.3;c.422G>A;p.Arg141Gln	21B17697272	患者	杂合	Sanger 验证
	21B20526452	患者父亲	杂合	Sanger 验证
	21B20526453	患者母亲	N	Sanger 验证

验证结果				
验证位点	样本编号	姓名	验证结果*	检测方法
CYP11B1 ;NM_000497.3;c.1150_1153delCGAG;p.Arg384Trpfs*45	21B17697272	患者	杂合	Sanger 验证
	21B20526454	患者弟弟	N	Sanger 验证
CYP11B1 ;NM_000497.3;c.422G>A;p.Arg141Gln	21B17697272	患者	杂合	Sanger 验证
	21B20526454	患者弟弟	杂合	Sanger 验证

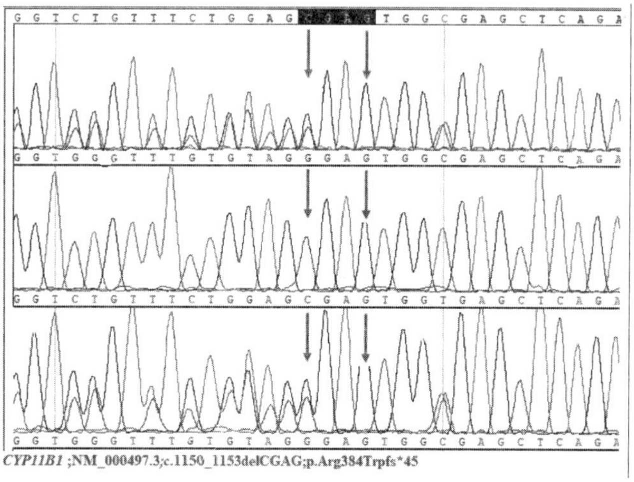

注：自上而下分别为患者本人、患者父亲和患者母亲的结果

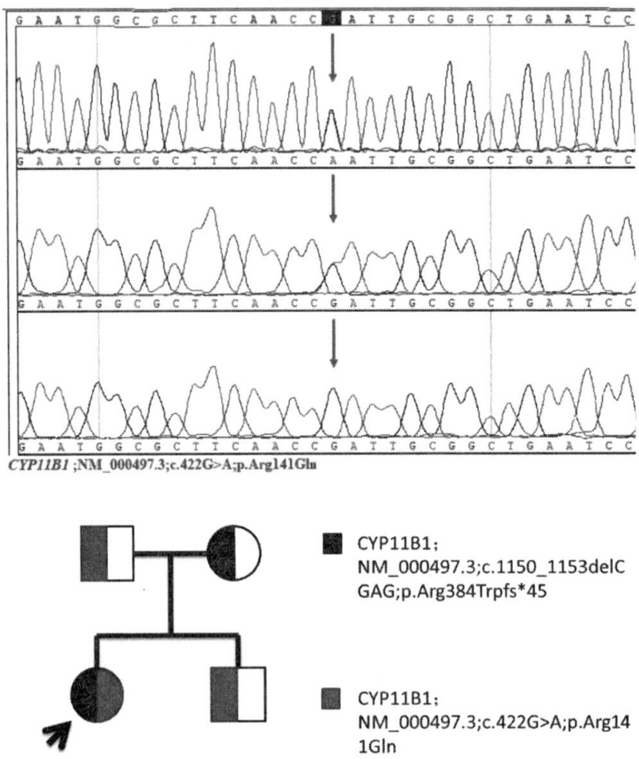

病例 12 图 3　患者亲属基因验证结果及家系图

三、病例讨论

11β－羟化酶缺陷症是 CAH 的第二常见类型，约占所有 CAH 的 0.2% ～ 8%。在普通白人人群中，经典型 11β－羟化酶缺陷症发病率约为 1/100 000 活产，但在北非起源的犹太人家系，其发病率较高，如摩洛哥犹太人的发病率可达 1/5000 活产。

11β－羟化酶缺陷症临床表现主要为男性化、高血压和低血钾。由于酶缺陷，其前体物质 17-OHP 堆积，并进入雄激素合成途径，导致高雄激素血症，表现为男性化。男性化的表现因性别、不同的生命周期、不同的程度而异。在新生儿，严重的男性化可导致女性患儿外生殖器模糊，甚至当作男童抚养。在儿童期，患儿在雄激素的作用下，表现为生长加快、骨龄提前。不适当的第二性征，如阴茎增长，阴蒂肥大，腋毛、阴毛早现，皮肤痤疮，变声等，但由于过量雄激素的作用，患儿骨骺闭合较早，终身高往往矮于同龄儿童。至成年期，女性表现为月经不规则、不孕及不同程度的男性化，如多毛、痤疮等；男性由于自身性腺轴被抑制，表现为生精障碍、生育力降低等。

另一种前体物质——脱氧皮质酮（DOC）则具有弱盐皮质激素样作用，可导致水钠潴留，血压升高，血钾降低，并抑制肾素、醛固酮水平。高血压的发生率低于男性化，早期多不明显，往往到儿童期或成人期出现，确诊时约有 2/3 的患者表现高血压。

高血压的程度与男性化并不相关，一些严重男性化的患儿可能血压正常，而一些轻度男性化的患儿也可表现为严重高血压。水钠潴留的同时发生钾丢失，但是低钾血症的程度与高血压并不相关，目前已有病例报道低钾软瘫的发生。

失盐比较少见，有报道新生儿期未治疗者发生失盐，原因尚不十分清楚，推测可能与大量堆积的具有利钠活性的其他类固醇如 16– 羟类固醇、孕酮等异常敏感有关。还有较为罕见的情况，失盐发生在糖皮质激素替代治疗后，可能与治疗后 DOC 被抑制，而球状带分泌醛固酮的能力尚未恢复有关。另外，还有报道在应激状态发生失盐者，临床医生需予注意。

11 β – 羟化酶缺陷症特征性的类固醇代谢产物包括 DOC，11– 去氧皮质醇、孕酮、17–OHP、睾酮等升高，而肾素、醛固酮被抑制等，再结合典型的临床特征，即可建立临床诊断。而基因检测可使诊断进一步明确，并指导治疗和遗传咨询。

需要注意的是，患儿在早期可能血压、血钾正常，患者主要表现为男性化，而化验检测 17–OHP 升高，容易被误诊为 21– 羟化酶缺陷症，因此持续的临床评估和随访非常重要。如有条件进行类固醇代谢产物谱的检测则可在疾病早期将 11 β – 羟化酶缺陷症鉴别出来，如明显升高的 DOC，11– 去氧皮质醇升高都有助于诊断。另外，11 β – 羟化酶缺陷症不同于 21– 羟化酶缺陷症，患者的肾素、醛固酮水平呈抑制状态，也可作为鉴别点。

非经典型 11 β – 羟化酶缺陷症文献已有报道，患者可仅有男性化而无高血压，或表现为不孕及轻度多毛症，但报道例数较少，并不像非经典型 –21 羟化酶缺陷症那么多见。有学者提出对临床疑诊为非经典型 11 β – 羟化酶缺陷症的患者进行 ACTH 兴奋试验，检测 DOC 与 11– 去氧皮质醇的水平，刺激后水平大于正常上限的 3 倍考虑为阳性，但这一标准尚未获得共识。

本例患者月经不规则，但性激素检测发现其雌激素水平偏高，FSH、LH 均偏低，为进一步明确雌激素来源，我们进行了中剂量地塞米松抑制试验。结果发现，用药 3 天，随着睾酮水平的显著降低，患者的雌激素水平亦明显降低，而 FSH、LH 的水平逐渐缓慢升高，用药 5 天，FSH、LH 水平进一步升高，此时，虽然睾酮仍被抑制，但雌激素开始升高至正常低值水平。因此，我们推测，患者干预前的雌激素水平主要为雄激素转换而来，并将自身的性腺轴抑制，治疗后，随着雄激素下降，雌激素降低，但性腺轴功能逐渐恢复，雌激素复又上升，此时的雌激素为卵巢来源，标志着卵泡的发育。因此，动态试验在内分泌疾病诊断中具有重要的价值。

此外，本例患者前臂较短、双手较小，考虑存在骨骼发育异常可能，但在基因检测中未发现与骨骼发育相关基因异常，患者的亲属也无类似表现。既往文献报道 4 个病例合并第四跖骨短小，1 例合并干骺端软骨发育不良，但均未做基因检测，今后，还需总结 11 β – 羟化酶缺陷症患者特点，明确骨骼发育异常与疾病的关系。

11β－羟化酶缺陷症为常染色体隐性遗传性疾病，其致病基因为编码11β－羟化酶的基因CYP11B1，位于8号染色体，包含9个外显子。目前，已有100多种突变类型被报道，突变的热点区域为外显子2、3、6、7、8，但基因型和表型之间的关系尚不明确。

11β－羟化酶缺陷症的治疗主要是糖皮质激素替代治疗，治疗目标为抑制男性化，改善生长，降低血压，改善电解质，保护生育力，同时避免糖皮质激素的不良反应，是一种平衡的艺术。对于病程长，血压顽固者，可联合螺内酯、氨苯蝶啶、CCB类降压药物。外生殖器畸性可行矫形手术。身材矮小者可考虑联合生长激素、GnRHα等治疗。治疗目标可参考21羟化酶缺陷症。

四、病例点评

11β－羟化酶缺陷症，文献报道为CAH的第二常见病因，但临床实践中，相对较为罕见，我们的实践经验是其不如17－羟化酶缺陷症多见。11β－羟化酶缺陷症临床特点包括男性化、高血压、低血钾，但在疾病早期血压、血钾可正常，而类固醇激素检测发现17-OHP明显升高，容易被误诊为21－羟化酶缺陷症。两者的鉴别点主要有三：①临床随访血压、血钾的变化；②检测DOC、11－去氧皮质醇水平，但目前并不能常规开展；③肾素、醛固酮水平不同，11β－羟化酶缺陷症表现为低肾素、低醛固酮水平。文献报道，CAH第三常见原因为17α－羟化酶缺陷症，这类患者生化表现也是ACTH和孕酮明显升高，但通常无雄激素增高和男性化表现，而表现为性发育缺陷（男性性发育不全，女性性幼稚），这些临床特征，对于没有条件进行全套类固醇激素检测的医院，可以作为鉴别诊断的参考。

本病例通过中剂量地塞米松抑制试验揭示了患者雌激素的来源，功能试验的灵活运用对于内分泌疾病的诊断具有非常重要的价值。另外，该患者启动地塞米松治疗后，随着雄激素的下降，LH和FSH升高，雌激素也逐渐恢复，提示患者性腺轴抑制解除。今后，积累更多病例，总结类似患者功能试验结果，以及治疗后性腺轴的动态变化，将有助于评估治疗反应，进一步优化诊治策略。

不同于非经典型21－羟化酶缺陷症，非经典型11β－羟化酶缺陷症较为少见，但由于其临床表现隐匿，不易被发现，今后在女性高雄激素血症、多毛症、月经不规则、不孕症；男性不育症等患者中需注意加以识别。

CAH患者的管理是围绕整个生命周期的，包括儿童期、青春期、生育期、妊娠期、应激状态等，不同的时期和状态，治疗的策略都要进行相应的调整，在患者得到有效治疗的同时也要避免糖皮质激素过量的不良反应，确实是一种平衡的艺术。另外，非经典型CAH虽然血尿皮质醇可在参考值范围内，但是这类患者可能存在着肾上腺储备功能不足，因此在应激等情况时，需注意评估肾上腺皮质功能，如果不足，注意及时补充。总之，对于包括 CAH 在内的罕见病诊疗，除了临床经验的积累和交流，也确实需要区域内分泌团队整合数据，形成共识，使得诊治更加规范科学。

（病例提供：王坤玲　何　庆　天津医科大学总医院）

（点评专家：刘　铭　天津医科大学总医院）

参考文献

[1]Rosler A，Leiberman E，Cohen T.High frequency of congenital adrenal hyperplasia（classic 11 beta-hydroxylase deficiency）among Jews from Morocco[J].Am J Med Genet，1992，42（6）：827-834.

[2]Nimkarn S，New MI.Steroid 11b-hydroxylase deficiency congenital adrenal hyperplasia[J].Trends Endocrinol Metab，2008，19（3）：96-99.

[3]Sathya A，Ganesan R，Kumar A.Congenital adrenal hyperplasia masquerading as periodic paralysis in an adolescent girl[J].Singapore Med，2012，53（7）：148-149.

[4]Bulsari K，Falhammar H.Clinical perspectives in congenital adrenal hyperplasia due to 11 β -hydroxylase deficiency[J].Endocrine，2017，55（1）：19-36.

[5]Prajes S，Loidi L，Reisch N.Functional consequences of seven novel mutations in the CYP11B1 gene：four mutations associated with nonclassic and three mutations causing classic 11{beta}-hydroxylase deficiency[J].J Clin Endocrinol Metab，2010，95（2）：779-788.

[6]Khorasani E，Vakili R.Congenital adrenal hyperplasia and schmid metaphyseal chondrodysplasia in a child[J].Iran J Med，2016，41（1）：64-66.

病例13 躁狂抑郁伴色素沉着、低血压/STAR基因突变所致CAH

一、病历摘要

（一）病史简介

患者女性，34 岁。

主诉：躁狂发作伴色素沉着 32 年，恶心、呕吐半年。

现病史：患者 32 年前（2 岁时）因发作性烦躁不安，多次静脉应用“苯巴比妥”对症治疗（具体诊断不详），当时未查血糖和电解质，之后逐渐出现皮肤色素沉着，以口唇、乳晕为著，无食欲缺乏、恶心呕吐，智力正常，生长发育与同性别、同龄儿相当，平素体力可，随着年龄增长色素沉着逐渐加重，未诊治。6 年前因头晕测血压偏低，最低 60/40mmHg，夏季为著，未规律监测血压及诊治。4 年前因狂躁抑郁交替，精神心理科诊断为“双相情感障碍”，口服“碳酸锂、劳拉西泮、丁螺环酮、舍曲林”，狂躁抑郁可缓解。6 个月前进食生冷食物后出现恶心、非喷射状呕吐，呕吐物为胃内容物，伴头晕、乏力，无晕厥、腹泻及黑便，当地入院测血压 80/50mmHg，电解质及血糖情况不详，间断口服质子泵抑制剂、止吐药物，上述症状仍间断发作，常于劳累、情绪激动后诱发，药物效果渐差。为求进一步诊治来我院，门诊以“呕吐、消瘦待查”收住我科。患者自发病以来，食欲差，睡眠欠佳，大小便正常，精神差，体重 6 个月内下降 7.0kg。

既往史：2 岁之前体质弱，易患上呼吸道感染。2 年前发热、咳嗽后患“大叶性肺炎”，抗感染治疗后已愈。

个人史：第一胎第一产，足月顺产，Apgar 评分不详，否认产伤或窒息史。母乳喂养至 2 岁左右，6 个月左右添加辅食，10 个月会喊“爸妈”，1 岁 3 个月会走。

月经生育史：13 岁月经初潮，月经规律，周期 30 天左右，月经量中等。孕 2 产 1，自然流产 1 次，足月剖宫产 1 子。产后无乳，无产后大出血等。

家族史：父母非近亲结婚，母亲曾患肺结核。1 弟有类似皮肤色素加深。1 子体健。余家族成员无类似情况。

（二）体格检查

体温 36.6℃，脉搏 68 次 / 分，呼吸 17 次 / 分，血压 83/59mmHg，身高 158.0cm，体重 42.0kg，BMI 16.8。全身皮肤可见色素沉着，以口唇、齿龈、掌纹、乳晕为著。双侧乳腺发育 Tanner V 期，乳腺体积小。女性外阴，无阴蒂肥大，阴毛稀少、弯曲，阴毛 Tanner Ⅲ期。甲状腺未触及，心肺听诊无异常，双下肢无水肿。

（三）辅助检查

具体实验室检查、影像学检查和基因检测见“诊疗经过”。

二、诊疗经过

患者自幼体弱易生病、皮肤色素沉着，平素乏力、食欲欠佳，并逐渐出现恶心、呕吐、体重下降，考虑可能存在肾上腺皮质功能不全，入院后完善以下相关检查。

肝肾功能正常。血常规：白细胞计数 11.1×10^9/L，中性粒细胞百分比 70.6%，红细胞计数 3.85×10^{12}/L，血红蛋白 115.0g/L，血小板计数 264×10^9/L。空腹血糖 3.92（3.6 ~ 6.1）mmol/L。血电解质：钠 126（135 ~ 155）mmol/L，钾 4.2（3.5 ~ 5.5）mmol/L。

经补钠、质子泵抑制药治疗后，血钠上升至 136mmol/L，静脉应用氢化可的松 25mg/d，3 天后血钠升至 150mmol/L。

染色体核型：46，XX。

垂体功能检查:垂体 – 肾上腺轴见病例 13 表 1。24 小时尿游离皮质醇（24h–UFC）83（73 ~ 372）nmol/L。垂体 – 甲状腺轴：功能正常。甲功三项：游离三碘甲状腺原氨酸 3.83（3.28 ~ 6.47）pmol/L，游离甲状腺素 11.4（7.9 ~ 18.4）pmol/L，促甲状腺激素 4.46（0.56 ~ 5.91）μIU/ml。垂体 – 性腺轴见病例 13 表 2。

病例13表1　ACTH–COR节律

	8：00	16：00	0：00
ACTH（pg/ml）	＞1250（7.0 ~ 61.1）	＞1250	＞1250
COR（μg/dl）	7.3（7 ~ 27）	6.9	5.5

病例13表2　性激素六项（排卵期）

项目	结果	正常参考值
FSH（mIU/ml）	5.36	2.55 ~ 16.6
LH（mIU/ml）	5.83	9.06 ~ 27.24
E_2（pg/ml）	93	38 ~ 649
T（ng/ml）	0.13	0.11 ~ 0.57
P（ng/ml）	0.12	0.10 ~ 0.30
PRL（ng/ml）	36.95	5.18 ~ 36.5

肾上腺功能进一步评估见病例 13 表 3、病例 13 表 4。

病例13表3 肾上腺来源性激素

项目	结果	正常参考值
DHEA-S（μg/dl）	＜15	35 ~ 430
雄烯二酮（ng/ml）	＜0.3	0.3 ~ 3.3
17α-羟孕酮（ng/ml）	0.31	0.4 ~ 4.2

注：DHEA-S：硫酸脱氢表雄酮；17α-OHP：17α 羟孕酮

病例13表4 RAAS（卧位）（血钾4.05mmol/L，血钠151mmol/L）

项目	PRA［ng/（ml·h）］	ATⅡ（pg/ml）	ALD（pg/ml）
结果	＞26.685（0.15 ~ 2.33）	232.0（25 ~ 80）	153.0（30 ~ 160）

注：PRA：肾素活性；ATⅡ：血管紧张素Ⅱ；ALD：醛固酮。患者入院时因身体虚弱无法行坐位或立位2小时检查

影像学检查：鞍区MRI平扫：垂体形态正常，鞍区未见明显异常。肾上腺CT平扫（病例13图1）：双侧肾上腺偏小，形态正常，左侧肾上腺内侧支点状钙化灶。

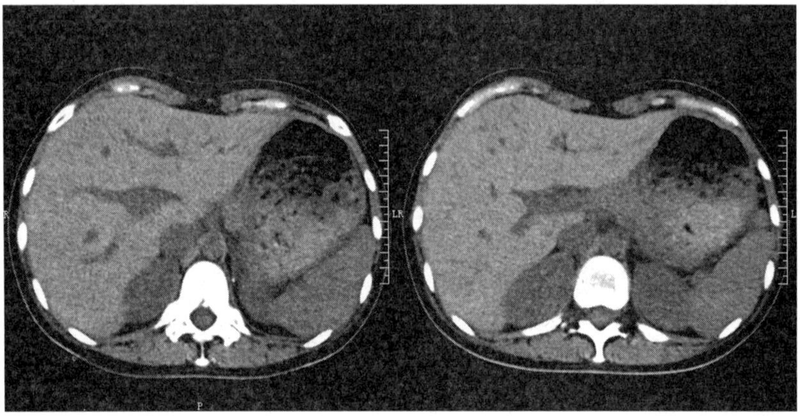

病例13图1 肾上腺CT平扫

双侧肾上腺偏小，形态正常，左侧肾上腺内侧支点状钙化灶

考虑到患者胞弟有类似皮肤色素沉着病史，对患者胞弟进行了相关病史询问、体格检查和辅助检查。结果如下：

胞弟病史：24岁，社会性别男性，自幼皮肤色素沉着，10岁左右最为明显，平素偶有乏力，无其他不适。既往体健，14岁出现变声、外阴发育，15岁阴茎可勃起，未婚，家族史同前。

体格检查：体温36.6℃，脉搏68次/分，呼吸17次/分，血压98/58mmHg，身高175.0cm，体重96.0kg，BMI 31.3。全身皮肤色素沉着，口唇、齿龈、掌纹、乳晕为著。男性乳腺发育Tanner Ⅰ期。阴毛色黑，弯曲，呈菱形分布，Tanner Ⅳ期。双侧睾

丸约 8ml，阴茎牵拉长约 10cm。

辅助检查：血糖 4.06mmol/L，血电解质：钠 143.0（135 ～ 155）mmol/L，钾 4.57（3.5 ～ 5.5）mmol/L，肝肾功能正常。

染色体核型：46，XY。

垂体功能检查见病例 13 表 5 至病例 13 表 7。

病例13表5　ACTH–COR节律

	8：00	16：00
ACTH（pg/ml）	＞ 1250（7.0 ～ 61.1）	＞ 1250
COR（μg/dl）	11.3（7 ～ 27）	6.7

24 小时尿游离皮质醇 134nmol（73 ～ 372nmol）

病例13表6　随机位RAAS

项目	PRA［ng/（ml・h）］	ATⅡ（pg/ml）	ALD（pg/ml）
结果	22.95 ↑（0.15 ～ 2.33）	73.27（25 ～ 80）	151.7（30 ～ 160）

病例13表7　性激素六项及DHEA–S

项目	结果	正常参考值
FSH（mIU/ml）	7.86	2.2 ～ 11.6
LH（mIU/ml）	3.43	1.14 ～ 8.75
E_2（pg/ml）	21	＜ 11 ～ 44
T（ng/ml）	5.6	1.42 ～ 9.23
P（ng/ml）	0.10	0.10 ～ 0.20
PRL（ng/ml）	11.18	3.46 ～ 19.4
DHEA–S（μg/dl）	58.2	80 ～ 560

影像学检查：肾上腺 CT 平扫（病例 13 图 2）：双侧肾上腺体积偏小，形态正常。

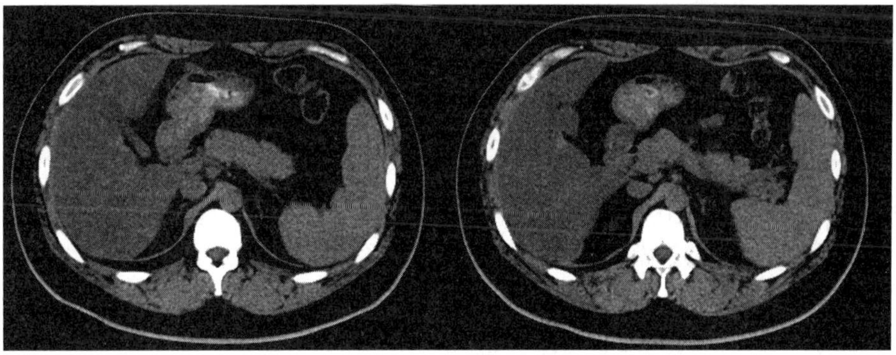

病例 13 图 2　肾上腺 CT 平扫（患者胞弟）

结合患者症状、体征和辅助检查，本病例存在以下特点：首先，患者平素生长发育及日常生活、体力基本同健康人，但在超负荷体力活动或应激状态下常出现食欲缺乏、乏力，甚至恶心、呕吐，并多次监测血压偏低，提示可能存在部分性糖皮质激素缺乏；患者全身皮肤黏膜色素沉着，暴露部位和易受摩擦部位尤其显著，这一体征支持原发性肾上腺皮质功能减退症；再结合患者应激状态下低血钠、血 / 尿皮质醇水平均不恰当降低，血 ACTH 水平明显升高。患者原发性肾上腺皮质功能减退症诊断明确，并考虑为部分性缺乏。其次，患者肾素 – 血管紧张Ⅱ – 醛固酮系统处于代偿调节期，肾素活性水平极高，提示可能存在轻度盐皮质激素缺乏。再次，患者月经规律并已经正常生育 1 子，性激素 6 项基本正常，LH 和 FSH 水平无异常，提示患者卵巢功能良好。但患者乳房发育较差、产后无乳，肾上腺来源性激素（DHEA–S 和雄烯二酮）水平显著降低，提示患者肾上腺网状带功能轻度受损而卵巢功能相对正常。综合以上几条特点，考虑患者病因集中于肾上腺皮质病变，并有球状带、束状带和网状带多个束带受累，推测诊断为“先天性肾上腺皮质增生症（congenital adrenal hyperplasia，CAH）”。根据患者肾上腺皮质多束带受损，且 17α – 羟孕酮水平降低，推测患者类固醇激素合成被阻断于起始段部位（参照病例 13 图 3）。由于患者胞弟同样存在类似临床表现和激素异常，故对患者及直系亲属进一步行基因检测以明确诊断。

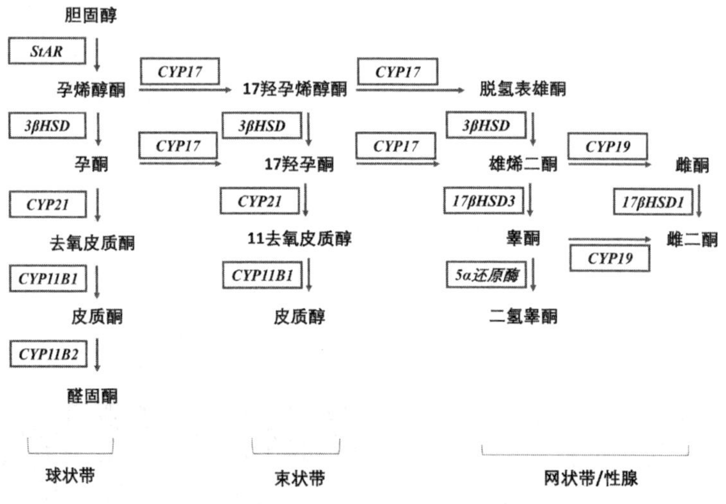

病例 13 图 3　类固醇激素生物合成通路

全外显子基因测序结果显示（基因家系图见病例 13 图 4）：患者及其胞弟的类固醇急性调控蛋白（StAR）基因均存在复合杂合突变（病例 13 图 5）：StAR 基因存在 c.533T > A（p.L178Q）、c.737A > G（p.D246G）两处点突变；患者母亲存在 StAR 基因 c.533T > A（p.L178Q）一处点突变；父亲存在 StAR 基因 c.737A > G（p.D246G）一处点突变；患者的儿子存在 StAR 基因 c.737A > G（p.D246G）一处点突变。其中 c.533T > A 导致氨基酸改变 p.L178Q（亮氨酸>谷氨酰胺），c.737A > G 导致氨基酸改变 p.D246G（天冬氨酸>甘氨酸），此种突变人类基因突变数据库（the human gene mutation database，HGMD）未见报道。对两处突变位点碱基进行同原序列分析，均为高度保守序列（病例 13 图 6）。并进一步经 Polyphen2、SIFT、PROVEAN 软件预测及 SWISS-MODEL 蛋白模型（病例 13 图 7）分析认为该突变为其致病性突变。

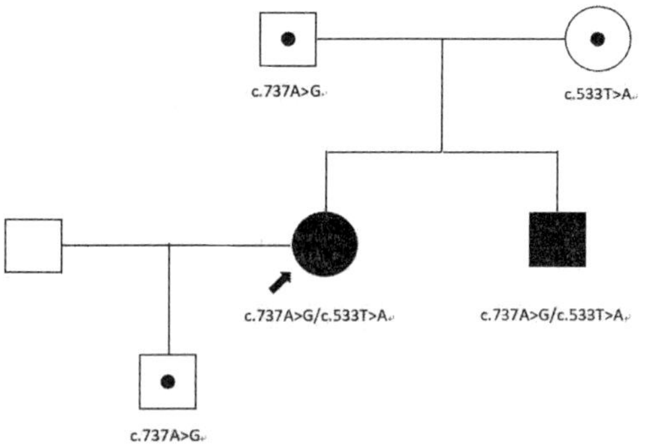

病例 13 图 4　基因家系图

注：　↗先证者

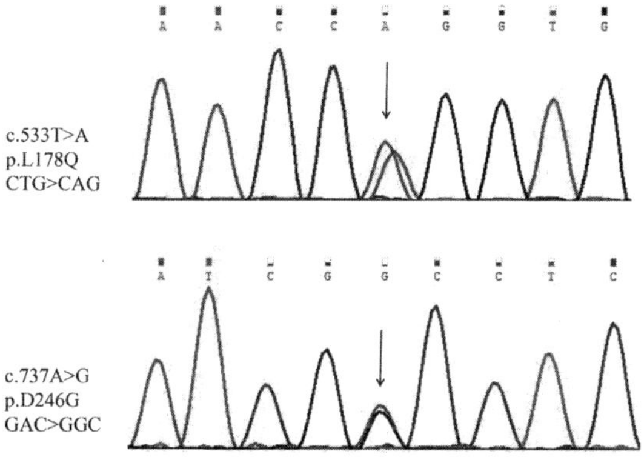

病例 13 图 5　StAR 基因两处突变测序峰图

```
                            p.L178          p.D246
_DANRE GQETMITHEISAETPGNVVG  WLLSLDLKGWIPKTVINRVL
_CHICK GKDTLITHETAAAPPGNIVG  WLLSIDLKGWLPKTIINQVL
_RAT   GKDTVITHELAAAAAGNLVG  WLLSIDLKGWLPKTIINQVL
_MOUSE GKDTVITHELAAAAAGNLVG  WLLSIDLKGWLPKTIINQVL
_HUMAN GKDTFITHELAAEAAGNLVG  WLLSIDLKGWLPKSIINQVL
_HORSE GKDTVITHELAAESAGNLVG  WLLSIDLKGWLPKTIINQVL
_BOVIN GKDTVITHELAAEVAGNLVG  WLLSIDLKGWLPKTIINQVL
_SHEEP GKDTIITHELAAEAAGNLVG  WLLSIDLKGWLPKTIINQVL
_PIG   GKDTVITHELAAEAAGNLVG  WLLSIDLKGWLPKTIINQVL
```

病例 13 图 6　两处突变位点氨基酸保守性分析

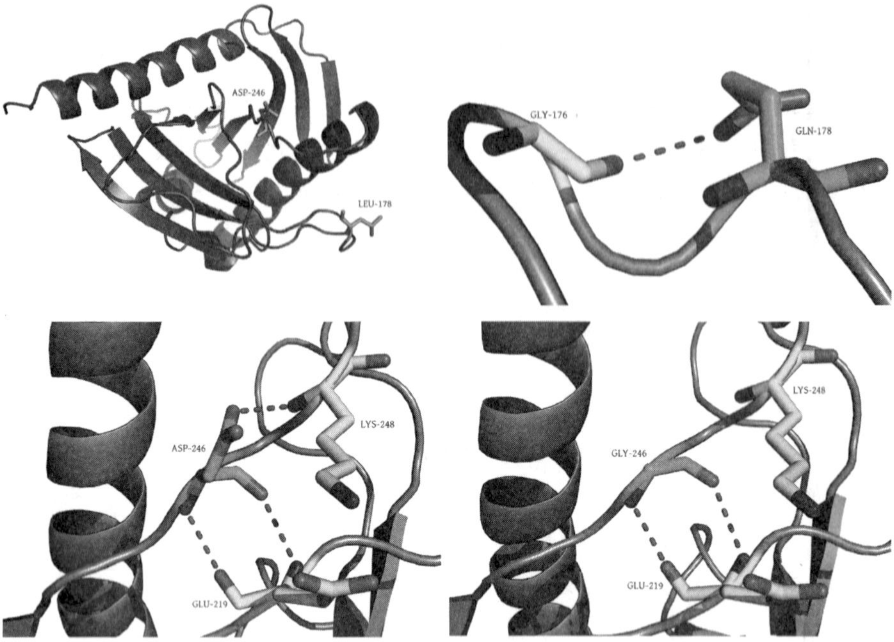

病例 13 图 7　SWISS-MODEL 蛋白模型及氢键分析

根据最终基因检测结果，患者及其胞弟的诊断为 StAR 基因突变所致先天性类脂质性肾上腺皮质增生症（CLAH），CLAH 是先天性肾上腺皮质增生症（congenital adrenal hyperplasia，CAH）的一种亚型。

诊断明确后，根据病因及临床表现，给予相对应的激素治疗。患者本人已经生育，平素月经正常，故以补充糖皮质激素为主，选择氢化可的松治疗，兼顾部分盐皮质激素作用。患者应激状态改善后调整为口服氢化可的松早 20mg、下午 10mg，3 个月后皮肤色素沉着明显改善，未再出现明显恶心、食欲缺乏症状。电解质、血糖正常，ACTH 下降至正常范围，8 点血浆皮质醇上升至 21.7 μ g/dl，氢化可的松逐渐减量，维持最小剂量早 5mg、下午 10mg，6 个月后皮肤色素沉着进一步改善（病例 13 图 8）。

患者胞弟情况与患者类似，同样选择口服氢化可的松，初始剂量为早 20mg、下午 10mg，3 个月后皮肤色素沉着改善不明显。电解质、血糖正常，ACTH 仍较高水平 > 1250pg/ml，8 点血浆皮质醇上升至 10.9 μ g/dl，考虑到患者 ACTH 抑制效果不佳，色素沉着改善不明显，将治疗方案改为“氢化可的松早 10mg、地塞米松片晚上 0.1875mg（1/4 片）口服”，继续随访观察，6 个月后皮肤色素沉着明显改善（病例 13 图 8），ACTH 下降至 102pg/ml，电解质正常、体力佳，未再调整糖皮质激素用量；患者胞弟尚未结婚，性功能及精子活性需要进一步动态观察。

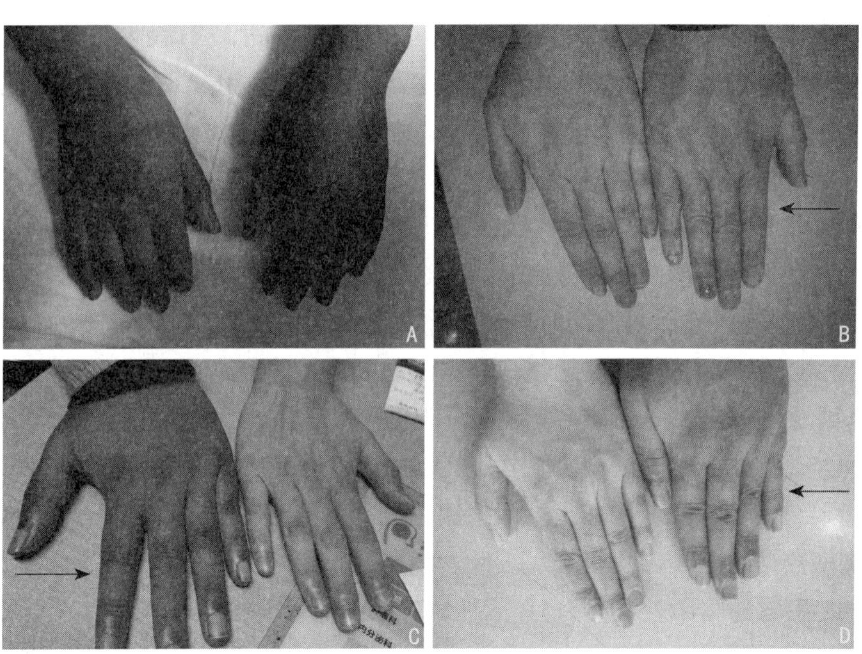

病例 13 图 8　患者及其胞弟治疗前后皮肤改变

A、B. 患者治疗前后皮肤改变；C、D. 患者胞弟治疗前后皮肤改变
→所指为患者1/2手部照片，另一手为正常人对照

三、病例讨论

StAR 基因突变所致先天性类脂质性肾上腺皮质增生症（congenital lipid adrenal hyperplasia，CLAH）是 CAH 中最罕见和最严重的类型，属于常染色体隐性遗传病，1955 年被首次报道，目前全世界报道的确诊病例仅百余例。本病由双等位基因 StAR 的功能缺失突变所致，也有部分是由编码胆固醇侧链裂解酶（P_{450} cholesterol side chain cleavage enzyme，P_{450}scc）的 CYP11A1 基因突变所致，使胆固醇转化为孕烯醇酮障碍，导致类固醇激素如糖皮质激素、盐皮质激素及性激素生成障碍。

StAR 是一种具有 285 个氨基酸的细胞质酶，它在类固醇激素合成过程中发挥着不可或缺的限速作用。StAR 作用于类固醇激素合成的首要步骤（类固醇激素合成过程如病例 13 图 3 所示），介导疏水性胆固醇从线粒体外膜流入线粒体内膜，促进胆固醇侧链切割酶（P_{450}scc）从胆固醇中产生孕烯醇酮，是胆固醇向内分泌器官（如肾上腺、卵巢、睾丸）的线粒体内膜转运的关键蛋白，并且是合成所有类固醇激素所必需的。因此，经典型 CLAH 表现为肾上腺皮质类固醇激素的完全缺乏，患者发病年龄早，通常在出生后数月内，表现为低血糖、失盐、性发育畸形及肾上腺脂质沉积等。但是，临床表现和基因关联的研究发现若变异蛋白的活性低于野生型的 10%，临床症状多为经典型 CLAH；若活性保持在 10% ~ 25%，则临床表型可呈非典型 CLAH。

根据人类基因突变数据库（HGMD，http：//www.hgmd.org）资料显示，截至目前已发现 85 种 StAR 基因变异，其中有 6 种变异被报道可以引起非经典型 LCAH。非经典型 LCAH 通常仅有肾上腺糖皮质激素合成缺陷，因此临床表现类似于家族性糖皮质激素缺乏症（familial glucocorticoid deficiency，FGD）。本文先证者最初就诊时，主要表现为糖皮质激素不足，性腺发育及生育功能正常，同时其弟有类似肾上腺皮质功能不全表现，我们初步诊断亦曾考虑 FGD。近年逐渐有报道部分 StAR 基因变异的患者具有 FGD 的表型，使该基因同时被列为非典型 FGD 的致病基因。经典型 FGD 的致病基因为 MC2R 和 MRAP，如果临床表型酷似 FGD 的患者基因筛查未发现 MC2R 和 MRAP 基因变异，要进一步筛查有无 StAR 基因变异。LCAH 在临床诊断上具有一定难度，尤其是非经典型 LCAH 难以与其他类型 CAH 相鉴别，最终诊断往往依赖于基因检测。本文姐弟俩最终明确诊断依赖于基因检测分析，发现了 StAR 基因变异新类型，在人类基因突变数据库尚未见报道。

CLAH 患者的临床表现与 StAR 活性缺失程度即肾上腺与性腺类固醇激素合成水平密切相关，临床上可依据肾上腺皮质功能减退的程度、发病年龄及外生殖器发育情况将 CLAH 分为经典型与非经典型。经典型 CLAH，一般起病较早、肾上腺皮质功能不全症状较重，男性患儿多因雄激素合成障碍而表现为完全女性化的外生殖器表型；非经典型 CLAH 发病年龄较晚、失盐症状不明显，女性可能早期维持正常性腺功能，男性表现为不同程度的男性化不全。结合以上特点，本文中患者及其胞弟均为非经典型 CLAH。

非经典型 CLAH 由于 StAR 活性残存较高，且在肾上腺外组织中表达的 StAR 也可有部分代偿作用，故发病时间更晚，可至 2 ~ 4 岁后，症状也更轻，以糖皮质激素缺乏为主要表现，机体尚能维持水、电解质平衡。本文两例患者就是以糖皮质激素缺乏为主要表现，并且在非应激状态下可以基本维持电解质正常。性腺发育发面，性腺功能障碍的程度存在性别差异，在男性中似乎影响更为严重，根据 StAR 失活程度不同，男性患者可表现为正常的男性外生殖器、隐睾、小睾丸、小阴茎、不同程度的尿道下裂，严重失活者甚至表现为完全女性化表型。女性患者可有反复发作的卵巢囊肿，类似多囊卵巢但无雄激素增加，月经不规则，生育能力受损以及卵巢功能早衰等。本文两例患者的性腺发育受损程度似乎更轻，目前患者本人有正常生育功能、月经周期规律，但既往有自然流产史和产后无乳，这可能是性腺受损的早期表现。关于 CLAH 患者的肾上腺超声或 CT 表现同样呈现出较大的异质性，从增大到正常甚至缩小均有报道，经典型 CLAH 患者影像学检查可发现肾上腺显著增大，而非经典型 CLAH 患者的肾上腺通常大小正常或偏小。本文中两例患者的肾上腺均无增生表现，反而显示双侧肾上腺体积偏小。

CLAH 一旦诊断成立，应立即给予激素替代治疗，其治疗可以参考 21- 羟化酶缺陷症诊治共识，但 CLAH 的治疗还需要根据患者具体情况进行个体化治疗，由于 CLAH 无类固醇中间代谢产物的堆积，因此不需要应用糖皮质激素抑制高雄激素，故需要的糖皮质激素剂量往往较小。尤其是非经典型 CLAH 患者，早期可能仅表现为单纯皮质醇缺乏，而无性腺功能发育障碍，但随着疾病进展可能出现疾病加重或性腺功能受损等，需长期随访临床症状改变、实验室指标及性腺功能检测，及时调整治疗方案，改善预后。结合本文两例患者，患者本人目前已经生育并且月经正常，其胞弟外生殖器发育良好、目前尚无生育要求，因此两例患者均暂不补充性腺激素，动态观察；患者及其胞弟补充糖皮质激素后症状明显改善，暂不考虑盐皮质激素替代，但仍需长期随访。

综上所述，StAR 基因突变所致的 CLAH 为 CAH 中最严重的类型，但非经典型 CLAH 由于 StAR 基因保留的较高的活性，其临床表现不再典型，对临床诊断造成一定困难。临床诊疗过程中需要仔细鉴别，并依赖于基因检测可以最终明确诊断。CLAH 的治疗要根据临床表现和实验室激素水平个体化选择，并需要长期随访。

四、病例点评

CLAH 是 CAH 中最严重和最罕见的一种类型，根据肾上腺皮质功能不全、性分化不全等临床表现，以及实验室检查示类固醇激素生成途径所有中间代谢产物水平均低下甚至难以测出等，临床上可做出初步诊断，最终往往需要依赖基因检测明确诊断。StAR 基因变异所致的 CLAH 其临床表现与变异类型即 StAR 活性缺失程度密切相关，分为经典型与非经典型。其治疗依据相应激素缺乏程度差异较大，需要更加个体化治疗。

该患者就诊时初步印象是轻度肾上腺糖皮质激素功能不全，随着对类固醇激素的检测及对家族史的追踪，推测可能是 StAR 基因或 CYP11A1 基因突变所致，最终通过家系基因检测明确诊断为 StAR 基因突变所致的 CLAH，根据临床表现和激素水平判定为非经典型。经激素替代治疗后，患者及其胞弟临床和生化指标明显改善，但仍需长期随访。

从该病例中，可以看出内分泌疑难疾病的诊断需要抽丝剥茧、循序渐进。对于非经典型的病例，其临床表现相对缺乏特异性，诊断难度更大。怀疑 CAH 的患者其最终分型诊断还需依赖于基因检测，而其治疗也更加个体化。CAH 作为终身性疾病，需要长期的随访观察，并根据具体情况进行治疗药物调整。

（病例提供：任高飞　栗夏莲　郑州大学第一附属医院）

（点评专家：秦贵军　郑州大学第一附属医院）

参考文献

[1]Kim CJ.Congenital lipoid adrenal hyperplasia[J].Ann Pediatr Endocrinol Metab，2014，19（4）：179–183.

[2]Metherell LA，Naville D，Halaby G，et al.Nonclassic lipoid congenital adrenal hyperplasia masquerading as familial glucocorticoid deficiency[J].J Clin Endocrinol Metab，2009，94（10）：3865–3871.

[3]Speiser PW，Arlt W，Auchus RJ，et al.Congenital adrenal hyperplasia due to steroid 21–Hydroxylase deficiency：an endocrine society clinical practice guideline[J].J Clin Endocrinol Metab，2018，103（11）：4043–4088.

[4]陈虹，陈瑞敏.先天性类脂性肾上腺皮质增生症研究进展[J].中华儿科杂志，2018，56（6）：470–472.

第二章　原发性醛固酮增多症 02

病例14　原发性醛固酮增多症

一、病历摘要

（一）病史简介

患者男性，53 岁。

主诉：发现血压升高 20 年余，血钾降低 1 年。

现病史：患者于 20 年余前查体时发现血压升高，在 150/90mmHg 左右，初未在意。血压最高可达 200/110mmHg，无明显头痛，无恶心、呕吐，就诊于当地医院，给予“厄贝沙坦、氨氯地平、比索洛尔”降压治疗，效果不佳，血压维持在 160 ~ 170/90 ~ 100mmHg。1 年前患者查体发现血钾低，当时无明显乏力不适，诉血钾在 2 ~ 3mmol/L（具体数值不详），给予氯化钾缓释片 2 片、3 次 / 日口服补钾治疗，服用 3 个月后复查血钾为 3.7mmol/L，后自行停药。1 个月前就诊于我院门诊，查血钾 2.88mmol/L，肾上腺 CT 检查示“双侧肾上腺增粗；其内低密度结节、考虑腺瘤可能”。再次给予氯化钾缓释片补钾治疗，今患者为求进一步诊治来我院。患者自发病以来，无脸变圆发红，饮食、睡眠可，二便正常，体重无明显变化。

既往史：糖尿病病史 6 年，目前应用二甲双胍 500mg、2 次 / 日口服，格列吡嗪 5mg、1 次 / 日口服降糖，监测空腹血糖控制于 7 ~ 9mmol/L。否认冠心病、脑血管病等慢性病史，否认肝炎、结核等传染病史及密切接触史。否认重大外伤史及手术史，无输血史，否认药物及食物过敏史，预防接种史随当地。

个人史：生于原籍，无长期外地疫区接触史。吸烟、饮酒 20 年余，吸烟 20 支 / 日，饮酒量不详，未戒烟、戒酒。

婚育史：适龄结婚，育有 1 子 1 女。

家族史：父亲生前患有高血压，因脑出血去世。母亲已故。兄弟姐妹共 3 人，弟弟患有高血压。

（二）体格检查

体温 36.2℃，脉搏 69 次 / 分，呼吸 17 次 / 分，血压 216/113mmHg，身高 170cm，体重 80kg，BMI 27.6。神志清楚，精神一般，发育正常，自主体位，查体合作。全身皮肤黏膜无黄染、出血点，未见紫纹，周身浅表淋巴结未触及肿大。头颅无畸形，眼球无突出，眼睑无水肿，巩膜无黄染，结膜无充血及苍白，双侧瞳孔正大等圆，对光反射灵敏，耳鼻未见异常，口角无歪斜，伸舌居中，咽部无充血，扁桃腺无肿大。颈部对称无畸形，无颈静脉怒张及颈动脉异常搏动，颈软，无抵抗，气管居中，甲状腺无肿大。胸廓对称无畸形，双侧呼吸动度均匀一致，语颤均等，叩诊清音，双肺呼吸音粗，未闻及干湿性啰音。心前区无隆起，心尖冲动无弥散，心界不大，心律齐，各瓣膜听诊区未闻及病理性杂音。腹部平坦，未见胃肠型及蠕动波，腹软，无压痛及反跳痛，叩诊鼓音，移动性浊音阴性，肠鸣音正常存在。肛门、外生殖器未见异常。脊柱四肢无畸形，双下肢无水肿，双足背动脉搏动可，四肢肌力及肌张力均正常，病理征未引出。

（三）辅助检查

门诊检查：肾上腺 CT 检查示：双侧肾上腺增粗，其内低密度结节，考虑腺瘤可能，请结合临床；胆囊结石；肝内小囊肿可能；脾大。血生化：血钾 2.88mmol/L。

入院后完善检查：

1. 实验室检查　电解质：血钾 2.39mmo1/L，钠 142mmol/L，氯 93mmo1/L，二氧化碳结合力 32.7mmol/L，钙 2.53mmol/1，磷 1.21mmol/1，镁 0.78mmol/l。24h 尿钾 56.9mmol（2300ml）。糖化血红蛋白 7.7%，空腹 C 肽 0.91ng/ml。血常规＋血沉：白细胞 5.99×10^9/L，中性粒细胞比率 64.80%，红细胞 4.94×10^{12}/L，血红蛋白 157g/L，血小板计数 177×10^9/L。血沉 8.00mm/h。凝血、肿瘤标记物正常。肝肾功能：正常值范围内。血气分析：pH 7.44，二氧化碳分压 47.00mmHg，氧分压 53.00mmHg，血氧饱和度 89.00%，葡萄糖 11.90mmol/L，乳酸 1.70mmol/L，实际碱剩余 6.40mmol/L，实际碳酸氢根 31.90mmol/L。随机 RAAS：肾素 7.47pg/ml，醛固酮 295.53ng/L，ARR 39.56ng/dl。儿茶酚胺及其代谢产物：正常值范围。皮质醇节律见病例 14 表 1。

病例14表1　皮质醇节律

	8am	16pm	0am
ACTH（pg/ml）	48.95	25.52	11.39
皮质醇（μg/dl）	21.09	7.93	2.77

2. 进一步筛查及确诊检查见病例 14 表 2、病例 14 表 3。

病例14表2　卧立位试验

	肾素（pg/ml）	醛固酮（pg/ml）	ARR
卧位	2.38	376.46	158.18
立位	2.93	258.99	88.39

病例14表3 确诊试验——开博通试验（口服卡托普利50mg）

	服药前	服药后	抑制率
醛固酮（pg/dl）	364.7	295.53	18.9%
血压（mmHg）	150/78	145/72	

3. 影像学检查见病例 14 图 1。

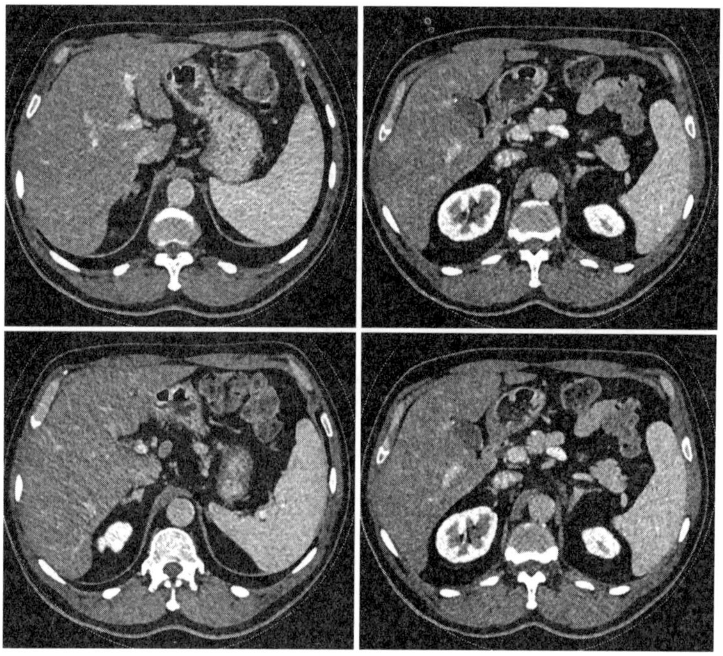

病例 14 图 1 肾上腺薄层 CT 平扫 + 增强（2022-09-16）

二、诊疗经过

结合患者病史、化验检查结果，修正诊断为：①原发性醛固酮增多症；②双侧肾上腺占位；③高血压；④低钾血症；⑤糖尿病。

1. 双侧肾上腺静脉取血（AVS） 根据《原发性醛固酮增多症诊断治疗的专家共识（2020 版）》，如患者愿意手术治疗且手术可行，肾上腺 CT 提示有单侧或双侧肾上腺形态异常（包括增生或腺瘤），需进一步行双侧 AVS 以明确有无优势分泌。诊疗流程参见病例 14 图 2。

为明确致病侧进一步行双侧肾上腺采血试验：2022-09-20 局麻下行双侧肾上腺静脉取血，2% 利多卡因局麻成功后，Seldinger 技术穿刺右股静脉，置 4F 鞘，4F 导管插管双侧肾上腺静脉及下腔静脉下段，分别取血留样（病例 14 表 4 至病例 14 表 7）。

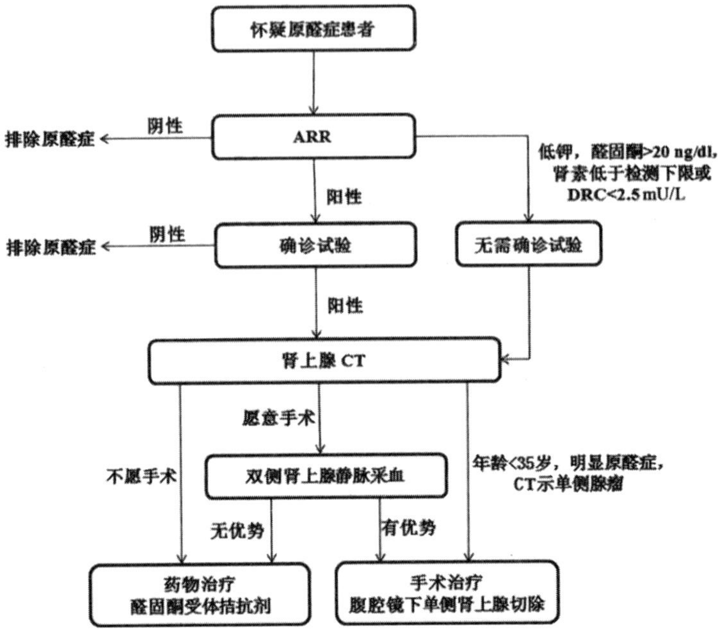

病例 14 图 2　原发性醛固酮增多症诊断流程

病例14表4　肾上腺静脉取血结果

取血位置	下腔静脉	左肾上腺静脉	右肾上腺静脉
醛固酮（pg/ml）	309.15	669.73	8000
皮质醇（μg/dl）	11.63	37.41	31.8
醛固酮皮质醇比值	26.58	17.9	251.57

病例14表5　双侧肾上腺静脉取血方法及评价标准

取血方法	实施方法	评价标准
非同步双侧肾上腺静脉取血	无 ACTH	（1）SI ≥ 2 ：1 插管成功； （2）LI ≥ 2 ：1 有优势分泌； （3）CI < 1 ：1 对侧被抑制
$ACTH_{1\sim24}$ 持续静脉输注下，非同步双侧肾上腺静脉取血	插管开始前 30 分钟注入 $ACTH_{1\sim24}$，注速为 50μg/h，持续整个操作过程	（1）SI ≥ 3 ：1 插管成功； （2）M ≥ 4 ：1 有优势分泌
负荷剂量 $ACTH_{1\sim24}$ 注入后，非同步双侧肾上腺静脉取血	插管开始前静脉推注 250μg $ACTH_{1\sim24}$，而后进行双侧肾上腺静脉取血	（1）SI ≥ 3 ：1 插管成功； （2）LI ≥ 4 ：1 有优势分泌

注：SI：肾上腺静脉与下腔静脉皮质醇比值；LI：优势侧醛固酮皮质醇比值与非优势侧醛固酮皮质醇比值之比；CI：非优势侧醛固醇皮质醇比值与下腔静脉醛固酮皮质醇比值之比

病例14表6　肾上腺静脉取血插管成功判读

醛固酮 / 皮质醇 比值	左侧肾上腺静脉	右侧肾上腺静脉
	17.9	251.57
下腔静脉	26.58	
比值	0.67	9.46
SI 插管成功?	是	是

取血成功标志：同侧肾上腺静脉皮质醇平均值 / 下腔静脉皮质醇平均值＞ 2

病例14表7　肾上腺静脉取血结果判读

	醛固酮（pg/ml）	皮质醇（μg/dl）	醛固酮 / 皮质醇
右肾上腺静脉	8000	31.8	251.57
左肾上腺静脉	669.73	37.41	17.9
比值	右侧（Ald/F）/ 左侧（Ald/F）		14.05

优势评价：同侧醛固酮平均值 / 皮质醇平均值：对侧比值＞ 2；LI 14.05 ＞ 2 ： 1 右侧为优势分泌侧

2. 泌尿外科腹腔镜手术治疗　明确诊断后转至泌尿外科进一步手术治疗。患者完善术前检查，排除手术禁忌后，于 2022-9-24 在全麻下行腹腔镜右侧肾上腺肿物切除术。

手术经过、术中出现的情况及处理：患者麻醉成功后取左侧卧位，常规消毒铺巾，脐上建立气腹，置入操作通道，直视下于剑突下、右侧肋缘下锁骨中线、腋前线分别置入 5mm、10mm、5mm Trocar，挑起肝脏，于腔静脉右侧打开腹膜，于肾上腺与腔静脉之间进入肾上腺与膈肌之间的间隙，挑起肾上腺，见部分肾上腺位于腔静脉后缘，于脐与剑突中点处置入 5mm Trocar，离断肾上腺内侧粘连，显露并结扎肾上腺中央静脉，离断肾上腺上极，切除右侧肾上腺，送检常规病理，术野仔细止血，留置腹腔引流管一根，清点纱布无误后退镜，关闭各切口，手术顺利，麻醉满意，术后安返病房。

病理报告：大体描述：右肾上腺及周围脂肪组织，临床已部分剖开，切面见金黄肿物，切面积 1.7cm × 1.5cm。病理诊断：（右肾上腺）肾上腺皮质腺瘤，切面积 1.7cm × 1.5cm，肾上腺皮质结节状增生。

3. 术后复查及随访　手术后 1 个月随访，已停用降压药物，现血钾 3.9mmol/L，血醛固酮 112pg/ml，血压波动于 120 ～ 140/65 ～ 85mmHg。

三、病例讨论

患者为中年男性，以血压升高起病，血压呈轻中度持续性升高，应用多种降压药物，效果欠佳，多次查血钾降低，尿钾升高，支持肾性失钾；随机 RAAS 示 ARR 比值升高；血气分析提示代偿性代谢性碱中毒；开博通试验：基础醛固酮水平升高，肾素活性被抑制，服用 50mg 卡托普利后血清醛固酮未被抑制到 30% 以下；卧立位试验示卧位低肾素活性、高醛固酮，立位后醛固酮轻度下降，立位醛固酮 / 肾素比值为 88.39。血皮质醇 -ACTH 水平不高，节律存在，可除外 Cushing 综合征；血儿茶酚胺及其代谢产物正常范围内，排除嗜铬细胞瘤；肾上腺 CT 示双侧肾上腺增粗：其内低密度结节、考虑腺瘤可能；因此，诊断原发性醛固酮增多症明确，需进一步明确致病侧。遂行双侧肾上腺静脉取血。肾上腺静脉取血结果示同侧肾上腺静脉皮质醇平均值 / 下腔静脉皮质醇平均值＞ 2，提示插管成功。最终右侧（Ald/F）/ 左侧（Ald/F）＝ 14.05，＞ 2 ∶ 1，提示右侧为优势分泌侧。最终患者接受全麻下腹腔镜右侧肾上腺肿物切除术，术后血压、血钾控制改善。

四、疾病介绍

原醛症是最常见的继发性高血压的病因。原醛症患者出现醛固酮高分泌可由单侧（醛固酮分泌腺瘤和原发性单侧肾上腺增生）或双侧（特发性肾上腺增生）引起。腹腔镜下肾上腺肿物切除术是目前治疗单侧原醛症的首选方法。

肾上腺静脉取血（AVS）是运用 Seldinger 技术穿刺股静脉，选择性插管至肾上腺静脉后采样，通过检验样本中某些指标来判断肾上腺病变致病侧的一种介入检查方法。20 世纪 60 年代首次提出，主要用于原发性醛固酮增多症（PA）病因学诊断，并显示了在 PA 鉴别诊断上的价值，其灵敏度和特异度都很高。随着影像技术和设备的发展，目前国内外 AVS 的临床运用日益增多，特别在 PA 的鉴别上显示了其独特的诊断价值。影像学检查往往不能发现微小腺瘤，或者不能区分无功能瘤和醛固酮瘤，而 AVS 则是区分单侧或双侧分泌最可靠、最准确的方法。目前，AVS 的灵敏度和特异度均可达到 90% 以上，明显优于肾上腺 CT（78% 和 75%），因此 AVS 被公认为原醛症分型诊断的“金标准”。

五、病例点评

患者的年龄及高血压家族史提示为原发性高血压高危人群，门诊影像学检查提示“双侧肾上腺增粗；其内低密度结节、考虑腺瘤可能”。需要筛查肾上腺性高血压，因无特异症状及体征，如发作性头痛、心慌、冷汗等，无库欣貌，故首先考虑原醛症。本例患者高血压 20 年余，直至出现低血钾症状后，方得明确诊断，也提示在临床工作中应及时对适合人群进行有效筛查。该患者影像学提示双侧肾上腺病变，经双侧肾上腺静脉取血测定醛固酮患侧明显高于健侧，经手术治疗，术后随访血压、血钾都恢复正常。肾上腺静脉取血测定醛固酮是原醛症定位诊断最有效的方法。

（病例提供：刘福强　山东大学齐鲁医院）

（点评专家：侯新国　山东大学齐鲁医院）

参考文献

[1]中华医学会内分泌学分会. 原发性醛固酮增多症诊断治疗的专家共识（2020版）[J].中华内分泌代谢杂志，2020，36（9）：727-736.

[2]Nicolis GL，et al.Percutaneous adrenal venography.A clinical study of 50 patients[J].Ann Intern Med，1972，76（6）：899-910.

[3]Akasaka H，et al.Sex difference in the association between subtype distribution and age at diagnosis in patients with primary aldosteronism[J].Hypertension，2019，74（2）：368-374.

[4]魏强，朱育春.原发性醛固酮增多症的功能分型诊断：肾上腺静脉采血专家共识[J].现代泌尿外科杂志，2020，25（03）：205-208.

病例15　原发性醛固酮增多症伴双侧肾上腺病变

一、病历摘要

（一）病史简介

患者男性，49 岁。

主诉：发现血压升高，反复发作性四肢无力 8 年。

现病史：患者于 8 年前体检时发现血压升高，最高血压为 150/100mmHg，当时无明显不适。同年就诊于当地医院，测血压 160/100mmHg，血钾 2.1mmol/L，予厄贝沙坦片 150mg、1 次 / 日治疗，血压控制在 150/90mmHg 左右。近 8 年来劳累及饮酒后反复发作四肢无力，始于下肢，多次查血钾均降低（血钾波动在 2.1 ~ 3.0mmol/L），口服补钾治疗后上述症状可缓解。半年前饮酒后再次发作双下肢无力，胸闷，间断胸部隐痛不适，疼痛能耐受，自服"速效救心丸"后症状可缓解，无呼吸困难，无昏迷，无二便失禁。遂至当地医院就诊，检查发现血钾降低（血钾 2.7mmol/L），经口服补钾治疗后好转。今为进一步明确高血压、低血钾病因，收住我院内分泌科。病程中，患者无明显多饮、多尿，无心悸、胸痛，无怕热、多汗、手抖。自起病以来，患者精神、睡眠、饮食可，大便正常，夜尿 2 ~ 3 次，近期体重无明显变化。

既往史：冠心病病史 4 年，间断口服"阿司匹林肠溶片 100mg、1 次 / 日"，自诉因口服他汀类药物后出现肌肉酸痛，目前未服他汀类药物。2008 年行 $L_{3\sim4}$ 脊膜瘤手术，对哌替啶过敏。

个人史、婚育史：无特殊。

家族史：否认类似疾病家族史。

（二）体格检查

血压 146/100mmHg（右），140/96mmHg（左）；腰围 98cm，臀围 104cm，BMI 27.11。甲状腺无肿大。双肺呼吸音清，未闻及干湿性啰音，心浊音界无明显扩大，心率 70 次 / 分，律齐，各瓣膜听诊区未闻及病理性杂音。腹软，肝脾肋下未触及，移动性浊音阴性，脐周及肋腰区未闻及血管杂音。关节无红肿，双下肢无水肿。

（三）辅助检查

1．实验室检查　血常规：白细胞计数 6.86×10^9/L，中性粒细胞绝对值 4.36×10^9/L，血红蛋白 158g/L，血小板计数 278×10^9/L，天冬氨酸氨基转移酶 16U/L，丙氨酸氨基转移酶 15U/L，总胆固醇 7.20mmol/L，甘油三酯 2.03mmol/L，高密度脂蛋白胆固醇 1.20mmol/L，低密度脂蛋白胆固醇 4.87mmol/L，肌酐 92μmol/L，尿酸

407μmol/L，肾小球滤过率 83.8ml/（min·1.73m^2），钠 142mmol/L，钾 3.1mmol/L，钙 2.25mmol/L，无机磷 0.98mmol/L，同步尿钾 28.1mmol/24h，尿钠 85.1mmol/L，尿钙 3.27mmol/24h，尿磷 11.01mmol/24h，25-羟基维生素 D 29.98ng/ml，甲状旁腺激素 122.00pg/ml，甲状腺功能及性激素均正常。

血气分析：pH 7.47，二氧化碳分压 36mmHg，全血剩余碱 2.7mmol/L，标准碳酸氢根 26.8mmol/L，实际碳酸氢根 26.2mmol/L，抗中性粒细胞胞质抗体（-）。

皮质醇昼夜节律存在，过夜地米抑制试验皮质醇可被抑制（病例 15 表 1）。原醛症初筛试验（+），盐水负荷试验醛固酮不能被抑制（病例 15 表 2），原发性醛固酮增多症（原醛症，PA）诊断明确。

病例15表1　皮质醇昼夜节律及过夜地塞米松抑制试验

	8：00	16：00	24：00	过夜地塞米松抑制试验
CORT（μg/dl）	15.63	3.91	2.04	0.833
ACTH（pg/ml）	20.99	8.42	5.07	1.47

病例15表2　非卧位醛固酮及生理盐水负荷试验

	醛固酮（pg/ml）	肾素（pg/ml）	血管紧张素Ⅱ（pg/ml）	血浆醛固酮与肾素活性比值（ARR）
基线（非卧位）	256.879	2.2	91.2	116.76
盐水前	250.638	1.3	98.1	192.8
盐水后	132.134	1.1	89.8	120.2

3-甲氧基酪胺＜0.08nmol/L，甲氧基肾上腺素 0.12nmol/L，甲氧基去肾上腺素 0.49nmol/L。口服葡萄糖耐量试验及胰岛素释放试验提示糖耐量异常，高胰岛素血症（病例 15 表 3）。

病例15表3　口服葡萄糖耐量试验及胰岛素释放试验

	血糖（mmol/L）	胰岛素（μU/ml）	C 肽（nmol/L）
空腹	4.5	12.79	1.05
半小时	8.60	78.53	2.76
1 小时	10.10	164.8	4.65
2 小时	7.80	259.2	6.92
3 小时	3.60	42.51	3.56

2. 影像学检查　颈动脉：①双侧颈动脉内中膜毛糙并左侧颈总动脉分叉处斑块形成。②左侧颈内动脉起始段斑块形成。双肾动脉：双肾动脉主干血流速度及阻力指

数在正常范围。甲状腺及颈部淋巴结：①甲状腺右侧叶囊实性结节（拟 TI-RADS 分类：3 类）；②甲状腺左侧叶及峡部未见明显异常声像；③双侧甲状旁腺区目前未见明显异常结构。腹部平扫+增强（病例 15 图 1）：双侧肾上腺增粗，左侧明显。

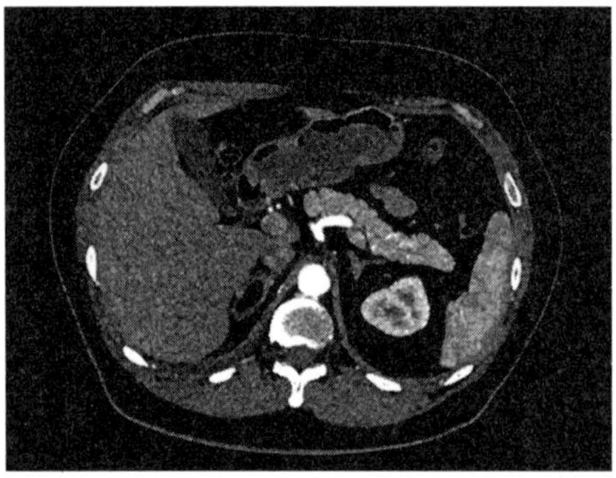

病例 15 图 1　腹部 CT 平扫+增强

AVS 结果：右侧优势（病例 15 表 4）。

病例15表4　肾上腺静脉取血（AVS）

	肾素（pg/ml）	醛固酮（pg/ml）	皮质醇（μg/dl）	选择指数	校正后醛固酮	单侧指数	对侧抑制指数	优势侧指数
外周	1.4	420.575	13.89		30.279			
腔静脉进	1.3	294.573	12.94		22.764			
腔静脉出	1.4	228.509	18.16		12.16			
左肾上腺静脉 1	1.3	1384.42	12.79		108.242			
左肾上腺静脉 2	1.2	1324.29	13.00		101.242			
左肾上腺静脉 3	1.3	1183.870	142.6	10.266	8.302		0.27	
右肾上腺静脉 1	2.3	24254.79	929.4	66.911	26.097	0.86		3.143
右肾上腺静脉 2	1.8	22122.33	933.8	23.690	23.69	0.782		2.854

二、诊疗经过

结合患者病史、体格检查、辅助检查，临床诊断：①原发性醛固酮增多症；②双侧肾上腺增生；③糖耐量异常；④继发性甲状旁腺激素升高；⑤冠状动脉性心脏病；⑥肥胖；⑦混合性高脂血症。病理诊断：多发性醛固酮微结节。

患者入院后举行多学科会诊。

影像科意见：原发性醛固酮增多症（primary aldosteronism，PA，简称原醛症）可分为双侧原醛症和单侧原醛症。现阶段主要依据肾上腺 CT 检查及肾上腺静脉取血（adrenal venous sampling，AVS）对 PA 进行分型诊断。CT 对于原醛症分型诊断的准确度为 60% ~ 70%，有一定的误判率；而 AVS 识别单侧优势侧的灵敏度为 95%，特异度为 100%，是目前 PA 分型的金标准。近年来，国内外研究发现靶向醛固酮合成酶的肾上腺功能成像（^{11}C-metomidate 及 ^{68}Ga-Pentixafaor PET/CT）有望成为未来 PA 无创定位诊断的重要手段。有研究发现，^{68}Ga-Pentixafaor PET/CT 与 AVS 诊断符合率为 90.0%，传统 CT 的诊断符合率仅为 54.0%。^{68}Ga-Pentixafor PET/CT 作为一种无创的、安全的影像学检查，有望成为未来原醛定位诊断的主要手段。本例患者 CT 影像上存在双侧病变，因此需要进一步完善 AVS 进行分型诊断。

内分泌科意见：PA 分型诊断对指导治疗方案具有决定性作用，研究发现临床预测模型也在 PA 分型诊断中有一定应用价值。如我国学者提出的 CONPASS 模型：血钾 ≤ 3.5mmol/L，血醛固酮≥ 20ng/dl，血浆肾素浓度（PRC）≤ 5μU/ml 和肾上腺 CT 提示有单侧≥ 10mm 的结节且对侧完全正常时，可绕过 AVS 检查，直接判断为单侧 PA。日本 JPAS 团队提出的双侧原醛预测模型：血钾水平［＞ 3.9mmol/L（4 分），3.5 ~ 3.9mmol/L（3 分）］、肾上腺 CT 未发现＞ 10mm 结节（3 分）、基线血醛固酮＜ 210pg/ml（2 分）、基线 ARR ＜ 620（pg/ml）/（ng·ml·h）［即 75（pg/ml）/（μU/ml）］（2 分）、女性（1 分），当评分≥ 8 分时，双侧 PA 的阳性预测值可达 93.5%。现有模型的预测效果参差不齐，且不同检测方法测定的血浆醛固酮浓度一致性较差，不能直接套用预测模型。本例患者的检查结果无法采用临床预测模型绕过 AVS，因此患者入院后调整降压方案为多沙唑嗪 8mg 口服，每晚睡前一次，联合维拉帕米 120mg 口服，每日 3 次；氯化钾口服液 20ml 口服每日 4 次；每日静脉补钾 3g。上述治疗后血压控制在 128 ~ 145/80 ~ 95mmHg，血钾波动于 2.7 ~ 3.5mmol/L。完善 AVS 检查后，提示右侧优势，加用螺内酯 100mg、3 次 / 日，停用静脉补钾，维持每日口服氯化钾口服液 30ml。调整治疗后血钾波动于 3.7 ~ 4.0mmol/L，建议行右侧肾上腺全切除术。

泌尿外科意见：本例患者 AVS 提示右侧优势，尽管影像学提示双侧增生，临床分型仍考虑为单侧病变所致 PA，故建议行腹腔镜下右侧肾上腺肿物切除术。目前认为原醛症患者病侧肾上腺往往存在多发性病灶而单纯肿瘤切除可能存在遗留肿瘤部分包膜导致术后复发，对于术前考虑单侧病变的原醛患者推荐行患侧肾上腺全切除术。

患者于腹腔镜下行右侧肾上腺肿物切除术，术后硝苯地平 30mg 口服，1 次 / 日；停用螺内酯及口服补钾。监测血压 120 ~ 125/80 ~ 85mmHg，血钾波动在 3.9 ~ 4.1mmol/L。术后第一周复查仍需口服硝苯地平 30mg、1 次 / 日，血压控制在 120/80mmHg 左右，血钾 4.0mmol/L；肾素 1.914pg/ml，醛固酮 241.42pg/ml，ARR 126.13ng/dl，PTH 49.4pg/ml；术后符合临床及生化部分缓解。

参考 2021 年发表的《国际单侧原醛症病理诊断共识》，基于 HE 染色及 CYP11B2

染色评估，目前可将单侧原醛症分为：①醛固酮瘤：APA 是指直径≥ 10mm 的肿瘤；②醛固酮结节（aldosterone producing nodule，APN）：APN 是直径＜ 10mm 的 CYP11B2 阳性病变；③多发性醛固酮结节（multiple aldosterone producing nodule，MAPN）：MAPN 是散在的、多发性的 APN 存在于同一肾上腺组织；④醛固酮微结节（aldosterone producing micronodule，APM）：APM 是一种位于肾上腺包膜下、皮质球状带外缘的 CYP11B2 阳性病变，其最大直径＜ 10mm；⑤多发性醛固酮微结节（multiple aldosterone producing micronodule，MAPM）：MAPM 是散在的、多发性的 APM 存在于同一肾上腺组织；⑥分泌醛固酮的弥漫性增生（aldosterone producing hyperplasia，APDH）是一种连续的、呈条带状的肾上腺皮质球状带增生（增生的球状带中超过 50% 的细胞 CYP11B2 表达阳性。本例患者可见多个病变位于肾上腺包膜下、皮质球状带外缘，病变直径＜ 10mm，绝大部分皮质球状带区域 CYP11B2 表达阴性；故最终病理诊断为多发性醛固酮微结节。

三、病例讨论

原发性醛固酮增多症（PA）是继发性高血压的常见病因，难治性高血压患者中其患病率可高达 11.3% ~ 29.1%。与血压水平相近的原发性高血压患者相比，PA 患者脑卒中、心肌梗死、心力衰竭、房颤及肾功能恶化的发生率明显增加，而治疗盐皮质激素过多能够逆转或改善高血压，降低心血管风险。因此，早期诊断、早期治疗对改善 PA 患者预后有重要意义。

我国《原发性醛固酮增多症诊断治疗的专家共识（2020 版）》推荐对以下人群进行 PA 筛查：①持续性高血压（＞ 150/100mmHg）者，使用三种常规降压药（包括利尿剂）无法控制血压（＞ 150/100mmHg）的患者，使用≥ 4 种降压药才能控制血压（＜ 140/90mmHg）的患者及新诊断的高血压患者；②高血压合并自发性或利尿剂所致的低钾血症的患者；③高血压合并肾上腺意外瘤的患者；④早发性高血压家族史或早发（＜ 40 岁）脑血管意外家族史的高血压患者；⑤ PA 患者中存在高血压的一级亲属；⑥高血压合并阻塞性呼吸睡眠暂停的患者。

目前建议的 PA 首选筛查指标为：清晨起床后保持非卧位状态（可以坐位、站立或者行走）至少 2 小时，静坐 5 ~ 15 分钟后进行取血，检测血浆醛固酮与肾素活性比值（aldosterone to renin ratio，ARR）。由于部分降压药物通过影响肾素 – 醛固酮 – 血管紧张素系统发挥降压效应，可能干扰 ARR 结果。因此，在 PA 筛查和确诊过程中理论上应该使用对 RAAS 效应无影响或影响小的降压药物，包括 α – 阻断药（多沙唑嗪、哌唑嗪、特拉唑嗪）、非二氢吡啶类钙通道阻断剂（维拉帕米和地尔硫䓬）和莫索尼定。在临床工作中，当停用或换用降压药物不安全或有困难时，可以根据患者使用的药物对其进行筛查结果进行解释。例如：①当使用 ACE–Is 或 ARB、联合或不联合 CCB 的患者 ARR 呈阳性时，应进行 PA 确诊试验；②当使用噻嗪类 / 袢利尿剂或使用低剂量 MRA ± ACEI/ARB ± CCB 的患者 ARR 呈阳性时，PA 可能性很高，应进行 PA 确诊试验；③当使用 β – 阻断药的患者 ARR 呈阴性（使用或未使用 CCB）时，可以排除 PA。

PA 分型诊断是临床上的难点，确诊 PA 的患者均应行肾上腺 CT 检查，目前肾上腺静脉取血（AVS）被认为是 PA 分型诊断的"金标准"。国内多采用非同步双侧肾上腺静脉采血，在无 ACTH 刺激情况下，以优势侧醛固酮皮质醇比值与非优势侧醛固酮皮质醇比值之比≥ 2 作为分型诊断标准。

治疗方面，目前指南及共识均推荐单侧肾上腺病变的 PA 患者（醛固酮瘤及单侧肾上腺增生）首选腹腔镜下单侧肾上腺肿物切除术。双侧肾上腺病变、不宜进行手术治疗或无手术意愿的 PA 患者，建议给予盐皮质激素受体拮抗剂（MRA）治疗。ARR 阳性，但未能行进一步行确诊试验的患者，可给予药物保守治疗。

接受肾上腺肿物切除术的 PA 患者，术后可停止补钾和 MRA 治疗，尽量减少降压治疗。推荐在术后第 1 日及 3 个、6 个、12 个月对患者进行临床及生化评估，此后每年评估临床结局。术后第 1 日如果血浆醛固酮浓度检测不出，则证明术前的亚型判断正确，可获得长期治愈。如术后血浆醛固酮浓度＞ 5ng/dl，则应密切随访。目前分别以未使用降压药物且血压正常，低钾血症纠正（如果在手术前存在）和醛固酮与肾素比值正常化（对于术后醛固酮与肾素比值升高的患者，确认试验中醛固酮分泌可被抑制）作为临床及生化完全成功的标准。对于术后 ARR 升高的患者，如果术后基线血浆醛固酮低于盐水输注试验的参考上限（醛固酮＜ 5ng/dl），也可认为是生化完全成功，无须再行确诊试验。

值得注意的是，醛固酮瘤偶可出现皮质醇共分泌，对于直径≥ 1cm 的明显 APA，应进行 1mg 过夜地塞米松抑制试验筛查是否合并皮质醇共分泌。若发现自主性皮质醇共分泌，则围术期应该给予应激剂量的糖皮质激素，并在术后逐渐减量至停药。此外，皮质醇的共分泌可影响肾上腺静脉醛固酮 / 皮质醇的比值（包括侧别指数及对侧抑制指数），因而干扰 AVS 的准确性，故有学者建议使用甲氧基肾上腺素代替皮质醇浓度来校正醛固酮测定值。

部分 PA 患者合并血 PTH 水平升高，伴或不伴血钙降低。国内外研究均发现，PTH 与肾素 – 血管紧张素 – 醛固酮系统存在相互作用。PTH 可依赖钙离子通道和 PTH/PTHrP 受体直接作用于肾上腺，促进醛固酮分泌，PTH 也可通过刺激入球小动脉上皮细胞使肾素分泌增多，间接促进醛固酮分泌。PA 患者醛固酮分泌增多，血浆游离钙减少，导致继发性 PTH 升高。PTH 水平升高与 PA 的严重程度相关，可作为评估 PA 患者严重程度的参考指标。

四、病例点评

PA 的分型诊断一直是临床诊断的难点。由于肾上腺影像学改变和激素分泌的优势侧并不总是一致，因此 AVS 仍是目前 PA 分型的金标准。本病例经筛查及确诊试验后 PA 的功能诊断明确，CT 检查提示双侧肾上腺增粗，左侧明显。患者经过 AVS 检查后，明确右侧肾上腺为激素分泌优势侧。最终经过腹腔镜下右侧肾上腺肿物切除术治疗后血压控制良好，低钾血症纠正。PA 患者病侧肾上腺往往存在多发性病灶，单纯肿瘤切除可能存在遗留肿瘤部分包膜导致术后复发，对于术前考虑单侧病变的原醛患者推荐行患侧肾上腺全切除术。AVS 为有创性检查，技术操作要求较高，目前在各级医院普遍开展尚存在一定困难。一些新的预测模型、^{68}Ga–Pentixafor PET/CT 及 18- 氧皮质醇对于 PA 患者的无创分型有较好的临床应用前景，以后有可能取代 AVS，成为 PA 分型诊断的“金标准”。

（病例提供：蔡芸莹　郭瑞金　云南省第一人民医院）
（点评专家：苏　恒　云南省第一人民医院）

参考文献

[1]Reincke M，Bancos I，Mulatero P，et al.Diagnosis and treatment of primary aldosteronism[J].Lancet Diabetes Endocrinol，2021，9（12）：876–892.

[2]Hu J，Xu T，Shen H，et al.Accuracy of gallium–68 pentixafor positron emission tomography–computed tomography for subtyping diagnosis of primary aldosteronism[J].JAMA Netw Open，2023，6（2）：e2255609.

[3]杜志鹏，杨淑敏，李启富.原发性醛固酮增多症的无创分型：拨云睹日[J].中华内科杂志，2023，62（3）：237–241.

[4]中华医学会内分泌学分会.原发性醛固酮增多症诊断治疗的专家共识（2020版）[J].中华内分泌代谢杂志，2020，36（9）：727–736.

病例16　原醛症合并亚临床库欣综合征

一、病历摘要

（一）病史简介

患者女性，50 岁。

主诉：血压增高 9 年，血钾降低 2 个月。

现病史：患者于 2010 年发现血压增高（200/100mmHg），不规律服用“罗布麻”等药物降压治疗，未规律监测血压。2012 年患者逐渐出现行走后喘息明显，伴乏力。2013 年患者开始规律口服厄贝沙坦片 150mg、1 次 / 日，非洛地平缓释片 2.5mg、1 次 / 日，美托洛尔缓释片 23.75mg、1 次 / 日，血压波动在 150 ~ 170/70 ~ 90mmHg。2019 年 2 月，患者因胆囊结石、腹痛就诊于当地医院，期间曾反复发生低钾血症，腹部 CT 显示双侧肾上腺结节，未行胆囊手术，药物治疗后好转出院。2019 年 3 月患者至我院门诊就诊，调整降压药为多沙唑嗪缓释片 4mg、2 次 / 日，地尔硫䓬胶囊 90mg、2 次 / 日。2019 年 4 月 8 日以“高血压伴低血钾”收入我科。患者自患病以来，食欲正常，神志清楚，精神、睡眠尚可，二便正常，近 1 年体重增加 5kg。

既往史：2019 年 2 月诊断为“胆囊结石”，未手术，同时检查发现“子宫肌瘤”，未治疗。否认糖尿病、冠心病、传染病等病史。否认吸烟、饮酒史，儿子和母亲均有高血压病史。

（二）体格检查

体温 36.5℃，脉搏 80 次 / 分，呼吸 18 次 / 分，血压 161/81mmHg，体重 68kg，身高 158cm，BMI 27.24。无向心性肥胖、满月脸、水牛背、皮肤紫纹等，双肺呼吸音清，心率 80 次 / 分，律齐，心脏各瓣膜听诊区未及明显杂音。腹软，无压痛。双下肢无水肿，四肢肌力、肌张力正常。

（三）辅助检查

1. 外院检查　肾上腺 CT 示双侧肾上腺结节（病例 16 图 1）。血钾 2.8 ~ 3.4mmol/L。

2. 入院后检查　入院后完善各项评估检查（血常规、尿常规、粪便常规、肝肾功能、血糖、血脂、电解质、凝血功能、心电图、心脏超声等）。住院期间口服补钾，血钾波动在 3.2 ~ 4.2（3.5 ~ 5.5）mmol/L；当血钾为 3.2mmol/L 时，24h 尿钾为 122.2mmol（> 25mmol 为高尿钾）；心电图未见异常，心脏超声提示左房增大。入院后完善了双侧肾上腺结节的鉴别诊断流程。原醛症定性诊断结果见病例 16 表 1。皮质醇分泌功能相关结果见病例 16 表 2。肾上腺静脉取血（adrenal venous sampling，AVS）结果见病例 16 表 3。血儿茶酚胺代谢物、血沉、C- 反应蛋白、结核抗体、性激素、浅表淋巴结彩超均未见异常。

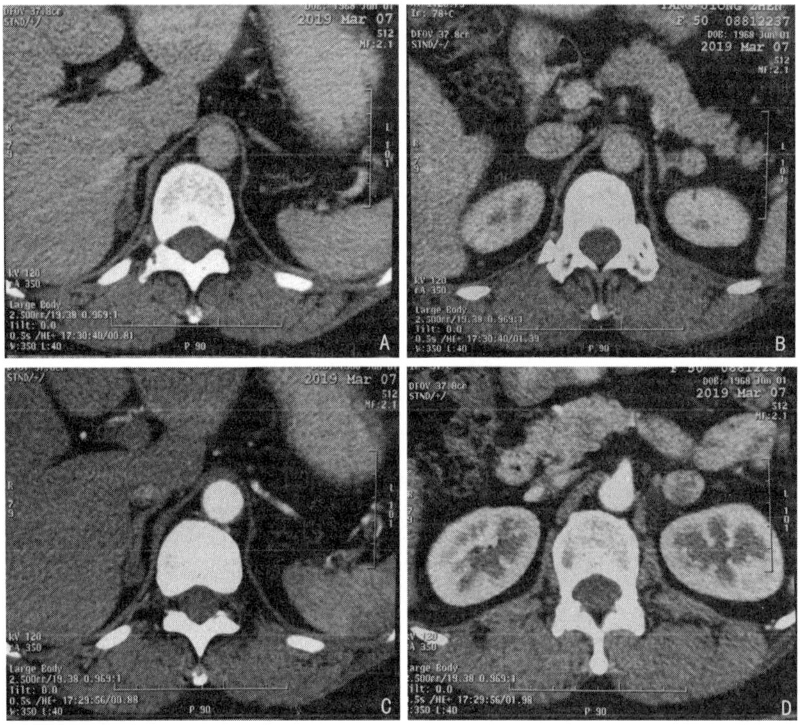

病例 16 图 1　肾上腺 CT

左肾上腺外侧支可见一个大小为 1.9cm × 1.7cm 的结节；右肾上腺内侧支有一直径 1cm 结节。A. 右肾上腺肿瘤平扫 CT；B. 左肾上腺肿瘤平扫 CT；C. 右肾上腺肿瘤增强 CT；D. 左肾上腺肿瘤增强 CT。

病例16表1　原醛症诊断试验

	PAC（pg/ml）	PRC（μU/ml）	ARR（pg/μU）	阳性标准
ARR 筛查	209	3.27	63.91	ARR ≥ 20
SIT 前	190	3.24	58.64	
SIT 后	96	1.96	48.98	SIT 后 PAC ≥ 80
CCT 前	191	2.21	86.43	
CCT 后	150	5.34	28.09	CCT 后 PAC ≥ 110

注：PAC：醛固酮浓度；PRC：直接肾素浓度；ARR：醛固酮浓度 / 直接肾素浓度；SIT：生理盐水试验；CCT：卡托普利抑制试验。

病例16表2　皮质醇分泌功能

	皮质醇（nmol/l）	ACTH（pg/ml）	24h-UFC（nmol/24h）	ODST 后皮质醇（nmol/l）	LDDST 后皮质醇（nmol/l）
8am	270.67（124.2 ~ 662.4）	13.08（7.2 ~ 63.3）	373.02（160 ~ 1112）	128.38（< 50）	198.20（< 50）
4pm	201.99（49.68 ~ 179.4）	6.00			
0am	121.87（12.8 ~ 82.5）	2.41			

注：括号内为正常参考范围；ACTH：促肾上腺皮质激素；24h-UFC：24 小时尿游离皮质醇；ODST：1mg 过夜地塞米松抑制试验；LDDST：经典小剂量地塞米松抑制试验。

病例16表3　双侧肾上腺静脉取血

静脉	采样时间	醛固酮（pg/ml）	皮质醇（nmol/L）	选择指数	校正后醛固酮	标化的醛固酮比	优势侧指数（LI）
ACTH 兴奋前：							
下腔静脉	10：17	174	236.34		0.74		
左侧肾上腺	10：22	394	1088.17	4.6	0.36	0.49	
右侧肾上腺	10：07	30100	1127.87	4.8	26.69	36.25	74.14
ACTH 兴奋后：							
下腔静脉	10：45	355	426.37		0.83		
左侧肾上腺	10：45	3470	9805	23.0	0.35	0.43	
右侧肾上腺	10：45	41200	12994	30.5	3.17	3.81	9.06

注：ACTH：促肾上腺皮质激素；选择指数=肾上腺静脉皮质醇 / 下腔静脉皮质醇；校正后醛固酮=同侧醛固酮 / 同侧皮质醇；标化的醛固酮比=肾上腺静脉（醛固酮 / 皮质醇）/ 下腔静脉（醛固酮 / 皮质醇）；优势分泌侧指数=优势侧（醛固酮 / 皮质醇）/ 对侧（醛固酮 / 皮质醇）。插管成功标志：非 ACTH 兴奋时，选择指数≥ 2；ACTH 兴奋后，选择指数≥ 3。优势分泌侧判断标准：非 ACTH 兴奋时，优势侧指数（LI）> 2；ACTH 兴奋后，LI ≥ 4.0

二、诊疗经过

患者为中年女性，以高血压伴持续性低血钾、双侧肾上腺结节为主要临床特征，临床诊治重点为高血压的病因鉴别及肾上腺结节的功能评估。

（一）肾上腺皮质激素评估

1. 盐皮质激素评估　为了避免药物对盐皮质激素测定的干扰，患者入院前已调整为多沙唑嗪缓释片 4mg、2 次 / 日，地尔硫䓬 90mg、2 次 / 日降压治疗。患者立位血浆醛固酮浓度（plasma aldosterone concentration，PAC）/ 直接肾素浓度（plasma renin concentration，PRC）比值（ARR）63.91pg/μU，大于筛查切点（参考值< 20pg/μU），

提示患者原发性醛固酮增多症（简称原醛症）筛查阳性。进一步对患者行原醛确诊试验，结果示生理盐水试验（saline infusion test，SIT）、卡托普利抑制试验（captopril challenge test，CCT）均为醛固酮分泌不受抑制（确诊阳性）（见病例 16 表 1），该患者确诊原醛症。

2. 糖皮质激素评估　患者皮质醇昼夜节律提示 4pm、0am 皮质醇水平增高，ACTH 水平及 24h-UFC 均正常或偏低，1mg 过夜地塞米松抑制试验（overnight 1 mg dexamethasone suppression test，ODST）及经典小剂量地塞米松抑制试验（low-dose 2-day dexamethasone test，LDDST）后 8am 血浆皮质醇均大于 50nmol/L，提示存在皮质醇自主分泌，结合患者无典型皮质醇增多症的临床表现，故诊断患者为非 ACTH 依赖性库欣综合征（亚临床）。

（二）分型诊断

通常单纯原醛症的分型主要是明确醛固酮优势分泌侧，当同时合并皮质醇自主分泌时，分型的目的就变得复杂起来，还需要同时确定皮质醇分泌的优势侧，通过该患者的 AVS 结果，不管是 ACTH 兴奋前，还是兴奋后，均提示右侧肾上腺为醛固酮优势分泌侧，但由于该患者为双侧肾上腺结节，皮质醇自主分泌与醛固酮是来自于同侧肾上腺还是对侧，仅仅根据 AVS 很难判断。而 CT 提示左侧肾上腺结节较右侧大，临床推测左侧肾上腺结节可能为皮质醇瘤。

（三）治疗及随访

经肾上腺多学科（MDT）讨论后，考虑患者右侧肾上腺结节明确为醛固酮瘤，尽管术前无法明确左侧肾上腺结节是否为皮质醇瘤，但患者的库欣综合征仅为亚临床阶段，因此建议患者先行腹腔镜下右侧肾上腺肿瘤切除术。术后大体标本肉眼下可见 1 个结节，呈黄色，直径约 1cm，密度均匀，与正常肾上腺边界清，包膜明显（病例 16 图 2A）。

右侧肾上腺肿瘤切除术后 1 个月随访，未用任何降压药时血压 150/86mmHg，醛固酮 54.1pg/ml，肾素 50.27 μ U/ml，ARR 1.1pg/ μ U，血钾 4.5mmol/L，根据国际原醛症随访标准，患者原醛症生化完全缓解，临床部分缓解。为了验证左侧肾上腺结节是否为皮质醇瘤，此时再次复查 8am 血浆皮质醇及 ODST，结果分别为 344.81nmol/L，176.49（＞138）nmol/L，患者仍存在皮质醇自主高分泌，提示左侧肾上腺结节为皮质醇瘤的可能极大。遂再次于我院泌尿外科行腹腔镜下左侧肾上腺肿瘤切除术，大体标本肉眼下可见 1 个结节，大小为 2.0cm × 1.5cm，肿瘤组织内可见出血坏死，与正常肾上腺边界清，包膜明显（病例 16 图 2B）。患者术后第 2 天 8am 血浆皮质醇降至 192.01nmol/L，术后予氢化可的松补充治疗，3 个月后缓慢停药，停药 1 个月后复查 ODST，8am 血浆皮质醇低于 50nmol/L，未用降压药血压 121/80mmHg。

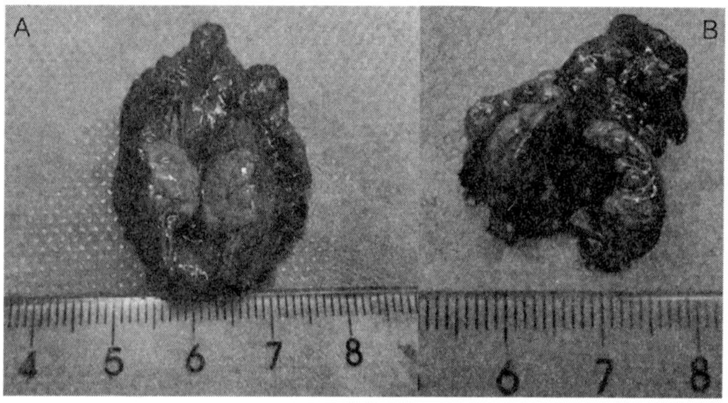

病例 16 图 2　肾上腺肿瘤大体标本

A. 右肾上腺肿瘤呈黄色，直径约 1cm，密度均匀，与正常肾上腺边界清，包膜明显；B. 左肾上腺肿瘤大小约为 2.0cm × 1.5cm，肿瘤组织内可见出血坏死，与正常肾上腺边界清，包膜明显。

（四）病理及功能验证

患者双侧肾上腺结节病理均提示为皮质腺瘤。对双侧肿瘤组织分别进行皮质醇合成酶（CYP11B1）、醛固酮合成酶（CYP11B2）免疫组化染色，结果为右侧结节 CYP11B1 弱阳性，CYP11B2 强阳性，证实右侧肾上腺肿瘤主要由合成醛固酮的细胞组成（病例 16 图 3B、病例 16 图 3C）；左侧结节 CYP11B1 强阳性，CYP11B2 阴性，证实左侧肾上腺肿瘤主要由合成皮质醇的细胞组成（病例 16 图 3E、病例 16 图 3F）。进一步对双侧肾上腺肿瘤进行热点突变基因一代测序，右侧为 KCNJ5 突变（c.451G > A p.G151R）（病例 16 图 4A）；左侧结节未发现库欣热点基因突变（如 PRKACA）。

综上，患者最终诊断为：原发性醛固酮增多症（右肾上腺醛固酮瘤），亚临床库欣综合征（左肾上腺皮质醇瘤）。

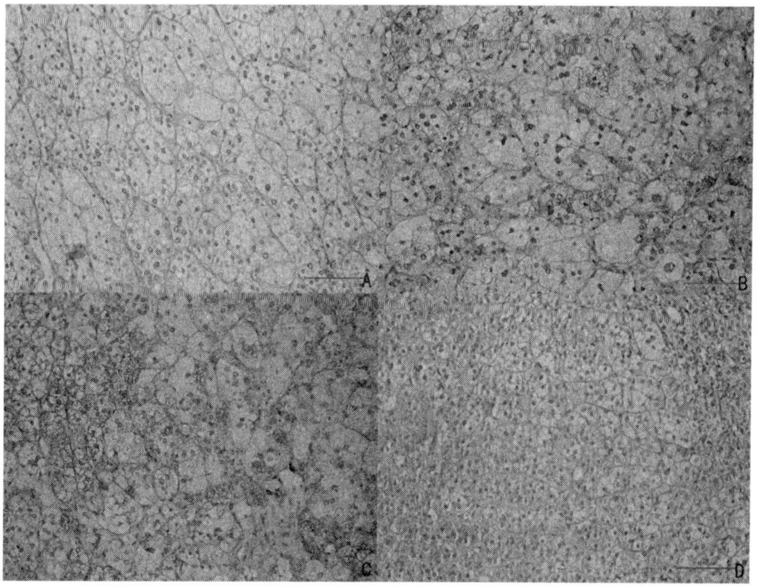

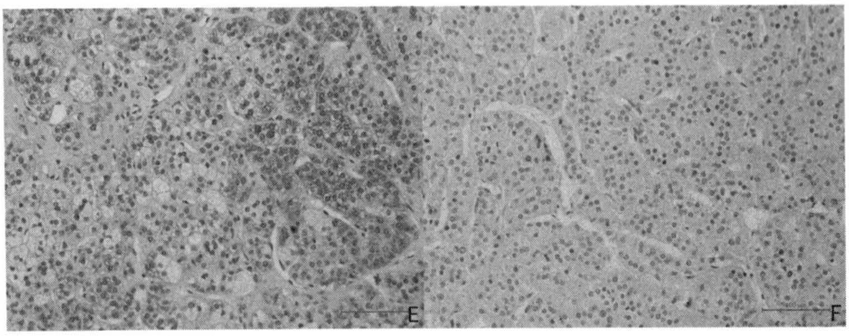

病例 16 图 3　肾上腺肿瘤免疫组化染色

右侧瘤 CYP11B1 弱阳性，CYP11B2 强阳性；左侧瘤 CYP11B1 阳性，CYP11B2 阴性。放大倍数均为 50×。A. 右肾上腺瘤 HE 染色；B. 右肾上腺瘤 CYP11B1 染色；C. 右肾上腺瘤 CYP11B2 染色；D. 左肾上腺瘤 H&E 染色；E. 左肾上腺瘤 CYP11B1 染色；F. 左肾上腺瘤 CYP11B2 染色

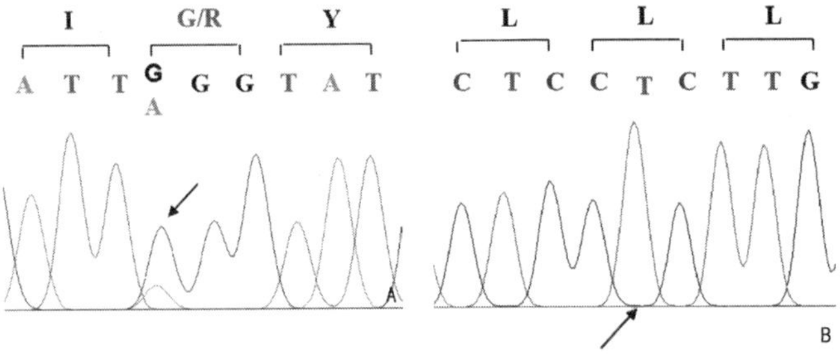

病例 16 图 4　右侧肾上腺皮质腺瘤 KCNJ5 突变测序

A. c.451G＞C p.G151R（突变型）；B. KCNJ5 基因 168 位点（野生型）

三、病例讨论

原发性醛固酮增多症（primary hyperaldosteronism，PA，简称原醛症）是继发性高血压的常见病因，在所有高血压患者诊治过程中，PA 的筛查非常重要。亚临床库欣综合征（SCS），也被称为轻度皮质醇自主分泌或亚临床皮质醇自主分泌。PA/SCS 是指患者同时存在醛固酮及皮质醇过量分泌。国外研究结果表明，PA 患者中约 21% 合并 SCS，国内研究报道该比例为 10% ~ 11%。由此可见，PA/SCS 患者并不少见。但在临床诊治中，往往难以通过临床表现及常规的生化指标识别 PA 是否合并 SCS，指南建议对所有明确诊断 PA 的患者，尤其是当单侧肿瘤超过 2cm 或存在双侧肾上腺肿瘤时，均应筛查 SCS。

目前 SCS 尚无统一的诊断标准，在现有的指南或共识中，ODST 均被列为首选。2018 年日本内分泌协会提出 SCS 的诊断标准：ODST 后血皮质醇浓度≥ 5μg/dl（138nmol/L）时可诊断 SCS；当皮质醇浓度为 1.8 ~ 5μg/dl（50 ~ 138nmol/L）时，需结合 ACTH、皮质醇的昼夜节律等其他辅助条件。

PA/SCS 导致的并发症或伴随疾病不容忽视。研究发现，与单纯 PA 患者相比，PA/SCS 患者糖尿病的发生率增高，出现肾小球滤过率降低和蛋白尿是单纯 PA 患者的两倍左右。此外，SCS 患者骨质丢失和椎体骨折的风险增加。因此，PA/SCS 对患者的危害是多器官、多系统的，早期识别并治疗有益于改善患者预后。

AVS 是目前 PA 分型的重要方法之一。值得注意的是，PA/SCS 患者行 AVS 检查时，因肾上腺同时分泌过量皮质醇，可能会干扰 AVS 的结果解读，因此，需要慎重判断优势侧。为了避免皮质醇对结论的干扰，Goupil 提出通过测量 AVS 血样中甲氧基肾上腺素的浓度对醛固酮进行校正从而避免误判；也有研究使用 ACTH 兴奋下的醛固酮绝对值直接判断分泌优势侧。本例患者 AVS 尽管直接用皮质醇校正仍得到右侧肾上腺醛固酮优势分泌的结论，提示轻度皮质醇自主分泌对 AVS 结果判断影响不一定大。当皮质醇分泌明显增高时，可能影响 AVS 结果解读。总之，目前对 PA/SCS 患者的 AVS 解读方法仍需要探讨。

皮质醇过量分泌会导致心血管疾病发生、内分泌代谢紊乱等，现有指南或共识均建议：当 SCS 患者存在难治性高血压、肥胖、糖耐量受损、骨质疏松或血脂异常等情况时，应积极考虑手术治疗。本病例右侧肾上腺肿瘤切除后 ODST 后皮质醇为 176.49（> 138）nmol/L，且仍存在高血压，故选择了对 SCS 进行手术治疗。需要注意的是，虽然原则上单侧原醛症应行患侧肾上腺全切术，但考虑到该患者可能面临双侧手术，为了避免术后发生肾上腺皮质功能不全，故选择了双侧肿瘤切除。该患者两次术后原醛生化完全缓解，库欣综合征治愈，血压恢复正常，预后满意。

CYP11B2/CYP11B1 免疫组化染色是评价局部组织分泌醛固酮、皮质醇的有用工具，能弥补常规病理诊断无法对醛固酮瘤、皮质醇瘤进行功能判断的缺陷。本例患者右肾上腺结节 CYP11B1 染色弱阳性，而 CYP11B2 强阳性，证实其为醛固酮瘤；左侧 CYP11B1 强阳性，而 CYP11B2 阴性，证实左侧为皮质醇瘤。在亚洲人中，醛固酮瘤最常见的体细胞基因突变是 KCNJ5，本病例右肾上腺瘤即为 KCNJ5 基因突变（c.451G > A p.G151R）。临床库欣综合征中 PRKACA 基因突变最常见，其比例可达 35% ~ 65%，其次为 GNAS 和 CTNNB1 基因突变，分别占 5% ~ 17%、16%。但在既往报道的 SCS 中，罕有 PRKACA 基因突变。台湾一项研究发现，30 例 PA/SCS 患者中有 7 例（23.3%）为 PRKACA 突变，4 例（13.3%）为 GNAS 突变。本例患者仅做了 PRKACA 热点突变基因测序，未验证 GNAS、CTNNB1 等基因序列。

四、病例点评

本病例报道了 1 例原醛症合并亚临床库欣综合征的患者，通过临床表现、辅助检查、病理分析、分子诊断等多种手段证实了为右肾上腺醛固酮瘤，左肾上腺皮质醇瘤。该病例中的诊治过程及一些关键信息可为临床医生提供借鉴。

该病例不仅代表了高血压伴低血钾的鉴别诊断，也代表了肾上腺结节的鉴别诊断。高血压伴低血钾需要重点鉴别是一元论还是二元论，肾上腺结节的鉴别诊断需要以内分泌医生为主导，全面评估肾上腺功能。

原醛常常合并亚临床库欣综合征，需要临床医生高度重视，建议所有原醛患者都要筛查皮质醇增多症，而且两种不同功能的肿瘤可以发生在同一个肾上腺，也可以发生在不同肾上腺。对于多个肾上腺结节，明确不同结节的功能往往是诊治的难点。虽然 AVS 对原醛分型非常重要，但当原醛合并亚临床库欣时，AVS 结果分析需要结合临床灵活判断。

（病例提供：宋　颖　重庆医科大学附属第一医院）

（点评专家：李启富　重庆医科大学附属第一医院）

参考文献

[1]Katabami T，Matsuba R，Kobayashi H，et al.Primary aldosteronism with mild autonomous cortisol secretion increases renal complication risk[J].Eur J Endocrinol，2022，186（6）：645-655.

[2]虢晶翠，陈小宇，张俊清，等.原发性醛固酮增多症合并肾上腺性库欣综合征的临床特点[J].中华医学杂志，2020，100（36）：2828-2833.

[3]刘欣雨，马文君，娄莹，等.31例原发性醛固酮增多症合并亚临床库欣综合征患者回顾分析[J].中国循环杂志，2020，35（10）：996-999.

[4]Yanase T，Oki Y，Katabami T，et al.New diagnostic criteria of adrenal subclinical Cushing’s syndrome：opinion from the Japan Endocrine Society[J].Endocr J，2018，65（4）：383-393.

[5]Goupil R，Wolley M，Ungerer J，et al.Use of plasma metanephrine to aid adrenal venous sampling in combined aldosterone and cortisol over-secretion[J].Endocrinol Diabetes Metab Case Rep，2015，2015：150075.

[6]O’Toole SM，Sze WC，Chung TT，et al.Low-grade cortisol cosecretion Has limited impact on ACTH-stimulated AVS parameters in primary aldosteronism[J].J Clin Endocrinol Metab，2020，105（10）：10.

[7]Goh G，Scholl UI，Healy JM，et al.Recurrent activating mutation in PRKACA in cortisol-producing adrenal tumors[J].Nat Genet，2014，46（6）：613-617.

[8]Cao Y，He M，Gao Z，et al.Activating hotspot L205R mutation in PRKACA and adrenal Cushing’s syndrome[J].Science，2014，344：913-917.

[9]Sato Y，Maekawa S，Ishii R，et al.Recurrent somatic mutations underlie corticotropin-independent Cushing’s syndrome[J].Science，2014，344（6186）：917-920.

[10]Wu WC，Peng KY，Lu JY，et al.Cortisol-producing-adenoma related somatic mutations in unilateral primary aldosteronism with concurrent autonomous cortisol secretion-their prevalence and clinical characteristics[J].Eur J Endocrinol，2022，10.1530/eje-22-0286.

病例17　假性醛固酮增多症（Liddle综合征）

一、病历摘要

（一）病史简介

患者女性，39 岁。

主诉：发现血压高 10 年，间断下肢疼痛 3 个月余，下肢无力并发现低血钾 18 天。

现病史：患者于 10 年前因流产后月经量大于当地诊所就诊，测血压 170/100mmHg，无头痛、头晕，无视物模糊，进一步就诊于当地某医院，复测血压 170 ~ 180/100 ~ 110mmHg，查肾上腺核磁共振及验血检查均未见异常（具体不详），考虑为原发性高血压，予以口服药物降压（具体药物不详），血压控制不佳。9 年前再次妊娠，于妊娠 7 个月时因血压过高行剖宫产术，之后自行于小诊所调整用药，血压控制不佳，监测血压在 160/100mmHg 左右。近 3 年降压药物调整为硝苯地平缓释片、珍菊降压片联合降压，监测血压在 117 ~ 150/70 ~ 100mmHg。近 3 个月余反复出现双下肢疼痛，呈持续性，程度可耐受，自行中药调理后疼痛缓解。2 个月前再次出现小腿疼痛，程度轻，可耐受，间断出现。18 天前晨起感四肢乏力，需侧身方能起床，起床后可行走，但较平时费力；感咽痛，于当地诊所就诊，考虑“低钾，化脓性扁桃体炎”，予以输液、补钾治疗（具体药物不详）后出现下肢软瘫，不能站立；遂进一步于康复医院就诊，查血钾 1.65mmo1/L，血常规示白细胞计数 15.2×10^9/L，中性粒细胞计数 0.90×10^9/L，补钾至 2.87mmol/L 时症状好转。为系统诊治来我院门诊就诊，予以氯化钾缓释片 1.5g、4 次 / 日，复查血钾 3.6mmol/L。门诊以“高血压 3 级待查；低钾血症”收住院。患者自病情加重以来，精神欠佳，食欲、睡眠尚可，大小便正常，夜尿 0 ~ 1 次 / 晚。体重近期无明显变化。

既往史：患者自幼诊断为“房间隔缺损”，未治疗；10 年前妊娠 3 个月时自行流产，测血压正常。9 年前再次妊娠，于妊娠 7 个月时因血压过高行剖宫产术。4 年前因右侧卵巢成熟性畸胎瘤行手术治疗；无糖尿病、冠心病等慢性病史。无乙肝、结核等传染病史及其密切接触史。手术史同前，无外伤史。无药物、食物过敏史。无输血史。预防接种史不详。

个人史：生于原籍，久居当地，无其他长期居住史。生活规律，无烟、酒、药物等嗜好。无毒物、粉尘及放射性物质接触史。无冶游史，无重大精神创伤史。

婚育史：25 岁结婚，爱人原配，未生育。

月经史：12 岁初潮，4 ~ 5 天 /22 ~ 23 天，平素月经规律，量中等，无痛经。

家族史：其母 50 余岁因“脑出血”离世，其父 60 余岁确诊高血压，两个姑姑分别于 60 岁、50 岁左右确诊高血压病，堂弟 40 余岁时确诊高血压。

（二）体格检查

体温 36℃，脉搏 86 次 / 分，呼吸 20 次 / 分，血压 140/90mmHg，身高 170cm，体重 65.8kg，BMI 22.8，腰围 84cm，臀围 90cm。发育正常，营养中等，甲状腺不大。肺部呼吸音正常，未闻及干湿性啰音，无胸膜摩擦音。心率 86 次 / 分，律齐，各瓣膜听诊区未闻及病理性杂音。腹部平软，无压痛、反跳痛，肝脾肋下未触及，墨菲征阴性，全腹叩呈鼓音，肝肾区无叩痛，移动性浊音阴性，肠鸣音正常。神经系统生理反射存在，病理反射未引出。

（三）辅助检查

当地某康复医院：电解质检查（2021–11–19 至 2021–11–21）：钾 2.12 ~ 2.87mmol/L。肝功能（2021–11–19）：丙氨酸氨基转移酶 330.8U/L、门冬氨酸氨基转移酶 79.4U/L；甲状腺功能未见异常。心肌损伤监测（2021–11–22）：肌红蛋白 365ng/ml，肌酸激酶同工酶 MB 105.53U/L，肌酸激酶 5974U/L，乳酸脱氢酶 4321/L，α – 羟基酸脱氢酶 275U/L。

本院：（2021–11–25）尿常规示 pH 7.0；血浆皮质醇、促肾上腺皮质激素均未见明显异常。

二、诊疗经过

结合患者病史、体格检查、辅助检查，入院初步诊断为：①高血压 3 级待查；②低钾血症待查；③房间隔缺损；④右侧卵巢成熟性畸胎瘤剥离术后。

患者以高血压、低血钾收住院，入院后完善相关检查，血钾 3.2mmol/L、二氧化碳结合力 18mmo/L，心血管激素（立位）示醛固酮测定 64.87（40 ~ 310）pg/ml、血浆肾素浓度 6.53（3.8 ~ 38.8）pg/ml，ARR 9.9。肝功能示总蛋白 62.3g/L、白蛋白 37g/L、丙氨酸氨基转移酶 81U/L、门冬氨酸氨基转移酶 55U/L；血常规、肾功能、心肌损伤标志物、凝血四项均未见明显异常。心电图示“窦性心律，左心室高电压，ST–T 改变”。胸部 CT 平扫示双肺少许索条，心影增大。

患者于低钾状态下复查血气分析及尿常规，血气分析示：pH 7.46，钾 3.4mmol/L，二氧化碳分压 27.2mmHg，实际碳酸氢根 19.2mmol/L、剩余碱 –3.2mmo/L，二氧化碳总量 17.5mmol/L，阴离子间隙 23.3mmol/L（多次血气分析对比见病例 17 表 1）。复查电解质：血钾 3.0 ~ 3.2mmol/L；同步尿电解质：尿钾 84mmol/24h，尿氯 109mmol/L；尿 ACR、尿蛋白定量均未见明显异常。

病例17表1　血气分析

	K^+（mmol/L）	BE	pH	PCO_2（mmHg）	PaO_2（mmHg）
2017-12-07（外院）	2.8	6.4	7.48	35	98
2021-11-19（外院）	1.9	-0.1	7.45	34	83
2021-11-25（本院）	3.4	-3.9	7.46	37.4	101
2021-11-28（本院）	3.4	-3.2	7.46	27.2	100
2021-12-07（本院）	4.2	-1.5	7.37	41.3	98

既往长期口服珍菊降压片控制血压，其成分中含有氢氯噻嗪及可乐定，患者外院多次查血钾显著降低，最低为 1.6mmol/L。同时有高血压病史 10 年，可导致高血压、低血钾的常见内分泌科疾病包括醛固酮增多症及皮质醇增多症，患者门诊已查 ACTH、皮质醇水平正常，醛固酮水平偏低，故不考虑上述两种疾病。调阅既往病历资料发现患者低钾时合并碱中毒，排除肾小管酸中毒，结合低肾素、低醛固酮符合假性醛固酮增多症即 Liddle 综合征诊断可考虑。

建议患者进一步行基因检测明确诊断，基因检测结果如病例 17 图 1。在受检者 SCNN1B 基因上检测到一个杂合错义变异：c.1847C > G：p.P616R，该变异为 cDNA 的第 1847 位碱基由 C 替换为 G，导致 SCNN1B 基因第 616 位密码子由编码脯氨酸变为编码精氨酸。患者最终明确诊断为 Liddle 综合征。

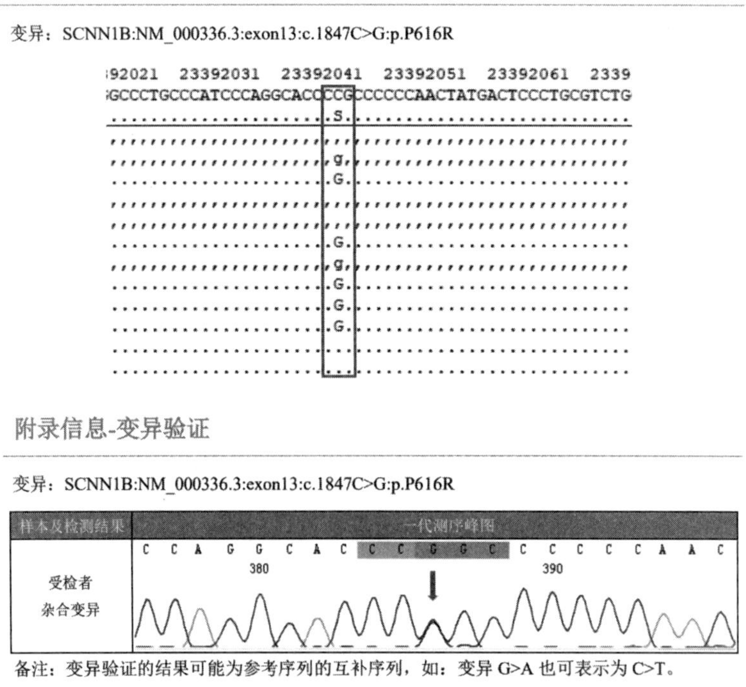

病例 17 图 1　基因检测结果

三、病例讨论

患者为中青年女性，既往高血压 10 年、流产 1 次、剖宫产 1 次、畸胎瘤手术 1 次，历经多家医院，根据有明确临床依据资料，患者低血钾可追溯至 5 年前，且 5 年前有服用美托洛尔、吲达帕胺片降压，其中吲达帕胺片可导致低钾血症，同时根据其家族史，给予苯磺酸氨氯地平片 5mg 口服、1 次 / 日（早），氯化钾缓释片 2000mg 口服、3 次 / 日。患者入院后曾多次低血钾，碱中毒，尿钾排出增加，ACTH 及血浆皮质醇正常，醛固酮及肾素正常低值，考虑 Liddle 综合征可能。最终通过基因检测明确诊断。

Liddle 综合征（Liddle Syndrome）又称假性醛固酮增多症，是一种罕见的单基因致病型高血压，遗传方式为常染色体显性遗传，遗传学基础是编码 ENaC 的基因（SCNN1B 和 SCNN1G）发生功能获得性突变，主要特征包括高血压、低钾血症、低肾素及低醛固酮血症等，常于青少年起病。该病常有家族聚集性，也存在散发情况。ENaC 是肾小管上皮细胞中负责 Na^+ 重吸收的通道，由 SCNN1A、SCNN1B 和 SCNN1G 基因编码的 α ENaC、β ENaC 和 γ ENaC 三部分组成，其中编码 β 和 γ 亚单位的 SCNN1B 和 SCNN1G 基因功能获得性突变导致了 Liddle 综合征的发生，最常见的是错义突变、无义突变和移码突变。

Liddle 综合征的临床表型具有变异性。北京协和医院的一项回顾分析纳入了该院 2002—2015 年 12 例确诊为 Liddle 综合征的患者。12 例患者均表现为儿童期或青少年起病的不同程度高血压及低钾血症，部分患者出现肢体无力、软瘫、心悸等症状。11 例患者针对 SCNN1B 和 SCNN1G 基因进行基因检测，检出 8 处致病位点突变，包括 c. 1690CT（p. Arg564Ter）、c. 1696CT（p. Arg566Ter）、c. 1702CT（p. Gln568Ter）、c. 1849CT（p. Pro617Ser）、c. 1853CT（p. Pro618Leu）、c. 1806_1807insG（p. Pro603Alafs5）、c. 1848_1849insTp. Pro617Serfs5） 及 c. 1854_1855insC（p. Asn619Glnfs3）， 其 中 c. 1702CT（p. Gln568Ter）、c. 1806_1807insG（p. Pro603Alafs5）和 c. 1848_1849insT（p. Pro617Serfs5）为首次报道。由此发现，不同致病基因突变个体可存在相同临床表现。2014 年 Gong 等报道的 2 例 SCNN1B 突变位点（p. Arg566 and p. Arg597Profs607）的家系中通过比对同一家系中不同患者的临床表现，认为同一家系中同一致病基因突变的不同个体其临床表现不完全相同。Liddle 综合征临床表型的差异性可能与多种因素有关，如致病基因的表达程度、环境因素及饮食习惯等。

四、病例点评

Liddle 综合征患者常为青少年起病，典型临床表现为高血压伴低钾血症，严重时可发生代谢性碱中毒，同时可能存在低肾素及低醛固酮血症。Liddle 综合征患者对常用降压药物如氨氯地平、美托洛尔等反应较差，临床表现与原发性醛固酮增多症相似，故称“假性醛固酮增多症”。两者在临床上的区别主要在于 Liddle 综合征的血浆醛固酮水平较低，对于醛固酮受体拮抗剂螺内酯不敏感，对 ENaC 抑制剂，如阿米洛利、氨苯蝶啶等非常敏感。

该患者青年起病，在流产后及妊娠中发现血压升高，因妊娠高血压 7 个月行剖宫产，胎儿未成活。经过多次检查，未注意已经长期存在的低血钾。在本次住院期间诊断考虑 Liddle 综合征，基因诊断为 SCNN1B 基因上检测到一个杂合错义变异：c.1847C ＞ G：p.P616R，该变异为 cDNA 的第 1847 位碱基由 C 替换为 G，导致 SCNN1B 基因第 616 位密码子由编码脯氨酸变为编码精氨酸，是既往未报道的突变。

明确后给予阿米洛利治疗，血钾、血压恢复正常。遗憾的是已经过了最佳生育年龄。早期的明确诊断，合适药物的选择能改善预后，极大地提高患者的生活质量。

（病例提供：刘玲娇　张瑜庆　陕西省人民医院）

（点评专家：张瑜庆　陕西省人民医院）

参考文献

[1]Tetti M，Monticone S，Burrello J，et al.Liddle syndrome review of the literature and description of a new case[J].Int J Mol Sci，2018，19（3）：E812.

[2]崔云英.Liddle 综合征患者的临床及基因突变特征[D]. 北京协和医学院，2017.

[3]Gong L，Chen J，Shao L，et al.Phenotype-genotype analysis in two Chinese families with Liddle syndrome[J].Mol Biol Rep，2014，41（3）：1569-1575.

[4]Fan P，Lu CX，Zhang D，et al.Liddle syndrome misdiagnosed as primary aldosteronism resulting from a novel frameshift mutation of SCNN1B[J].Endocrine Connections，2018，7（12）：1528-1534.

病例18　家族性醛固酮增多症Ⅲ型

一、病历摘要

（一）病史简介

患者女性，21 岁。

主诉：发现血压升高 19 年。

现病史：患者 19 年前（2 岁左右）因夜尿增多于我院儿科就诊时发现血压升高，当时查体血压 140/90mmHg（高于同性别、年龄和身高儿童血压的第 99 百分位），身高 81cm，体重 9kg，伴夜尿多，5 ～ 6 次 / 夜，24 小时尿量约 1200ml，查血钾 2.12（3.5 ～ 5.1）mmol/L，尿比重 1.015，肾素活性 0.8（0.05 ～ 0.8）ng/（ml・h），醛固酮 51.85（5.95 ～ 17.39）ng/dl，醛固酮与肾素活性比值（ARR）64.8，肾上腺及双肾彩超未见异常，诊断为“原发性醛固酮增多症”，予以“10% 氯化钾溶液 5ml、3 次 / 日，硝苯地平 3.3mg、4 次 / 日，安体舒通 10mg、2 次 / 日”口服治疗，血压控制于 110/80mmHg，血钾 3.6mmol/L，好转出院。院外自行停药，偶测血压波动于 140 ～ 160/90 ～ 120mmHg。12 年前（9 岁时）因血压高就诊于上海市某医院，查血压 150/100mmHg，血钾 2.0mmol/L，肾素活性 0.23（0.1 ～ 5.5）ng/（ml・h），血醛固酮 69.04（0.38 ～ 2.10）ng/dl，醛固酮与肾素活性比值（ARR）300.2，肾上腺增强 CT 显示双侧肾上腺未见异常，心电图见 T 波变化、左室高电压。诊断为“原发性醛固酮增多症”，予以“非洛地平 5mg、1 次 / 日，安体舒通 40mg、2 次 / 日”口服治疗，院外规律服药。12 岁时于我院复查血压 140/60mmHg，血钾 3.98mmol/L，肾上腺 CT 平扫见左侧肾上腺结合部增粗。后一直规律服用安体舒通 40mg、2 次 / 日，非洛地平 5mg、1 次 / 日，血压控制于 140/90mmHg 左右。4 年前（2013 年，17 岁）就诊于武汉某医院，查血压 150/95mmHg，血钾 2.5mmol/L，醛固酮 21.42（1.0 ～ 16.0）ng/dl，肾素不详，心脏彩超见左室壁均匀性增厚，符合高血压心脏病改变。肾上腺彩超未见异常，调整治疗方案为比索洛尔 5mg、1 次 / 日，安体舒通 40mg、2 次 / 日治疗，患者短期服用上述药物后自行停药，后偶尔服用安体舒通、非洛地平治疗，血压控制不佳，血压最高可达 180/110mmHg，为求进一步诊治来我院，门诊以“高血压待查”收住院。患者自患病以来，精神、饮食可，睡眠一般，大便正常，小便如上述，体重及体力无明显异常。

既往史：否认糖尿病、冠心病等慢性病史，否认乙肝、结核等传染病史，否认手术、外伤史。对“青霉素、头孢类抗生素”过敏。

婚育及月经史：未婚未育，12 岁初潮，4 ～ 5 天 /28 ～ 30 天，家族史：爷爷 50 岁左右发现高血压，有一次低血钾史（血钾 3.0mmol/L），父母体健，否认高血压及低钾血症。

（二）体格检查

体温 36.4℃，脉搏 114 次 / 分，呼吸 20 次 / 分，血压 165/91mmHg，身高 165cm，体重 50kg，BMI 18.37。神志清楚，精神可，步入病房，查体合作，全身皮肤黏膜未见黄染及出血点，全身浅表淋巴结未及肿大，甲状腺未及肿大，双肺呼吸音清，未闻及干湿性啰音。心率 114 次 / 分，心律齐，心脏各瓣膜听诊区未及明显病理性杂音，腹平软，肝脾肋下未触及，全腹无压痛及反跳痛，肾血管听诊区未闻及杂音。四肢肌力、肌张力正常，病理反射未引出，双下肢无水肿。

（三）辅助检查

我院检查（1998–07）：血电解质：血钾 2.12（3.5 ～ 5.1）mmol/L。醛固酮及肾素检测：肾素活性 0.8（0.05 ～ 0.8）ng/（ml·h），醛固酮 51.85（5.95 ～ 17.39）ng/dl，醛固酮与肾素活性比值（ARR）64.8。肾上腺及双肾彩超未见异常。

外院门诊（2005–10）：血电解质：血钾 2.0mmol/L。醛固酮及肾素检测：肾素活性 0.23（0.1 ～ 5.5）ng/（ml·h），醛固酮 69.04（0.38 ～ 2.1）ng/dl，醛固酮与肾素活性比值（ARR）300.2。肾上腺增强 CT 示双肾上腺未见异常。心电图示 T 波变化，左室高电压。

我院门诊（2008–02）：血电解质：血钾 3.98mmol/L。肾上腺 CT 平扫示左侧肾上腺结合部增粗。

外院门诊（2013–05）：血电解质：血钾 2.5mmol/L。醛固酮 21.42（1.0 ～ 16.0）ng/dl。心脏彩超示左室壁均匀性增厚，符合高血压心脏病改变。

二、诊疗过程

患者以高血压查因入院，根据患者高血压幼年起病，伴随低血钾，考虑为继发性高血压。入院后完善以下相关检查。

常规实验室检查：血尿便常规、肝肾功能、血糖、血脂均正常。血气分析：pH 7.457（7.35 ～ 7.45），实际碳酸氢根 32.9（21.4 ～ 27.3）mmol/L，标准碳酸氢根 31.5（21.3 ～ 24.8）mmol/L，全血碱剩余 7.8（–3.0 ～ 3.0）mmol/L，提示代谢性碱中毒。血电解质：血钾 2.22（3.5 ～ 5.1）mmol/L，余正常。24 小时尿电解质：尿钾 89.35mmol/24h。

常规辅助检查：胸片、肝胆胰脾彩超未见异常。十二导联常规心电图示：①窦性心律；②左室肥大伴 ST–T 改变。心脏彩超示：左室肥厚。肾脏、输尿管、膀胱彩超示：①双肾结石；②右肾囊肿。肾上腺 CT 平扫示：左肾上腺稍增粗（病例 18 图 1）。

内分泌专科检查：甲状腺功能、皮质醇节律、ACTH、血甲氧基肾上腺素、血甲氧基去甲肾上腺素、尿香草扁桃酸、尿高香草酸、尿肾上腺素、尿去甲肾上腺素、尿多巴胺均正常。醛固酮 425（0 ~ 35.3）ng/dl，肾素浓度 1.9（4.4 ~ 46.1）mU/L，醛固酮与肾素活性比值（ARR）223，进一步行确诊试验发现卡托普利试验前患者血醛固酮浓度为 624ng/dl，试验后血醛固酮浓度为 513ng/dl，抑制率＜ 30%，且血醛固酮浓度高于 11ng/dl，提示卡托普利试验阳性，确诊为原发性醛固酮增多症，结果详见病例 18 表 1。

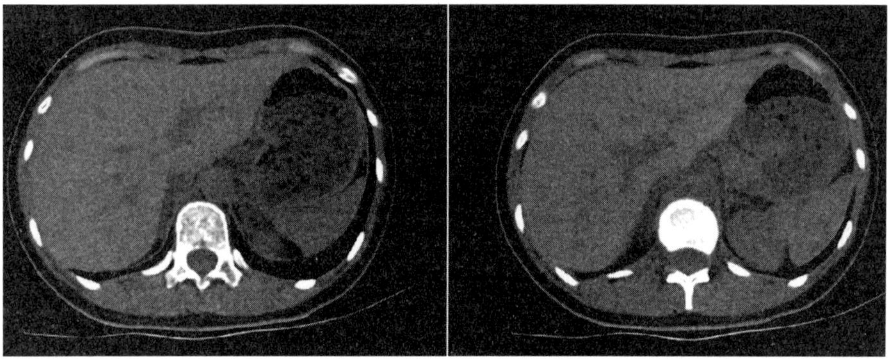

病例 18 图 1 肾上腺 CT 平扫

病例18表1 卡托普利试验结果

时间	肾素（mU/L）	醛固酮（ng/dl）	ARR 值
卡托普利前	0.8	624	780
卡托普利后	0.6	513	855

分析患者病情，患者幼年（2 岁）即发现高血压、低血钾，爷爷有高血压、低血钾病史。结合本院和外院的历次检查提示血压高、血钾低、尿钾排出增多、代谢性碱中毒、原醛症筛查试验及确诊试验均阳性，肾上腺 CT 平扫显示左肾上腺稍增粗，可确诊为原发性醛固酮增多症。结合患者幼年起病，可疑家族史（爷爷），需考虑原醛症的罕见类型——家族性醛固酮增多症。首先排查家族性醛固酮增多症中相对较多见的 I 型即糖皮质激素可治性醛固酮增多症（glucocorticoid-remediable aldosteronism，GRA）。行地塞米松抑制试验，方法为给予地塞米松 0.5mg，每 6 小时 1 次口服，共 2 天，试验前后查血醛固酮水平。结果显示患者试验后血醛固酮水平为 83ng/dl，但未达到 GRA 诊断标准（＜ 4ng/dl），详见病例 18 表 2，因此排除 GRA，需考虑其他类型家族性醛固酮增多症。

病例18表2 小剂量地塞米松抑制试验结果

时间	醛固酮（ng/dl）	皮质醇（μg/dl）
地塞米松抑制试验前	265	10
地塞米松抑制试验后	83	1.1

进一步行全外显子测序，发现患者 KCNJ5 基因外显子区域存在一处杂合突变点：c.451G > A（p.G151R）。根据文献已经报告的突变，判定此突变为致病突变，与家族性醛固酮增多症Ⅲ型相关。对患者家属进行基因检测，发现 KCNJ5 基因的杂合突变在患者父母、爷爷、外婆、姑妈及姨妈均未检出（病例 18 图 2），患者为新发突变。根据基因检测结果，患者诊断为 KCNJ5 基因 c.451G > A 突变所致家族性醛固酮增多症Ⅲ型。最终诊断为家族性醛固酮增多症Ⅲ型、高血压心脏病。

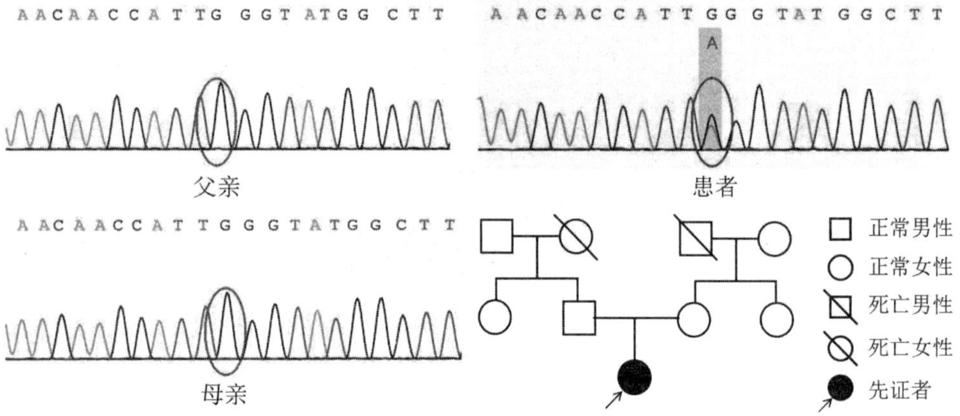

病例 18 图 2　患者及亲属基因检测结果及家系图

入院后给予患者安体舒通 80mg、2 次 / 日口服，非洛地平 5mg、2 次 / 日口服治疗，血压控制在 140 ~ 150/90 ~ 98mmHg，复测血钾 3.34mmol/L。因患者血压控制欠理想，嘱患者低钠饮食，3 天后复测血压 138/85mmHg，好转出院。出院后嘱其继续门诊随访，患者未规律复诊，长期口服安体舒通 80mg、2 次 / 日，非洛地平 5mg、2 次 / 日治疗，偶测血压波动于 140 ~ 160/85 ~ 100mmHg、血钾 3mmol/L 左右。患者长期血压控制不佳，血钾低，根据文献报道，建议患者可考虑行肾上腺肿物切除术，患者表示拒绝，目前继续药物治疗。

三、病例讨论

本例患者为年轻女性，因发现血压升高入院，其突出的特点是高血压发病年龄早，2 岁即出现高血压，当时测血压值为 140/90mmHg。如何定义和诊断儿童高血压？美国儿科学会《儿童和青少年高血压筛查和管理指南》将血压值分类的标准分为两个年龄组，对于 1 ~ 13 岁儿童：血压正常指收缩压和舒张压均＜同年龄第 90 百分位数。1 级高血压指收缩压和（或）舒张压≥第 95 百分位数但＜第 95 百分位数加 12mmHg，或者介于 130/80mmHg 与 139/89mmHg；2 级高血压指收缩压和（或）舒张压≥第 95 百分位数加 12mmHg，或者≥ 140/90mmHg。故本例患者，根据以上儿童高血压的定义与分类，可以诊断为 2 级高血压。

开始于儿童和青少年时期的高血压，会导致早发心血管疾病（cardiovascular disease，CVD），现有的高质量研究证据表明，发现并成功治疗儿童期高血压对 CVD 的长期结局有重要影响。而成功治疗儿童期高血压最重要的一点就是鉴别原发性与继发性高血压，研究显示 50% 以上的青少年高血压为继发性高血压。如果高血压患儿具有下述任意特征，则应怀疑是继发性高血压：①青春期前，尤其是＜ 6 岁；②无家族史且体型纤瘦；血压急剧升高，超过既往稳定基线水平；③特定的动态血压模式，如持续舒张期高血压、夜间高血压和（或）夜间血压下降率较低；④有肾病相关病史；⑤打鼾、日间嗜睡或过度活跃（年幼儿童）病史；⑥有高血压相关遗传性疾病家族史；⑦使用过明确会升高血压的药物等。针对本例患者，其发病年龄早（＜ 6 岁），需要怀疑继发性高血压。

继发性高血压最常见的病因为肾脏疾病、内分泌疾病及肾血管疾病。根据患者的病史及既往的辅助检查可基本排除肾脏疾病及肾血管疾病。此次入院重点排查内分泌性高血压。内分泌性高血压的常见原因包括垂体、肾上腺和甲状腺疾病等。分析本例患者病历资料，患者除高血压外，还存在严重的低血钾，且在低血钾时（血钾 2.22mmol/L），尿钾排出增多（89.35mmol/24h），存在肾性失钾。高血压伴低血钾、肾性失钾最常见的病因为原发性醛固酮增多症，其他病因还包括库欣综合征、表观盐皮质激素过多综合征、先天性肾上腺皮质增生症的 11β 羟化酶缺陷症和 17α 羟化酶缺陷症亚型、Liddle 综合征、肾动脉狭窄、慢性肾病、肾素瘤等。患者检查肾素降低，醛固酮明显升高，ARR 比值及卡托普利试验均为阳性，确诊为原发性醛固酮增多症。甲状腺功能、儿茶酚胺、皮质醇等其他激素无异常，可排除其他内分泌性高血压。

原发性醛固酮增多症是由肾上腺皮质病变引起醛固酮分泌增多，导致潴钠排钾、体液容量扩增、肾素 - 血管紧张素系统受抑制，表现为高血压和低血钾的临床综合征，是继发性高血压最常见的病因。根据中国《原发性醛固酮增多症诊断治疗的专家共识（2020 版）》，原醛症根据病因的不同可分为 6 型，即醛固酮瘤、特发性醛固酮增多症、原发性肾上腺皮质增生（又称单侧肾上腺增生）、家族性醛固酮增多症、分泌醛固酮的肾上腺皮质癌和异位醛固酮分泌瘤。美国内分泌学会 2016 临床实践指南《原发性醛固酮增多症的管理》建议对所有早发（＜ 20 岁）原醛症患者和有该疾病家族史的患者进行基因检测来筛查家族性醛固酮增多症 Ⅰ 型（又称为 GRA），对于发病年龄很轻的原醛症患者建议行 KCNJ5 基因检测排除 FH Ⅲ型。本病例患者原醛症的发病年龄为 2 岁，入院后首先进行了地塞米松抑制试验筛查 GRA，结果显示口服地塞米松后醛固酮未抑制到 4ng/dl 以下，不考虑 GRA 诊断。患者随后进行了基因检测，发现存在 KCNJ5 基因 c.451G ＞ A 突变，确诊为家族性醛固酮增多症Ⅲ型。

家族性醛固酮增多症（familial hyperaldosteronism，FH）为原醛症的罕见类型，至今已有4种FH被报道，分别为FH-Ⅰ型（GRA）、FH-Ⅱ型、FH-Ⅲ型和FH-Ⅳ型，均为单基因遗传病。FH-Ⅰ型病因为CYP11B1和CYP11B2基因的不等交换产生新的融合基因，该融合基因编码的蛋白具有醛固酮合酶活性，但受ACTH调控而不受血管紧张素Ⅱ调控。FH-Ⅱ型病因为CLCN2基因突变。FH-Ⅳ型病因为CACNA1H基因突变。

本例患者所诊断的FH-Ⅲ型病因为KCNJ5基因突变，为常染色体显性遗传病，但其家系其他成员未见此基因突变，故本例患者为家系中的新发病例。KCNJ5基因编码钾离子通道Kir3.4，其突变导致该通道对K^+选择性降低，对Na^+通透性增加，Na^+内流导致肾上腺皮质球状带细胞膜去极化，进而引起电压门控的钙通道开放，激活细胞内钙信号通路，诱导醛固酮合酶的表达，最终引起醛固酮分泌增多和球状带细胞增生。目前已报道6种与FH-Ⅲ相关的KCNJ5基因种系突变，分别为T158A、G151R、G151E、I157S、E145Q、Y152C。一般来说，所有存在T158A、I157S、E145Q突变的患者和大多数G151R突变患者表现为早发的严重的PA，往往需要行双侧肾上腺肿物切除来控制症状；而存在G151E及Y152C突变的患者临床症状较轻，对药物治疗反应好。本例患者为KCNJ5基因G151R种系突变，与既往报道的G151R突变患者相同，表现为严重PA，该例患者临床表现为早发PA，二级高血压，低血钾，左侧肾上腺轻度增生，螺内酯治疗有一定效果。但药物治疗不规范，未能将患者血压控制于理想范围，也没有完全纠正患者低钾血症，且由于长期的高血压，患者心电图（左室肥大伴ST-T改变）及心脏彩超（左室肥厚）已出现异常，表明已出现了高血压带来的心脏损害。针对此类患者，有文献报道可考虑行肾上腺肿物切除术。本例患者拒绝行肾上腺手术治疗，目前仍继续药物治疗。患者长期预后如何，仍有待门诊长期随访。

四、病例点评

高血压查因是内分泌科常见的一个临床问题。当患者具有某些临床特征时提示可能为继发性高血压，如：①难治性高血压，恶性或急进型高血压；②既往血压平稳的患者血压急性升高或不稳定性增加；③30岁以下、无肥胖、无高血压家族史及其他高血压危险因素（如肥胖）的患者；④高血压伴电解质紊乱，包括低钾血症和代谢性碱中毒；⑤发病年龄在青春期之前。这部分患者需要排查继发性高血压。

本例患者高血压发病年龄早，且伴有严重的低血钾，继发性高血压的可能性极大。既往就诊和本次入院均诊断为原发性醛固酮增多症。需要引起重视的是患者高血压发病年龄非常早，幼儿期即出现，针对这类患者，不能仅满足于原发性醛固酮增多症的诊断，一定要考虑到家族性醛固酮增多症的可能。

在过去的十几年中，由于基因测序技术的飞速发展及基因检测在临床的应用，许多罕见的遗传性疾病得以诊断。该患者在过去的十几年多次被诊断为原醛症，因未进行基因检查，在原醛症诊断20年余后才确诊为家族性醛固酮增多症Ⅲ型。目前国内对家族性醛固酮增多症的报道较少，尚缺乏对此罕见病的认识，故临床上对于发病年龄早，发病具有家族聚集性的原醛症患者，要考虑家族性醛固酮增多症的可能，及时进行基因检查。

（病例提供：石小丽　华中科技大学同济医学院附属同济医院）
（点评专家：杨　雁　华中科技大学同济医学院附属同济医院）

参考文献

[1]Flynn JT，Kaelber DC，Baker-Smith CM，et al.Subcommittee on screening and management of highbolld pressure in children.Clinical practice guideline for screening and management of high blood pressure in children and adolescents[J].Pediatrics，2017，140（3）：e20171904.

[2]Funder JW，Carey RM，Mantero F，et al.The management of primary aldosteronism：case detection，diagnosis，and treatment：an endocrine society clinical practice guideline[J].J Clin Endocrinol Metab，2016，101（5）：1889-1916.

[3]中华医学会内分泌学分会.原发性醛固酮增多症诊断治疗的专家共识（2020版）[J].中华内分泌代谢杂志，2020，36（9）：727-736.

[4]Shi X，Ma D，Li M，et al.A de novo mutation in the KCNJ5 gene causing primary hyperaldosteronism and early-onset hypertension[J].J Hypertens，2019，37（8）：1731-1733.

病例19　分泌醛固酮的肾上腺皮质癌

一、病历摘要

（一）病史简介

患者女性，49 岁。

主诉：血压升高 2 年，发现左侧肾上腺占位 10 天余。

现病史：患者 2 年前体检发现血压高，最高达 200/100mmHg，偶有头晕、头痛，无肢体无力、麻木，不规律口服“缬沙坦、美托洛尔”治疗。10 天余前因突发头晕于当地医院测血压 180/90mmHg，查头颅 MRI 平扫未见无异常；血肌酐 106μmol/L，血钾 2.4mmol/L，血钠 150mmol/L；肾上腺 CT 平扫＋增强示“左肾上腺占位，大小约 50mm×38mm×47mm，增强扫描病灶中度不均匀强化”，为进一步诊治于 2017 年 5 月 25 日至我院就诊。患者患病以来，无发作性心悸、出汗、面色苍白，无四肢无力，无脸变圆、痤疮、皮肤瘀斑、四肢变细，无发热、盗汗，无胸闷、胸痛、气促，无双下肢水肿。饮食正常，精神一般，体力良好，睡眠良好，大小便正常，体重无明显增减。

既往史：既往无特殊，否认糖尿病、冠心病、肿瘤等慢性病史；否认乙肝、结核等传染病史。否认利尿剂、激素类药物使用史。已婚已育，G4P4A0，子女 4 人均体健。47 岁绝经。无类似疾病家族史。

（二）体格检查

体温 36.2℃，脉搏 99 次 / 分，呼吸 18 次 / 分，血压 135/88mmHg（左上肢）、137/86mmHg（左下肢）、134/89mmHg（右上肢）、150/85mmHg（右下肢），体重 53kg，身高 150cm，BMI 23.5。发育正常，营养良好，体型匀称，无满月脸、水牛背、向心性肥胖、皮肤瘀斑，体毛分布正常。全身浅表淋巴结未及肿大。甲状腺未及肿大。双肺呼吸音清，未闻及干湿性啰音。心界不大，心率 99 次 / 分，律齐，各瓣膜听诊区未闻及病理性杂音。腹软，无紫纹，无压痛、反跳痛，未扪及包块，肝脾肋下未触及，腹部未及血管杂音。双下肢无水肿。四肢肌力、肌张力正常，腱反射无亢进、减退。面神经叩击征、束臂加压试验（–）。

（三）辅助检查

入院后完善以下相关检查。

血液生化：血钾 2.8（3.5 ～ 5.3）mmol/L，血钠 146.2（137 ～ 147）mmol/L，同步 24h 尿钾 52mmol，24h 尿钠 196.3mmol，二氧化碳结合力 29（22 ～ 31）mmol/L，

血肌酐 107（44 ~ 133）μmol/L。

肾素－醛固酮系统相关检查：立位醛固酮 667.5（38.1 ~ 313.3）ng/L，立位肾素活性 0.08ng/（ml · h），醛固酮 / 肾素活性比值（ARR）834；卡托普利试验服药前醛固酮 338ng/L，服药后醛固酮 845.3ng/L。

促肾上腺皮质激素（ACTH）－皮质醇相关检查：ACTH：8am 21（0 ~ 46）pg/ml，4pm 13pg/ml，12mn 6pg/ml；皮质醇：8am 385.9（118 ~ 618）nmol/L，4pm 302.8nmol/L，12mn 118.6nmol/L；24h 尿游离皮质醇 209.5（153.2 ~ 789.4）nmol/L；1mg 地塞米松抑制试验：抑制后皮质醇 86nmol/L。

性激素（黄体生成素、卵泡刺激素、睾酮、雌二醇、孕酮、泌乳素）未见异常。血甲氧基肾上腺素（MN）、甲氧基去肾上腺素（NMN），24h 尿香草杏仁酸均在正常范围。

肿瘤标志物：糖类抗原 19-9 550.5（≤ 34）U/ml，癌胚抗原、甲胎蛋白、糖类抗原 125、糖类抗原 72-4 均在正常范围。

肾上腺磁共振成像（MRI）平扫＋增强（病例 19 图 1）：①考虑左肾上腺肿瘤（约 5.6cm × 4.1cm，嗜铬细胞瘤可能性大）；②右输尿管结石并重度积水。腹膜后未见明显增大淋巴结。

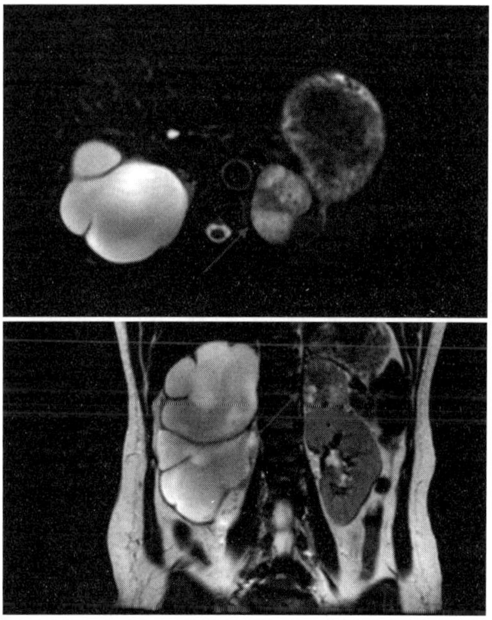

病例 19 图 1　肾上腺 MRI 影像

左侧肾上腺区大小约 5.6cm × 4.1cm 肿块影，T_1WI 稍低信号，T_2WI 高信号，其内信号欠均匀，DWI 可见弥散受限。增强扫描肿块可见明显不均匀强化。肿块周围可见增粗血管影。

泌尿系 CT 平扫＋增强（病例 19 图 2）：左侧肾上腺占位病变，大小约 48mm × 44mm，考虑嗜铬细胞瘤；右输尿管上段及右肾多发结石并右肾重度积液。

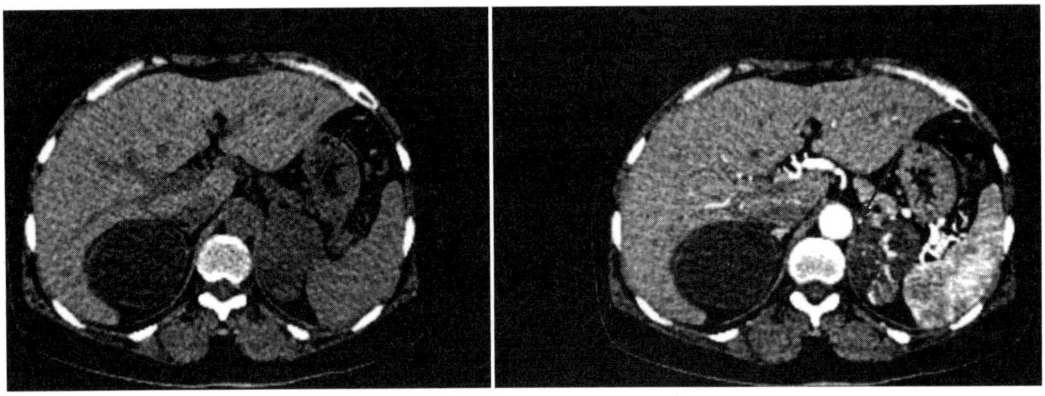

病例 19 图 2　泌尿系 CT 影像

左侧肾上腺区见类圆形软组织肿块，边界较清晰，约 5.5cm × 4.7cm × 4.4cm（前后 × 上下 × 左右），平扫呈不均匀稍低密度；增强扫描动脉期见不均匀明显强化，静脉期强化似有减退。病灶与左肾上极分界尚清，左肾轻度受压移位。左侧肾上腺显示不清。

二、诊疗经过

患者入院后予地尔硫䓬联合多沙唑嗪控制血压，口服及静脉补钾纠正低钾血症，同时完善相关检查。患者为中年女性，有高血压病史 2 年，血压最高 200/100mmHg；多次发现血钾低（最低 2.4mmol/L），且有尿钾不适当排出增多，支持肾脏原因失钾导致的低钾血症；血醛固酮水平升高，PRA 明显降低，ARR 明显升高＞30；醛固酮水平不受卡托普利抑制；因此原醛症诊断明确。术前主要诊断为：①高血压低血钾并左肾上腺占位：原醛症 肾上腺皮质癌？嗜铬细胞瘤？②泌尿系结石 右肾重度积液。

患者原醛症诊断明确，予螺内酯控制血压、纠正低钾血症；同时考虑肾上腺占位体积较大，影像学上考虑嗜铬细胞瘤可能（患者因经济原因拒绝行 PET-CT 检查），因此虽血 MNs 检测未见异常，仍加用酚苄明行术前准备。待血压、电解质、心肺功能均稳定后，患者于 2017 年 6 月 15 日至泌尿外科行腹膜后入路腹腔镜下左侧肾上腺肿瘤切除术，术程顺利。术中见左侧肾上腺一肿物，大小约 5cm × 4cm × 4cm，其表面包膜完整，血管迂曲，与周围组织粘连，质地韧。术后切开标本，可见肿瘤色灰白，质地韧，呈鱼肉状，内部有少量坏死组织，不排除恶性可能，与周围组织分界清，包膜完整。肾上腺肿物病理结果：肿瘤细胞弥漫分布，细胞中度异型性，可见少数瘤巨细胞，核分裂象约 6 个 /10HP；侵犯至肾上腺被膜，伴灶性坏死，间质血管丰富，未见明确脉管内瘤栓；Weiss 评分 3 分；免疫组化：Vimentin（+）、CD10（+）、Syn（+）、NSE（+）、CD56（+）、α-inhibin 部分（+）、CD30 少数（+）、P53 约 70%（+）、Ki-67 热点区约 20%（+），CK、EMA、AFP、CD117、PLAP、S100、CK7、CK20、Hepatocyte、GPC-3 及 CgA 均（-），符合肾上腺皮质肿瘤，考虑为肾上腺皮质癌。（瘤旁组织）送检为脂肪及少量肾上腺皮质组织，未见明确恶性改变（病例 19 图 3）。因此，结合病理结果，该病例明确诊断为分泌醛固酮的肾上腺皮质癌（$T_3N_0M_0$）。建议患者购买米托坦等药物或放疗，患者均因经济原因拒绝。

术后随访：术后 3 天复查血醛固酮（卧位）71（30 ~ 160）ng/L，血钾 4.77mmol/L，血钠 139.5mmol/L，予硝苯地平控释片控制血压，患者血压波动于 120 ~ 140/85 ~ 90mmHg。门诊随访患者未诉不适，逐渐停用所有降压药，自行监测血压波动于 120 ~ 140/70 ~ 90mmHg。术后 3 个月返院复查血钾 4.89mmol/L，血钠 135.1mmol/L，肾素活性（卧位）4.26ng/（ml・h），醛固酮（卧位）135.5ng/L；CA19-9 660.7U/ml。结合 2017 PASO 原醛预后判断标准，该患者达到完全临床及生化缓解；肾上腺 CT 提示左肾上腺术后改变，未见异常强化灶；右侧肾上腺增粗。术后半年复查血钾 4.7mmol/L，血钠 140.9mmol/L，未复查醛固酮及肾素活性。术后 1 年复查患者血电解质正常，皮质醇节律存在；肾上腺 CT 提示左肾中极前份新发结节及左侧肾周数个新发结节，考虑转移瘤可能；左侧肾上腺为术后改变（病例 19 图 4）。患者因经济原因未再做其他检查治疗，并拒绝随访，术后 2 年去世。

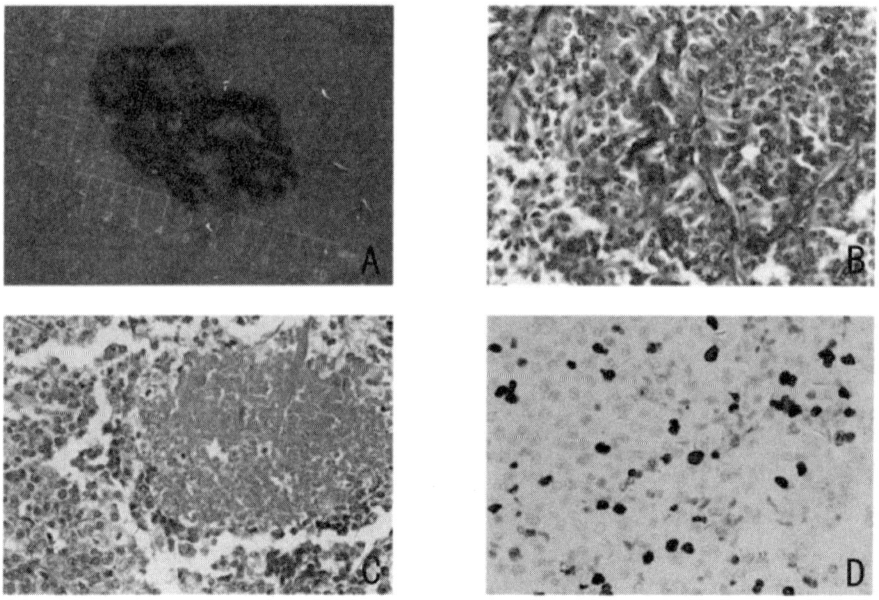

病例 19 图 3　肾上腺肿瘤大体及病理学

A. 肾上腺肿物大小约 5cm × 4cm × 4cm，其表面包膜完整，迂曲血管。B ~ D. 肾上腺肿物病理：肿瘤细胞弥漫分布，细胞中度异型性，可见少数瘤巨细胞，核分裂象约 6 个 /10HP；伴灶性坏死，间质血管丰富，未见明确脉管内瘤栓。免疫组化：Vimentin（+）、CD10（+）、Syn（+）、NSE（+）、CD56（+）、α-inhibin 部分（+）、CD30 少数（+）、P53 约 70%（+）、Ki-67 热点区约 20%（+）。

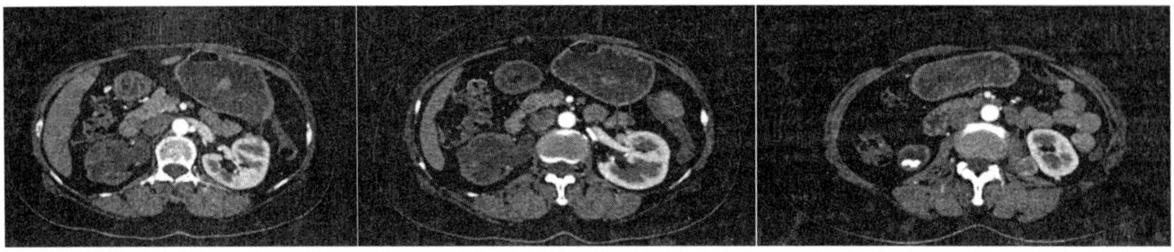

病例 19 图 4　术后 1 年复查肾上腺 CT

左肾中极前份新发结节及左侧肾周数个新发结节，均考虑转移瘤可能。左侧肾上腺未见显示。左肾中极前份新见少许结节状稍低密度灶，直径 4 ~ 7mm 不等，边界尚清，增强扫描强化程度低于肾实质。左侧肾周见散在数枚软组织密度结节，较大者位于左肾下份与左侧腰大肌之间，约 16.5mm，增强扫描成明显不均匀强化。

三、病例讨论

本例患者有高血压、低血钾、尿钾排出增多，醛固酮水平升高、PRA 降低、ARR 升高，卡托普利试验醛固酮不受抑制，影像检查发现左肾上腺 5cm 左右占位，可诊断原醛症。原醛症分为 6 型，即醛固酮瘤、特发性醛固酮增多症、原发性肾上腺皮质增生、家族性醛固酮增多症、分泌醛固酮的肾上腺皮质癌及异位醛固酮分泌瘤。其中由特发性醛固酮增多症导致的原醛症占 60%，其次是醛固酮瘤约 35%，而分泌醛固酮的肾上腺皮质癌（ACC）患病率低于 1%。原醛的分型诊断是临床难点之一，目前现有的方法主要包括：①肾上腺影像学：CT 或 MRI 有助于鉴别醛固酮瘤、特发性醛固酮增多症（特醛症）和醛固酮癌（常大于 4cm）。②双侧肾上腺静脉取血（AVS）：可区分原醛症双侧肾上腺有无优势分泌侧，被公认为是原醛症分型诊断的“金标准”，但为有创性操作且价格较高。2014 年《双侧肾上腺静脉采血专家共识》建议以下人群可不行 AVS 检查：a. 年龄＜ 40 岁，肾上腺 CT 显示单侧腺瘤且对侧肾上腺正常的患者；b. 肾上腺手术高风险患者；c. 怀疑肾上腺皮质癌患者；d. 已经证实患者为家族性醛固酮增多症Ⅰ或Ⅲ型。③ ^{11}C- 美托咪酯 -PET/CT 和地塞米松联合 ACTH 兴奋试验：前者使用的 ^{11}C- 美托咪酯是一个有效的 11β 羟化酶及醛固酮合成酶抑制剂，发现醛固酮瘤的特异度为 87%，灵敏度为 76%；后者可有助于区分单侧及双侧原醛症。④靶向 C-X-C 趋化因子受体 4（CXCR4）的 ^{68}Ga-Pentixafor PET/CT 核素显像：CXCR4 是一种典型的 G 蛋白偶联受体，近期研究发现，CXCR4 在醛固酮瘤细胞膜上高表达，且与醛固酮合成酶（CYP11B2）表达水平显著相关，而在无功能腺瘤中则呈低表达。核医学分子探针 ^{68}Ga-Pentixafor 作为 CXCR4 的特异性配体，通过与细胞膜上的 CXCR4 受体特异性结合，在 PET-CT 中进行功能性成像，有助于原醛分型诊断。⑤基因检测：建议年龄在 20 岁以下原醛症患者，或有早发脑卒中家族史的原醛症患者，做基因检测以确诊或排除糖皮质激素可抑制性醛固酮增多症；对发病年龄很轻的原醛症患者，行 KCNJ 5 基因检测排除家族性醛固酮增多症Ⅲ型。此病例原醛症诊断明确，因考虑分泌醛固酮的 ACC 可能，故术前不需做 AVS 等分型检查。

ACC 很罕见，年发病率约为 0.5 ~ 2 例 / 百万；分泌醛固酮的 ACC 更罕见。其临床诊断可参考：①肿块的非特异性症状：ACC 往往肿块较大，因此可能出现巨大占位所致局部症状如腹痛、腹部包块等；有些患者可伴随其他不典型症状如消瘦、发热、盗汗；个别患者亦可无任何临床表现。②激素异常的相关表现：ACC 按照有无激素分泌异常，可分为功能性（激素自主分泌）和无功能性。80% 的 ACC 是功能性的，因此可以出现激素过量的临床表现，包括糖皮质激素、盐皮质激素、性激素分泌过多的症状；其中最常见的是单独分泌糖皮质激素增多（45%），其次为糖皮质激素和性激素（45%），单独分泌性激素（10%），分泌醛固酮的 ACC 很少见，不到 1%。我们对每个疑似 ACC 的病例都需要进行全面的内分泌评估，确定是否有糖皮质激素、盐皮质激素、性激素和肾上腺皮质类固醇激素前体的潜在自主过量。分泌醛固酮的 ACC 患者有盐皮质激素分泌异常，部分患者会有高血压伴或不伴低血钾表现，应检测醛固酮、肾素活性并计算 ARR 进行筛查；如 ARR ＞ 30，进一步行≥ 1 种确诊试验明确原醛诊断。临床常用的确诊试验包括卡托普利试验和盐水负荷试验，高钠饮食试验和氟氢可的松试验由于繁琐、无药等原因较少使用。本例患者肾上腺巨大占位，不能完全排除嗜铬细胞瘤，因此相较于盐水负荷试验可能诱发高血压危象及心力衰竭，卡托普利试验安全性较高，更适合作为肾上腺巨大占位怀疑原醛症的确诊试验。在诊断为存在盐皮质激素分泌异常后，不能放弃对其他肾上腺激素的评估，因为可能存在激素共分泌可能，尤其是糖皮质激素的评估。术前判断是否存在皮质醇过多有助于应对围术期的并发症及肿瘤切除术后的肾上腺皮质功能不全，并且皮质醇的高分泌可提示预后较差。皮质醇节律、24 小时尿游离皮质醇测定、午夜唾液皮质醇测定、小剂量地塞米松抑制试验等用于评估肿瘤有无自主皮质醇分泌，其中 1mg 地塞米松试验是排除皮质醇增多症的首选方法。根据试验结果，可判读为"正常"（抑制后皮质醇≤ 50nmol/L）、"可能存在自主皮质醇分泌"（抑制后皮质醇 51 ~ 138nmol/L）和"自主皮质醇分泌"（抑制后皮质醇＞ 138nmol/L）。此病例根据 1mg 地塞米松抑制试验结果，考虑为"可能存在自主皮质醇分泌"，外科在术中和术后静脉使用了氢化可的松来预防可能的肾上腺皮质功能不全。③影像学：目前主要有三种成像技术可用于鉴别恶性和良性肾上腺肿瘤：CT、MRI 和 PET-CT，肿瘤大小＞ 4cm，可能提示 ACC；但嗜铬细胞瘤往往也是直径较大的肿瘤。影像学 CT 图像中，嗜铬细胞瘤常表现为圆形或椭圆形，偶可见分叶状，边界清晰；肿瘤密度与其大小相关，当肿瘤体积较大时，病灶内部可出现出血、坏死、囊变甚至可见钙化；增强扫描时动脉期即出现中度及以上强化，且为持续延迟强化；根据肿瘤内部坏死、囊变、出血情况的不同而表现出均匀或不均匀强化。MRI 相对于 CT 的优势在于其组织分辨率高，可清晰显示肿瘤内部结构及肿瘤与血管、周围脏器间的关系。嗜铬细胞瘤实性成分在 T_1WI 上呈等低信号，而在 T_2WI 上，尤其是抑脂 T_2WI 上呈现明显高信号，对诊断较具特征性。ACC 在 CT 图像中，多数为巨大团块（4 ~ 6cm），密度不均，常有出血、坏死，中央区可有砂砾样钙化，可侵犯周围器官和下腔静脉；增强后呈现渐进性强化。强化迅速持久。ACC 在 MRI 中也常表现为肿瘤较大、形态不规则、边界不清晰、侵犯周围结构，在 T_1 加权像上瘤体的信号强度低于或等于肝脏，但在 T_2 加权像的明显高于肝脏，同时在 T_2WI 中信号轻度要低于或等于脂肪。内部信号不均匀，多有出血、坏死、增强后实质部分强化、廓清缓慢，中央坏死区明显呈不规则环状强化。本例患者 MRI 肾上腺区占位 T_2 加权呈高信号，综合来看无法排除嗜铬细胞瘤。④病理学：组织病理学是诊断 ACC 的金标准；但肾上腺活检一般不推荐用于 ACC 诊断，因为可能不能明确诊断，还伴有出血等风险；仅在肾上腺占位无激素过度分泌，患者有肾上腺外肿瘤病史时，可以用活检鉴别是否为肾上腺转移癌。

Weiss 评分是目前诊断 ACC 最常用的评分系统，包括共九项组织学标准：①肿瘤细胞弥漫性分布；②核异型大小；③不典型核分裂；④核分裂象 ≥ 5 个 / 50HP；⑤透明细胞占全部细胞 ≤ 25%；⑥肿瘤坏死；⑦静脉侵犯；⑧窦状样结构浸润；⑨包膜浸润。各标准赋值 1 分，≥ 3 分则考虑为 ACC，评分 2 分也需警惕 ACC 的可能性。组织病理学 SF-1 免疫组化是目前可用于确定肿瘤是否属于肾上腺皮质来源最敏感和特异的标记物，其敏感性 98%，特异性 100%，其他标记物包括抑制素 -α（inhibin-α）、黑色素 -A（melan-A）和 calretinin 也有助于 ACC 诊断。此外，Ki-67 ≥ 5% 被认为可帮助 ACC 诊断，但目前指南中主要将 Ki-67 用于判断预后，较高的 Ki-67 水平与 ACC 预后不良相关。本例患者 Weiss 评分 3 分，α-inhibin（+），Ki-67 高达 20%，提示符合 ACC。由于生化证据显示肿瘤有过量的醛固酮分泌，研究表明，原醛症患者存在局部瘤体中醛固酮合酶基因（CYP11B2 基因）与 11-β 羟化酶（CYP11B1 基因）的高表达，因此进行 CYP11B2 和 CYP11B1 的免疫组化分析，有助于判断瘤体是否存在醛固酮高分泌；但本例患者未有条件进行相关免疫组化染色为缺陷之一。

ACC 的治疗与预后：手术完全切除是根治 ACC 的唯一途径，若病灶不能完全切除，仍提倡最大程度减瘤以提高生存率。术后 2 年内应每 3 个月随访一次，然后 3 年内每 3 ~ 6 个月复查，终生随访；随访内容包括一般情况、激素分泌情况和影像学。ACC 患者预后差异很大，总体 5 年生存率为 37% ~ 47%。肿瘤分期、切除状态、Ki-67 指数、自主皮质醇分泌和年龄等都是决定 ACC 预后的因素，其中最重要的是肿瘤分期。目前使用最广泛的分期系统为欧洲协作组（ENsAT）临床分期：Ⅰ期：肿瘤 ≤ 5cm、无淋巴结和远处转移；Ⅱ期：肿瘤 > 5cm（T_2）、无淋巴结和远处转移；Ⅲ期：任何大小，肿瘤浸润肾上腺周围组织或邻近器官（任何 T），或者有区域淋巴结转移，但无远处转移；Ⅳ期：任何大小，有淋巴结及远处转移。其中，Ⅰ ~ Ⅳ期 ACC 的 5 年生存率分别为 66% ~ 82%、58% ~ 64%、24% ~ 50% 及 0 ~ 17%。

ACC 恶性程度高、病情进展快、易转移的特点使肿瘤容易复发或转移。即使 R0 切除，ACC 患者（包括 ENSAT 分期Ⅰ～Ⅱ）仍有超过 50% 患者出现肿瘤复发。因此，术后对于高复发风险（Ⅲ期，或 R1 切除，或 Ki-67 ＞ 10%）者建议术后尽快使用药物米托坦至少 2 年治疗，以降低术后肿瘤复发和死亡的风险。对复发或晚期 ACC，还可以使用米托坦基础上联合全身化疗如 EDP 方案（依托泊苷、阿霉素、顺铂），其他局部治疗措施如消融、放疗、栓塞等对晚期 ACC 也有其价值。此例患者手术虽完全切除病灶，但术后患者因经济原因，未使用米托坦等进一步治疗，可观察到患者 1 年后出现肿瘤复发转移灶。因此，对 ACC 这类恶性肿瘤，手术切除、定期随访和术后药物辅助治疗都很重要。

四、病例点评

临床上对所有肾上腺占位都需要评估两个问题：是否功能性的（即分泌激素），是否恶性的。肾上腺皮质肿瘤包括：①皮质癌；②皮质腺瘤；③间质和间质肿瘤（髓脂肪瘤、恶性神经鞘瘤）；④血液系统恶性肿瘤如淋巴瘤；⑤转移瘤。原发于肾上腺的恶性肿瘤见于皮质癌和转移性嗜铬细胞瘤，尤其是＞ 4cm 以上的病变。全面的内分泌功能检查了解激素是否过量分泌，既有助于判断肿瘤起源，又可以做好围术期准备，保证手术安全，还可以作为随访期间的肿瘤标志物。ACC 是一个罕见病，其肿瘤影像学表现多样，尤其易与嗜铬细胞瘤混淆，在不能排除嗜铬细胞瘤时，要进行儿茶酚胺检测和 MIBG 扫描，必要时按嗜铬细胞瘤行术前准备。ACC 预后不良，确诊主要依靠病理诊断；手术是主要治疗方法，但高复发风险、晚期肿瘤者应尽早使用米托坦及其它辅助治疗，并终生随访。

分泌醛固酮的 ACC 是罕见病，临床上经验不多，在诊断和治疗上都非常复杂，需要提高意识避免漏诊误诊，以及多学科共同努力。

（病例提供：梁　颖　孙　侃　中山大学孙逸仙纪念医院）

（点评专家：严　励　中山大学孙逸仙纪念医院）

参考文献

[1]Williams TA，Lenders JWM，Mulatero P，et al.Outcomes after adrenalectomy for unilateral primary aldosteronism：an international consensus on outcome measures and analysis of remission rates in an international cohort[J].Lancet Diabetes Endocrinol，2017，5（9）：689-699.

[2]中华医学会内分泌学分会.原发性醛固酮增多症诊断治疗的专家共识（2020版）[J].中

华内分泌代谢杂志，2020，36（9）：727–736.

[3]Kerkhofs TM，Ettaieb MH，Hermsen IG，et al.Developing treatment for adrenocortical carcinoma[J].Eur J Cancer，2015，22（6）：325–338.

[4]Arlt W，Biehl M，Taylor AE，et al.Urine steroid metabolomics as a biomarker tool for detecting malignancy in adrenal tumors[J].J Clin Endocrinol Metab，2011，96（12）：3775–3784.

[5]Wajchenberg BL APM，Medonca BB，Latronico AC，et al.Adrenocortical carcinoma：clinical and laboratory observations[J].Cancer，2000，4（88）：711–736.

[6]Fassnacht M，Arlt W，Bancos I，et al.Management of adrenal incidentalomas：european society of endocrinology clinical practice guideline in collaboration with the european network for the study of adrenal tumors[J].Eur J Endocrinol，2016，175（2）：1–34.

[7]Papotti M，Libe R，Duregon E，et al.The weiss score and beyond−−histopathology for adrenocortical carcinoma[J].Horm Cancer，2011，2（6）：333–340.

[8]Sbiera S，Schmull S，Assie G，et al.High diagnostic and prognostic value of steroidogenic factor–1 expression in adrenal tumors[J].Journal of Clinical Endocrinology & Metabolism，2010，95（10）：161–171.

[9]Monticone S，Castellano I，Versace K，et al.Immunohistochemical，genetic and clinical characterization of sporadic aldosterone–producing adenomas[J].Mol Cell Endocrinol，2015，411：146–154.

[10]Torti JF，Correa R.Adrenal Cancer[M].In：Stat Pearls [Internet].Treasure Island（FL）：Stat Pearls Publishing，2023.

第三章　嗜铬细胞瘤和副神经节瘤 03

病例20　双侧肾上腺嗜铬细胞瘤-多发性内分泌肿瘤综合征2A型

一、病历摘要

（一）病史简介

患者女性，20岁。

主诉：阵发性心悸、多汗、头痛8年。

现病史：患者于2010年无明显诱因出现阵发性心悸、多汗、头痛，伴恶心、干呕，每次持续10～20分钟，无胸痛、胸闷、肢体乏力、意识障碍等，曾就诊于当地医院，未测血压，行心电图、颅脑CT等检查未见异常（未见报告），血常规提示“贫血”，予口服药物（具体药物不详）治疗后症状缓解。后上述症状间断出现，约2～3次/月，可自行缓解，未予重视。2017年开始间断出现乏力、腰痛，与体位及活动无明显关系，未在意。2018年4月23日体检，行超声示左肾上腺区可见低回声包块，大小约87mm×59mm，边界尚清，内回声欠均匀。2018年5月4日行肾上腺CT示左肾上腺区一肿块，大小约69mm×66mm，其周围环形钙化灶，肿块内见不规则低密度影。今为进一步诊治，以“左肾上腺区占位性质待查”收入院。患者自患病以来，无肢体软瘫、夜尿增多，无满月脸、水牛背、痤疮、紫纹、磕碰后皮肤瘀斑，无皮肤、齿龈变黑，无低热，无腹泻、手抖。近半年体重无变化，食欲、睡眠可，体力一般，大便干燥。

既往史：否认高血压等病史。

个人史及月经史：无特殊。

家族史：父亲有“高血压”，母亲、弟弟和妹妹体健，否认类似疾病家族史。

（二）体格检查

体温36.2℃，血压122/81mmHg（卧位）、98/64mmHg（立位），心率101次/分（卧位）、141次/分（立位），身高165cm，体重57kg，BMI 20.94。无多血质外貌，无痤疮、紫纹、皮肤瘀斑。甲状腺未及。心律齐，未闻及杂音。腹软，无压痛，未触及包块。四肢皮温正常，双下肢无水肿。

（三）辅助检查

血钾 3.86mmol/L。卧位醛固酮 110.84（10 ~ 160）pg/ml，肾素活性 2.52（1.31 ~ 3.95）ng/（ml·h），立位 4 小时 ARR 2.52（0 ~ 30）。ACTH- 皮质醇节律正常，24h 尿游离皮质醇正常。血儿茶酚胺及甲氧基肾上腺类物质见病例 20 表 1。血红蛋白 117g/L，糖化血红蛋白 7%，75g OGTT 试验示空腹血糖 7.52mmol/L、胰岛素 13.72mU/L，2h 血糖 4.59mmol/L、胰岛素 54.03mU/L。甲状腺功能正常。血钙、血磷、甲状旁腺激素及碱性磷酸酶正常。降钙素 56.0（0 ~ 8.4）pg/ml。

甲状腺超声示：甲状腺右叶多发结节，大者约 0.7cm × 0.4cm，边界清楚、形态规则，CDFI 示其内可见血流信号；左叶可见一低回声结节，大小约 0.5cm × 0.2cm，边界清楚，CDFI 示其内未见血流信号。

肾上腺增强 MRI 示：左侧肾上腺 63mm × 74mm × 80mm 团块影，界清，可见包膜，呈等、稍长 T_2，等 T_1 信号，中央可见斑片状长 T_2 长 T_1 信号影，DWI 呈环形不均匀增高，增强呈环形不均匀渐进性强化（病例 20 图 1）。

FDG PET-CT 示：左侧肾上腺区肿物，大小约 68mm × 61mm × 70mm，形态规则，包膜似完整，边缘见点状钙化灶，中央密度欠均匀，CT 值约 23HU，代谢轻度增高，SUVmax 2.8，挤压左肾。余躯干及脑部 PET-CT 检查未见明显异常代谢征象（病例 20 图 2）。

病例20表1　血儿茶酚胺及甲氧基肾上腺类物质

单位及参考值	肾上腺素（pg/ml）（0 ~ 100）	去甲肾上腺素（pg/ml）（0 ~ 600）	多巴胺（pg/ml）（0 ~ 100）	甲氧基肾上腺素（nmol/L）（≤ 0.5）	甲氧基去甲肾上腺素（nmol/L）（≤ 0.9）
2018-05-12	111.95	383.38	47.88	7.34	> 20.56
2018-05-14	160.98	1008.92	49.85	7.74	> 20.56
2018-05-21	173.32	734.31	58.92	7.08	19.31

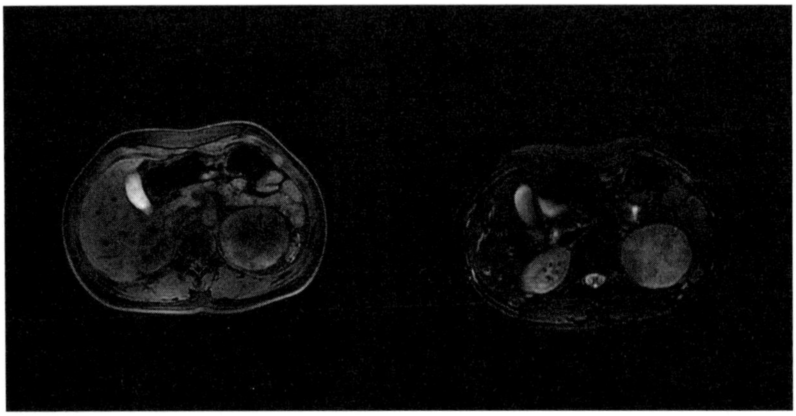

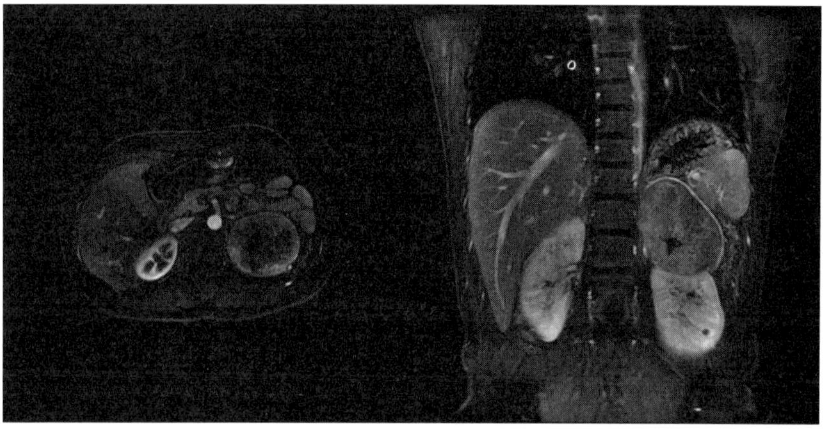

病例 20 图 1 肾上腺 MRI

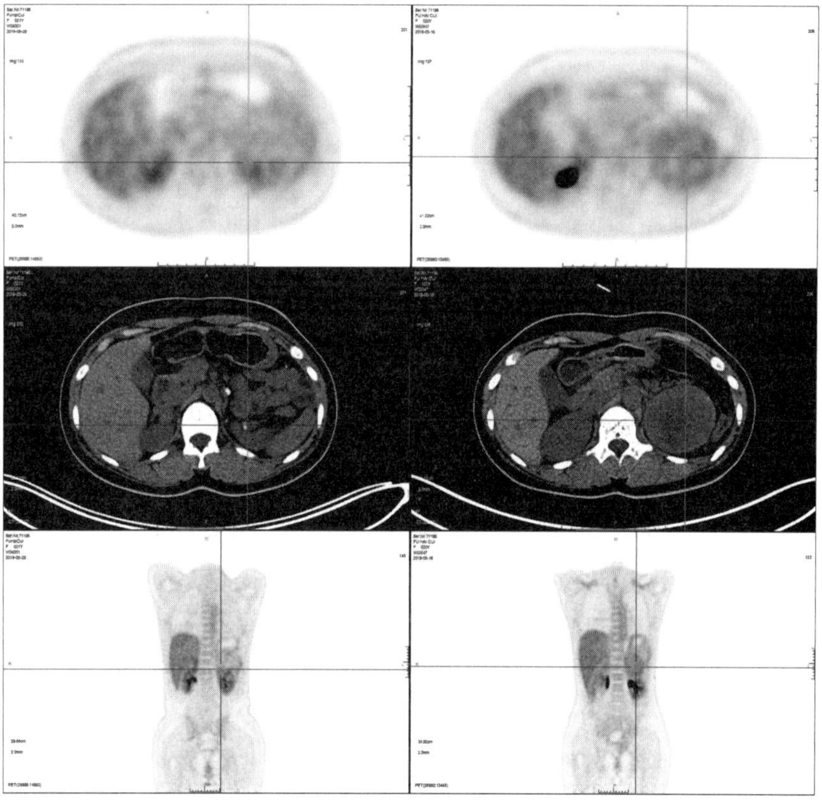

病例 20 图 2 FDG PET-CT

二、诊疗经过

结合患者病史、体格检查、辅助检查，入院诊断考虑为：①多发性内分泌肿瘤综合征 2 型，左肾上腺嗜铬细胞瘤；②甲状腺髓样癌可能性大。

患者入院后予 α－受体阻滞药盐酸酚苄明进行术前准备，起始剂量 5mg、3 次 / 日，逐渐增至 20mg、3 次 / 日，共 2 周，应用 α－受体阻滞药后监测心率 120 次 / 分左右，加用美托洛尔 25mg、2 次 / 日治疗。2018 年 6 月 5 日于我院泌尿外科全麻下行“机器人辅助腹腔镜左肾上腺肿物＋左肾上腺大部分切除术，手术顺利。

术后病理回报：（左）肾上腺嗜铬细胞瘤，肿瘤大小 9.5cm×8.0cm×6.0cm。周围见肾上腺组织，皮髓质分界清。免疫组化结果：CK（－）、Syn（＋）、CgA（＋）、S-100（散在＋）、Melan-A（－）、HMB45（－）、Inhibin（－）、Ki-67（＜ 1%+）。术后患者心悸、多汗、头痛症状缓解，体重逐渐增加，复查血儿茶酚胺及甲氧基肾上腺类物质未见异常。

患者 2020 年 3 月自觉于受惊吓后出现头痛、面色苍白伴乏力，偶有恶心，持续约 3 ~ 5 分钟后缓解，当时未测血压、心率。2020 年 4 月就诊于我院，复查腹部超声提示右侧肾上腺区等回声结节（两个），大小分别约 3.0cm×2.1cm、2.9cm×2.1cm，边界清楚、形态规则。考虑“嗜铬细胞瘤复发？”，2020 年 4 月 24 日来我院进一步评估。儿茶酚胺及甲氧基肾上腺类物质见病例 20 表 2。降钙素 62.1pg/ml（0 ~ 8.4pg/ml），甲状腺超声较前无明显变化。

复查 MRI 示右侧肾上腺区见两个直径约 25mm 稍长 / 短 T_1、稍长 T_2 异常信号影，DWI 呈高信号，反相位图像病灶未见信号减低，增强扫描病灶轻中度不均匀强化（病例 20 图 3）。

FDG PET-CT 示右侧肾上腺区肿物，共 2 个，大小分别约 21mm×33mm×28mm、29mm×22mm×31mm，中央密度均匀，边缘清晰，CT 值分别为 41HU、32HU，放射性摄取增高，SUVmax 分别为 2.8、3.1；左侧肾上腺肿物切除术后改变，余未见异常。

病例20表2　血儿茶酚胺及甲氧基肾上腺类物质

单位及参考值	肾上腺素（pg/ml）（0 ~ 100）	去甲肾上腺素（pg/ml）（0 ~ 600）	多巴胺（pg/ml）（0 ~ 100）	甲氧基肾上腺素（nmol/L）（≤ 0.5）	甲氧基去甲肾上腺素（nmol/L）（≤ 0.9）
2020-04-25	53.09	133.33	78.17	2.53	3.48
2020-05-03	69.64	173.32	70.3	2.12	3.47

遂予 α－受体阻滞药盐酸酚苄明进行术前准备，2020 年 6 月 10 日行机器人辅助后腹腔镜右肾上腺肿物切除术。术后病理回报：（右）肾上腺嗜铬细胞瘤，肿瘤大者 3.0cm×3.0cm×2.5cm、小者 2.5cm×2.5cm×2.5cm。免疫组化结果：CK（－）、Syn（＋）、CgA（＋）、S-100（－）、Inhibin（－）、Melan-A（－）、Ki-67（2% ~ 5%+）。

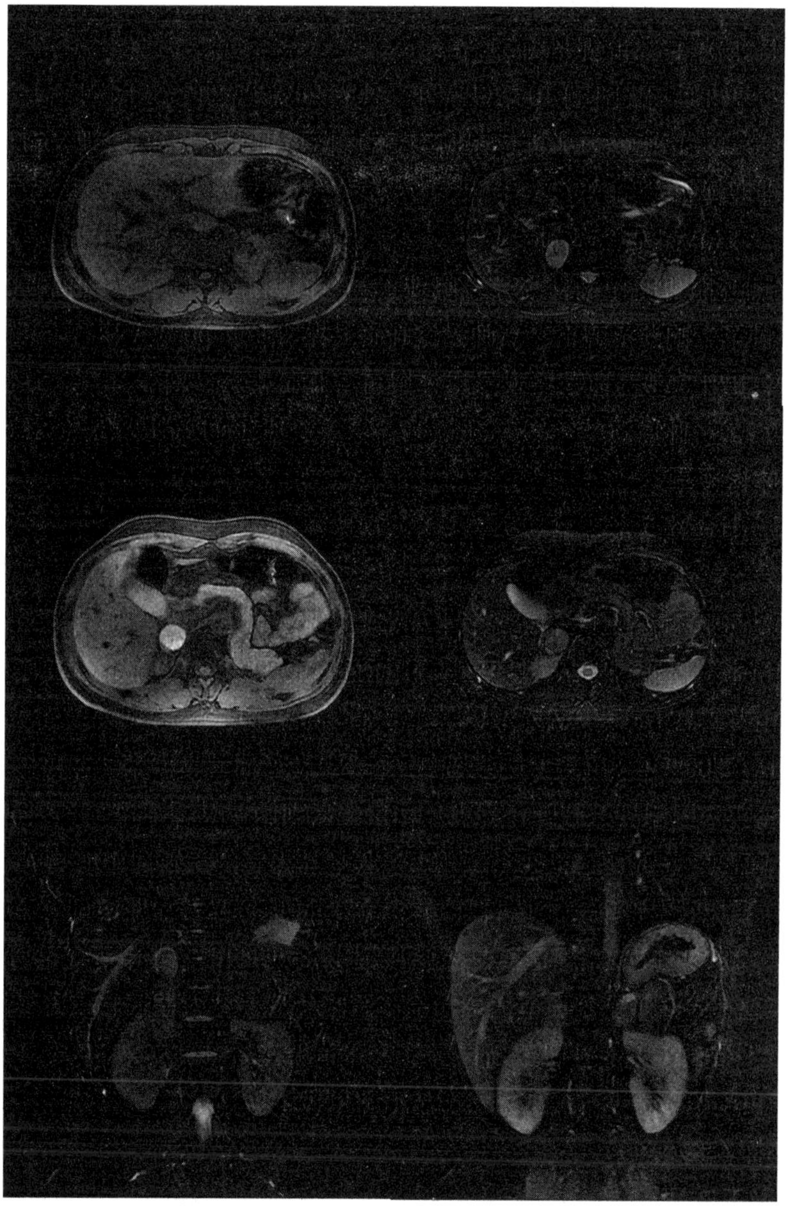

病例 20 图 3　复查肾上腺 MRI

随访：该患者先后发生左、右肾上腺嗜铬细胞瘤，伴血清降钙素升高，考虑多发性内分泌肿瘤综合征 2A 型，行第二次肾上腺手术后查 8am 血清皮质醇 < 1.5nmol/L、ACTH 99.27pmol/L，考虑出现肾上腺皮质功能减退，给予氢化可的松 10mg、2 次 / 日替代治疗。对患者进行基因分析，结果显示患者存在 RET 基因杂合突变，第 634 密码子 TGC > TAC 突变，使其编码的半胱氨酸变为酪氨酸（病例 20 图 4）。双侧嗜铬细胞瘤术后建议行甲状腺全切术，患者表示暂观察，动态监测血清降钙素进行性升高，2021 年 4 月 30 日复查血清降钙素 145（0 ~ 8.4）pg/ml。2021 年 5 月 12 日行甲状腺全切术+右侧根治性颈部淋巴结清扫术，术后病理示（甲状腺右叶）甲状腺髓样癌，2 灶，直径 0.4 ~ 0.8cm，未侵及被膜。（右颈中央区淋巴结）阴性。免疫组化结果：CD56（+）、TTF-1（+）、CgA（+）、Syn（+）、CK19（+部分）、Calcitonin（+部分）、TG（-）、MC（-）、Ki-67（+ < 5%）。术后予左甲状腺素钠 100μg 1 次 / 日替代治疗，复查血清降钙素 2.5pg/ml。

询问家族史，患者否认甲状腺、肾上腺类似疾病家族史，无高钙血症家族史，拒绝对直系家属进行基因检测，故建议患者一级直系亲属监测血压，每年行血清降钙素、癌胚抗原、甲状腺超声筛查甲状腺癌；监测血钙、血磷、甲状旁腺激素筛查甲状旁腺功能亢进；检测 24 小时尿儿茶酚胺、肾上腺超声筛查嗜铬细胞瘤。

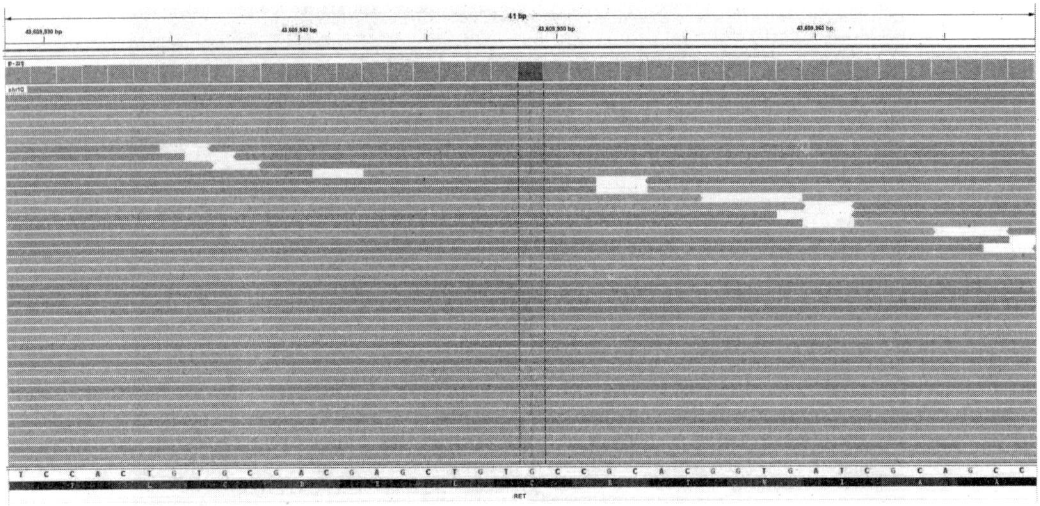

病例 20 图 4　RET 基因 IGV 分析，RET 基因第 634 密码子 TGC > TAC 突变

三、病例讨论

本例患者为青年女性，慢性病程，以阵发性心悸、多汗、头痛症状起病，诊治过程中先后发现左、右肾上腺占位，监测血压无升高，但有体位性低血压、窦性心动过速，多次查血儿茶酚胺及甲氧基肾上腺类物质升高，考虑肾上腺嗜铬细胞瘤，最终为手术后病理证实双侧肾上腺嗜铬细胞瘤。本例患者无明确甲状腺髓样癌家族史，但其降钙素进行性升高，合并甲状腺结节，经基因分析发现存在 RET 基因突变，行甲状腺全切术后证实存在甲状腺髓样癌，最终诊断多发性内分泌肿瘤综合征 2A 型。

多发性内分泌肿瘤综合征（multiple endocrine neoplasia，MEN）是一类少见的内分泌疾病。主要表现为同一个体先后或同时出现两个或以上内分泌器官的肿瘤（或增生），引起相应激素分泌过多的综合征。根据病因及肿瘤组合不同（病例 20 表 3），MEN 通常可分为 MEN-1 型、MEN-2A 型、MEN-2B 型（也称 MEN-3 型）和 MEN-4

型（也称 MEN-X 型）。

病例20表3 MEN分型、临床表现和突变基因

分型	临床表现		突变基因
MEN-1	甲状旁腺	增生或腺瘤	11q13（MEN1 基因）
	胰岛	胃泌素瘤	
		胰岛素瘤	
		胰高糖素瘤	
		血管活性肠肽瘤	
	垂体	泌乳素瘤	
		生长激素瘤	
		ACTH 瘤	
	其他	支气管类癌	
		肾上腺皮质肿瘤	
		脂肪瘤	
		血管纤维瘤	
		胶原瘤	
MEN-2A	甲状腺髓样癌		10q11.2（RET 基因）
	嗜铬细胞瘤		
	甲状旁腺肿瘤		
MEN-2B	甲状腺髓样癌		10q11.2（RET 基因）
	嗜铬细胞瘤		
	黏膜神经纤维瘤		
	肠道神经节细胞瘤病		
	马方体型		
MEN-4	甲状旁腺肿瘤		CDKN1B 基因
	垂体瘤		
	胰腺肠道内分泌肿瘤		
	肾上腺肿瘤		
	其他		

MEN-2 型最早于 1961 年由 Sipple 描述了甲状腺癌和嗜铬细胞瘤之间的关联，又名 Sipple 综合征，是一种罕见的常染色体显性遗传病，其临床特征为甲状腺髓样癌（medullary thyroid carcinoma，MTC）伴嗜铬细胞瘤（pheochromo-cytoma，PHEO）、甲状旁腺肿瘤。根据受累的腺体不同分为 MEN-2A、MEN-2B，MEN-2A 还包括三种变

体，即 MEN-2A 伴先天性巨结肠、MEN-2A 伴皮肤苔藓样变病和家族性甲状腺髓样癌（FMTC），而 MEN-2B 除 MTC 和 PHEO 外，还有多发性黏膜神经瘤和马方体型，累及甲状旁腺罕见。MEN-2A 是最常见的亚型，约占 MEN-2 的 95%。MEN-2A 患者中 90% 为甲状腺髓样癌、30% 患嗜铬细胞瘤、10% 患甲状旁腺功能亢进（甲状旁腺肿瘤或增生）。少数 MEN-2A 患皮肤苔藓淀粉样变或合并 Hirschsprung 病，因缺乏自主神经节细胞内远端结肠副交感神经丛导致先天性巨结肠。MEN-2B 相对较少，约 5%。MEN-2B 患者中 100% 为甲状腺髓样癌、50% 为嗜铬细胞瘤，但 MEN-2B 的甲状腺髓样癌通常发生在婴儿期，病程更具有侵袭性。

MEN-2A 的诊断标准：患者同时有两个或两个以上 MEN-2A 相关的内分泌腺体受累；或者存在已知导致 MEN-2A 的基因突变。甲状腺髓样癌和嗜铬细胞瘤作为 MEN-2A 的常见临床症状，对 MEN-2A 的早期诊断和治疗有重要的参考价值。在 MEN-2A 发病过程中，甲状腺髓样癌常最先出现，可表现为双侧甲状腺受累，降钙素明显升高，由于甲状腺髓样癌来自甲状腺 C 细胞，除了分泌降钙素，还可产生肽类激素，如血管活性肠肽、组胺、P 物质、POMC 等，导致腹泻、腹痛、面色潮红等。嗜铬细胞瘤临床表现与散发病例相似，通常与甲状腺髓样癌伴发或在其后发生，也有 13% ~ 27% 的 MEN-2A 患者首先罹患嗜铬细胞瘤，60% ~ 70% 的病例为双侧病变，多位于肾上腺，肾上腺外发病者十分罕见，大多为良性，早期尿 VMA 可以正常。本患者以嗜铬细胞瘤为首发表现，病程中有阵发性心悸、多汗、头痛、面色苍白等“4P”症状，监测血压无阵发性高血压，但有体位性低血压伴心动过速，查肾上腺素、去甲肾上腺素升高，经病理证实为嗜铬细胞瘤，术后动态监测降钙素进行性升高，行甲状腺全切术提示存在甲状腺髓样癌，不具有 MEN-2B 特点如特征性面容、马方体型、神经纤维瘤等，临床诊断 MEN-2A 型。

研究表明，MEN-2 的发病机制主要为原癌基因 RET 突变导致。RET 基因位于染色体 10q11，长 80kb，含 20 个外显子，编码一组属于酪氨酸激酶受体超家族的跨膜蛋白 RET 蛋白，在神经细胞增生、肾脏形态发生及精原细胞分化中起重要作用。约 98% 以上的 MEN-2A 家系可见 RET 基因第 10 号外显子上的 609、611、618、620 位密码子或 11 号外显子上的 634 位密码子发生突变，导致细胞外域半胱氨酸被其他氨基酸残基替代，胞外半胱氨酸残基区形成二聚体，自发启动胞内酪氨酸残基磷酸化，激活下游信号途径。其中约 87% 的突变发生在 634 位密码子，最常见为半胱氨酸替换为精氨酸（C634R）。体内、外研究显示，634 位密码子突变和 PHEO 和（或）甲状旁腺病变发病密切相关。本患者在第一次就诊时进行 MEN2 的筛查发现血清降钙素升高，但未引起患者足够重视，未行基因检测，第二次就诊明确存在双侧肾上腺嗜铬细胞瘤后对该患者进一步基因分析表明其携带 RET 基因 C634R 突变，诊断 MEN-2A 明确。

MEN-2A 患者诊断后应立即进行治疗。手术是治疗嗜铬细胞瘤的首选方法，手术治疗前需进行充分术前准备，包括扩容、α-受体阻滞药应用等，术后需评估有无糖皮质及盐皮质激素缺乏，确保术后肾上腺功能不全患者合理激素替代治疗。本患者先后行左肾上腺肿物+左肾上腺大部分切除术、右肾上腺肿物切除术，术后病理示双侧肾上腺嗜铬细胞瘤，第二次术后复查血清皮质醇明显下降、ACTH升高，提示出现原发性肾上腺皮质功能减退，给予糖皮质激素替代治疗。需要注意的是，有学者对甲状腺髓样癌的超声影像学特点进行了总结发现，甲状腺髓样癌除具有恶性结节常见的超声影像学特点如实性、低回声、微钙化之外，还有其独特的影像学特征即形态规整、边界清晰、纵横比＜1。本患者甲状腺超声示甲状腺多发结节直径均＜1cm，边界清楚、形态规则，无明确甲状腺恶性肿瘤征象，但进行随访过程中发现其血清降钙素进行性升高，结合患者存在RET基因突变，给予预防性甲状腺全切术，术后病理示甲状腺髓样癌，提示一旦发现RET基因突变，需进行甲状腺髓样癌筛查，对高危人群应立即进行预防性甲状腺切除。对于复发性或转移性甲状腺髓样癌，可能需多种治疗策略，如外照射放疗、化疗栓塞、RTK抑制剂等靶向治疗。

所有MEN-2A患者一经确诊需终生随访，每年检测血清降钙素、癌胚抗原、血钙和甲状旁腺激素、血或尿儿茶酚胺、颈部影像学检查（超声、CT、MRI等）。当怀疑存在甲状腺外疾病时可行 ^{18}F-氟DOPA-PET/CT评估。如果血或尿儿茶酚胺升高，建议进行肾上腺MRI或CT检查。妊娠或有生育需求者应做好围产期遗传咨询。

四、病例点评

多发性内分泌肿瘤综合征是以两个或两个以上的内分泌腺体发生肿瘤或增生为特征的常染色体显性遗传病，临床罕见。根据发病机制及临床表现不同，可将MEN分为MEN-1、MEN-2和MEN-4型。MEN-2特征性表现是甲状腺髓样癌，根据是否伴有嗜铬细胞瘤和甲状旁腺肿瘤，将MEN-2分为两个亚型：①MEN-2A型是最常见的类型，表现为甲状腺髓样癌合并嗜铬细胞瘤和甲状旁腺肿瘤；②MEN-2B型（又称MEN-3型）可合并马方体型、多发黏膜神经瘤及骨骼肌肉的改变等，该型患者很少出现甲状旁腺病变。

MEN-2筛查的高危人群：①两个或两个以上内分泌腺体同时或先后出现肿瘤或增生；②甲状腺结节伴血清降钙素升高；③双侧肾上腺嗜铬细胞瘤；④多发性黏膜神经瘤；⑤皮肤苔藓淀粉样变病；⑥马方体型；⑦MEN-2家族史。本患者先后出现左、右肾上腺嗜铬细胞瘤，检测血清降钙素升高，为MEN-2高危人群，分子遗传学检查及术后病理有助于明确诊断。

目前认为RET基因测序是诊断MEN-2的金标准。所有临床诊断为MEN-2的患者，以及具有MEN-2相关临床特征或MEN-2B表型表现的患者均需要进行RET基因检测。如果一级亲属有一种或多种MEN-2相关临床特征的患者同样需要检测。此外，所有散发性甲状腺髓样癌或肾上腺嗜铬细胞瘤的患者都应进行 RET 基因分析。

MEN-2A 的治疗仍以手术为主，有 MEN-2A 表型的患者必须尽早手术切除肿瘤。甲状腺髓样癌因其多为双侧、多发，且常有颈部淋巴结转移，应做甲状腺全切＋颈部淋巴结清扫，术后终身甲状腺激素替代治疗。MEN-2 的突变基因型与甲状腺髓样癌发生的时间和侵袭性密切相关。2015 年美国甲状腺协会根据携带不同 RET 突变基因型进行了 MTC 患病风险分层，将风险性分为中等风险、高风险、最高风险三个等级。大约 85% 的 MEN-2A 患者携带 11 号外显子 634 位密码子的突变，属高风险性突变。而与 MEN-2B 相关的 M918T 突变属于最高风险性突变。建议携带 RET 基因 M918T 突变的患者应于出生后第 1 个月，携带 RET 基因 C634R 突变的患者应于 5 岁前实施预防性甲状腺切除术，携带有中等危险程度的其他突变的患者依靠血清中降钙素水平决定早期治疗方案。对于有 MEN-2B 相关的 RET 基因突变携带者或 634 位密码子突变者，从 8 岁起每年行生化检查；有其他密码子突变者，从 20 岁起每年检查。该患者基因分析显示存在 RET 基因第 634 密码子 TGC ＞ TAC 突变，MTC 患病风险分层为高风险，应立即进行预防性甲状腺切除术。目前在国内患者行预防性切除甲状腺术难以实现，定期行甲状腺超声检查及对降钙素进行监测，可在出现病变后及时行甲状腺切除术和必要时行淋巴结清扫术。对同时罹患嗜铬细胞瘤和甲状腺髓样癌的患者，应先进行嗜铬细胞瘤切除术，以避免术中诱发高血压危象、心力衰竭或休克。该患者以左侧肾上腺嗜铬细胞瘤为首发表现，第一次就诊时已发现血清降钙素升高，未及时行 RET 基因检测及预防性甲状腺切除，动态监测血清降钙素进行性升高，提示对此病重视不够，一定程度上延误了治疗。MEN-2A 的嗜铬细胞瘤患者中有 60% ~ 70% 为双侧病变，部分为单侧性，另一侧肾上腺在 10 年内仍有发生嗜铬细胞瘤的可能。该患者术后 2 年出现另一个嗜铬细胞瘤，提示需对 MEN-2A 患者进行终身随访，24 小时尿儿茶酚胺水平可以作为早期发现肿瘤的标志物。有学者研究发现，即使行双侧嗜铬细胞瘤切除术后，仍存在嗜铬细胞瘤复发的风险。

MEN-2A 作为一种罕见的常染色体显性遗传病，临床对该病的认识尚不完善。对于嗜铬细胞瘤和甲状腺髓样癌这两种内分泌肿瘤，其发生均有相当一定比例的患者与胚系基因突变有关，故临床此类患者要注意 MEN-2A 的筛查，尤其有家族史的患者，一定要对患者其他内分泌腺体进行进一步检查，同时进行 RET 基因检测，以防出现误诊、漏诊。如果发现 RET 基因突变导致 MEN-2A 的病例，应同时对其一级亲属进行 RET 基因突变筛查，尽早识别处于疾病早期阶段的患者，有利于提供早期治疗方案，提高患者的生存率、改善患者预后。

（病例提供：庞　萍　中国人民解放军总医院海南医院）

（点评专家：杨国庆　中国人民解放军总医院海南医院）

参考文献

[1]Diala El-Maouche，James Welch，et al.A patient with MEN1 typical features and MEN2 like features[J].Int J Endocr Oncol，2016，3（2）：8.

[2]Thakker RV，Newey PJ，Walls GV，et al.Clinical practice guidelines for multiple endocrine neoplasia type 1 （MEN1）[J].J Clin Endocrinol Metab，2012，97（9）：2990-3011.

[3]Pieterman CRC，Valk GD.Update on the clinical management of multiple endocrine neoplasia type 1[J].Clin Endocrinol （Oxf），2022，97：409-423.

[4]Jayasinghe R，Basnayake O，Jayarajah U，et al.Management of medullary carcinoma of the thyroid：a review[J].Int Med Res，2022，50（7）：3000605 221110698.

[5]Wells SA Jr，Asa SL，Dralle H，et al.Revised American thyroid association guidelines for the management of medullary thyroid carcinoma[J].Thyroid，2015，25（6）：567-610.

[6]Raue F，Rondot S，Schulze E，et al.Clinical utility gene card for：multiple endocrine neoplasia type 2[J].Eur J Hum Genet，2012，20（1）.doi：10.1038/ejhg.2011.142.

[7]Rodriguez JM，Balsalobre M，Ponce JL，et a1. Pheochromocytoma in MEN2A syndrome. Study of 54 patients[J].World J Surg，2008，32（11）：2520-2526.

[8]李海燕，李焱.MEN2与RET基因的研究进展[J].国际医学内分泌学分册，2004，5（24）：54-56.

[9]包珊丹，庞萍，臧丽，等.超声影像学特点对甲状腺髓样癌的诊断价值[J].中华医学杂志，2016，96（31）：2482-2486.

[10]张梅华，胡颖，孙正.多发性内分泌腺瘤病2型的研究进展[J].国际口腔医学杂志，2018，45（1）：36-41.

[11]戚晓平，金百冶.多发性内分泌肿瘤2型早期精准诊治策略[J].中华外科杂志，2022，60（11）：973-980.

病例21 PPGL合并常染色体显性遗传（VHL）综合征

一、病历摘要

（一）病史简介

患者男性，45 岁。

主诉：口干多饮 1 个月，发现双侧肾上腺占位 1 个月。

现病史：患者于 1 个月前出现口干、多饮、多尿，每日饮水 2L 左右，每日排尿 10 余次，夜尿 4 ~ 5 次。有视力模糊，否认黑矇、眩晕等不适症状。患者曾于家中自测空腹血糖 15.9mmol/L，当地医院查空腹血糖 15.84mmol/L，糖化血红蛋白 14.9%，尿酮体（++），遂住院治疗进一步控制血糖。入院期间评估胰岛功能尚可，考虑初发糖尿病，予门冬胰岛素早 20U、中 8U、晚 10U，联合甘精胰岛素睡前 10U 治疗。在院期间查腹部 CT 提示“两侧肾上腺肿块结节，均以嗜铬细胞瘤首先考虑。”查促肾上腺皮质激素（ACTH）2.00ng/L。PET-CT 提示肾上腺结节伴代谢异常增高。外送检查甲氧基肾上腺素 / 去甲氧基肾上腺素（MN/NMN）结果在正常范围内。今为求进一步治疗入我院。患者自患病以来，精神、睡眠、食欲可，小便见前所述，大便无殊，体重无明显变化。

既往史：2019 年行冠脉支架置入术，术后口服拜阿司匹林、他汀类药物。否认高血压病史。

家族史：有妹妹 2 人，育有 2 女 1 男，均体健。

（二）体格检查

体温 36.5℃，脉搏 90 次 / 分，呼吸 16 次 / 分，血压 115/91mmHg，身高 157.5cm，体重 61.8kg，BMI 27.0。神志清晰，精神尚可，呼吸平稳，对答切题，查体合作。甲状腺未触及肿大，胸廓无畸形，双肺听诊呼吸音清。心率 90 次 / 分，律齐，心脏各瓣膜听诊区未闻及明显的病理性杂音。腹部平软，肝脾肋下未触及，肝肾区无叩击痛，肠鸣音 4 次 / 分。双下肢无水肿。

（三）辅助检查

1. 外院检查　皮质醇节律见表病例 21 表 1。隔夜地塞米松试验：血 ACTH 2.00ng/L，皮质醇 26.52nmol/L。醛固酮 108.36pg/ml，肾素 29.78pg/ml，醛固酮 / 肾素活性比值（ARR）3.64。馒头餐结果见病例 21 表 2。

2. 入院后检查

血常规：红细胞计数 4.84×10^{12}/L，血红蛋白 140g/L，血小板计数 363×10^{9}/L，白细胞计数 10.25×10^{9}/L，中性粒细胞百分比 49.6%。

病例21表1 入院前皮质醇、ACTH节律

	上午 8 时	下午 4 时	午夜 12 时
ACTH（pg/ml）	32.86	11.30	缺失
皮质醇（nmol/L）	678.62	289.94	79.56

病例21表2 入院前馒头餐结果

	0min	60min	120min
血糖（mmol/L）	10.5	18.95	24.4
胰岛素（μU/ml）	72.4	170.60	385.2
C 肽（ng/ml）	1074	1389	2475

肝功能：总胆红素 6.6μmol/L，直接胆红素 1.7μmol/L，总蛋白 74g/L，白蛋白 47g/L，球蛋白 27g/L，丙氨酸氨基转移酶 21U/L，门冬氨酸氨基转移酶 26U/L，碱性磷酸酶 81U/L，γ－谷氨酰转移酶 103U/L，乳酸脱氢酶 155U/L。

肾功能：尿素 6.5mmol/L，肌酐 81μmol/L，估算肾小球滤过率（根据 CKD-EPI 方程）101ml/（min·1.73m^2），尿酸 376μmol/L。

电解质：钠 140mmol/L，钾 4.6mmol/L，氯 100mmol/L，二氧化碳 28mmol/L，阴离子间隙 12mmol/L，钙 2.43mmol/L，无机磷 1.39mmol/L，镁 0.89mmol/L。

糖代谢：葡萄糖 7.3mmol/L，糖化白蛋白 18.3%，糖化血红蛋白 11.4%，胰岛素（空腹）15.9μU/ml，C 肽（空腹）3.07ng/ml。

抗谷氨酸脱羧酶抗体阴性，抗胰岛素自身抗体阴性，抗胰岛细胞抗体阴性。

血脂：总胆固醇 4.37mmol/L，甘油三酯 3.26mmol/L，低密度脂蛋白胆固醇 1.91mmol/L，非高密度脂蛋白胆固醇 3.39mmol/L，高密度脂蛋白胆固醇 0.98mmol/L。

甲状腺功能：游离三碘甲状腺原氨酸 4.9pmol/L，游离甲状腺素 15.9pmol/L，超敏促甲状腺激素 1.04μIU/ml，甲状腺球蛋白 4.49ng/ml，抗甲状腺球蛋白抗体 12.2U/ml，抗甲状腺过氧化物酶抗体＜ 9.0U/ml，促甲状腺激素受体抗体＜ 0.8U/L，促甲状腺激素受体刺激性抗体＜ 0.10U/L；降钙素 0.50pg/ml。

甲状旁腺素 28.6pg/ml。

垂体－性腺轴：促黄体素 4.3mIU/ml，卵泡刺激素 3.3mIU/ml，泌乳素 372mIU/L，雌二醇 114pmol/L，孕酮 0.40nmol/L，睾酮 10.6nmol/L，硫酸脱氢表雄酮 5.43μmol/L。

生长激素 -IGF 轴：胰岛素样生长因子 150ng/ml，胰岛素样生长因子结合蛋白 34.53μg/ml，生长激素＜ 0.05ng/ml。

儿茶酚胺代谢产物：甲氧基肾上腺素 28.8pg/ml，甲氧基去甲肾上腺素 1209.9（＜ 163.0）pg/ml，3- 甲氧酪胺 13.5pg/ml。

骨代谢标志物：骨钙素 19.9ng/ml，Ⅰ型胶原羧基端肽 β 交联肽 0.72ng/ml，25 羟基维生素 D 45.7nmol/L。

肾上腺类固醇质谱：孕烯醇酮质谱法 0.91ng/ml，17 羟基孕烯醇酮质谱法 2.81ng/ml，17 羟孕酮质谱法 1.85ng/ml，脱氧皮质酮质谱法 0.07ng/ml，皮质酮质谱法 2.55ng/ml，11- 脱氧皮质醇质谱法 0.97ng/ml，21- 脱氧皮质醇质谱法 0.08ng/ml，雄烯二酮质谱法 0.84ng/ml。

心脏标志物：心肌肌钙蛋白 T 0.01ng/ml，氨基末端利钠肽前体 28.2pg/ml。

肾素活性 0.7ng/（ml·h），醛固酮 63.2pg/ml，醛固酮 / 肾素活性比值 9.067。

皮质醇节律见病例 21 表 3。

病例21表3　入院后ACTH、皮质醇节律

	上午 8 时	下午 4 时	午夜 12 时
ACTH（pg/ml）	34.2	12.1	4.5
皮质醇（nmol/L）	436	111	122

动态血压：全天平均压：收缩压和舒张压均正常（109/71mmHg）；白天平均压：收缩压和舒张压均正常（111/72mmHg）；夜间平均压：收缩压正常，舒张压增高（106/70mmHg）；清晨平均压：收缩压和舒张压均正常（115/78mmHg）；昼夜节律：收缩压和舒张压均消失。

心电图：未见明显异常。

心超：静息状态下超声心动图未见异常。

肾上腺 CT 平扫+增强（病例 21 图 1）：双侧肾上腺多发占位，嗜铬细胞瘤可能，请结合实验室检查；双肾可疑结节，建议 MRI 增强；脂肪肝，双肾囊肿。

PET-CT 全身肿瘤断层显像（生长抑素受体显像），综合分析本院 ^{18}F-FDG PET-CT 及 ^{68}Ga-DOTA TATE PET-CT 图像（病例 21 图 2）：①双侧肾上腺糖代谢异常增高及 SSTR 表达阳性灶，考虑为嗜铬细胞瘤可能，请结合临床；余处未见明显 SSTR 表达阳性灶；②双肾低密度灶，糖代谢增高不明显，请结合增强 MRI 检查；脂肪肝；③右肺上叶小结节，请随诊；两肺慢性炎症。

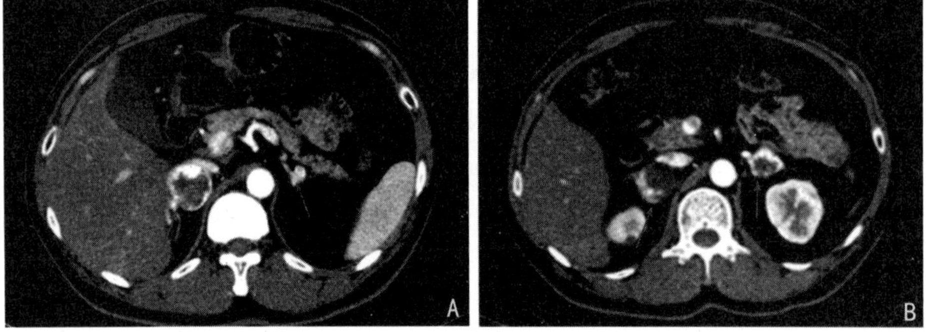

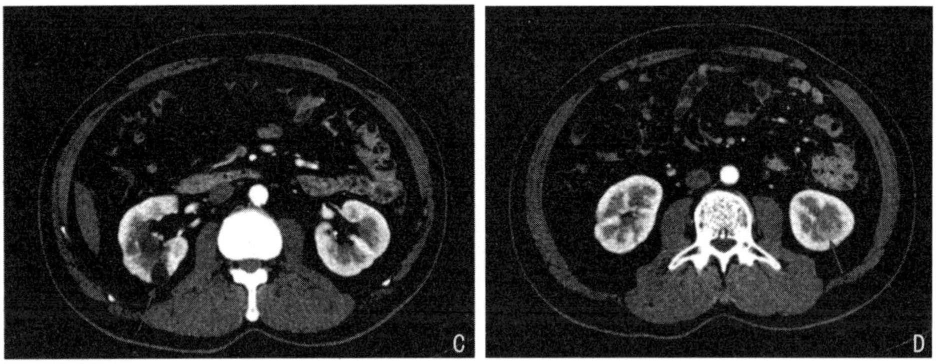

病例 21 图 1　肾上腺增强 CT

A、B箭头所指为肾上腺占位；C、D箭头所指为肾脏占位

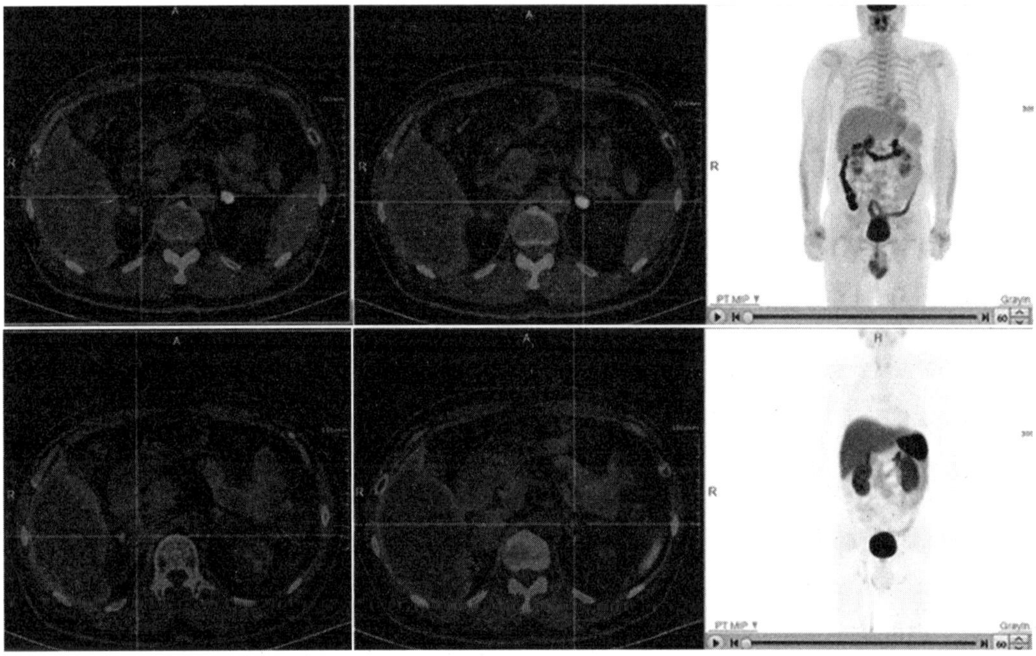

病例 21 图 2　PET-CT 全身肿瘤断层显像（生长抑素受体显像）

二、诊疗经过

结合患者去甲氧基肾上腺素明显升高、双侧肾上腺占位、双侧肾脏可疑占位，考虑诊断为“①双侧嗜铬细胞瘤，VHL 综合征可能；②特殊类型糖尿病；③冠状动脉粥样硬化性心脏病，支架置入术后。”经多学科（MDT）讨论，建议患者完成基因检测，同时进一步完善头颅 MRI 排除颅内及视网膜母细胞瘤后，进一步明确手术方案。术前予以多沙唑嗪 4mg、2 次 / 日治疗。同时嘱其多饮水、进高钠饮食，自我监测心率、血压。降糖方案调整为门冬胰岛素早餐前 14U、中餐前 6U、晚前 6U，德谷胰岛素睡前 10U，

血糖波动于空腹 6 ~ 7mmol/L，餐后 7 ~ 10mmol/L。

1 个月后患者基因检测结果回报：VHL 基因检测到杂合突变，命名为 NM 000551.4：c.392A > G（p.N131S）。患者的一个妹妹及一女基因检测阴性，其余亲属未检测。后患者再次入院，行全麻下双侧肾部分切除术＋双侧肾上腺病损切除术。术中切除右侧肾上腺 4.5cm 肿瘤，左侧肾上腺 3cm 肿瘤，保留双侧少许正常肾上腺组织；切除右肾约 1.0cm 大小肿瘤，左肾下极背侧 2cm 完全内生型肿瘤。手术病理：左侧肾上腺嗜铬细胞瘤；右肾上腺嗜铬细胞瘤伴出血变性；免疫组化：A103（-）；SYN（+）；CgA（+）；CD56（+）；Vim（+）；S-100（+）；Ki-67（3% 阳性）；α-Inhibin（-）；EMA（少量+）；嗜铬（+）。左肾肾细胞癌，癌组织侵达被膜，但未突破，右肾纤维囊壁组织，（右肾肿瘤）送检组织全部取材，镜下为纤维囊壁组织，未见内衬上皮，局部含铁血黄素沉积，慢性炎症细胞浸润。

患者手术后 1 个月随访，血压 130/86mmHg，查尿素氮 6.9mmol/L，血肌酐 98 μ mol/L，甲氧基去甲肾上腺素 347.1pg/ml，晨 8 时 ACTH 112pg/ml，皮质醇 314nmol/L。无明显食欲缺乏、乏力症状。行 ACTH 兴奋试验，激发后皮质醇峰值 418nmol/L。考虑存在肾上腺皮质功能减退，予以醋酸可的松 12.5mg、1 次 / 日口服。复查糖化血红蛋白 6.6%，糖化白蛋白 12%，予停用餐前胰岛素，调整为二甲双胍 0.5g、3 次 / 日，达格列净 10mg、1 次 / 日，联合夜间甘精胰岛素 8U 控制血糖，监测空腹血糖波动于 5 ~ 5.6mmol/L，餐后血糖波动于 5.5 ~ 7mmol/L。

三、病例讨论

von Hippel-Lindau（VHL）综合征是一种常染色体显性遗传综合征，表现为多种良性肿瘤和恶性肿瘤。VHL 综合征的发病率约为 1/（36000 ~ 91000）。该病可起病于儿童期、青春期或成年期。与 VHL 综合征相关的肿瘤包括：脑（小脑）和脊髓血管母细胞瘤，视网膜毛细血管血管母细胞瘤（视网膜血管瘤），肾透明细胞癌，嗜铬细胞瘤，中耳内淋巴囊肿瘤，胰腺的浆液性囊腺瘤和神经内分泌肿瘤，以及附睾和阔韧带乳头状囊腺瘤。

VHL 基因位于染色体 3p25，是一种抑癌基因。其基因产物 VHL 是肿瘤抑制蛋白。目前认为，当某个存在杂合性 VHL 致病变异的细胞（或细胞群）丢失该基因的正常拷贝后，即发生肿瘤。VHL 综合征是由 VHL 基因的致病性或可能致病性变异所致。与发生错义突变的个体相比，出现截断突变的患者预后较差，而且有更高的肿瘤发生率。VHL 综合征遗传给男性和女性后代的概率相等。受累个体将致病性变异遗传给后代的概率为 50%。约 80% 的 VHL 综合征患者的父母一方受累，其余 20% 为新发突变。在美国和丹麦进行的队列研究发现，与女性患者相比，男性 VHL 综合征患者更容易出现新发肿瘤，特别是中枢神经系统的血管母细胞瘤，且肿瘤生长速度更快。

根据发生嗜铬细胞瘤的可能性，将有 VHL 综合征的家族分为了 1 型和 2 型。1 型似乎更常见 VHL 缺失以及无义突变和移码突变，而 2 型可能更常见错义突变的致病性变异。1 型家族患者分为 1A 型（发生嗜铬细胞瘤风险很低者）和 1B 型（发生嗜铬细胞瘤和肾透明细胞癌风险均低，但发生其他 VHL 相关病变的风险高）。2 型家族患者发生嗜铬细胞瘤的风险较高。根据发生肾透明细胞癌的风险，2 型 VHL 病还可再细分。2A 和 2B 型家族患者分别具较低和较高的肾透明细胞癌发生率，而 2C 型家族的特点为仅发生嗜铬细胞瘤，而不发生肾透明细胞癌和血管母细胞瘤。这种亚型分类应作为指导。对表现为 2C 型特征的患者应持续监测是否存在其他 VHL 相关病变。

VHL 综合征的临床表现多样，与起病年龄、累及器官及肿瘤负荷有关。其中嗜铬细胞瘤往往发生于较年轻的患者，通常为多发性，50% 的 VHL 综合征相关嗜铬细胞瘤为双侧，也可能位于肾上腺外。与非 VHL 综合征患者的嗜铬细胞瘤相比，VHL 相关嗜铬细胞瘤几乎只产生甲氧去甲肾上腺素，因此检测血浆甲氧肾上腺素和甲氧去甲肾上腺素可提供重要的诊断信息。本例患者检测甲氧基去甲肾上腺素明显升高，符合 VHL 综合征的表现。

VHL 综合征患者有发生多发肾囊肿和肾透明细胞癌的风险，见于约 2/3 的患者。几乎所有 VHL 相关肾癌都是透明细胞肿瘤。例如本病例存在双侧肾上腺占位和双侧肾脏占位。一侧肾脏占位病理为透明细胞癌，另一侧为囊肿。虽然肾囊肿可能为良性，但在 VHL 综合征中被认为是癌前病变，看似良性的肾囊肿内的实质成分几乎都含有肾细胞癌。

手术切除是大多数 VHL 综合征相关肿瘤的主要治疗方式。手术时机及手术方式的选择依据不同临床表现、肿瘤部位，以及是否存在多发肿瘤等。对于所有确诊 VHL 综合征的患者，特别是对于有两个及以上肿瘤表现的患者，在诊断后均应进行多学科讨论，以确定手术方式和手术范围。当 VHL 综合征患者需要接受手术时，都需要考虑到存在隐匿性嗜铬细胞瘤的可能性，因为嗜铬细胞瘤有引起麻醉并发症（包括交感神经过度兴奋和重度高血压）的潜在风险。

有症状嗜铬细胞瘤的首选治疗是给予适当的 α－肾上腺素能受体阻滞药及其他必要支持措施后手术切除肿瘤。一般选择部分肾上腺肿物切除的方式。在手术后大约有 10% ～ 15% 的复发率。

由于 VHL 综合征起病年龄及临床表现多样，因此，建议对携带该基因突变的患者进行常规监测以实现早诊断早治疗。由于 VHL 突变可引起 HIF－2α 在细胞内聚集，因此研发了 HIF－2α 抑制剂 belzutifan。2021 年，FDA 批准 belzutifan 用于成人 VHL 相关的肾细胞癌，中枢神经系统血管母细胞瘤，以及不需要紧急手术的中耳内淋巴囊肿瘤，因此除手术治疗外又增加了新的治疗选择。但如何正确使用这一药品仍存在争议。

对于携带 VHL 突变的患者而言，不同病变的筛查年龄有所不同。视网膜病变的筛查应从婴儿期开始，其他病变的筛查稍晚。从出生起（或自确诊起），需要每年 1 次病史采集和体格检查，包括与年龄相应的视力、前庭神经和儿茶酚胺相关症状及神经系统检查。若从未发生过 VHL 综合征相关肿瘤，可以在 65 岁时停止用于监测的检查项目，而常规的体格检查和眼科检查则无限期继续。

四、病例点评

多数双侧嗜铬细胞瘤提示存在遗传性疾病，因此在发现嗜铬细胞瘤后，应同时评估是否存在其他器官或组织的肿瘤。该患者意外发现双侧肾上腺占位，检查中逐步发现双侧肾脏占位，因此考虑患者可能是 VHL 综合征，基因检测结果印证了我们的想法。患者首次在外院检测的去甲氧基肾上腺素正常，且血压一直处于正常水平，给前期的诊断带来了一些困扰。手术前的准备对患者而言非常关键，足量的 α 受体阻滞药和严格的血糖控制是保证患者手术顺利进行的基础。泌尿外科医生在切除病损的同时，保留了部分正常的肾上腺，为患者手术后肾上腺皮质功能的保存至关重要。最终该患者获得了满意的治疗效果。

针对 VHL 综合征可能出现不同部位的肿瘤而言，不同的患者采取的诊疗策略也不同。因此多学科团队合作，在 VHL 综合征个体的治疗中尤为重要。

（病例提供：陈　弘　李晓牧　复旦大学附属中山医院）

（点评专家：李小英　复旦大学附属中山医院）

参考文献

[1]Louise M，Binderup M，Smerdel M，et al.von Hippel-Lindau disease：updated guideline for diagnosis and surveillance[J].Eur J Med Genet，2022，65（8）：104538.

[2]Gossage L，Eisen T，Maher ER.VHL，the story of a tumour suppressor gene[J].Nat Rev Cancer，2015，15（1）：55-64.

[3]Nölting S，Bechmann N，Taieb D，et al.Personalized management of pheochromocytoma and paraganglioma[J].Endocr Rev，2022，43（2）：199-239.

[4]Gläsker S，Vergauwen E，Koch CA，et al.Von Hippel-Lindau disease：current challenges and future prospects[J].Onco Targets Ther，2020，13：5669-5690.

[5]Chittiboina P，Lonser RR.Von Hippel-Lindau disease[J].Handb Clin Neurol，2015，132：139-156.

病例22 伴有EPSA1基因突变的Pacak-Zhuang综合征

一、病历摘要

（一）病史简介

患者女性，35 岁。

主诉：间断头晕 1 年余，发现右侧肾上腺占位 5 天。

现病史：患者于 1 年前无明显诱因出现头晕，伴恶心、呕吐，无大汗、头痛、心悸、面色苍白。发作时血压轻中度升高，发作间期血压基本正常。外院就诊行颅脑影像学检查，结果提示腔隙性脑梗死、脑萎缩，予改善微循环治疗。同期检查血常规示血红蛋白 207g/L，进一步行骨髓穿刺及基因检测考虑诊断为"继发性红细胞增多症"，予红细胞单采术、羟基脲、别嘌醇等治疗。院外患者未规律服药。入我院前 5 天行肾上腺 CT 检查提示右肾上腺直径 2.4cm × 2.6cm 占位，腹膜后腹主动脉左侧直径 4.5cm × 3.9cm 占位。患者病程中无发作性大汗、头痛、面色苍白、心悸，无皮肤变黑、变薄、色素沉着、面部毳毛增多、向心性肥胖、满月脸、水牛背、紫纹等体征，无多饮、多尿、发作性软瘫等症状。为求进一步诊治，门诊以"右侧肾上腺占位"收入我科。患者自患病以来，精神状态尚可，体力下降，二便无殊，体重无明显变化。

既往史：曾因外伤致脾破裂行脾脏切除，术中曾行输血治疗，具体成分及输血量不详，术后恢复良好。否认糖尿病等慢性病史，否认肝炎、结核等传染病史。否认类似疾病家族史。

（二）体格检查

体温 36.3℃，脉搏 76 次 / 分，呼吸 18 次 / 分，卧位血压 120/80mmHg、立位血压 120/90mmHg。神志清楚，面部潮红，舌苔薄，双肺呼吸音清，未闻及明显干湿性啰音。心率 76 次 / 分，律齐，心脏各瓣膜听诊区未闻及明显病理性杂音。腹软，无抵抗。双下肢无水肿。

（三）辅助检查

1. 外院检查　血常规示血红蛋白 180g/L。肾上腺 CT 平扫示右侧肾上腺可见软组织团块，大小约 2.4cm × 2.6cm，腹膜后腹主动脉左旁可见团块影，大小约 3.9cm × 4.5cm。

2. 入院后完善检查

血常规：血红蛋白 184g/L，红细胞计数 7.36×10^{12}/L，平均红细胞体积 82.9fl，平均红细胞血红蛋白量 302g/L，红细胞体积分布宽度测定 CV 23.9%。复查血常规：血红蛋白 177g/L，红细胞计数 7.13×10^{12}/L，平均红细胞体积 82.7fl，平均红细胞血红蛋白量 300g/L，红细胞体积分布宽度测定 CV 23.0%。再次复查血常规：血红蛋白 170g/L，红细胞计数 6.89×10^{12}/L，平均红细胞体积 82.4fl，平均红细胞血红蛋白量 299g/L，红细胞体积分布宽度测定 CV 22.1%。

贫血指标：血清铁蛋白 12.83ng/ml，总铁结合力 81.7 μ mol/L，血清铁 6.8 μ mol/L，不饱和铁结合力 74.9 μ mol/L。

血气分析：pH 7.349，氧分压 77.9mmHg，二氧化碳分压 49.6mmHg，血氧饱和度 95.2%。

血生化：血钾 4.47mmol/L，总胆固醇 7.24mmol/L，低密度脂蛋白胆固醇 5.39mmol/L。

卧立位试验、促肾上腺皮质激素（ACTH）– 皮质醇（F）节律、24 小时尿儿茶酚胺水平如表病例 22 表 1 所示。

病例22表1　肾上腺相关激素检验结果

卧立位试验			
	肾素［μ g/（L·h）］	醛固酮（ng/dl）	ARR
卧位	2.9	18.3	6.3
立位 4h	12.2	25.3	2.07
ACTH–F 节律＋午夜 1mg 地塞米松抑制试验			
	ACTH（pmol/L）	F（nmol/L）	24h 尿游离皮质醇（nmol，正常水平＜ 500）
对照：0am	2.75	172.23	
8am	5.93	547.28	666.5
4pm	2.58	213.92	
1mg：8am	＜ 1.1	27.88	
24 小时尿儿茶酚胺水平			
	去甲肾上腺素（22.09 ~ 75.36 μ g/24h）	肾上腺素（1.52 ~ 34.53 μ g/24h）	多巴胺（93.18 ~ 470.31 μ g/24h）
第一次	748.82	196.9	223.97
第二次	492.61	69.49	321.95
第三次	804.78	101.66	443.72

肾上腺 MRI 检查（病例 22 图 1 至病例 22 图 4）提示：右肾上腺区、左侧腹膜后（脊柱旁）多血供结节肿块伴坏死，考虑多灶嗜铬细胞瘤可能性大。

间碘苄胍扫描提示腹膜后占位 ^{131}I–MIBG 显像阳性，右肾上腺占位显像阴性。

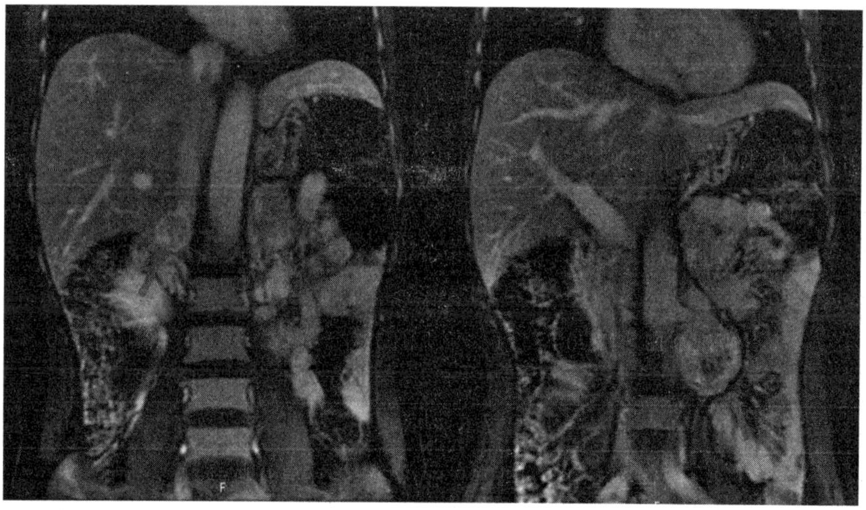

病例 22 图 1　肾上腺 MRI 冠状位

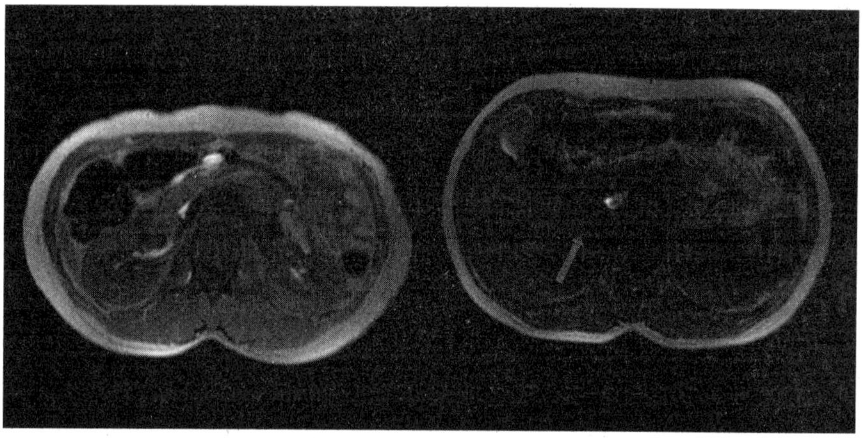

病例 22 图 2　肾上腺 MRI 同相位

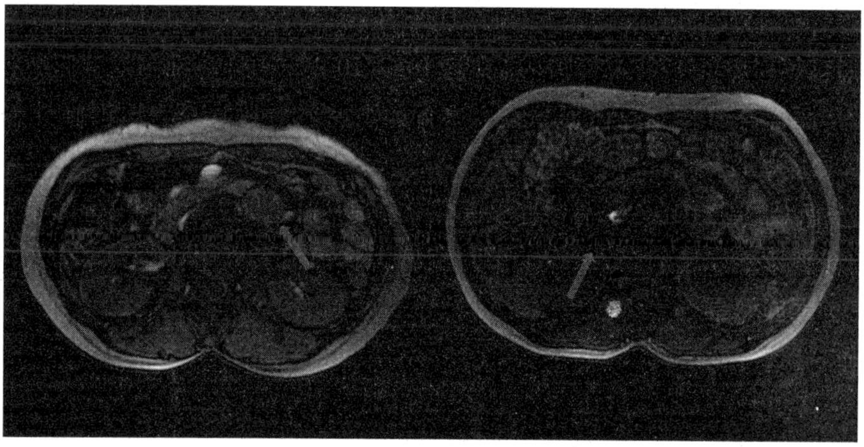

病例 22 图 3　肾上腺 MRI 反相位

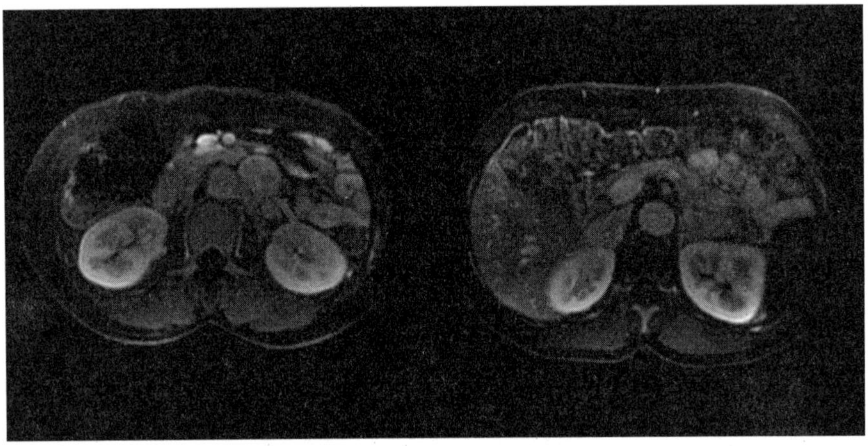

病例 22 图 4　肾上腺 MRI 增强

二、诊疗过程

患者血液学检查符合继发性红细胞增多症表现。根据卧立位试验、ACTH–F 节律及午夜 1mg 地塞米松抑制试验结果可排除醛固酮增多症及皮质醇增多症。发作性头晕、恶心、呕吐及血压升高的临床表现，尿肾上腺素、去甲肾上腺素水平异常升高及较为典型的 MRI 和功能影像学检查均支持 PPGL 诊断。综合患者同时存在红细胞增多症及 PPGL，诊断考虑 Pacak–Zhuang 综合征。

患者口服盐酸酚苄明、美托洛尔进行术前准备。拟行手术前出现左侧肢体无力、口角偏斜。颅脑 MRI 检查提示右侧基底节区及侧脑室旁亚急性期梗死灶，脑内多发缺血灶及软化灶，予抗凝、营养神经等对症处理后好转。4 个月后，患者于我院泌尿外科行机器人辅助腹腔镜下左侧腹膜后肿物切除，术后病理明确为左腹膜后副神经节瘤。免疫组织化学染色结果显示：CgA（+），Syn（+），Inhibin–α（–），Ki–67（+1%），Melan–A（–），CK（–）。18 个月后行后腹腔镜下右肾上腺肿瘤切除术，术后病理明确为右肾上腺嗜铬细胞瘤，免疫组织化学染色显示：Melan（–），CgA（+），Syn（+），Ki–67（+1%），Inhibin–α（–），CK（–），S–100（局部 +）。病理组织送检基因检测，结果提示存在 EPAS1 p.Ala530Pro/c.1588G > C 致病突变。术后患者头晕等症状无再发，开始进入长期随访。

三、病例讨论

Pacak–Zhuang 综合征（PZS）是一组涉及血液系统及神经内分泌系统的罕见临床综合征，近十年才被大家所认识并逐渐被阐明。然而，早在 1988 年就有日本学者对一例 13 岁女童合并多发性副神经节瘤及红细胞增多症的病例进行了报道。之后，在 Pacak 和 Zhuang 两位学者的进一步探索和系统总结后得以被大家所认识，并命名为“Pacak-Zhuang”综合征。PZS 除红细胞增多症、多发性嗜铬细胞瘤 / 副神经节瘤外，该综合征还可有十二指肠生长抑素瘤、脊柱及颅骨骨质发育异常、视网膜及颅内血管畸形等异常表现。PZS 是由编码缺氧诱导因子 -2α（HIF-2α）基因体细胞突变引起。

目前认为该病发病机制涉及编码缺氧诱导因子 -2α（HIF-2α）的 Per-Arnt-Sim（PAS）结构域蛋白 1（EPAS1）基因的合子后体细胞突变。HIF 转录因子是由氧敏感的 α 亚单位和稳定的 β 亚单位组成的高度保守的异二聚体复合物，介导细胞对缺氧或假性缺氧的适应性反应。HIF-α 亚单位在体内广泛表达，有 HIF-1α、HIF-2α、HIF-3α 三种亚型。HIF-β 亚单位为组成性表达。在常氧条件下，该降解途径主要通过脯氨酰羟化酶结构域（PHDs）蛋白对 HIF-α 亚基保守的脯氨酰残基进行羟基化，该羟基化过程对于 VHL 蛋白识别 HIF-1α 和 HIF-2α 及随后的蛋白酶体降解至关重要。然而在缺氧或假性缺氧条件下，由于 PHDs 的失活，α 亚基的羟基化在缺氧下受到抑制，从而稳定了 HIF-α 亚基。稳定的 α 亚基与 β 亚基结合形成二聚体并转移到细胞核。HIF 与其他辅助因子一起与缺氧反应元件（HREs）结合，促进参与红细胞生成，血管生成和缺氧途径蛋白调节的其他基因的转录。短时间的严重缺氧导致 HIF-1α 激活，而轻度或长期低氧则导致 HIF-2α 激活。值得注意的是，尽管 HIF-1α 和 HIF-2α 都包含相似的结合和二聚化结构域，但它们具有不同的反式激活结构域。因此，尽管存在几个共同的靶基因，但它们可以单独调节一组独特的基因，且这些差异调节的独特靶基因可以产生相反的作用。HIF-1α 及 HIF-2α 突变细胞可能在发育过程中分布在多个器官中，其蛋白的高表达已在多种人类癌细胞类型中观察到，现有证据表明 HIF-1α 和 HIF-2α 占迄今为止描述的 HIF 依赖性肿瘤生长和进展的绝大多数，但对 HIF-3α 对缺氧肿瘤进展的影响知之甚少。内分泌肿瘤可以起源于任何产生激素的内分泌器官，与其他实体瘤一样，因肿瘤内的血供无法满足快速增生的癌细胞的氧气需求，血管生成因子上调，导致形成具有结构和功能异常的非功能性血管，并且这种异常的肿瘤脉管系统严重抑制了肿瘤微环境中的氧气供应，导致急性缺氧。由于细胞对缺氧的反应是由 HIF 转录因子控制，HIF 转录因子可调节与癌细胞的适应和进展相关的几个基因转录，调控如增生、代谢、凋亡、血管形成、免疫反应及侵袭和转移。与内分泌肿瘤嗜铬细胞瘤及副神经节瘤相关的 VHL、SDHx 和 EGLN1 等几种突变，可间接导致 HIF 结构稳定，从而触发缺氧途径。而本病例报道的编码 HIF 的基因发生突变使其羟化水平明显降低，直接导致 HIF 结构的异常稳定，从而触发缺氧途径。研究发现 60.6% 的野生型 HIF-2α 肽可被羟基化。相比之下，在同一测定中，只有 9.1% 和 16.7% 的两种突变体 HIF-2α 肽被羟基化。进一步研究突变对 HIF-2α 信号传导的影响，发现与放射性标记的 VHL 蛋白与野生型 HIF-2α 肽亲和力相比，VHL 蛋白对两种突变体 HIF-2α 肽的亲和力要小得多，分别只有 18.4% 和 24.0% 的 VHL 蛋白与突变肽结合。另外，野生型 HIF-2α 蛋白的寿命为 14.4 分钟，相比之下，两种突变体 HIF-2α 肽更稳定，半衰期分别为 57.6 分钟和 79.8 分钟。

HIF 的靶基因涉及血管生成、糖代谢、细胞外基质形成、上皮细胞向间充质细胞转化、红细胞生成和铁代谢等众多生命及代谢过程，其中许多基因与癌症的发生、发展和转移有关。PZS 临床特征表现为多发性副神经节瘤 / 嗜铬细胞瘤、早发性红细胞增多症及十二指肠生长抑素瘤，此外也有文献报道 PZS 患者脊柱及颅骨骨质发育异常及视网膜及颅内血管畸形等异常表现。在 *Epas1A529V* 基因突变的转基因小鼠模型中，也观察到了红细胞增多、去甲肾上腺素水平升高及十二指肠壶腹区生长抑素表达增多等与 PZS 患者类似的表现，印证了 *EPAS1* 基因突变与 PZS 之间的关联。目前报道的病例在综合症具体表型及发病年龄上有所差异，如并非所有患者均有生长抑素瘤或特征性眼病表现，多数患者红细胞增多症出现在出生后十年内而少数患者可在 30 岁之后发病。究其原因，不排除与基因突变发生的时间和基因嵌合与否、嵌合程度有关。

伴有多发性副神经节瘤及嗜铬细胞瘤的 PZS 患者，由于病灶较多，MRI 和 CT 往往无法实现全面评估，此时，术前功能性影像学检查，如 ^{123}I-MIBG 及 ^{18}F-DOPA 等就显得尤为重要。术中同步进行 ^{123}I-MIBG 导航可进一步增加微小病灶的检出率，实现尽可能完全的手术切除。但该病复发率较高，常于术后两年内复发，因此长期密切随访非常关键。有研究报道一位 20 岁男性，在 2 岁时被诊断为早发性红细胞增多症，15 岁时发现形成覆盖右侧视神经的纤维血管膜进而导致右侧视力下降，同时因血压升高进一步检查发现左侧肾上腺占位，手术病理活检提示左侧肾上腺嗜铬细胞瘤，并经基因证实为 *EPAS531* 基因突变。手术后 4 个月，再发高血压行 PEC-CT 提示右侧肾周、腔静脉周围、左主动脉周围区域及膀胱右侧侧壁新增 4 处病变，经手术病理活检提示右侧肾上腺嗜铬细胞瘤及主动脉、腔静脉和右侧肾周副神经节瘤。19 岁时被诊断为十二指肠生长抑素瘤。该报道提示 PZS 患者病变可能序贯出现，需长期密切随访、及时对症治疗。本病例患者目前为止出现红细胞增多症合并 PPGL，经基因检测明确为 EPAS1 p.Ala530Pro/c.1588G > C 突变致病。由于术前及术中未能进行功能影像学检查，不排除病灶遗漏的可能，并建议患者长期密切随访。考虑目前常规治疗方法仅为对症治疗，不能预防病变的发生，如何将治疗窗口前移显得尤为重要。鉴于 HIF-2α 在疾病中的重要作用，以此为靶点的治疗策略有望实现疾病的缓解，而相关药物的临床研究也被证明可使患者获益。作为一种选择性小分子蛋白的 HIF-2α 抑制剂 belzutifan，被应用于一位 17 岁经基因证实伴有红细胞增多症及多发性副神经节瘤的 PZS 患者，在应用 Belzutifan 治疗后患者的去甲肾上腺素和嗜铬粒蛋白 A 显著下降、瘤体快速缩小、血红蛋白最终降至正常范围，患者的头痛和高血压也得以缓解。该研究结果提示 HIF 抑制剂在 PZS 患者中治疗的前景是令人振奋的。

本例是以头晕伴肾上腺占位来诊，合并出现红细胞增多症及 PPGL 的中年女性 PZS 患者，经基因检测明确为 EPAS1 p.Ala530Pro/c.1588G > C 突变致病，于泌尿外科行左侧腹膜后肿物切除，术后病理证实为左腹膜后副神经节瘤，由于术前及术中未能进行功能影像学检查,不排除病灶遗漏的可能,建议患者长期密切随访。该病临床罕见，国内报道病例甚少，望以此文提高各相关领域医者对该疾病的认识，增进临床诊疗经验。

四、病例点评

Pacak-Zhuang 综合征是由 EPAS1 基因编码的 HIF-2α 体细胞功能获得突变导致 HIF 氧依赖的降解域结构改变，不能被羟基化进而不能被 VHL 识别及随后常氧条件下的蛋白酶体降解。在这种假性缺氧条件下，HIF 调控多个下游基因的表达，其中许多基因通过增加红细胞、促进血管生成及肿瘤细胞的增生、存活、侵袭和转移来促进肿瘤发展。迄今为止已确定的 PPGL 易感位点的数量一直在增加。本病例描述的患者呈现红细胞增多伴 PPGL，提醒相关医者，早期的红细胞增多症有助于鉴别诊断出这种综合征，如经基因证实为 PZS，需长期密切随访，行相关生化及影像学检查，早期筛查 PPGL/ 生长抑素瘤等使患者得到早期手术治疗机会。值得注意的是，对于经基因证实的 PZS 患者，使用 HIF-2α 靶向药物进行早期肿瘤“拦截”（即在肿瘤发展的早期阶段进行干预）是值得选择的管理方案。虽然关于 HIF-2α 抑制剂的药物治疗持续时间、长期疗效及安全性需要更多的基础及临床研究来证实。但基于基因组分析的靶向分子疗法的深入研究有益于将患有肿瘤易感综合征的儿童和成人的管理窗口前移，从筛查和早期发现转向肿瘤的拦截和预防。

综上，从该病例中，通过对其临床表现、辅助检查及诊疗过程的阐释，望提高临床对该疾病的认识。

（病例提供：胡晓娜　尹雅琪　中国人民解放军总医院第一医学中心）
（点评专家：陈　康　中国人民解放军总医院第一医学中心）

参考文献

[1]Zhuang Z，Yang C，Lorenzo F，et al.Somatic HIF2A gain-of-function mutations in paraganglioma with polycythemia[J].N Engl J Med，2012，367（10）：922-930.

[2]Watts D，Jaykar MT，Bechmann N，et al.Hypoxia signaling pathway：a central mediator in endocrine tumors[J].Front Endocrinol（Lausanne），2023，13：1103075.

[3]Abdallah A，Pappo A，Reiss U，et al.Clinical manifestations of Pacak-Zhuang syndrome

in a male pediatric patient[J].Pediatr Blood Cancer，2020，67（4）：e28096.

[4]Kamihara J，Hamilton KV，Pollard JA，et al.Belzutifan，a potent HIF-2α Inhibitor，in the Pacak-Zhuang Syndrome[J].N Engl J Med，2021，385（22）：2059-2065.

病例23　嗜铬细胞瘤合并异位促肾上腺皮质激素（ACTH）综合征

一、病历摘要

（一）病史简介

患者男性，54 岁。

主诉：发现血压升高 7 年余。

现病史：患者于 7 年余前查体时发现血压升高，具体不详，无头晕、头痛、视物模糊等不适症状，加用马来酸依那普利 20mg、1 次 / 日，监测血压波动于 140/90mmHg 左右。3 个月前，患者于饮酒后出现胸闷、心悸，不伴头晕、大汗、胸痛、视物模糊、呼吸困难，无间歇性跛行、泡沫尿，休息约 1 小时后自行缓解。就诊于当地医院，测血压 160/110mmHg。完善肾上腺 CT 示“双侧肾上腺均匀密度团块影，大小均约 5.7cm × 6.6cm，平均 CT 值 34HU。”予拜新同 30mg、1 次 / 日，酚苄明 10mg、2 次 / 日，倍他乐克 25mg、2 次 / 日，血压波动于 120/80mmHg 左右，偶于情绪波动时出现胸闷、心悸，未测血压。后就诊于我院门诊，予硝苯地平 30mg、2 次 / 日，甲磺酸多沙唑嗪缓释片 4mg、2 次 / 日，血压控制在 120 ~ 140/80 ~ 90mmHg。现为行进一步治疗入院。患者自发病以来，无发热、乏力、盗汗，精神、食欲可，体重未见明显变化，夜间睡眠一般，夜尿 0 ~ 2 次，大便如常，兴趣、爱好未见改变。

既往史：5 年余前因痔疮行外痔切除术治疗。余无特殊。

个人史：无特殊。

婚育史：26 岁结婚，配偶及子女体健。

家族史：父亲患高血压。兄弟姐妹共四人，大哥因肺癌去世，大姐因恶性肿瘤（具体不详）去世，否认类似家族疾病史，否认肾上腺占位性疾病家族史。

（二）体格检查

体温 36.6℃，脉搏 93 次 / 分，呼吸 20 次 / 分，血压 151/103mmHg（左上肢）、156/102mmHg（右上肢），身高 167cm，体重 79.8kg，BMI 28.6，腹围 97cm，臀围 102cm。无满月脸、水牛背、向心性肥胖、皮肤紫纹、色素沉着、锁骨上窝脂肪垫、悬垂腹。全身浅表淋巴结未触及肿大。双肺呼吸音清，双肺未闻及干湿性啰音及胸膜摩擦音。心律齐，P2 < A2，各瓣膜听诊区未闻及病理性杂音及心包摩擦音，未见异常血管征。腹软，无压痛、反跳痛及肌紧张。肝脾肋下未触及。四肢肌力Ⅴ级，双下

肢无水肿。

（三）辅助检查

1. 外院检查　肾上腺平扫 CT 示双侧肾上腺均匀密度团块影，大小约 5.7cm × 6.6cm，平均 CT 值 34HU；左肾内低密度灶，考虑囊肿可能；右侧第五肋骨皮质结节，待除外转移性病变。

2. 入院后完善检查　尿便常规：未见明显异常。血常规：白细胞计数 $5.20 \times 10^9/L$，血红蛋白浓度 156g/L，血小板计数 $195 \times 10^9/L$，中性粒细胞百分比 80.7%。血液生化检查：丙氨酸氨基转移酶 17U/L，门冬氨酸氨基转移酶 12U/L，白蛋白 41.1g/L，总胆红素 18.5μmol/L，血肌酐 90.00μmol/L，钠尿肽 17.00pg/ml，超敏 C 反应蛋白 0.37mg/L，低密度脂蛋白 2.38mmol/L。

腹部 CT 增强（2016-05-25）：双侧肾上腺区可见不规则软组织密度团块，呈分叶状，正常肾上腺结构消失，右侧及左侧大小分别为 5.5cm × 6.8cm × 5.7cm、6.2cm × 5.3cm × 5.3cm，边界清晰，增强扫描可见病灶明显不均匀强化，平扫及增强各期 CT 值约 41HU、83HU、78HU、58HU。印象：双侧肾上腺占位，嗜铬细胞瘤可能大，不除外转移瘤及神经源性肿瘤。垂体增强 MRI：未见明显异常。

电解质：血钾 3.58 ~ 4.02mmol/L，血钠 143 ~ 144mmol/L，血氯 106 ~ 108mmol/L。

三次随机尿 3- 甲氧基 4- 羟基苦杏仁酸：阴性。

血儿茶酚胺（2016-05-16）：去甲肾上腺素 1.419（0.51 ~ 3.26）pmol/ml，多巴胺 0.209（0.07 ~ 0.68）pmol/ml，肾上腺素 0.060（0.05 ~ 1.39）pmol/ml。卧立位 RAAS ＋卡托普利试验及皮质醇节律（2016-05-16）见病例 23 表 1、病例 23 表 2。

病例23表1　卧立位RAAS＋卡托普利试验

	PRA［ng/（ml·h）］	AⅡ（pg/ml）	ALD（pg/ml）
卧位	1.22 （参考范围 0.13 ~ 2.50）	87.64 （参考范围 28.2 ~ 52.2）	194.05 （参考范围 59.0 ~ 174.0）
服药前立位	5.98 （参考范围 0.13 ~ 2.5）	108.75 （参考范围 55.3 ~ 115.3）	321.74 （参考范围 65.0 ~ 296.0）
服药后立位	11.67	282.33	187.78

注：PRA：肾素活性；AⅡ：血管紧张素Ⅱ；ALD：醛固酮

病例23表2　皮质醇＋ACTH节律

	8am	4pm	0am
皮质醇（μg/dl）	26.46	22.75	14.95
ACTH（pg/ml）	15.26	13.94	6.13

注：ACTH：促肾上腺皮质激素

PET-CT：双侧肾上腺区各见一不规则软组织密度灶，呈分叶状，病灶密度均匀，未见明显坏死、钙化，CT 值 35 ~ 37HU，FDGA 摄取均明显增高，SUV max 32，浓聚范围右侧约 69mm × 64mm × 53mm（AP × RL × SI），左侧约 47mm × 70mm × 75mm（AP × RL × SI），病灶周围脂肪间隙清晰，未见肿大淋巴结，腹腔及腹膜后未见肿大或异常浓聚淋巴结，腹腔未见积液征象。诊断意见：双侧肾上腺区不规则占位，葡萄糖代谢异常增高。

肋骨片：双侧 1 ~ 10 肋骨未见明显骨质异常。

全身浅表淋巴结超声：未见明显异常。

乳酸脱氢酶 117U/L。

血、尿免疫固定电泳：未见单克隆免疫球蛋白区带。

肿瘤标志物：阴性。

血、尿 β_2- 微球蛋白：未见异常。

免疫球蛋白＋补体：免疫球蛋白 G 9.48g/L，免疫球蛋白 A 1.48g/L，免疫球蛋白 M 1.20g/L，补体 C3 0.932g/L，补体 C4 0.261g/L。

外周血管超声：颈动脉、双下肢动脉粥样硬化。

超声心动图：左室射血分数正常，二尖瓣、三尖瓣轻度反流。

眼底：视网膜动脉硬化期 1 级。

甲状腺＋甲状旁腺超声：甲状腺右叶下极结节（C-TIRADS 2 类）。

骨密度：左股骨颈骨密度 0.690g/cm^2，T 评分 −1.8；全髋骨密度 35g/cm^2，T 评分 −1.0；$L_{1\sim4}$ 总和骨密度 64.20g/cm^2，T 评分 −1.3。

甲状腺功能：三碘甲状腺原氨酸 1.76nmol/L，游离三碘甲状腺原氨酸 4.74pmol/L，四碘甲状腺原氨酸 79.70nmol/L，游离四碘甲状腺原氨酸 14.11pmol/L，促甲状腺素 1.60 μ IU/ml。

糖化血红蛋白：6.20%。

口服葡萄糖耐量试验（OGTT）见病例 23 表 3。

病例23表3　口服葡萄糖耐量试验（OGTT）

	空腹	半小时	1 小时	2 小时
血糖（mmol/L）	6.26	11.65	12.95	6.9
胰岛素（μ IU/ml）	10.13	37.02	131.10	71.11
C 肽（ng/ml）	3.28	6.71	12.92	12.88

注：ACTH：促肾上腺皮质激素

性激素：黄体生成素 6.82mIU/ml，卵泡刺激素 42.36mIU/ml，雌二醇 20.00pg/ml，催乳素 16.89ng/ml，血清睾酮 2.27ng/ml。

二、诊疗经过

结合患者症状、体征及辅助检查，入院诊断考虑为“①亚临床皮质醇增多症 糖调节受损 骨量减少 继发性高血压；②嗜铬细胞瘤可能。”入院后结合患者临床特点，行小剂量及大剂量地塞米松抑制试验均未被抑制（病例 23 表 4），且 8am ACTH 15.26pg/ml ＞ 10pg/ml，不支持非 ACTH 依赖皮质醇增多症，结合垂体增强 MRI 影像学不支持库欣病，考虑目前不除外异位 ACTH 综合征或双侧肾上腺大结节样增生可能。虽然患者血儿茶酚胺及尿 VMA 阴性，但结合肾上腺增强 CT（病例 23 图 1）及 PET-CT 等影像学特点需进一步除外嗜铬细胞瘤，故进一步完善：①肾上腺髓质全身显像（示踪剂 ^{131}I-MIBG）：静脉注射示踪剂 1、2 天时行全身显像，相当于双侧肾上腺部位见异常放射性浓聚区，全身其他部位未见异常放射性浓聚或减低灶。双侧肾上腺放射性增高区，考虑为嗜铬细胞瘤。②生长抑素受体显像（示踪剂 ^{99m}Tc-HTOC）：静脉注射示踪剂后 1、4 小时行全身显像，甲状腺隐约显影，肝脾、双肾、膀胱及部分肠道正常显影，双侧肾上腺区见异常放射性增高区，余全身各部位始终未见异常放射性减低浓聚区。双侧肾上腺区生长抑素受体高表达灶，考虑嗜铬细胞瘤可能性大。考虑该患者嗜铬细胞瘤诊断明确、异源 ACTH 综合征可能，予患者甲磺酸多沙唑嗪 4mg、每日两次口服术前准备 8 周后，行开放双侧肾上腺肿物切除术（保留部分肾上腺皮质组织），术后病理提示双肾上腺嗜铬细胞瘤（病例 23 图 2）。术后予患者糖皮质激素补充，术后 3 个月随访停用全部降压药物，测血压 130/80mmHg，每日晨起口服泼尼松 5mg，复查皮质醇＜ 1ng/dl，ACTH 96.9pg/ml，血 Na^+ 136mmol/L。

病例23表4　地塞米松抑制试验

	皮质醇 8am（μg/dl）	ACTH 8am（pg/ml）	24h-UFC（μg/24h）
基础	26.46	15.26	1947
过夜地塞米松抑制试验	23.43	9.33	-
小剂量地塞米松抑制试验	18.68	7.00	2152.50
大剂量地塞米松抑制试验	24.22	10.82	2538.8

注：ACTH：促肾上腺皮质激素；24h-UFC：24 小时尿游离皮质醇

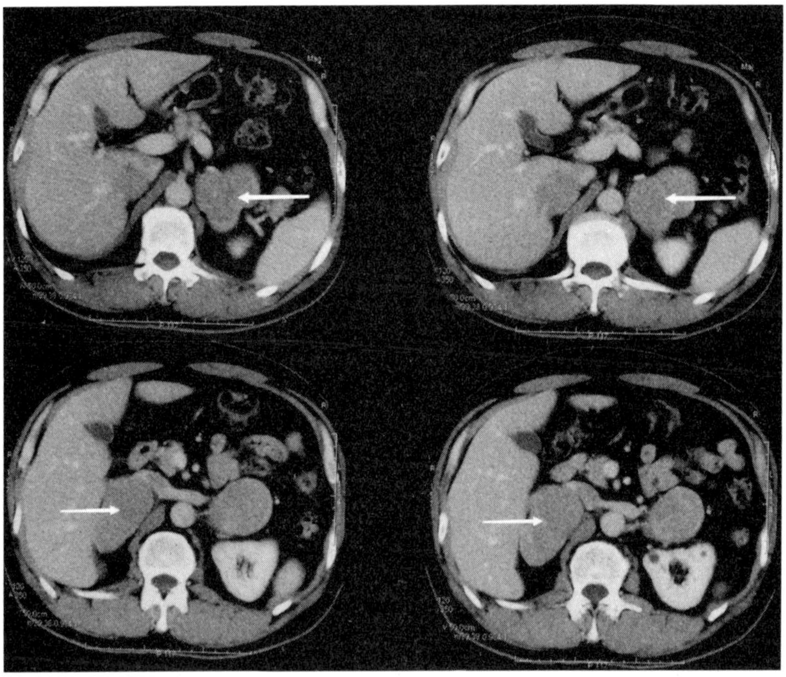

病例 23 图 1　肾上腺 CT

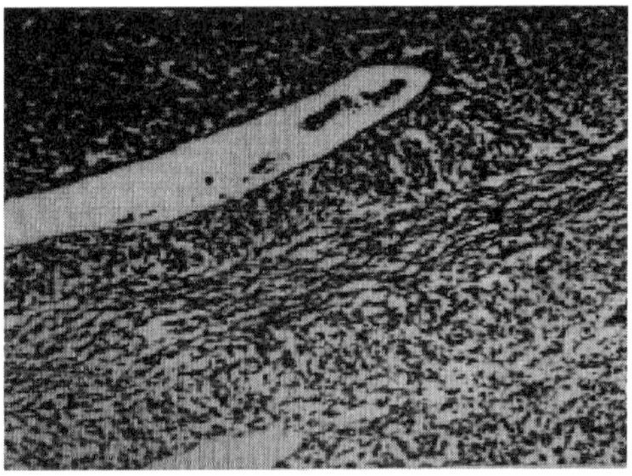

病例 23 图 2　病理检查

HE 染色，4×10 倍，左肾上腺肿物及右肾上腺肿物均为嗜铬细胞瘤，大小分别为 10cm×5.5cm×4cm，7.5cm×5cm×4cm，血管内可见瘤细胞团，伴明显坏死。免疫组化：双侧肿瘤 NSE（+），inhibin（-），CgA（+），Syn（左侧+，右侧部分+）

三、病例讨论

本例患者为中年男性，以高血压、双侧肾上腺占位为疾病首要线索，进行肾上腺占位功能评估，皮质功能方面考虑存在皮质醇增多症，但皮质醇增多症定位诊断方面患者 ACTH 水平于 10 ~ 20pg/ml，不符合典型肾上腺源性皮质醇增多症，结合大剂量地塞米松抑制试验及垂体增强 MRI 检查不支持垂体库欣病；髓质功能评估方面，实验室检查血浆 NE、E、DA 无明显升高，尿 VMA 检测阴性，受限于检测手段患者住院期间 MN/NMNs 结果回报晚，术前 MN/NMNs 未报告数值，结合患者增强 CT、PET-CT 等影像学检查，进一步完善 MIBG 标记核素显像，提示患者存在双侧肾上腺嗜铬细胞瘤。术后随访患者高皮质醇血症纠正，血清皮质醇水平低，ACTH 水平升高，持续口服泼尼松提示存在肾上腺皮质功能不全。结合术前术后肾上腺皮质功能状态提示该患者存在嗜铬细胞瘤组织分泌 ACTH 致皮质醇分泌增多。

嗜铬细胞瘤是一种罕见的内分泌肿瘤，发病率在普通高血压门诊患者中为 0.2% ~ 0.6%，在肾上腺意外瘤占 5%。本例患者存在高血压，有阵发性血压升高、胸闷、心悸不适，影像学提示双侧肾上腺占位，存在嗜铬细胞瘤线索，入院初期患者曾完善血 E、NE、DA，尿 VMA 检测，结果均为阴性，术前主要依据 MIBG 显像定性定位诊断嗜铬细胞瘤，而目前临床上 MIBG 显像难以广泛开展，因此在定性诊断方面需要选取敏感性和特异性更高的手段。儿茶酚胺的代谢主要在肿瘤内进行，形成甲氧肾上腺素和甲氧去甲肾上腺素，半衰期长且更加稳定，故目前指南和共识首先推荐血浆甲氧基肾上腺素类物质为定性诊断首选标记物。该患者回报术前 MN 2840（≤ 420.9）pmol/ml，NMN 1810（≤ 709.7）pmol/ml，3-MT 16.38（＜ 100）pmol/ml 明显升高，提示甲氧基肾上腺素类物质在定性诊断方面的重要价值。而嗜铬细胞瘤 / 副神经节瘤手术治疗时由于儿茶酚胺水平的剧烈波动需要充分的术前准备，因此对于有手术指征的肾上腺占位患者需要术前明确是否为嗜铬细胞瘤，因此在诊断过程中需要采用敏感性和特异性更高的检查手段来明确嗜铬细胞瘤诊断。

嗜铬细胞瘤同时合并异位 ACTH 综合征患者的病例报告近年来逐年增多，因此对于嗜铬细胞瘤患者需要同时评估患者是否存在皮质醇增多症，以避免术后患者发生肾上腺皮质功能不全，甚至肾上腺皮质危象的发生，必要时及时给予糖皮质激素的补充及替代。

四、病例点评

高血压合并肾上腺占位患者需要进行肾上腺占位功能的系统评估，应包含皮质功能及髓质功能评估。嗜铬细胞瘤 / 副神经节瘤虽发病率低，但其临床表现千变万化，可表现典型的嗜铬细胞瘤三联征、发生高血压危象，也可呈现寂静型表现，手术治疗是首选治疗方式，手术易诱发高血压危象，术后可能出现顽固性低血压，需要做好充分的术前准备。因此，对于需手术治疗的肾上腺占位患者应采用甚至联用多种兼顾敏感性和特异性的检验检查手段进行嗜铬细胞瘤 / 副神经节瘤的定性定位诊断。

既往文献报道嗜铬细胞瘤合并异位 ACTH 综合征罕见，但近年来越来越多的病例报告关注到嗜铬细胞瘤合并异位 ACTH 综合征，因此对于嗜铬细胞瘤患者需评估其皮质功能情况，必要时个体化予糖皮质激素补充替代，以避免术后出现肾上腺皮质功能不全。

嗜铬细胞瘤 / 副神经节瘤是涉及多学科的内分泌疑难性疾病，需要内分泌科、泌尿外科、影像科、核医学科、麻醉科、重症医学科等多学科共同诊治，需要组建多学科团队进行分阶段协同诊治。

（病例提供：刘 林 北京大学第一医院）

（点评专家：张俊清 北京大学第一医院）

参考文献

[1]中华医学会内分泌分会.嗜铬细胞瘤和副神经节瘤诊断治疗专家共识[J].中华内分泌代谢杂志，2020，36（9）：737–750.

[2]Garcia–Carbonero R，Matute Teresa F，Mercader–Cidoncha E，et al.Multidisciplinary practice guidelines for the diagnosis，genetic counseling and treatment of pheochromocytomas and paragangliomas[J].Clin Transl Oncol，2021，23（10）：1995–2019.

[3]Ballav C，Naziat A，Mihai R，et al.Mini–review：pheochromocytomas causing the ectopic ACTH syndrome[J].Endocrine，2012，42（1）：69–73.

[4]Gabi JN，Milhem MM，Tovar YE，et al.Severe cushing syndrome due to an ACTH–Producing pheochromocytoma：a case presentation and review of the literature[J].J Endocr Soc，2018，2（7）：621–630.

[5]高妍，郭应禄，马文香.嗜铬细胞瘤引起异源ACTH综合征一例[J].中华内科杂志，1986，25：281.

病例24 PPGL合并异位CRH综合征

一、病历摘要

（一）病史简介

患者女性，27 岁。

主诉：双下肢乏力 1 年，颜面肿胀、痤疮、消瘦 1 个月余。

现病史：患者于 1 年前出现双下肢乏力，无其他伴随症状，未重视。1 个月前进食芒果后出现颜面红肿，就诊于当地医院，检查发现白细胞计数 13.1×10^9/L，中性粒细胞百分比 86.8%。给予地塞米松（5mg，5 天，间断应用）等药物抗过敏治疗后，颜面红肿加重，并逐渐出现颜面、颈、胸、背部痤疮，锁骨上窝、颈后脂肪垫，胡须，消瘦。复查白细胞计数 15.89×10^9/L，中性粒细胞百分比 89.6%，血钾 2.1mmol/L，血钠 140mmol/L，予补钾、抗感染等治疗后，症状无好转，血钾虽然经静脉及口服补钾后（具体量不详）可升至正常，但不能维持，故门诊以“低钾血症原因待查”收入我院。患者自发病以来，食欲可，口干、多饮，睡眠可，便秘，小便量较前稍增多，体重 10 天内减轻 5kg。

既往史：既往体健，否认高血压、糖尿病病史，否认肝炎、结核等传染病史。对桃过敏，表现为皮疹。否认药物过敏史。

婚育、月经史：未婚，14 岁初潮，6 ~ 7 天 /28 天，末次月经 2016 年 9 月 5 日，月经量正常，本月阴道出血 2 次。家族中无类似患者。

（二）体格检查

体温 36.5 ℃，呼吸 16 次 / 分，脉搏 88 次 / 分，血压 120/75mmHg（平时 90/60mmHg），BMI 17.7。神志清楚，查体合作，对答流利。全身多发痤疮及汗疹，多见于面部、颈部及胸背部。双腋下皮肤色素沉着。颜面肿胀，暗红色，口周胡须。锁骨上窝及颈后脂肪垫。心、肺、腹查体未见异常。四肢近端纤细，双下肢无指凹性水肿。双下肢肌力Ⅳ级。生理反射存在，病理反射未引出（病例 24 图 1）。

（三）辅助检查

血常规：白细胞 14.12（3.5 ~ 9.5）$\times 10^9$/L，中性粒细胞百分比 91%（40% ~ 75%），淋巴细胞百分比 4%（20% ~ 50%）；红细胞 3.94（3.5 ~ 9.5）$\times 10^{12}$/L，血红蛋白 118（130 ~ 175）g/L；血小板 104（125 ~ 350）$\times 10^9$/L。尿常规：葡萄糖（+++），酮体（–），比重 1.015（1.005 ~ 1.030），pH 7.0（5.50 ~ 8.00）。便常规：潜血阴性。C– 反应蛋白正常。

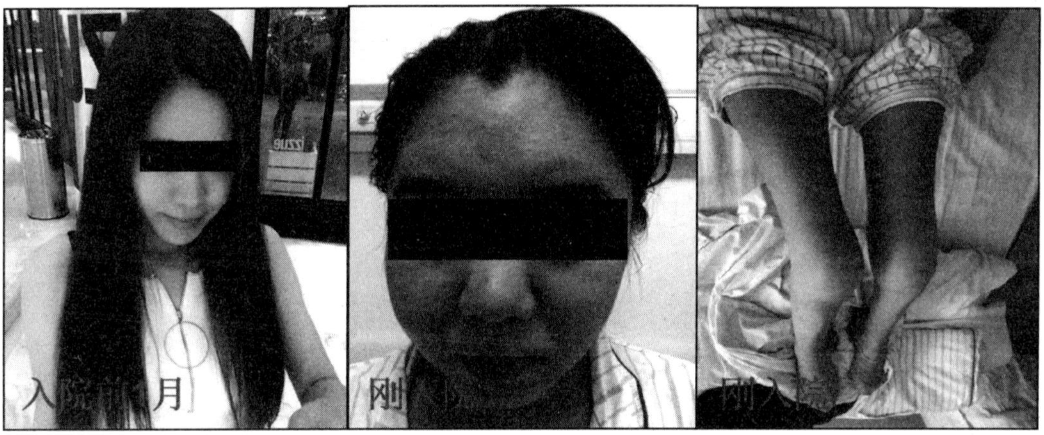

病例 24 图 1　查体所见

肝功能示丙氨酸氨基转移酶轻度升高，肾功能示肌酐和尿酸轻度下降，血脂正常，24 小时尿蛋白和尿微量白蛋白升高（病例 24 表 1）。血、尿电解质结果提示虽然尿钠排出增多，但血钠在正常范围之内；低钾碱中毒、肾性失钾；在低血钙和低血磷的情况下，尿钙、尿磷仍显著增加（病例 24 表 2）。在 OGTT 0 分钟、120 分钟血糖和 24 小时尿糖显著升高的同时，糖化血红蛋白仅为 6.3%，提示血糖于近期迅速升高。糖尿病相关抗体阴性（病例 24 表 3）。

病例24表1　生化检查指标

项目	具体值	参考值
	肝功能	
TP	68	62 ~ 85g/L
ALB	37	35 ~ 55g/L
ALT	56 ↑	5 ~ 40U/L
AST	22	8 ~ 40U/L
GGT	24	7 ~ 49U/L
LDH	145	94 ~ 250U/L
TBIL	6.5	3.4 ~ 20 μ mol/L
DBIL	3.2	0.1 ~ 6.8 μ mol/L
肾功能		
BUN	3.0	2.5 ~ 7.1mmol/L
Cr	27 ↓	62 ~ 133 μ mol/L
UA	52 ↓	140 ~ 410 μ mol/L

续表

项目	具体值	参考值
	血脂	
TC	3.48 ↓	3.59 ~ 5.17mmol/L
TG	0.71	0.57 ~ 1.71mmol/L
HDL	1.43	0.8 ~ 2.2mmol/L
LDL	1.73	1.33 ~ 3.36mmol/L
	24h 尿	
Pro	1116 ↑	0 ~ 150mg/24h
M-Alb	61.6 ↑	0 ~ 30mg/24h

注：TP：总蛋白；ALB：白蛋白；ALT：丙氨酸氨基转移酶；AST：门冬氨酸氨基转移酶；GGT：γ-谷氨酰转肽酶；LDH：乳酸脱氢酶；TBIL：总胆红素；DBIL：直接胆红素；BUN：尿素；Cr：肌酐；UA：尿酸；TC：总胆固醇；TG：甘油三酯；HDL：高密度脂蛋白胆固醇；LDL：低密度脂蛋白胆固醇；Pro：蛋白质；M-Alb：微量白蛋白；24h 尿量：2500ml

病例24表2　血、24h尿电解质

项目	具体值	参考值
	血电解质	
Na	144	136 ~ 145mmol/L
K	2.9 ↓	3.5 ~ 5.5mmol/L
Cl	108	96 ~ 108mmol/L
Ca	2.12 ↓	2.15 ~ 2.55mmol/L
P	0.7 ↓	0.8 ~ 1.45mmol/L
Mg	0.82	0.65 ~ 1.05mmol/L
CO_2CP	33 ↑	21 ~ 31mmol/L
	24h 尿电解质	
Na	268 ↑	130 ~ 260mmol/24h
K	141.9 ↑	25 ~ 100mmol/24h
Cl	272 ↑	110 ~ 250mmol/24h
Ca	657.6 ↑	100 ~ 300mg/24h
P	8181 ↑	713 ~ 1488mg/24h
Mg	4.48	2.5 ~ 8.5mmol/24h

注：Na：钠；K：钾；Cl：氯；Ca：钙；P：磷；Mg：镁；24h 尿量：2500ml

病例24表3 糖代谢相关指标

时间点	血糖（mmol/L）	胰岛素（μIU/ml）	HbA1c	24h 尿糖	ICA 抗体	GAD 抗体
0min	9.19 ↑	8.67	6.3% ↑	56.18g/24h ↑	阴性	阴性
30min	15.32 ↑	9.79				
60min	18.22 ↑	9.97				
120min	21.66 ↑	12.74				
180min	18.26 ↑	9.54				

注：HbA1c：糖化血红蛋白；ICA：胰岛素细胞；GAD：谷氨酸脱羧酶

肾上腺皮质功能显示在血和24h尿游离皮质醇显著升高，1mg过夜地塞米松抑制试验显示皮质醇昼夜节律消失且不被1mg地塞米松抑制（次晨8点血皮质醇＞50μg/dl），皮质醇增多症诊断明确（病例24表4）。8am ACTH 715pg/ml、1157pg/ml，两次均显著高于20pg/ml，ACTH依赖性库欣综合征诊断明确。其他激素检查提示患者在未服用任何药物的情况下，立位和24小时尿醛固酮轻度升高，立位醛固酮/肾素活性（ARR）比值＜30。甲状腺功能提示无甲状腺毒症。性激素全项显示睾酮显著升高，而雌二醇、孕酮、黄体生成素和卵泡刺激激素未见明显异常。血儿茶酚胺中间代谢产物和终末代谢产物均在正常范围之内。在低血钙和低血磷的情况下，25-（OH）D_3水平降低，甲状旁腺素代偿性增高（病例24表5）。住院期间患者血压110～130/60～70mmHg，无阵发性血压波动。

病例24表4 肾上腺皮质功能和1mg过夜地塞米松抑制试验

	血 ACTH	血 Cor	UFC
基础值	715 ↑	＞50 ↑	＞2000 ↑
1mg 过夜地塞米松抑制试验			
8am-1	1157 ↑	＞50 ↑	
4pm	459 ↑	＞50 ↑	
0am	350 ↑	＞50 ↑	
8am-2	625 ↑	＞50 ↑	
正常参考值	0～46pg/ml	5～25μg/dl	30～110μg/24h

注：ACTH：促肾上腺皮质激素；Cor：皮质醇；UFC：24h尿游离皮质醇；24h尿量：2500ml。8am-1：第一天8am；8am-2：第二天8am

病例24表5　其他类激素检查

项目	具体值	参考值
ALD	37.9 ↑	6.5 ~ 30ng/ml
PRA	1.76 ↓	1.95 ~ 4.02mg/（ml·h）
ARR	21.5	< 30
24 小时 ALD	13.8 ↑	0 ~ 8μg/24h
FT_3	2.21 ↓	3.5 ~ 5.5pmol/L
FT_4	11.94	11.5 ~ 23.5pmol/L
TSH	0.014 ↓	0.3 ~ 5.0μIU/ml
FSH	5.36	0.95 ~ 11.95U/L
LH	0.4	0.57 ~ 12.07U/L
E_2	26.18	11.0 ~ 44.0pg/ml
P	3.05	0.0 ~ 0.2ng/ml
T	154.9 ↑	14 ~ 76ng/dl
PRL	0.3	3.46 ~ 19.40ng/ml
血 MN	0.15	≤ 0.5nmol/L
血 NMN	0.13	≤ 0.9nmol/L
24h 尿 VMA	20.5	< 72μmol/24h
GH	0.12	0.06 ~ 5.00ng/ml
PTH	10.5 ↑	1.10 ~ 7.30pmol/L
25-（OH）VD_3	26.8 ↓	冬季 15.5 ~ 113.75 夏季 17.5 ~ 133.00nmol/L
CT	< 2	0 ~ 5pg/ml

注：ALD：醛固酮；PRA：血浆肾素活性；ARR：醛固酮 / 肾素活性比值；FT_3：游离三碘甲状腺原氨酸；FT_4：游离甲状腺素；TSH：促甲状腺激素；FSH：卵泡刺激素；LH：黄体生成素：E_2：雌二醇：P：孕酮；T：睾酮；PRL：泌乳素；MN：甲氧基肾上腺素；NMN：甲氧基去甲肾上腺素；VMA：香草基苦杏仁酸；GH：生长激素；PTH：甲状旁腺素；25-（OH）VD_3：25 羟 - 维生素 D_3；CT：降钙素；24h 尿量：2500ml

影像学检查：①骨密度检查：腰椎和股骨颈密度分别为 0.968g/cm^2 和 0.877g/cm^2，Z 值分别为 -0.8 和 -0.1。②腹部 B 超：肝右后叶可见一大小约 7.1cm×6.4cm 中强回声结节，边界清晰，形态规则，内回声欠均匀，内可见极低回声区，周边可见低回声晕，内可见少量血流信号。此结节于 2015-05-29 体检行腹部 B 超检查亦证实存在，时测大小约 4.9cm×5.5cm。③妇科 B 超：子宫及双附件区未见异常。④胸 CT：双肺及胸腺区未见确切占位。⑤垂体平扫＋半剂量动态增强 MRI（病例 24 图 2A）：垂体高约

6mm，未见确切垂体占位。⑥全腹 CT 强化：右侧肾上腺区软组织肿块，7.1cm × 6.4cm，其内信号不均匀，可见斑片状稍低密度影，呈轻度强化（病例 24 图 2B）；左侧肾上腺弥漫性增生（病例 24 图 2C）。⑦ PET-CT（病例 24 图 2D）：双侧肾上腺增大及肿块影，代谢异常增高，考虑恶性病变可能性大。

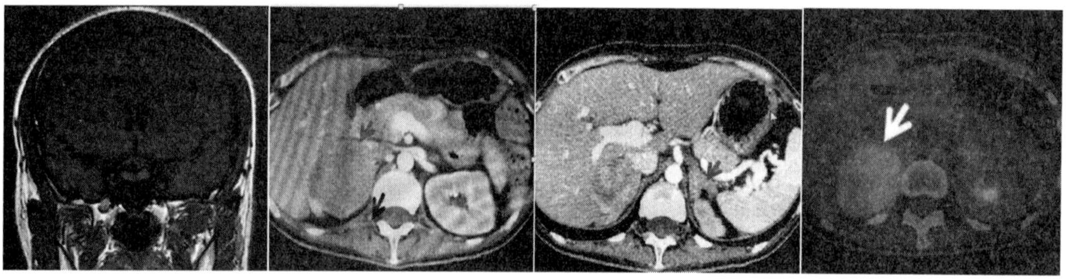

病例 24 图 2　相关影像学检查

A．垂体高约 6mm，未见确切垂体占位；B．右侧肾上腺区软组织肿块，7.1cm × 6.4cm，其内信号不均匀，可见斑片状稍低密度影，呈轻度强化；C．左侧肾上腺弥漫性增生；D．双侧肾上腺增大及肿块影，代谢异常增高，考虑恶性病变可能性大

二、诊疗经过

结合患者症状、体征和辅助检查，入院诊断考虑为“低钾血症原因待查：①皮质醇增多症；②原发性醛固酮增多症。”入院后完善相关检查，电解质提示中重度低钾血症，在静脉及口服补钾量日剂量高达 21g 的情况下，血钾仍不能达到正常范围，伴代谢性碱中毒和肾性失钾；血浆肾素活性虽降低，但立位 ARR 比值＜ 30；甲状腺功能未提示甲状腺毒症；肾上腺皮质功能显示在血和 24h 尿游离皮质醇显著升高的同时，1mg 过夜地塞米松抑制试验显示血皮质醇昼夜节律消失且不被 1mg 地塞米松抑制；同时 ACTH 水平显著高于 20pg/ml。支持低钾血症原因为 ACTH 依赖性皮质醇增多症。患者血糖和尿糖显著升高的同时，HbA1c 仅轻度升高，提示皮质醇增多症是近期发生的。血钙、血磷的异常考虑为高水平的糖皮质激素抑制了肠钙、磷的吸收和尿钙、磷的重吸收进而继发性甲状旁腺功能亢进症。白细胞总数、中性粒细胞分类及 CRP 的变化及患者的临床表现考虑为皮质醇增多症对血液系统的影响而非细菌感染所致。高水平 ACTH 刺激肾上腺增生，进而导致肾上腺皮质激素增高，以束状带和网状带激素为著。

患者垂体平扫及半剂量动态灌注核磁的结果为阴性，考虑为垂体外因素导致的 ACTH 依赖性 Cushing 综合征。全身影像学检查及 PET-CT 显示除右侧肾上腺区占位外，无其他阳性发现，但此占位性质如何，临床资料无明显提示。期间患者水肿程度及范围均较前加重，同时出现精神症状，表现为近记忆的丧失，不允许进行下一步的有创操作以明确肿物性质。经内分泌代谢科、影像科和泌尿外科专家 MDT 会诊讨论后，考虑患者嗜铬细胞瘤可能性大，决定尽早给患者行肾上腺区探查、肿物切除术，避免因过高皮质醇血症造成患者严重感染或顽固性低钾血症引起的恶性心律失常等事件而错失手术时机，术前给予充分补液，由于患者血压正常范围之内，且 CA 及其代谢产物均在正常范围之内，未给予 α－受体阻滞药。

全麻下行腹腔镜探查术，术中发现肿物位于右侧肾上腺内侧支，实际大小为 10cm×9cm×5cm，剖面呈黑色，肾上腺外侧支增生（病例 24 图 3A）。整个麻醉及手术过程中患者无高血压发生。

术后病理示：（右侧）肾上腺嗜铬细胞瘤，肿瘤细胞核仁明显，可见核分裂，免疫组化染色示 S-100 阳性的支持细胞较少，Ki-67 约 16%，嗜铬素 A（CgA）阳性，Calretinin、α-inhibin、Melan-A、CK 和 EMA 阴性，恶性倾向（病例 24 图 3B），结合患者的临床表现及 CA 中间及终末代谢产物测定的结果，肾上腺无功能嗜铬细胞瘤至此诊断明确。术后第 2 日患者血 ACTH 即降至正常，证实为此嗜铬细胞瘤引起的 ACTH 依赖性 Cushing 综合征。然而病理切片 ACTH 免疫组化染色为阴性（病例 24 图 3C），证明 ACTH 不是来源于嗜铬细胞瘤。ACTH 合成和分泌受促肾上腺皮质激素释放激素（CRH）的调节，嗜铬细胞瘤是否直接合成和分泌 CRH？血 CRH 半衰期非常短，目前没有相应的试剂盒测定血中 CRH 水平，因此予以病理切片 CRH 免疫组化染色，结果显示 CRH 染色阳性（病例 24 图 3D），至此推测嗜铬细胞瘤合成和分泌了 CRH，从而促进垂体合成和分泌过多 ACTH 而引起了一系列临床表现。但至此仍有一疑问，患者肿物一年前即存在，而近期才出现临床表现，血糖的变化亦证实肿瘤近期才导致 ACTH 依赖性 Cushing 综合征。嗜铬细胞瘤需要进一步明确是否合并一些遗传综合征如家族性副神经节瘤、多内分泌腺瘤病、VHL 综合征及神经纤维瘤病 1 型等。患者无明显家族史，结合查体及实验室、影像学检查等结果，基本排除上述遗传综合征可能。嗜铬细胞瘤需行易感基因检测，但患者及家属拒绝。

术后给予患者泼尼松替代，由 60mg/d 逐渐减量，7 周时停用。术后 1 周，血尿电解质、血常规恢复正常；术后 2 周，患者颜面部红肿明显改善；术后 8 周糖代谢异常恢复正常（病例 24 表 6）。

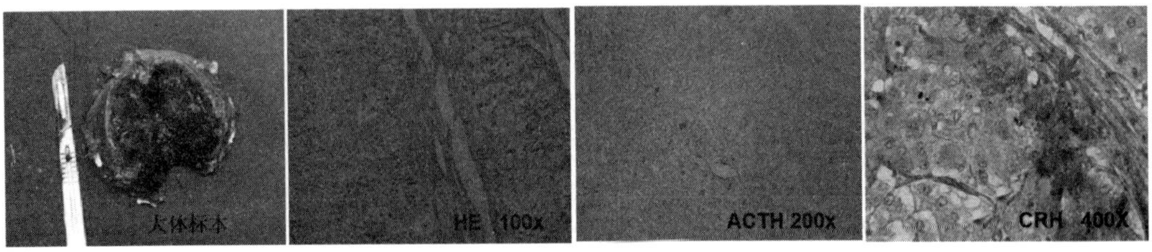

病例 24 图 3　大体标本和病理结果

A. 肿物位于右侧肾上腺内侧支，实际大小为 10cm×9cm×5cm，剖面呈黑色，肾上腺外侧支增生；B. 肾上腺嗜铬细胞瘤（瘤细胞较大，多数为多角形，少数为梭形或柱状；胞质丰富、嗜酸染色阳性；肿瘤富含血窦）；C. ACTH 染色阴性；D. CRH 染色阳性

病例24表6 术后肾上腺皮质功能、血和24h尿电解质、FBG变化

术后	血 ACTH	血 Cor	UFC	血 Na	血 K	血 Ca	血 P	FBG	尿 Na	尿 K	尿 Ca
1 天	14.3	10.4									
1 周	20.5	11.1		131	3.94	2.21	0.91	7.1	122	56.5	212
8 周	18.8	15.2	89	141	4.2	2.25	1.15	5.5	156	67.5	187
1 年	21.3	19.5	65	142	4.1	2.21	1.15	5.6			

注：ACTH：促肾上腺皮质激素；Cor：血皮质醇；UFC：24h 尿游离皮质醇；Na：钠；K：钾；Ca：钙；P：磷；FBG：空腹血糖；24h 尿量 1800ml

出院后定期于我科随访 5 年，血压、血电解质、血糖、雄激素及肾上腺区影像学检查结果等均处于稳定状态。

三、病例讨论

（一）病例特点

本例患者为年轻女性，以“顽固性低钾血症”收入院。评估肾上腺皮质功能显示血、24h 尿游离皮质醇显著升高的同时，血 ACTH 水平仍显著升高，为正常值的 15 倍；1mg 过夜地塞米松抑制试验不能被抑制，提示为 ACTH 依赖性 Cushing 综合征。结合患者的低钾碱中毒，下肢近端肌肉无力、萎缩，水肿而无典型 Cushing 外貌及垂体影像学阴性的特点，考虑为垂体外神经内分泌肿瘤引起的 ACTH 依赖性 Cushing 综合征。

胸部 CT 未发现胸腺、肺等器官异常占位。全腹强化 CT 示除右侧肾上腺区一巨大肿物外，无其他阳性发现。故我们高度怀疑是此肾上腺区肿物引起的 ACTH 依赖性 Cushing 综合征。PET-CT 进一步证实全身除右侧肾上腺占位之外，无其他异常，进一步支持我们的判断。

但目前面临两个难题：第一肿物的性质，第二如何判定是否为此肿物引起 ACTH 依赖性 Cushing 综合征。关于肿物性质的判定问题，肾上腺区巨大肿物，让人很容易想起嗜铬细胞瘤的可能性。而该患者血压虽较前轻度增高，但仍在正常范围之内，无头痛、心悸、大汗等典型嗜铬细胞瘤的临床表现，且血甲氧基肾上腺素、甲氧基去甲肾上腺素和 24h 尿 VMA 均在正常范围之内，经典型嗜铬细胞瘤不考虑，但不能排除隐匿性和无功能性嗜铬细胞瘤。期间患者病情进展迅速，不允许行肾上腺静脉取血（AVS）和双侧岩下窦静脉取血（BIPSS）有创操作。遂行 MDT 会诊明确以下问题：ACTH 依赖性 Cushing 综合征与肾上腺区占位的关系；肾上腺区占位的性质及下一步的治疗方案。

（二）多学科讨论

泌尿外科：根据患者的临床表现和化验室检查，Cushing 综合征诊断成立。小剂

量地塞米松抑制试验不能被抑制，且 ACTH 升高，为 ACTH 依赖性 Cushing 综合征。但是患者垂体动态灌注未发现垂体瘤，异位 ACTH 综合征的可能性较大。患者胸、腹 CT 检查仅提示右侧肾上腺区巨大占位，目前的化验检查不能明确此肿物是否为 ACTH 依赖性 Cushing 综合征的病因。肾上腺区的巨大占位，虽然患者没有典型的嗜铬细胞瘤的临床表现，血、尿儿茶酚胺代谢产物不支持嗜铬细胞瘤，但一定要注意无功能和隐匿性嗜铬细胞瘤的可能。可以在和患者及家属充分沟通的基础上，行腹腔镜下肾上腺区肿物切除术进一步明确。患者 Cushing 综合征，血管脆，术中容易出血，且不能完全排除嗜铬细胞瘤，所以一定要做好充分的术前准备。

医学影像科：患者右侧肾上腺区巨大肿物，虽然此肿物的影像特点和典型的嗜铬细胞瘤的影像特点不相同，但一定要警惕嗜铬细胞瘤的可能。典型嗜铬细胞瘤病灶通常为 3 ~ 5cm，大者可达 15cm。病灶内可囊变坏死、纤维化、脂肪变性等。CT 平扫大多数嗜铬细胞瘤平扫 CT 值＞ 10HU，少数情况下由于细胞内含有脂质，嗜铬细胞瘤的 CT 值＜ 10HU。若瘤内出血，则平扫 CT 值更高。嗜铬细胞瘤通常为富血供肿瘤，增强后呈明显强化，囊性区域无强化，但是嗜铬细胞瘤可发生病理上多种变异性致影像表现不典型，易误诊为腺瘤或转移瘤。

内分泌代谢科：患者年轻女性，顽固性低钾血症、碱中毒，肾性失钾。血、尿皮质醇升高的情况下，ACTH 水平未被抑制，且小剂量地塞米松抑制试验不能被抑制，考虑为 ACTH 依赖性 Cushing 综合征。ACTH 依赖性 Cushing 综合征的最常见原因为垂体的 ACTH 瘤，但是患者垂体动态灌注无阳性发现，且 ACTH 水平远远高于以往我们临床所见的 Cushing 病患者的水平，所以考虑为异位 ACTH 综合征。患者胸、腹 CT 检查仅提示右侧肾上腺区巨大占位，但目前患者病情危重，不允许再行 BIPSS 进一步鉴别垂体 ACTH 微腺瘤和异位 ACTH 综合征及双侧肾上腺静脉取血测肿物局部血管的 ACTH 水平。且 PET-CT 检查除发现肾上腺区的巨大占位外，无其他提示，临床考虑是肾上腺区肿物引起的 ACTH 依赖性 Cushing 综合征。对于肿物的性质，我们目前的检查并不能完全界定，但位于肾上腺区的巨大肿物，我们要警惕嗜铬细胞瘤可能。患者病情进展快，需充分和患者及家属充分沟通的基础上，行肾上腺区肿物的切除术，以避免过高的皮质醇引起严重的危及生命的并发症（如严重的感染等）。

四、病例点评

本例患者为年轻女性，顽固性低钾血症、碱中毒，肾性失钾。肾上腺皮质功能，24h-UFC、1mg 过夜地塞米松抑制试验及血 ACTH 结果均支持 ACTH 依赖性皮质醇增多症。ACTH 依赖性皮质醇增多症分为库欣病和异位 ACTH 综合征（ectopic ACTH syndrome，EAS）。ACTH 依赖性皮质醇增多症的最常见病因为垂体瘤，约占 ACTH 依赖性皮质醇增多症的 90%；EAS 约占 ACTH 依赖性 Cushing 综合征的 10%，最常见的部位为是肺（45%）、胸腺（11%）、胰腺（8%）和甲状腺（6%），嗜铬细胞瘤约占 EAS 的 5%。极罕见的情况下，肿瘤异位分泌 CRH，进而刺激垂体分泌过多的 ACTH。EAS 和异位 CRH 综合征与库欣病在临床上有时很难甄别，而此患者的临床表现较典型，ACTH 水平极高，且垂体动态灌注核磁未发现病灶，故考虑是垂体外肿瘤引起的 ACTH 依赖性皮质醇增多症可能性大。

患者肾上腺肿瘤切除后，血 ACTH 恢复正常，血尿皮质醇、血糖、血钾等代谢异常逐渐改善，肾上腺肿瘤经病理证实为嗜铬细胞瘤，结合患者术前血压及血儿茶酚胺检测结果及术中无血压的异常升高，诊断为无功能嗜铬细胞瘤，故证实 ACTH 依赖性皮质醇增多症为此肾上腺无功能嗜铬细胞瘤引起，但是患者 ACTH 病理染色为阴性，而 CRH 染色为阳性，考虑为异位分泌 CRH 的肾上腺无功能嗜铬细胞瘤。过多的异位分泌的 CRH 刺激垂体，引起垂体过多分泌 ACTH，从而引起 ACTH 依赖性皮质醇增多症。但是遗憾的是，目前临床上尚未开展 CRH 的检测，因此虽然目前临床证据支持患者异位 CRH 综合征的可能性大，但是，本例患者还是缺乏循环中异常升高的 CRH 的直接证据。另外值得注意的是，尽管双侧岩下窦静脉取血（BIPSS）是鉴别库欣病和 EAS 的金标准，由于异位 CRH 综合征患者升高的 ACTH 也是来源于垂体，因此 BIPSS 在异位 CRH 综合征会出现类似于库欣病的中枢和外周 ACTH 梯度差，从而有可能导致误诊为库欣病行垂体手术，在临床上一定要警惕。

本例患者又一特点是异位 CRH 综合征近期发生，而肿瘤之前却至少存在 16 个月，临床所有的线索提示肿瘤病情活动是在地塞米松应用之后发生。且结合以往的文献回顾，考虑地塞米松对 CRH 的影响可能具有组织特异性。有文献报道，糖皮质激素能刺激胎盘 CRH 的表达；地塞米松能上调嗜铬细胞瘤 CRH 基因表达。对于此患者，早已存在的肿瘤，给予地塞米松后才出现了一系列的临床表现，提示地塞米松可能诱发了嗜铬细胞瘤 CRH 基因的表达和分泌。然而，由于患者症状出现前无相关血液的检查，我们不能完全排除在地塞米松应用前患者已有轻度的皮质醇增多症。考虑地塞米松对 CRH 的影响具有组织特异性，如果临床已经考虑为异位 CRH 综合征，进行地塞米松抑制试验之前需严密评估病情。此患者为嗜铬细胞瘤，虽无嗜铬细胞瘤相关遗传综合征包括多发性内分泌病综合征（MEN）或 VHL 综合征的临床表现，亦未做相关基因检测，仍需长期随访，必要时做基因检测。

（病例提供：王保平　王　浩　何　庆　天津医科大学总医院）

（点评专家：刘　铭　天津医科大学总医院）

参考文献

[1]Isidori AM，Kaltsas GA，Pozza C，et al.The ectopic adrenocorticotropin syndrome：clinical features，diagnosis，management，and long-term follow-up[J].The Journal of Clinical Endocrinology & Metabolism，2006，91：371-377.

[2]Isidori AM，Lenzi A.Ectopic ACTH syndrome[J].Arq Bras Endocrinol Metab，2007，51：1217-1225.

[3]Alhammar H，Calissendorff J，Höybye C.Frequency of Cushing’s syndrome due to ACTH-secreting adrenal medullary lesions：a retrospective study over 10 years from a single center[J].Endocrine，2017，55：296-302.

[4]Chen H，Doppman JL，Chrousos GP，et al.Adrenocorticotropic hormone-secreting pheochromocytomas：the exception to the rule[J].Surgery，1995，118：994-995.

[5]Lois KB，Santhakumar A，Vaikkakara S，et al.Phaeochromocytoma and ACTH-dependent cushing’s syndrome：tumour crf secretion can mimic pituitary cushing’s disease[J].Clin Endocrinol，2016，84：177-184.

[6]Liu J，Päivi H，Voutilainen R，et al.Pheochromocytoma expressing adrenocorticotropin and corticotropin-releasing hormone；regulation by glucocorticoids and nerve growth[J].Eur J Endocrinol，1994，131：221-228.

病例25　嗜铬细胞瘤（MAX基因突变）

一、病历摘要

（一）病史简介

患者男性，32 岁。

主诉：体检发现左侧肾上腺占位 1 个月余。

现病史：患者于 1 个月余前在我院体检中心检查肺部 CT 示“左侧肾上腺占位”，遂于我院门诊查“肾上腺 CT 示左侧肾上腺区占位性病变；血促肾上腺皮质激素（ACTH）46.5pg/ml，皮质醇（8am）411.34nmol/L，去甲肾上腺素 4032pg/ml，肾上腺素 543pg/ml，醛固酮（立位）216pg/ml，肾素浓度（立位）100.9μU/ml，ARR 0.214。”稍感怕热、汗多，无多食、易饥、消瘦，无头晕、头痛，无胸闷、胸痛、呼吸困难，无恶心、呕吐，无腹痛、腹泻，无夜尿增多，无视物模糊等不适。为进一步明确诊断和治疗，门诊拟“左侧肾上腺占位”收住我科。患者自起病以来，精神、睡眠、饮食尚可，大小便正常，体重无明显改变。

既往史：否认高血压、糖尿病、冠心病、肾病等慢性病史，否认肺结核等传染病史。其兄有肺部恶性肿瘤病史，否认家族中有其他类似病史。

（二）体格检查

体温 36.5℃，脉搏 82 次 / 分，呼吸 20 次 / 分，血压 142/80mmHg。神志清楚，全身浅表淋巴结未触及肿大，甲状腺未触及肿大。双肺呼吸音清，未闻及干湿性啰音。心率 82 次 / 分，各瓣膜听诊区未闻及病理性杂音。腹平软，无压痛、反跳痛，肝脾肋下未触及，腹部未闻及血管杂音，肠鸣音 4 次 / 分。双下肢无水肿，病理征阴性。

（三）辅助检查

1. 我院门诊检查　肾上腺 CT：左侧肾上腺区占位性病变。激素测定：ACTH 46.5（7.2 ~ 63.3）pg/ml，皮质醇（8am）411.34（185.00 ~ 624.00）nmol/L；肾上腺素 543（0 ~ 500）pg/ml，去甲肾上腺素 4032（0 ~ 1000）pg/ml；醛固酮（立位）216（0 ~ 35.3）pg/ml，肾素浓度（立位）100.9（4.4 ~ 46.1）μU/ml，立位醛固酮 / 肾素活性浓度（ARR）0.214。

2. 入院后完善相关检查

（1）实验室检查。血尿便常规、生化全套、甲状腺功能三项正常；血皮质醇昼夜节律：皮质醇（8am）395.33（185.00 ~ 624.00）nmol/L，皮质醇（4pm）109.53（$<$ 276.00）nmol/L，皮质醇（0am）22.00nmol/L；血 ACTH 38.5（7.2 ~ 63.3）pg/ml；24h 尿游离

皮质醇 155.91（58 ~ 306）nmol，尿量 1500ml；血醛固酮（卧位）119.00（0 ~ 23.6）pg/ml，肾素浓度（卧位）25.36（2.8 ~ 39.9）μU/ml；血醛固酮（立位）164.20（0 ~ 35.3）pg/ml，肾素浓度（立位）39.47（4.4 ~ 46.1）μU/ml；立位醛固酮/肾素活性浓度（ARR）0.15；24h 尿醛固酮 8.57（1.19 ~ 28.1）μg，尿量 1500ml；血儿茶酚胺：肾上腺素 629（0 ~ 500）pg/ml，去甲肾上腺素 5530（0 ~ 1000）pg/ml；尿 VMA：阴性；血浆甲氧基肾上腺素类物质：3- 甲氧基酪胺＜ 0.08（≤ 0.18）nmol/L，甲氧基肾上腺素 0.14（≤ 0.50）nmol/L，甲氧基去甲肾上腺素 4.95（≤ 0.90）nmol/L；硫酸脱氢表雄酮 144.10μg/dl；甲状旁腺素（PTH）5.60（1.30 ~ 9.30）pmol/L；降钙素 0.67（0.00 ~ 2.79）pmol/L。

（2）心电、影像、基因检测。心电图：大致正常。24 小时动态血压：白天平均血压 138/75mmHg，收缩压负荷值 38.71%，舒张压负荷值 3.23%，夜间平均血压 142/75mmHg，收缩压负荷值 87.50%，舒张压负荷值 25.00%，全天平均血压 139/75mmHg，全天收缩压负荷值 43.59%，舒张压负荷值 15.38%，全天血压趋势：非杓形血压。心脏彩超：心脏结构及功能未见明显异常。颈部血管彩超：未见明显异常。垂体 MRI 平扫+增强：未见明显异常。肾上腺增强 CT（病例 25 图 1）：左侧肾上腺区可见一类圆形稍低密度影，边缘光滑，边界清楚，大小约 2.7cm × 2.6cm，增强见不均匀强化，对侧肾上腺未见明显异常；结论：左侧肾上腺区占位，考虑腺瘤。嗜铬细胞瘤/副神经节瘤易感基因检测（病例 25 图 2）：检测到 MAX 基因杂合致病突变，突变命名为 NM_002382.4：c.120delA（p.D41fs*24）；该突变为移码突变，在千人基因组、ExAC、gnomAD 等人群数据库中均未见收录；根据美国医学遗传学与基因组学学会（ACMG）对变异序列分类的指南，突变为致病突变。

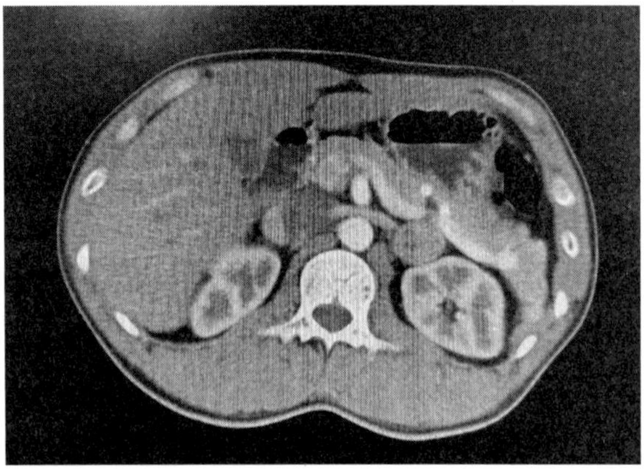

病例 25 图 1　肾上腺增强 CT

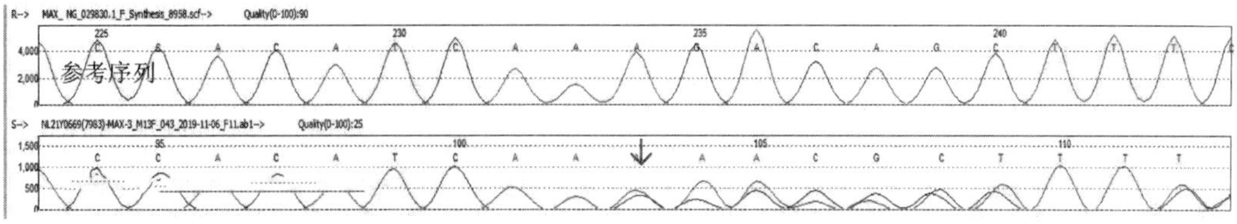

病例 25 图 2　嗜铬细胞瘤 / 副神经节瘤易感基因检测

二、诊疗经过

患者系青年男性，体检发现左侧肾上腺占位，平素稍感怕热、汗多，无头痛、心悸等，入院考虑左侧肾上腺意外瘤。入院后予完善 24h 动态血压、肾上腺增强 CT、肾上腺占位功能学评估等检查。患者 24h 动态血压提示高血压，CT 肾上腺增强提示左侧肾上腺区占位，考虑腺瘤。患者无满月脸、水牛背、多血质外观，血皮质醇昼夜节律存在，午夜血皮质醇低于 50nmol/L，24h 尿游离皮质醇不高，且血 ACTH 水平正常，可排除库欣综合征。患者无低血钾，结合立位血肾素浓度不低，立位醛固酮 / 肾素活性浓度（ARR）小于 3.7 可排除原发性醛固酮增多症。根据患者门诊及入院后复查血儿茶酚胺及其代谢产物结果提示肾上腺素、去甲肾上腺素升高，去甲肾上腺素及甲氧基去甲肾上腺素升高大于 5 倍参考范围上限，考虑其左侧肾上腺占位为嗜铬细胞瘤可能性大。该病需进一步考虑遗传综合征可能，如家族性副神经节瘤、多内分泌腺瘤病、VHL 综合征及神经纤维瘤病 1 型等。本例患者无明显家族史，查体体型正常，皮肤未见牛奶咖啡斑、淀粉样变性苔藓，皮肤及黏膜未触及结节，血降钙素、PTH、甲功三项、血钙磷正常，心脏、颈部血管彩超、垂体 MRI 未见明显异常，基本排除上述遗传综合征可能。该患者年轻起病，以血去甲肾上腺素及其代谢产物升高明显，虽无嗜铬细胞瘤和副神经节瘤家族史，但其兄有肺部恶性肿瘤病史，需进行分子遗传学诊断，排除基因突变可能，为此我们对 *SDHA*、*SDHB*、*SDHC*、*SDHD*、*SDHAF2*、*RET*、*VHL*、*NF1*、*TMEM127* 及 *MAX* 等 10 个嗜铬细胞瘤 / 副神经节瘤易感基因外显子编码区序列点突变、小片段缺失与插入突变状态及基因大范围缺失或插入突变进行检测，检测发现 *MAX* 基因存在杂合致病突变 NM_002382.4：c.120delA（p.D41fs*24），根据美国医学遗传学与基因组学学会（ACMG）对变异序列分类的指南，该突变为致病突变。最终诊断左肾上腺嗜铬细胞瘤，治疗上予口服酚卞明 10mg、每日 3 次 2 周后转往泌尿外科行腹腔镜下左侧肾上腺腺瘤切除术，病理结果支持“（左肾上腺）嗜铬细胞瘤”。术后患者血压正常，生命体征平稳，顺利出院。

三、病例讨论

嗜铬细胞瘤和副神经节瘤（pheochromocytoma and paraganglioma，PPGL）指的

是分别起源于肾上腺髓质或肾上腺外交感神经链的肿瘤。位于肾上腺的为嗜铬细胞瘤（PCC），位于肾上腺外则为副神经节瘤（PGL）。PPGL 主要合成及分泌大量儿茶酚胺（CA），如去甲肾上腺素、肾上腺素、多巴胺，引起患者血压升高和代谢性改变等一系列临床综合征，并导致心、脑、肾等严重并发症甚至成为患者死亡的主要原因。PPGL 是一种引起内分泌性高血压的少见神经内分泌肿瘤，在普通高血压门诊中患病率为 0.2% ~ 0.6%，在肾上腺意外瘤中约占 5%。PPGL 肿瘤中 PCC 占 80% ~ 85%、PGL 占 15% ~ 20%。约 50% 的 PPGL 患者有基因突变，其中 35% ~ 40% 为胚系突变，15% ~ 25% 为肿瘤体系突变，目前已知有 20 多个致病基因。这些致病基因涉及细胞内不同信号转导通路，可分为与缺氧通路有关的 C1 型：通过激活低氧诱导因子，促进与缺氧有关的生长因子表达，从而刺激肿瘤生长，包括与低氧、假性低氧和与三羧酸循环通路相关的基因如 *VHL*、*SDHx*、*HIF2A* 延胡索酸水化酶等；C2 型：通过激活丝裂原活化蛋白激酶、雷帕霉素靶蛋白的丝氨酸 / 苏氨酸蛋白激酶信号转导通路和蛋白质翻译激活的基因促进肿瘤生长，如 *RET*、*RAS*、*NF1*、*MAX* 等基因和跨膜蛋白 *TMEM127* 等；C3 型：通过激活 Wnt 信号转导通路刺激肿瘤细胞生长，如 CSDE1 和 MAML3。遗传学研究表明，不同类型基因突变的 PPGL 患者，在肿瘤部位、非转移性 / 转移性、激素分泌类型、多发 / 单发 / 复发倾向及临床表现等方面均有明显差异。国内外临床实践指南及共识均指出，所有 PPGL 患者都应考虑进行基因检测，建议根据患者的肿瘤定位、性质和儿茶酚胺生化表型选择不同类型的基因检测。研究显示有 11% ~ 13% 的临床散发性 PCC 表现为遗传性肿瘤。我们对该病例进行嗜铬细胞瘤 / 副神经节瘤易感基因（*SDHA*、*SDHB*、*SDHC*、*SDHD*、*SDHAF2*、*RET*、*VHL*、*NF1*、*TMEM127* 及 *MAX*）检测，发现 *MAX* 基因存在胚系杂合致病突变 NM_002382.4：c.120delA（p.D41fs*24），根据美国医学遗传学与基因组学学会（ACMG）对变异序列分类的指南，该突变为致病突变，这似乎是散发性的。

MAX 是一种编码 *MAX* 蛋白的抑癌基因，定位于染色体 14q23.3 上。*MAX* 蛋白是 MYC-MAX-MXD1 复合物的一部分，作为转录因子调节细胞增殖、凋亡和分化。MAX-MYC 异源二聚体激活转录，而 MAX-MXD 异源二聚体抑制转录和 MYC 依赖的细胞转化。*MAX* 基因由 5 个外显子组成，突变位点沿着 *MAX* 基因分布，以外显子 3、4 中尤为常见，与 *MAX* 保守的基本螺旋 - 环 - 螺旋亮氨酸拉链结构域内的一些关键残基相匹配。*MAX* 突变导致 *MAX* 蛋白表达缺失，从而破坏对 MYC 依赖的细胞转化的抑制，从而导致肿瘤。*MAX* 最早于 2011 年被认定为新的 PCC 致病基因。Burnichon 等报道了 1694 例 PCC/PGL 患者中有 19 例 *MAX* 基因突变（1.12%），所有 *MAX* 相关肿瘤均表现肾上腺 PCC，且双侧、多发 PCC 比例较高，达 21%（13/63）；*MAX* 基因突变携带者的诊断年龄（34 岁）明显低于非携带者（48 岁），也低于 *TMEM127*、*RET* 和 *NF1* 基因突变患者的平均诊断年龄（38 ~ 42 岁），但高于 *VHL* 和 *SDH* 突变患者的平均诊断

年龄（27 ~ 32 岁）；在所有 *MAX* 基因突变的 PGL 患者中，肾上腺外病变的诊断时间均发生在肾上腺肿瘤诊断以后，与伴有头颈部 PGLs 的 *VHL* 突变患者形成鲜明的对比，*VHL* 突变患者中 50% 未发生肾上腺肿瘤；只有 2 例患者发生转移，提示与 SDHB 突变不同，*MAX* 突变与恶性肿瘤的高风险无关；*MAX* 突变患者的生化表型介于 *NF1* 和 *RET* 突变的肿瘤以产生肾上腺素为主的生化表型和 *VHL* 或 *SDHB/D* 突变的肿瘤主要产生去甲肾上腺素的生化表型之间，表现为肿瘤相关的甲氧基去甲肾上腺素产生量至少是甲氧基甲肾上腺素的 3 倍。与 *MAX* 突变相关的这种生化表型，以及肿瘤组织缺乏 *MAX* 免疫组化染色，可能有助于指导 PCC/PGLs 患者进行 *MAX* 基因的检测。

该病例检测到的 *MAX* 基因突变 c.120delA，以前未见报道，为移码突变，碱基的缺失使密码子阅读框发生改变，导致蛋白翻译提前终止，从而失去了 MAX 蛋白在 MYC 依赖的细胞转化中的转录抑制。患者为年轻男性（32 岁），因左侧肾上腺意外瘤就诊，追问病史仅有轻微怕热、汗多的非特异性症状，生化结果显示血去甲肾上腺素、甲氧基去甲肾上腺素明显升高，大于 5 倍参考范围上限，而肾上腺素、甲氧基肾上腺素正常。患者诊断年龄较小，生化表型以去甲肾上腺素、甲氧基去甲肾上腺素升高明显，与文献报告相一致。由于条件受限，患者在诊疗过程中未能进行分子功能影像学检查，如 ^{131}I- 间碘卞胍显像、生长抑素受体显像、^{68}Ga-DotatatePET/CT 显像等。这些检查对于发现肾上腺外或转移性 PPGL 的功能定性和解剖定位十分重要。该病例腹腔镜下行微创手术完整切除肿瘤，术中未发现肿瘤侵犯周围组织，术后血压正常，复查血肾上腺素、去甲肾上腺素降至正常，表明左侧肾上腺 PCC 已成功切除。发现左侧肾上腺 PCC 至今 3 年余，未发现右侧肾上腺及肾上腺外病变；然而，仍不能排除肿瘤进一步发展或转移性肿瘤的可能性，需要进行终身随访。

Muth 等建议，当发现 *MAX* 致病突变时，需对所有成年一级亲属进行靶向突变基因的检测，但需尊重个人的自主权。我们也多次动员患者的成年一级亲属进行突变基因的检测，但很遗憾未能征得同意。

四、病例点评

在所有人类肿瘤中，PPGL 的胚系变异的频率非常高，每年不断有新的致病基因被发现。*MAX* 是迄今为止发现的第 10 个 PPGL 致病基因，研究表明 MYC-MAX-MXD1 网络在遗传性和散发性 PCC/PGLs 发生和发展中起着重要作用。除 *MAX* 外，近年来还发现多个新的 PPGL 相关致病基因，如 *CSDE1*、*H3F3A*、*UBTF-MAML3*、*IRP1*、*SLC25A11*、*DLST*、*MERTK*、*MET*、*FGFR1* 和 *SUCLG2* 等，这些致病基因可能使患者易患具有特征生物学行为的 PPGL。随着对分子遗传学研究的深入，一种基于 PPGL 分子生物学的分类学已被提出。来自癌症基因组图谱的数据显示了 PPGL 临床相关的预后和预测性生物标志物，并将 PPGLs 分为三个主要集群。每个集群都有一个独特的分子－临床－生化成像表型，可用于评估每个患者的转移风险和总体预后，有助于制订个体化精准治疗和随访方案。因此，当明确诊断 PPGL 时，应该考虑家族性或转移性 PPGL 的可能性，进行包括 *MAX* 基因在内的 PPGL 易感基因检测，特别是发病年龄较小、生化检测提示血甲氧基去甲肾上腺素明显升高的情况，即使是单侧/单发肿瘤，无明确家族史，正如该患者。

（病例提供：官滨斌　黄敬泽　福建医科大学附属协和医院）
（点评专家：刘礼斌　福建医科大学附属协和医院）

参考文献

[1]中华医学会内分泌学分会.嗜铬细胞瘤和副神经节瘤诊断治疗专家共识（2020版）[J].中华内分泌代谢杂志，2020，36（9）：737-750.

[2]Comino-Méndez I，Gracia-Aznárez F，Schiavi F，et al.Exome sequencing identifies MAX mutations as a cause of hereditary pheochromocytoma[J].Nat Genet，2011，43：663-667.

[3]Burnichon N，Cascón A，Schiavi F，et al.MAX mutations cause hereditary and sporadic pheochromocytoma and paraganglioma[J].Clin Cancer Res，2012，18：2828-2837.

[4]Hata S，Asano M，Tominaga H，et al.Bilateral pheochromocytoma with germline MAX variant without family History[J].Clin Pract，2022，12：299-305.

[5]Muth A，Crona J，Gimm O，et al.Genetic testing and surveillance guidelines in hereditary pheochromocytoma and paraganglioma[J].J Intern Med，2019，285：187-204.

[6]Jhawar S，Arakawa Y，Kumar S，et al.New insights on the genetics of pheochromocytoma and paraganglioma and its clinical implications[J].Cancers，2022，14：594-608.

[7]Crona J，Taieb D，Pacak K.New perspectives on pheochromocytoma and paraganglioma：toward a molecular classification[J].Endocrine Reviews，2017，38：489-515.

病例26　儿茶酚胺导致高血压危象的治疗与转归

一、病历摘要

（一）病史简介

患者男性，70 岁。

主诉：多汗、阵发性心悸伴血压升高 4 个月余，晕厥伴反复呕吐 1 小时。

现病史：患者于 2020 年 11 月中旬劳累后出现大汗淋漓，伴阵发性心悸、左肩疼痛。当时未测血压，不伴头晕头痛、意识丧失、胸闷胸痛、恶心呕吐、视物模糊等不适症状，未予重视。2021 年 1 月 1 日患者少量饮酒后出现持续性大汗淋漓伴心悸，次日少量进食水即出现恶心呕吐，当晚起身小便时突发晕厥，2 分钟左右自行转醒，否认头部撞伤，否认发作前头晕头痛、胸闷胸痛等不适。120 救护车上测收缩压高于 200mmHg，给予呋塞米 20mg 静脉推注。送至当地医院急诊测心率 96 次 / 分，血压 95/67mmHg；心肌肌钙蛋白 I 0.643ng/ml，肌红蛋白 1012ng/ml。诊断为“急性冠脉综合征”，予阿司匹林、氯吡格雷口服，静脉补液。1 月 3 日收住该院心内科病区，行 CAG 示左前降支远段狭窄 40%，动态血压示血压升高。临床排除冠心病后，怀疑嗜铬细胞瘤。至 10 日回报测定 NMN 32838.3pg/ml，MN 4444.2pg/ml。2021 年 1 月 14 日行上腹部增强 CT 示后腹膜占位。期间患者使用 CCB ＋ ARB ＋氢氯噻嗪控制血压。1 月 16 日因血压控制不佳自动出院。1 月 19 日凌晨患者出现头晕、心悸，伴反复呕吐，于起身小便时突发晕厥 1 次，2 分钟后自行转醒，不伴头痛、胸闷胸痛等不适，遂至我院急诊就诊。查血压 228/146mmHg；心率 110 次 / 分；心电图示房性期前收缩、ST-T 改变（Ⅰ、Ⅱ、aVL、V_2 ~ V_6 拟弓背样，V_2 ~ V_3 弓背样抬高，T 波 V_2 ~ V_6 深倒置）；肌红蛋白 87.7ng/ml，心肌肌钙蛋白 I 0.08ng/ml；血常规示白细胞 $16.89 \times 10^9/L$，中性粒细胞百分比 81.8%。予心电监护，降压、降心率、扩冠、抗感染等治疗，复查心电图无动态变化，心肌蛋白较前升高（0.16ng/ml），患者仍诉大汗、头晕、乏力、心悸，反复出现呕吐。急诊给予多沙唑嗪缓释片 4mg 口服。至次日清晨内分泌科医生查视病情，当时患者一般状况差，血压 113/84mmHg，心率 154 次 / 分；考虑儿茶酚胺危象可能大，联系 EICU 住院。上午 11：00 患者突发意识丧失，当时测定血压 72/55mmHg，心率 135 次 / 分，呼吸 33 次 / 分，指脉氧 97%，急诊头颅 CT 未见明显异常，予扩容、升压等治疗，急诊收治 EICU。

（二）体格检查

体温 37℃，脉搏 124 次 / 分，呼吸 14 次 / 分，血压 75/58mmHg。昏迷，GCS 评分 3 分，双侧瞳孔等大等圆，直径 3mm，对光（+），压眶无反应，咽反射存在，肌力查体不配合。皮肤未见苍白黄染，未触及肿大淋巴结，双肺呼吸音清，未及明显干湿性啰音；心率 124 次 / 分，律齐，各瓣膜听诊区未闻及病理性杂音。腹平软，无压痛貌，肝脾肋下未触及，双下肢无水肿。病理征未引出。

（三）辅助检查

2021 年 1 月：①心肌酶谱：心肌肌钙蛋白 I 0.643ng/ml，肌红蛋白 1012ng/ml，肌酸激酶同工酶 7.96ng/ml；② B 型钠尿肽 2556pg/ml；③血常规：C- 反应蛋白 5.2mg/L，白细胞 18.2×10^9/L，中性粒细胞百分比 86.8%，血红蛋白 179g/L，血小板 375×10^9/L；④血液生化：钠 148 μ mol/L，钾 5.2 μ mol/L，肌酐 182 μ mol/L，尿素氮 9.2mmol/L；⑤冠脉造影：左前降支远段狭窄 40%。⑥动态血压：平均血压 170/101mmHg，白天平均血压 174/103mmHg，夜间平均血压 156/93mmHg，最高收缩压 196mmHg，最低收缩压 129mmHg，最高舒张压 120mmHg，最低舒张压 78mmHg。⑦血儿茶酚胺：游离甲氧基去甲肾上腺素 32838.3pg/ml，游离甲氧基肾上腺素 4444.2pg/ml。

2021 年 1 月 19 日 15：00：①心电图：心室率 69 次 / 分，房性期前收缩、STT 改变（Ⅰ、Ⅱ、aVL、V_2 ~ V_6 拟弓背样，V_2 ~ V_3 弓背样抬高，T 波 V_2 ~ V_6 深倒置）；②血常规：C- 反应蛋白 14mg/L，白细胞 16.89×10^9/L，中性粒细胞百分比 81.8%，血红蛋白 156mg/L，血小板 391×10^9/L；③血液生化：尿素 6.2mmol/L，肌酐 125 μ mol/L，尿酸 340 μ mol/L，钠 139mmol/L，钾 4.23mmol/L，氯 96mmol/L，二氧化碳 22.6mmol/L，钙 2.76mmol/L，磷 1.52mmol/L，乳酸脱氢酶 242U/L，肌酸激酶 76U/L；④心肌酶谱：肌酸激酶同工酶 3.4ng/ml，肌红蛋白 87.7ng/ml，肌钙蛋白 I 0.08ng/ml。

2021 年 1 月 19 日 18：00：心肌酶谱：肌酸激酶同工酶 3.8ng/ml，肌红蛋白 104.8ng/ml，肌钙蛋白 I 0.10ng/ml。

2021 年 1 月 20 日 6：00：心肌酶谱：肌酸激酶同工酶 4.7ng/ml，肌红蛋白 93.4ng/ml，肌钙蛋白 I 0.14ng/ml。

二、诊疗经过

生命支持：患者诊断为儿茶酚胺危象，为后腹膜副神经节瘤导致。给予心电监护，机械辅助通气，胃肠减压，留置深静脉导管，留置导尿。心肌蛋白水平升高及血压剧烈波动的原因与肿瘤性儿茶酚胺激素分泌导致的全身血管剧烈收缩有关。目前血流动力学不稳定，暂时无手术适应证。

第一阶段：酚妥拉明阻断 α 受体、生理盐水扩容，同步去甲肾上腺素辅助改善局部微循环。患者血压波动明显，酚妥拉明剂量从 1mg/h 逐渐加量至 2mg/h，血压最低 70/30mmHg，最高超过 300mmHg，临时给予酚妥拉明 2mg 静脉推注，最高血压逐渐下降至 170/90mmHg。同时最低血压进一步下降，及时调整补液速度从 250ml/h 增加至 500ml/h，进一步增加至 1000ml/h，患者最低血压可以升高至 75/50mmHg。给予小剂量去甲肾上腺素静脉维持维持血压及循环灌注状态，根据最低血压调整剂量。

第二阶段：患者神志转好、停止机械通气。继续给予静脉酚妥拉明微泵维持，静脉补液扩容。停止静脉去甲肾上腺素，患者血压维持在 120 ~ 180/70 ~ 90mmHg，心率逐渐下降。

第三阶段：停止静脉酚妥拉明，改为口服多沙唑嗪缓释片 4mg、2 次 / 日，停止静脉补液，以口服淡盐水补充容量。（病例 26 图 1）

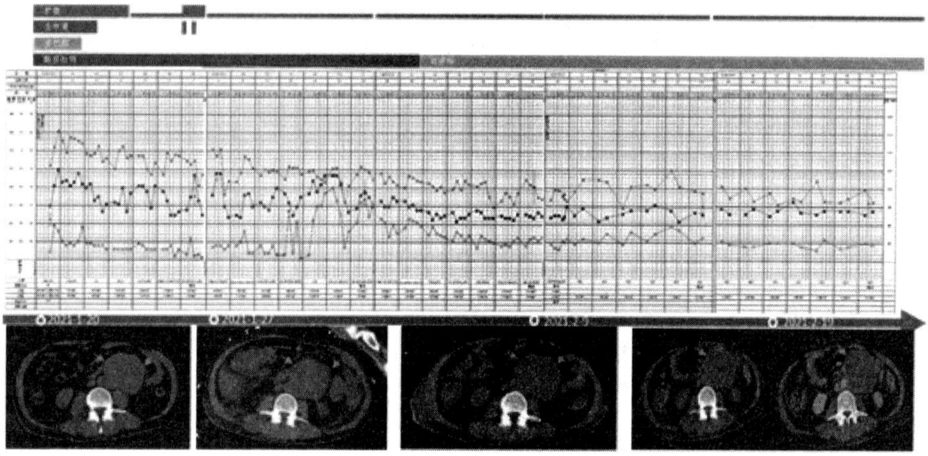

病例 26 图 1　初诊治疗结局

经治疗后患者心功能获得改善，循环、内环境稳定，出院继续口服多沙唑嗪缓释片 4mg、1 次 / 日。血压 109/73mmHg，进一步明确诊断为“儿茶酚胺危象，副神经节瘤”。

三个月后，患者复查提示 MN、NMN 水平正常（病例 26 图 2A），CT、MRI 提示腹主动脉旁占位伴中心大量坏死（病例 26 图 3）。经过多学科会诊讨论提示尽管目前患者肿瘤大量坏死，MNs 正常，由于肿瘤壁依旧有明显增强表现。提示存在生物学活性的肿瘤细胞，建议手术治疗。患者于全麻下经腹机器人辅助腹腔镜手术切除肿瘤。术程顺利。手术后随访至今无复发转移迹象，心脏无结构性改变。

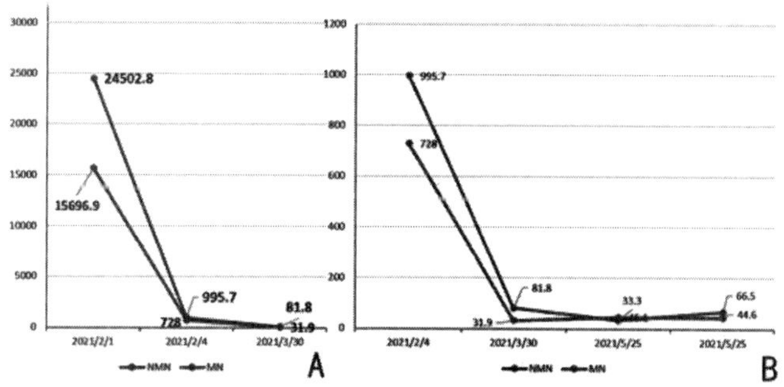

病例 26 图 2　患者甲氧基肾上腺素（MN）、甲氧基去甲肾上腺素（NMN）变化

A. 初诊至手术前变化；B. 随访至患者手术后变化

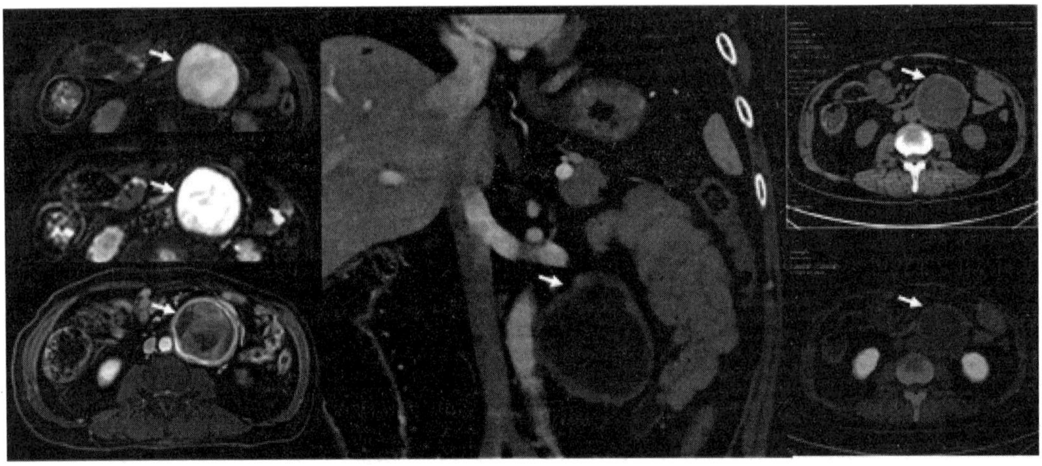

病例 26 图 3　手术前影像诊断提示肿瘤内部坏死，周边血供丰富

三、病例讨论

1．如何急诊诊断 PPGL　与常规门诊患者首先完善儿茶酚胺激素不同，急诊状态下难以及时给出合乎要求的生化诊断。因此对于合适的患者直接进行影像学诊断可能是重要的诊断手段。导致 CIHC 的肿瘤一定是功能性的副神经节瘤，因此位于颈部、颅底的起源于副交感神经节的副神经节瘤一般不会导致 CIHC。功能性肿瘤位于胸腹部伴行主动脉、肾上腺以及膀胱。体积一般大于 2cm，多数情况下伴有明显的肿瘤内坏死。因此从形态及定位角度，CIHC 的责任肿瘤定位几乎没有困难。测定血浆甲氧基肾上腺素及甲氧基去甲肾上腺素是定性诊断的主要手段，也是必要手段。儿茶酚胺原型（肾上腺素、去甲肾上腺素和多巴胺）测定在血中几无诊断价值，留取发作时段尿儿茶酚胺原型存在一定的临床意义，但是实际操作存在困难。由于急诊状态下患者的临床状态不定，因此需要临床内分泌医生的参与。CIHC 的病因诊断，要求临床医生在接诊时就做出及时的判断、进行影像诊断、及时留取合适的体液样本进行恰当的储存并检测。

2．治疗团队的建立　在以往的急危重症的治疗过程中，并没有强调某些特定的人员参与其中。往往是以急诊或者 ICU 医生为主导，其他专科医生作为辅助出现。近年来越来越多的患者从多学科会诊（MDT）中获益，很多临床指南也推荐 MDT 作为患者的主要治疗策略制订团队。临床怀疑 CIHC 的患者一般在急诊进行初始的诊断和治疗，一旦 CIHC 诊断确定或者高度怀疑，患者的进一步治疗应该在具备完善血流动力学监测设备的 ICU 中进行。有经验的内分泌科医生和心内科医生应该是治疗团队的必要成员。内分泌学家，鉴于他们对儿茶酚胺激素的理解，在患者的初步评估、分诊和管理中至关重要，提出有益的治疗策略，同时避免有害的治疗策略。而心脏病学家精通治疗严重或动态血压波动，并可以在心血管并发症（如快速性心律失常）出现时进行干预。内分泌学家有责任让心脏病学家参与进来。于此同时，急诊对于高血压危象的患者，会诊也应该首先包括内分泌学家。

3. 药物治疗的选择　嗜铬细胞瘤/副神经节瘤（PPGL）患者慢性 β_1-肾上腺素受体介导的血管收缩导致血管内容量的代偿性损失，是血管内容量绝对不足和相对过多同时存在的状态，因此利尿剂是原则上避免使用的药物。静脉使用利尿剂会导致容量进一步减少，血压和心率可能会出现剧烈波动。持续静脉输注是治疗 CIHC 的首选方法，静脉拉贝洛尔可加重高血压，应避免使用。

肾上腺素受体阻滞药（如静脉注射酚妥拉明）是首选使用的药物，但不是每一家医院都常规准备。β-肾上腺素受体阻滞药在没有充分使用 α-肾上腺素受体阻滞药状态下，可能导致危及生命的高血压。其他药物如静脉注射尼卡地平或硝酸盐临床使用可能经验更丰富更容易获得，但是治疗 CIHC 中不如酚妥拉明。

静脉注射酚妥拉明是一种竞争性、非选择性 α-肾上腺素受体拮抗药，立即起效（1 ~ 2 分钟），持续时间（10 ~ 30 分钟）。由于酚妥拉明是一种竞争性抑制剂，升高的儿茶酚胺可以胜过酚妥拉明作用，导致突破性高血压。酚苄明是一种非竞争性和不可逆的抑制剂，酚苄明立即起作用，但完全阻断 α-肾上腺素受体需要 5 天。因此，在 CIH 危象中，一般不推荐单独使用酚苄明。此外，在快速 α-肾上腺素受体阻滞伴血管舒张后，血管内容量通常不足，导致液体反应性低血压和反射性心动过速。最后，突触前 α_2-肾上腺素受体阻滞药酚妥拉明和酚苄明可抑制窦房结释放去甲肾上腺素，直接加重心动过速。如果存在严重的缺血性脑血管或心血管疾病，或合并快速性心律失常，α-肾上腺素受体拮抗剂需要注意使用的进一步不良反应。一旦在 CIH 危象中开始有效的静脉血压治疗，就可以开始口服药物。如多沙唑嗪。

如前文所述，CIHC 患者在使用 β-肾上腺素受体阻滞药前需要 α-肾上腺素受体拮抗剂使用。选择性 β_1 优于非选择性药物。静脉注射艾司洛尔是理想的短效药物（起效时间 2 ~ 10 分钟，持续时间 10 ~ 30 分钟），特别是与静脉注射酚妥拉明组合控制心率。

4. 低血压　低血压几乎是 CIHC 治疗过程中一定会面临的临床问题。最常见的原因是容量反应性低血压几乎总是与 α-肾上腺素受体阻滞药使用有关。其次是血流分布异常或 Takotsubo 心肌病。在出现低血压时，应该首先使用床边心超评估心脏舒缩动态图像，以排除 Takotsubo 心肌病。治疗容量依赖性低血压首先包括静脉体液复苏和停用 α-肾上腺素受体阻滞药。但是很多情况下，停用 α-肾上腺素受体阻滞药会导致严重的血压升高，需要临床上给予足够的重视。如果低血压持续存在或进展为休克，早期心脏机械循环支持或体外膜肺氧合是首选，血管活性药物使用时存在争议的，因其不依赖于肾上腺素受体来支持血压，垂体后叶素可能是更好的选择。临床上需要进一步的研究给出更好的循证医学证据。

5．手术治疗　手术切除肿瘤是 PPGL 患者最终治愈的唯一方案。PPGL 手术时机很重要，到目前为止，尚没有高级别证据证明在何种情况下手术是及时并且安全的。没有充分的手术前准备，足够的容量储备及全身评价，PPGL 手术本身会导致 CIHC 发生。因此急诊手术探查并不推荐，如何通过血流动力学监测明确手术前是否充分准备是临床的难点。

临床上一般推荐以下标准作为术前准备充分的标志：①持续性高血压，血压 ≤ 140/90mmHg，阵发性高血压发作频率减少、幅度降低；②血容量恢复：血细胞比容降低，体重增加，肢端温暖，无明显体位性低血压；③高代谢综合征及糖代谢异常改善；④术前药物，准备时间存在个体差异，一般为 2 ~ 4 周，伴严重并发症的患者，术前准备时间应相应延长。

四、病例点评

儿茶酚胺导致高血压危象（catecholamine induced hypertensive crisis，CIHC）是临床上的巨大挑战，既往有“高血压危象”“嗜铬细胞瘤危象”或者“儿茶酚危象”的提法。尽管被称为“高血压”危象，患者可以同时出现心动过速、低血压及高血压，并且出现靶器官的严重损伤，甚至出现死亡。到目前为止，CIHC 尚无统一的诊断标准，准确的认识并且做出及时诊断是成功救治的关键。该患者在外院诊断考虑 PGL 后没有及时使用 α－肾上腺素受体阻滞药而是以利尿剂作为治疗主力，是导致 CIHC 的重要原因。

高血压危象定义为血压 ≥ 180/120mmHg，CIHC 的主要病因是 PPGL。但是在急诊状态下，鉴别诊断 PPGL 是有困难的。一个严重高血压的患者在急诊场景下是否需要排除作为罕见病的 PPGL 是值得探讨的。针对高血压、心力衰竭急诊的某些药物例如利尿剂、拉贝洛尔等药物可能是有害的。而酚妥拉明是否在所有的急诊室都有足够剂量的储备也是一个需要面临的问题。该患者在急诊、使用利尿剂、没有足够监护条件的情况下使用多沙唑嗪缓释片控制血压，出现了严重容量不足导致休克，是治疗早期的不足。通过及时调整治疗策略。患者最终获得成功治疗。

这个病例一定程度上反映了目前 CIHC 治疗的现状，给临床医生提出了更高的要求。为进一步的临床研究提出更多的问题。

（病例提供：苏颋为　蒋怡然　上海交通大学医学院附属瑞金医院）

（点评专家：王卫庆　上海交通大学医学院附属瑞金医院）

参考文献

[1]中华医学会内分泌学分会.嗜铬细胞瘤和副神经节瘤诊断治疗专家共识（2020版）[J].中华内分泌代谢杂志，2020，36（9）：737–750.

[2]Nazari MA，Hasan R，Haigney M，et al.Catecholamine–induced hypertensive crises：current insights and management[J].Lancet Diabetes Endocrinol，2023，11（12）：942–954.

病例27　转移性副神经节瘤的治疗与转归

一、病历摘要

（一）病史简介

患者女性，21 岁。

主诉：头痛伴阵发性血压升高 10 年，后腹膜肿瘤术后 7 年余。

现病史：患者于 2008 年（12 岁）因头痛发现血压 140/85mmHg，无心悸、胸闷、恶心等不适症状，之后未规律监测，未行特殊治疗。2009 年（13 岁）出现阵发性头痛，常发生于活动后，以双侧颞部及顶部胀痛为主，日间疼痛较轻，夜间疼痛较剧，每次持续 1 ~ 2 小时。伴有心悸、胸闷，无发热，无恶心呕吐、视物模糊、大汗，可以自行缓解。于当地医院就诊，拟诊“感冒”，给予静脉药物使用（具体药物不详），用药后发作症状无缓解。

2010 年 6 月（14 岁）因“胸闷、心悸伴下肢水肿”至当地省级医院就诊，检查示血压高至 180/130mmHg，心肌蛋白水平升高。拟诊“心肌炎、心源性休克”，使用“吲达帕胺、倍他乐克、非洛地平缓释片、厄贝沙坦片、螺内酯”治疗，临床表现得以改善，血压可以控制在 130/82mmHg，但前述发作性症状更为频繁。发作时自测血压 170 ~ 180/110 ~ 120mmHg，平时血压 140/90mmHg。10 月再次就诊，B 超示脐上 2cm 偏右侧腹主动脉及下腔静脉前方一结节（大小约 5.7cm × 3.6cm），考虑腹膜后实性占位。MRI 提示“下腔静脉分叉处前方可见一不规则肿块，大小约 5.12cm × 5.8cm × 3.8cm，压迫下腔静脉，半包绕腹主动脉，增强动脉期可见明显强化，提示腹膜后占位，符合嗜铬细胞瘤表现”。未进行儿茶酚胺激素测定，于全麻下经腹行腹腔异位嗜铬细胞瘤切除术，术程顺利。术后病理示“右肾下极、腹膜后副神经节瘤，6cm × 5cm × 3cm 大小，可见微小血管浸润，Ki-67（5% +），具恶性潜能，建议随访。”免疫组化：Syn（+），CgA（+），S-100（+），α-inhibin（+），Melan A（-），HMB-45（-），CD34，CD81，F8 血管（+）。出院时患者血压 105/66mmHg，手术后阵发性症状消失，体重明显增加。

患者术后定期随访心脏、腹部超声均未见明显异常。2015 年（19 岁）体检时发现血压升高，收缩压达 150mmHg，当时无明确前述阵发性症状，当地医院予以美托洛尔、缬沙坦控制血压，具体剂量不详。2016 年患者再次出现前述阵发性症状，测定血压升高达 180mmHg，反复超声检查依旧未见明确异常，调整降压药物，血压控制在 130mmHg。

2018 年 1 月，患者血压再次升高至 200mmHg，遂至我院高血压门诊就诊，考虑“副神经节瘤”，予以多沙唑嗪缓释片 4mg、2 次 / 日及拉贝洛尔 100mg、2 次 / 日口服治疗，后多沙唑嗪缓释片逐渐增至 8mg、2 次 / 日，拉贝洛尔 150mg、3 次 / 日。患者血压波动于 130 ~ 180/90 ~ 130mmHg，间断自测血压，早晨及傍晚血压较高，在 170 ~ 180/110 ~ 130mmHg，午间血压在 130 ~ 150/90 ~ 100mmHg，偶有头痛、劳累后心悸，无头晕，无恶心呕吐，无胸闷。后又至我院内分泌科就诊，查血压 152/98mmHg，心率 120 次 / 分，心电图提示窦速、ST 段改变；血甲氧基肾上腺素 87.4pg/ml，血甲氧基去甲肾上腺素 4979.2pg/ml。B 超示右肾肾盂积水，右侧肾上腺区未见明显异常，左侧肾上腺受气体干扰，显示不清，双肾动脉血流参数未见明显异常。血常规、肝肾功能、心肌酶谱正常。现为进一步诊治，门诊拟“副神经节瘤手术后”收治入院。患者神志清楚，精神可，饮食可，二便正常，体重无明显变化。

既往史：既往身体状况一般；高血压病史 10 年；2010 年 6 月诊断为“心肌炎、心源性休克”，当地医院予住院治疗后好转。2010 年 10 月 28 日全麻下行“腹腔异位嗜铬细胞瘤切除术”。2013 年行腋下大汗腺切除手术。否认糖尿病病史，否认乙肝、结核等传染病史，预防接种随社会。

家族史：否认家族相关遗传病史及同类疾病史。父亲偶有收缩压高至 140mmHg。

（二）体格检查

体温 36.0℃，脉搏 100 次 / 分，呼吸 20 次 / 分，血压 170/128mmHg，身高 164cm，体重 67kg，BMI 24.92。神志清楚，自动体位，步入病室，查体合作。无满月脸、水牛背，皮肤无紫纹，全身浅表淋巴结未触及肿大。眼睑无水肿，甲状腺无肿大，两肺呼吸音清晰，未闻及干湿性啰音，心率 100 次 / 分，节律整齐，未闻及病理性杂音。腹部平坦，右侧可见一手术瘢痕，愈合良好。腹部无压痛及反跳痛，肝脾肋下未触及，肝肾区无叩击痛，右侧输尿管点轻压痛。双下肢无水肿，肌力、肌张力正常。NS（-）。

（三）辅助检查

1. 外院检查　（2010-10-12）B 超：脐上 2cm 偏右侧腹主动脉及下腔静脉前方探及一实性低回声结节，大小约 5.7cm × 3.6cm，边界清晰，内部回声均匀，内部血流信号丰富，考虑腹膜后实性占位，副脾。MRI：下腔静脉分叉处前方可见一不规则肿块，大小约 5.12cm × 5.8cm × 3.8cm，压迫下腔静脉，半包绕腹主动脉，增强动脉期可见明显强化，提示腹膜后占位，符合嗜铬细胞瘤 MRI 表现。（2010-10-28）病理报告：右肾下极腹膜后副神经节瘤，6cm × 5cm × 3cm，可见微小血管浸润，Ki-67（5% +），具恶性潜能，建议随访。免疫组化：Syn（+），CgA（+），S-100（+），α-inhibin（+），MelanA（-），HMB-45（-），CD34，CD81，F8 血管（+）。

2. 我院门诊　（2018-01-18）心电图示：窦速，ST 段改变。B 超示：右肾肾盂积水，右侧肾上腺区未见明显异常，左侧肾上腺受气体干扰，显示不清。血甲氧基肾上腺素 87.4pg/ml，血甲氧基去甲肾上腺素 4979.2pg/ml。

二、诊疗经过

患者入院后有阵发性血压升高，以夜间入睡后明显，血压 170 ~ 180/110 ~ 120mmHg，心率 124 次 / 分。门诊查血甲氧基肾上腺素 87.4pg/ml，血甲氧基去甲肾上腺素 4979.2pg/ml，腹部增强 MRI 及腹主动脉 CTA 提示“腹膜后占位包绕腹主动脉及下腔静脉，压迫右侧输尿管，右输尿管中上段及右肾盂肾盏扩张积水。”进一步 ^{131}I–MIBG 扫描提示未见放射性浓集。^{18}F–PET/CT 示（病例 27 图 1）胰头前方、腹主动脉旁多发软组织灶部分伴融合，双肺散在多发结节，右侧枕骨膨胀性骨质破坏，右侧输尿管中段狭窄伴上段输尿管、右侧肾盂扩张积水。

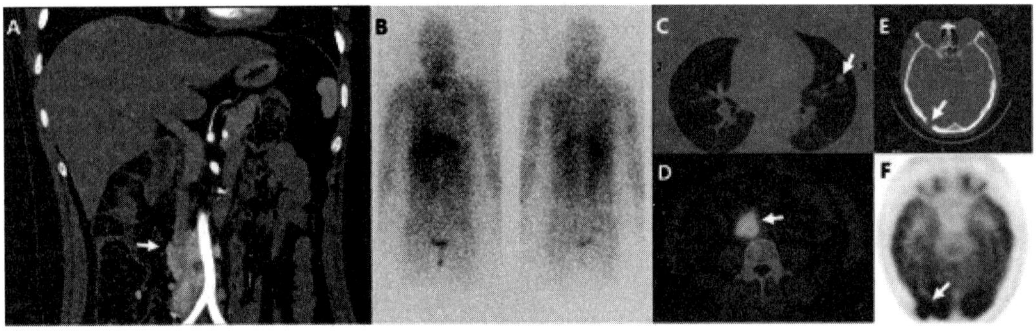

病例 27 图 1　初诊患者影像评估

A：CT 提示腹主动脉右侧富血供占位；B：^{131}I–MIBG 提示未见明确放射性浓集；C、D、E、F：^{18}F–FDG PET/CT 提示肺转移、颅骨转移以及腹主动脉旁病灶

临床诊断：副神经节瘤（主动脉旁）$T_3N_0M_0$；开放手术后；进展至 4 期，进展部位（局部、肝、骨、肺）。

定性定位检查明确腹主动脉副神经节瘤，给予多沙唑嗪缓释片 4mg、2 次 / 日，拉贝洛尔 150mg、2 次 / 日治疗，血压控制在 120 ~ 160/80 ~ 100mmHg，心率 80 ~ 130 次 / 分，但发作性症状未获得明确改善，并出现体位性低血压，给予生理盐水 2000ml/d 补液后低血压症状改善。观察患者发作时间及发作时体位，提示睡眠时体位改变压迫枕骨转移病灶导致患者阵发性症状。

多学科会诊讨论肿瘤治疗方案，泌尿外科、普外科认为患者腹部病灶贴近重要血管与输尿管，黏连明显，二次手术难度大、手术风险高，暂不考虑手术，建议寻求局部或全身治疗方案；神经外科认为颅骨转移病灶手术技术上可行；结合患者睡眠时体位改变压迫枕骨病灶后血压升高，手术后患者可能获得更好的血压管理。遂转入神经外科，于 2018 年 3 月全麻下行颅骨肿瘤切除修复术，术中冰冻提示“右枕”富于血窦的肿瘤性病变，手术后病理明确诊断为“颅骨”转移性副神经节瘤。对手术肿瘤标本进行 sdhb 蛋白免疫组化分析提示 sdhb 蛋白缺失，但是 *SDHB* 基因测序未见明确突变。

术后患者阵发性症状消失，血压稳定于 110 ~ 135/70 ~ 85mmHg，心率 70 ~ 85 次 / 分，血甲氧基肾上腺素 63.9pg/ml（14 ~ 90pg/ml），血甲氧基去甲肾上腺素 871.4（19 ~ 121）pg/ml。

术后患者出院进一步监测血压。每天监测四次血压（三餐前及睡前），并将结果随时汇报给随访医生。监测提示血压稳定在 110 ~ 130/70 ~ 85mmHg、心率 60 ~ 85 次 / 分。手术后 3 个月（2018–06）复诊提示血甲氧基肾上腺素 68.4pg/ml、血甲氧基去甲肾上腺素 102.5pg/ml，核磁共振成像提示腹腔内、肺部肿瘤没有明显增大，提示稳定，建议继续随访。多沙唑嗪缓释片 4mg、1 次 / 日，拉贝洛尔 100mg、2 次 / 日控制血压、心率。后血压随访提示血压稳定在 110 ~ 120/80 ~ 90mmHg、心率 60 ~ 75 次 / 分。2019 年 4 月（颅骨手术后 1 年），复查血甲氧基肾上腺素 22.6pg/ml、血甲氧基去甲肾上腺素 2860.6pg/ml，较前明显升高；局部核磁共振检查提示腹主动脉旁肿瘤体积增大。进一步副神经节瘤多基因二代测序，提示 *SDHB* 基因片段缺失。

与患者及家属讨论决定使用抗血管药物，2019 年 5 月开始阿帕替尼 250mg、2 次 / 日治疗。继续监测血压，并且每次汇报随访医生。用药两周后血压升高至 160 ~ 200/100 ~ 120mmHg、心率 110 ~ 120 次 / 分，伴有头痛、大汗、心悸三联症。及时调整药物给予多沙唑嗪缓释片 4mg、2 次 / 日，拉贝洛尔 150mg、2 次 / 日，酚苄明 10mg、2 次 / 日控制血压在 130 ~ 160mmHg/90 ~ 110mmHg。用药 4 周后开始出现手足综合征，并且伴有毛发、皮肤色素减退。监测血象及肝功能未见异常。

2019 年 8 月再次评估，血甲氧基肾上腺素 43.3pg/ml、血甲氧基去甲肾上腺素 2625.9pg/ml；影像学检查提示腹部、肺部病灶都有所缩小，遂进行肺部肿瘤的射频消融术，术后出院阿帕替尼改为 250mg、1 次 / 日。

后期患者定期评价 MNs 及腹部影像表现，提示血甲氧基去甲肾上腺素逐渐下降并且肿瘤逐渐缩小（病例 27 图 2、病例 27 图 3）。2021 年患者复查提示腹部肿瘤稳定，后继续随访中。

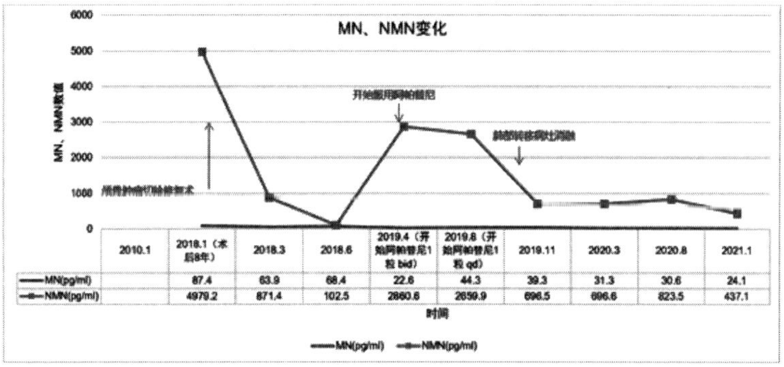

病例 27 图 2 治疗过程中甲氧基肾上腺素类物质变化

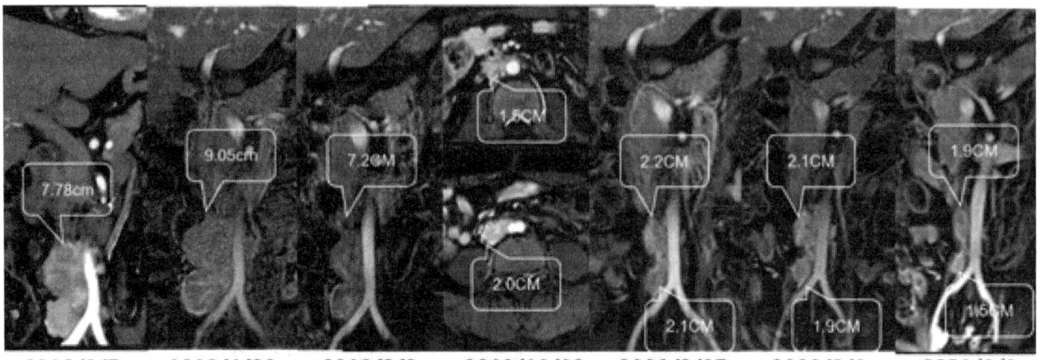

病例 27 图 3　治疗中肿瘤影像学变化

三、病例讨论

（一）如何描述诊断？

嗜铬细胞瘤和副神经节瘤（pheochromocytoma and paraganglioma，PPGL）是大部分可以分泌儿茶酚胺激素的肿瘤。从肿瘤存在的部位分类，PPGL 原发肿瘤部位可以分为位于肾上腺的“嗜铬细胞瘤”、颈部颅底的副交感神经节“副神经节瘤”和胸腹盆腔的交感神经节“副神经节瘤”。三者从发生部位、儿茶酚胺激素分泌类型及转移发生风险等临床表现角度均存在互相交叉，长久以来难以将其统一。多项研究发现 PPGL 患者原发肿瘤的病理学表现无法预测患者未来转移或者局部进展。2017 年开始，WHO 病理学分类中认可 PPGL 均属于“恶性潜能”的肿瘤。2002 年临床提示“散发”患者中发现了 24% 的患者存在胚系突变，一直到 2014 年一项研究分析了肿瘤瘤体多种组学分析，提出了新的分子分型。此后的研究逐渐将 PPGL 分类统一归为神经内分泌肿瘤。至 2022 年，WHO 分类将所有神经内分泌肿瘤分为上皮性和副神经节性。并且提出以“副神经节瘤”作为统一命名，将“嗜铬细胞瘤”定义为位于肾上腺的副神经节瘤。至此，对于副神经节瘤的诊断也必然走入分子分型时代。根据患者的病理、部位、儿茶酚胺激素类型、分子分型、初发肿瘤分期、治疗情况及进展状态给出单个患者的诊断。目前该患者系统性诊断为副神经节瘤（主动脉旁）；C1A（SDHB 基因结构异常）；$T_3N_0M_0$；开放手术后；进展至 4 期，进展部位（局部、肝、骨、肺）；抗血管药物治疗；部分缓解。

（二）初次诊断手术后，患者有必要常规的每年随访吗？

从 20 世纪八九十年代提出“10% 定律”：“嗜铬细胞瘤”10% 恶性、10% 儿童、10% 肾上腺外、10% 遗传、10% 无功能。在大多数情况下认为“嗜铬细胞瘤”是可治愈的良性肿瘤。因此无论是内分泌科还是外科医生均没有认识到对这些患者进行积极随访的意义。对于临床表型预测肿瘤进展的研究也广泛开展，但是迄今为止尚没有任何一个单一指标或评分系统获得广泛的认可。多数的共识和指南均建议对所有的患者进行每年一次的终身随访，但没有相应的研究提示用何种方式进行随访，更没有计划根据患者的分型进行随访。部分患者再次发现肿瘤时已出现转移或局部明显的进展。该患者在诊断和治疗初期，局限于对疾病的认识错过了早期发现进展的时机。1996 年国际上开始使用甲氧基肾上腺素和甲氧基去甲肾上腺对怀疑副神经节瘤的患者进行定性诊断，获得了很大的成功。2002 年瑞金医院开始致力于 MNs 测定诊断副神经节瘤的工作。此后使用血 MNs 测定作为肿瘤标志物来随访患者成为可能，较之尿儿茶酚胺激素原型，血 MNs 留取标本比较简单，便于患者随访。所有的患者均应该每年进行 MNs 的测定，如果实验室不支持血甲氧基肾上腺素测定，则建议使用尿儿茶酚胺激素原型测定来随访。本例患者于初诊手术前，没有相关儿茶酚胺激素测定的结果，此后没有相关的血或尿儿茶酚胺激素测定进行随访，这也是患者没有及时发现肿瘤进展的重要原因。使用超声检查并不能早期发现肿瘤。早期的研究中，由于 PPGL 体积一般比较大，超声检查可以灵活地寻找全身各个部位的肿瘤，尤其对于颈部的副神经节瘤（paragangliomas,PGL）更有特殊的意义。但是使用超声检查来发现小病灶及主动脉旁甚至是肺部和骨骼的转移病灶是非常困难的。因此目前认为肺部肿瘤使用 CT 较好；对于腹部肿瘤及肝脏转移病灶核磁共振更为敏感；对于腹腔镜手术中使用血管夹的患者进行 CT 随访可能因为局部伪影干扰遗漏慢速进展的小肿瘤。PET/CT 技术的进步也使患者在手术前获得转移或多发的定位诊断，多种新型的示踪剂使用极大地提高了诊断的敏感性。该患者一直在用超声检查进行随访，并且没有涉及骨骼、肺部转移病灶，难免可能导致延迟诊断。

（三）进展期患者是否可以手术治疗?

目前进展期 PPGL 患者尚没有统一的诊疗意见。手术依旧是目前主要的治疗手段，其他局部治疗包括了放疗、穿刺消融和血管内介入。全身治疗方案包括 CVD 化疗、核素治疗及泛肿瘤的抗血管治疗和免疫治疗。3 期患者如果评估可以局部手术治疗，那么手术是首选的。如果手术难以实施则可以先进行短期的观察和随访确定肿瘤进展速度。4 期的患者是否建议进行局部治疗取决于患者的获益情况。大多数 PPGL 进展较为缓慢，局部治疗往往可以获益。局部治疗的风险也是并存的，尤其是穿刺消融治疗及血管内介入都可以导致局部肿瘤坏死，从而引起严重的溶瘤综合征。在 PPGL 患者中由于肿瘤细胞内存在儿茶酚胺激素囊泡，溶瘤综合征会导致短期内大量儿茶酚胺激素释放，从而诱发儿茶酚胺危象。充分使用 α－受体拮抗药可以减少危象发生，在诊断不明的患者中由于没有使用 α－受体拮抗药，进行血管内介入治疗围手术去危象发生率明显升高。本例患者在我院就诊治疗时甲氧基去甲肾上腺素水平明显升高，阵发性症状表现强烈，经过 α－受体阻滞药治疗后临床控制不佳。仔细分析患者夜间发作原因，发现与睡眠时压迫颅骨转移病灶有关，积极手术治疗后患者的临床表现及甲氧基去甲肾上腺素测定结果均获得明显改善。提示积极手术治疗对于 PPGL 患者而言即便是明确的 4 期患者，手术切除影响血压管理的肿瘤是可以获益的。颅骨手术过程一般不会触碰肿瘤，手术前充分准备，手术中血压稳定。

（四）进展期患者的全身抗肿瘤治疗如何评价选择？

进展期患者如果出现明确的肿瘤进展，则抗肿瘤治疗是有必要的。全身治疗包括了细胞毒性药物化疗：标准的 CVD 方案和替莫唑胺联合卡培他滨的“卡替”方案；核素治疗：包括 ^{131}I–MIBG 和肽受体相关治疗（peptide receptor related therapy，PRRT）；泛肿瘤的抗血管治疗和免疫治疗；与各种通路相关的靶点药物治疗。细胞毒性药物治疗的主要问题在于无法根治肿瘤的同时也无法长期治疗。多项临床研究提示化疗方案可能对 SDHB 基因相关的肿瘤效果更好。“卡替”方案是一个可以较为长期治疗的细胞毒性方案，白细胞减少及肝损害是阻止长期治疗重要不良反应。

本例患者就诊我院时经过一年的观察，提示肿瘤没有迅速进展，因此细胞毒性治疗并非首选。核素治疗是针对 PPGL 特有的内照射放疗手段，其中 MIBG 治疗已经获得多个国家的批准。PRRT 策略更多使用在 4 期的神经内分泌肿瘤中，对于 PPGL 患者而言是未来重要的治疗策略。核素治疗对于广泛转移的体积较小的肿瘤效果可能更为显著，但是对于单一的体积较大的肿瘤治疗效果可能不佳，并且长期治疗也可以导致溶瘤综合征及骨髓抑制。其中部分 PPGL 患者的原发病灶或者转移病灶不能够摄取 MIBG 的或者不能够表达生长抑素受体的就不能使用相应的核素治疗。该患者 MIBG 未见明确肿瘤显像，并且 PRRT 治疗在当时尚未获得使用，所以也不支持内照射放疗。PPGL 患者从肿瘤发生角度可以分为两大类，C1 肿瘤：与缺氧诱导因子有关主要导致血管生成提示抗血管药物可能有效；C2 肿瘤：与传统肿瘤通路有关，如 *RET*、*NF1* 等基因突变。本例患者存在 *SDHB* 基因片段缺失，肿瘤治疗可以考虑抗血管药物。既往 PPGL 患者抗血管药物临床使用获益的多为病例报告，少量前瞻性 2 期临床研究没有获得抗血管药物明确获益的临床证据。但是回顾性的研究提示 VHL、SDHx 相关的 PPGL 对于抗血管药物的应答更为明显。本例患者在颅骨手术改善阵发性症状后，经过近一年的观察发现局部可随访病灶的进展。同时 *SDHB* 基因异常及 sdhb 蛋白缺失，因此给予患者抗血管治疗策略。目前看来患者肿瘤获得控制，整体提示部分缓解至稳定；另一方面患者骨转移病灶没有获得体积缩小，肺部结节没有增多，对于稳定的转移病灶，在全身治疗的基础上可以选择局部治疗。最终可以用核素治疗进一步缓解肿瘤。

四、病例点评

转移性嗜铬细胞瘤和副神经节瘤（mPPGL）是PPGL诊断治疗中的难点，PPGL属于罕见肿瘤，尽管所有患者均属于恶性倾向，但大多数手术治疗可获得良好的预后。长期以来缺乏循证医学证据来指导转移性患者的诊断和治疗。同时多数的PPGL患者没有获得合适的随访，早期诊断缺失，药物治疗方案少。

本例患者初诊年龄小、肿瘤体积大、位于主动脉旁副神经节瘤均提示胚系基因及不良预后。因此需要积极、主动的随访。此后患者多次出现高血压表现，未给予主动随访诊断。随访策略选择不佳是患者未能或早期诊断的主要原因。

发现广泛转移后，对于mPPGL患者尚有多层级的治疗，如血压、症状管理（α-受体阻滞药），局部治疗（消融、放疗），核素治疗，细胞毒性药物治疗，抗血管治疗，靶向药物治疗，免疫治疗。这些治疗手段几乎涵盖了所有肿瘤，但是这些治疗临床证据有限同时具有临床证据的治疗（化疗、MIBG核素治疗）依旧存在诸多治疗限制。本例患者在经过基础血压管理、局部手术治疗、抗血管药物治疗及消融治疗等多种方案后获得缓解稳定。提示每一个患者均需要仔细分析临床线索获得系统性治疗。对于mPGL依旧需要积累循证医学证据指导临床实践。

（病例提供：苏颋为　蒋怡然　上海交通大学医学院附属瑞金医院）

（点评专家：王卫庆　上海交通大学医学院附属瑞金医院）

参考文献

[1]中华医学会内分泌学分会.嗜铬细胞瘤和副神经节瘤诊断治疗专家共识（2020版）[J].中华内分泌代谢杂志，2020，36（9）：737-750.

[2]Taïeb D，Nölting S，Perrier ND，et al.Management of phaeochromocytoma and paraganglioma in patients with germline SDHB pathogenic variants：an international expert consensus statement[J].Nat Rev Endocrinol，2023，14.doi：10.1038/s41574-023-00926-0.Epub ahead of print.PMID：38097671.

04 第四章　库欣综合征

病例28　单侧肾上腺腺瘤-亚临床库欣综合征

一、病历摘要

（一）病史简介

患者女性，47 岁。

主诉：血压高 20 年，血糖高 10 年，血压控制不佳 1 个月。

现病史：患者于 20 年前无明显诱因出现心率加快，于外院测血压偏高，期间先后服用“络活喜、硝苯地平、氨氯地平”等药物，血压可控制在 140/90mmHg 左右。10 年前于外院测空腹血糖 10mmol/L，诊断为“2 型糖尿病”，给予“二甲双胍”治疗，未系统监测血糖。1 年前无明显诱因出现左脚麻木、疼痛，未系统诊治。现自行服用“二甲双胍格列本脲（复合制剂）片早 3 片、晚 3 片”，空腹血糖 9.2mmol/L，餐后血糖 11.0mmol/L。4 个月前开始出现体重下降，近 4 个月体重下降约 4kg。1 个月前出现头晕、头痛，不伴心悸大汗，测血压偏高，自行服用“氨氯地平和替米沙坦”，血压控制不佳，血压最高达 190/110mmHg，多数在 150/100mmHg 左右。今为进一步诊治入院，患者自发病以来，无多饮多尿，无夜尿频，无乏力。

既往史：既往体健。

月经史及生育史：12 岁初潮，5 ~ 7 天 /30 天。G1P1。

家族史：无高血压、糖尿病家族史。

（二）体格检查

体温 36.1℃，脉搏 80 次 / 分，呼吸 16 次 / 分，血压 160/100mmHg（左上肢）、155/100mmHg（右上肢），身高 160cm，体重 85kg，BMI 33.2，腰围 103cm，臀围 117cm，腰臀比 0.88。面部无痤疮，锁骨上窝饱满。无多血质面容，无皮肤菲薄，无毳毛增多，无皮肤瘀斑。甲状腺未触及。心肺查体未见异常。腹部膨隆，下腹部白色条纹。脐周未闻及血管杂音。下肢无水肿。

（三）辅助检查

1. 常规检查　血尿便常规、尿微量蛋白定量、肝肾功能、血尿酸、血离子、凝血功能、免疫固定电泳、补体、风湿抗体系列化验未见明显异常。血脂分析：甘油三酯 1.74mmol/L，总胆固醇 5.47mmol/L，低密度脂蛋白胆固醇 3.98mmol/L，高密度脂蛋白胆固醇 0.98mmol/L。糖化血红蛋白 9.3%。OGTT 和胰岛功能见病例 28 表 1。

病例28表1　OGTT和胰岛功能检测

	0 分钟	30 分钟	60 分钟	120 分钟	180 分钟
GLU（mmol/L）	7.18	13.00	16.51	18.04	15.10
C-P（pmol/L）	742.62	973.47	1012.17	1127.11	1100.75
IRI（mIU/L）	4.59	11.31	12.50	12.10	14.14

2. 肾上腺功能评估　醛固酮与肾素活性比值正常。血浆儿茶酚胺代谢产物正常。ACTH-COR 节律见病例 28 表 2。1mg 地塞米松抑制试验见病例 28 表 3。

病例28表2　ACTH-COR节律

	8：00	15：00	24：00
ACTH（pg/ml）	3.85	7.27	1
COR（nmol/L）	357.60	689.00	134.80

病例28表3　1mg地塞米松抑制试验

	基础值	8：00	8：15
ACTH（pg/ml）	4.11	1	1
COR（nmol/L）	375.3	148.2	152.1

3. 其他内分泌激素　甲功、甲状旁腺激素、促性腺激素、雄激素系列、雌孕激素、生长激素、胰岛素样生长因子 -1、催乳素均正常。

4. 影像学检查　甲状腺彩超：甲状腺双叶结节液性变伴彗尾样钙化（2 级）。骨密度：腰椎和双侧髋关节骨量减少。双肾和双肾血管彩超：未见异常。心脏彩超和心电图：未见异常。双下肢动脉彩超：双下肢动脉可见斑块形成。肾上腺增强 CT（病例 28 图 1）：左侧肾上腺外侧支可见类圆形肿块影，大小 1.6 ~ 1.7cm，CT 值为 47.80HU，肿块密度均匀，增强呈轻度强化，CT 值为 78.75HU，延迟后 CT 值为 65.55HU，对侧肾上腺大小、形态正常。诊断意见：左侧肾上腺占位性病变，腺瘤可能性大。

5. 病理诊断　肉眼所见：局部可见直径约 1.5cm 灰黄色肿物，取 2 块。镜下所见：瘤细胞呈条索状或腺泡状分布，细胞胞体较大，多角形，细胞核圆形，居中，异型性不明显，胞质丰富，淡染或嗜酸。诊断意见：（左肾上腺）皮质腺瘤。

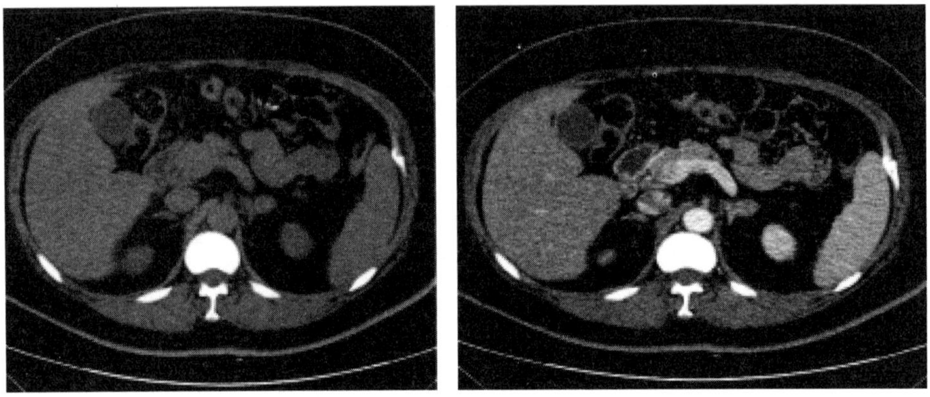

病例 28 图 1 肾上腺增强 CT

二、诊疗经过

患者患有高血压 20 年，糖尿病 10 年。近 1 个月出现头晕、头痛，不伴心悸大汗，自测血压偏高，自行服用氨氯地平等药物，血压控制不佳，监测血压最高达 190/110mmHg，为明确高血压原因故入院。继发性高血压原因包括非内分泌性高血压和内分泌性高血压。首先逐一排查非内分泌性高血压原因。患者双上肢血压差别小于 20mmHg，心彩超正常，可排除大动脉炎、主动脉夹层和主动脉狭窄。患者虽然有头痛，但没有喷射性呕吐，眼底检查未见视盘水肿，可排除颅内高压所致高血压。患者腹部未闻及血管杂音，尿蛋白阴性，尿常规和肾功能正常，双肾和双肾血管彩超未见异常，可排除肾实质和肾血管性高血压。2017 年美国内分泌学会关于内分泌高血压筛查的科学声明回顾了高血压的内分泌原因（病例 28 表 4）。根据该声明对患者进行了常见内分泌性高血压的筛查。患者甲功正常，血钙和血磷正常，甲状旁腺素也正常，可排除甲状腺和甲状旁腺疾病所致高血压。患者生长激素、胰岛素样生长因子 -1 和催乳素均正常，不支持垂体生长激素瘤所致高血压。患者血钾正常，血压高时无心悸和大汗，且醛固酮 / 肾素活性比值不高，血浆儿茶酚胺代谢产物正常，不支持原发性醛固酮增多症和 PPGL。患者无男性化表现，雄激素正常，有正常生育史，血钾和皮质醇不低，基本可排除先天性肾上腺增生。患者午夜皮质醇升高，1mg 地塞米松抑制试验提示皮质醇大于 140nmol/L，标准法小剂量地塞米松抑制试验后皮质醇大于 50nmol/L，可诊断为库欣综合征。结合 ACTH 低于正常范围下限，且肾上腺增强 CT 提示左侧肾上腺占位性病变，腺瘤可能性大，故考虑为肾上腺源性库欣综合征，由于患者无典型库欣综合征的体征，诊断为肾上腺源性亚临床库欣综合征。针对长期高皮质醇血症可能引起的代谢疾病评估，发现患者存在糖尿病、高血压、血脂异常、骨量减少、外周动脉的斑块形成，具有多重心血管疾病的危险因素。

经泌尿外科会诊同意转科手术，术后病理提示左侧肾上腺皮质腺瘤。术后 1 周午夜皮质醇降低为85nmol/L，1mg地塞米松抑制试验提示皮质醇被抑制小于50nmol/L，进一步证实术前诊断正确。因为术后皮质醇在正常范围，不需要糖皮质激素替代治疗。

术后1年随访，患者体重75kg，较术前下降10kg，血压仍然高，口服氨氯地平和替米沙坦，血压可控制在145/85mmHg，血糖较术前容易控制，仅口服二甲双胍治疗，糖化血红蛋白6.3%，空腹血糖5.8mmol/L。不用口服降脂药血TC和LDL-C正常，间断TG轻度升高。基础血清皮质醇正常。

病例28表4 内分泌性高血压病因分类

肾上腺相关原因	1. 嗜铬细胞瘤和副交感神经节瘤 2. 原发性醛固酮增多症 3. 高去氧皮质醇血症 A. 先天性肾上腺皮质增生症 a. 11β-羟化酶缺乏症 b. 17α-羟化酶缺乏症 B. 去氧皮质酮生成型肿瘤 C. 原发性皮质醇抵抗 4. 库欣综合征
表象性盐皮质激素过多综合征/11β-羟类固醇脱氢酶缺乏症	1. 遗传性 2. 获得性
甲状旁腺相关原因	甲状旁腺功能亢进症
垂体性原因	1. 肢端肥大症 2. 库欣综合征
继发性醛固酮增多症	肾血管性高血压
甲状腺相关的原因	1. 甲状腺功能减退症 2. 甲状腺功能亢进症
其他	阻塞性睡眠呼吸暂停

三、病例讨论

本例患者为明确高血压原因来诊。继发性高血压原因包括非内分泌性高血压和内分泌性高血压。非内分泌性高血压主要包括大动脉炎、主动脉夹层和主动脉狭窄、颅内高压、肾实质性和肾血管性高血压。内分泌性高血压原因（病例28表4）主要包括甲状腺、甲状旁腺、垂体、肾上腺相关疾病及表象性盐皮质激素过多综合征，肾血管性高血压由于肾脏缺血肾素分泌增多继发醛固酮分泌增多也可以归属为内分泌性高血压的原因之一。经过逐步排查，本例患者明确为单侧肾上腺腺瘤所致库欣综合征，由于患者无典型库欣综合征的体征，符合亚临床库欣综合征的定义。

1974年“亚临床库欣综合征”被提出，认为是存在长期轻度皮质醇分泌增多但无典型库欣综合征表现的人群。典型的库欣综合征的临床表现是指分解代谢增强的特征，如中央肌无力、脂肪组织再分布、皮肤紫纹、易患瘀斑和多血质面容。到目前为止，文献中存在多个相似但不同的术语，如“亚临床（临床前）库欣综合征”“亚临床资助糖皮质激素分泌增多”“亚临床高皮质醇症”“自主皮质醇分泌”。国内多称为“亚临床库欣综合征”。亚临床库欣综合征的提出是源于肾上腺病变，是在肾上腺意外瘤评估的临床前提下提出的，因此必然涵盖非 ACTH 依赖性库欣综合征，但 ACTH 依赖性库欣综合征是否存在“亚临床库欣综合征”的情况仍然存在争议。

国际上关于亚临床库欣综合征的诊断尚未达成统一共识。多数权威文献推荐的筛查试验是 1mg 地塞米松抑制试验，抑制后的皮质醇切点，通常为 50nmol/L（1.8g/ 洲肾上腺合作网络（ENSAT）推出的“肾上腺意外瘤管理”指南对自主皮质醇分泌的定义为抑制后皮质醇＞ 138nmol/L，51 ～ 138nmol/L 考虑为可能的自主皮质醇分泌，≤ 50nmol/L 认为正常。此后于 2019 年日本内分泌学会专门针对肾上腺亚临床库欣综合征提出了不同的诊断标准意见，诊断流程见病例 28 图 2。2022 年白求恩精神研究会内分泌和糖尿病学分会编写的“亚临床库欣综合征专家指导建议”也是推荐 1mg 地塞米松抑制试验作为初筛试验，＜ 50nmol/L 排除，≥ 140nmol/L 可诊断，50 ～ 140nmol/L 考虑为可能，则需要进一步行确诊试验。确诊试验为标准法小剂量地塞米松抑制试验，若服药后血皮质醇≥ 50nmol/L 或 24 小时尿游离皮质醇未能下降到正常值下限以下，为不被抑制而确诊。

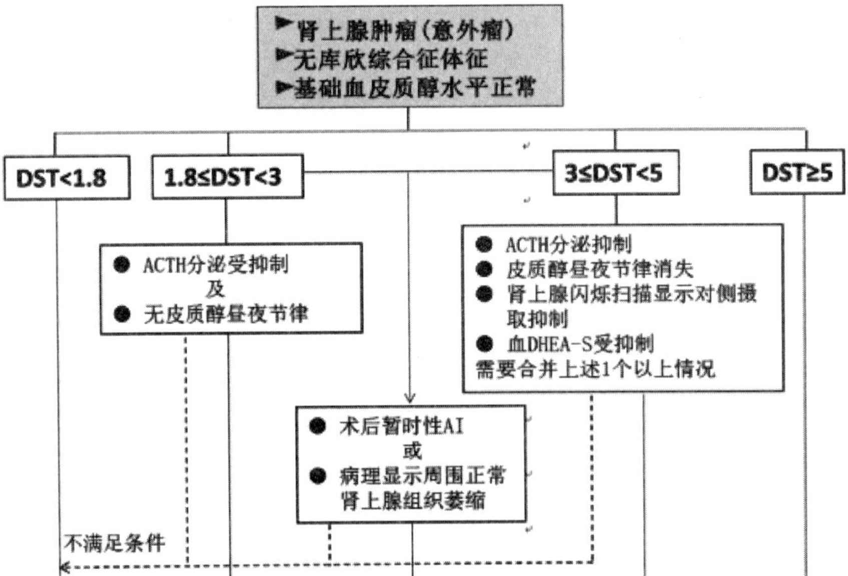

病例 28 图 2　亚临床库欣综合征的诊断路径

亚临床库欣综合征患者高血压、糖尿病和肥胖的患病率高，还与心血管疾病、骨质疏松等有关。因为该诊断的临床意义和价值尚未明确，对于肾上腺占位的手术干预仍趋于保守。2016 年 ESE 的指南建议：①诊断自主皮质醇分泌，如果存在皮质醇相关并发症，经常建议手术切除肾上腺病变，如果没有皮质醇相关并发症，则极少建议手术；②可能的自主皮质醇分泌，如果存在皮质醇相关合并症，极少建议手术，如果没有皮质醇相关合并症，则不建议手术。2018 年日本对亚临床库欣综合征的治疗策略意见：①对于通过 1mg 地塞米松抑制试验后血清皮质醇≥ 140nmol/L 诊断的患者，如果伴有难治性并发症（全身肥胖、高血压、糖耐量异常或糖尿病、骨密度降低、血脂异常），推荐单侧肾上腺肿物切除术。在其他情况下，建议参考阳性诊断标准数量和并发症是否存在进行肿瘤切除或细致随访。②如果肿瘤直径≥ 3cm，或随访时肿瘤直径趋于增大的，或根据影像学检查结果不能排除肾上腺癌可能性的，推荐手术。③应始终注意，部分病例在切除肾上腺肿瘤后可能需要补充糖皮质激素。2022 年国内的亚临床库欣综合征专家指导建议中建议肾上腺瘤伴有亚临床库欣综合征的患者以下情况可以考虑手术治疗：①年龄＜ 60 岁；单侧肾上腺瘤，直径≥ 1cm；且满足下列任意一条：1mg 地塞米松抑制试验后血清皮质醇＞ 140nmol/L；伴有至少两种合并症（肥胖、高血压、糖尿病和骨质疏松）；至少 1 种合并症药物控制不佳。②肿瘤影像学提示恶性可能。

对于未手术患者在长期随访中重新评估皮质醇过量和相关并发症。要积极生活方式干预，积极处理已有的相关并发症。当前尚没有证据仅因亚临床库欣而应用针对皮质醇增多症的药物。

四、病例点评

该病例是比较常见的单侧肾上腺瘤伴亚临床库欣综合征的典型病例。因为肾上腺无功能瘤患病率也很高，所以即使肾上腺 CT 发现占位病变，也要注意排除肾上腺外继发高血压病因，避免误诊和漏诊。

亚临床库欣综合征由于没有典型库欣综合征的临床表现很容易漏诊。不建议对所有高血压的人群进行筛查，但建议肾上腺意外瘤患者、与年龄或体重不相匹配的骨质疏松或骨折患者及经标准治疗后血糖和血压仍然不达标或体重进行性增加的年轻患者需要筛查。

尽管目前国际上并没有统一的亚临床库欣综合征的诊断标准，但积极诊断、保守手术干预的原则是公认的。对于未手术的患者进行长期随访是必要的。

（病例提供：谷剑秋　中国医科大学附属第一医院）

（点评专家：单忠艳　中国医科大学附属第一医院）

参考文献

[1]Wlliam F，Young Jr，David A，et al.Screening for endocrine hypertension：an endocrine society scientific statement[J].Endocrine Reviews，2017，38（2）：103-122.

[2]Fassnacht M，Arlt W，Bancos I，et al.Management of adrenal incidentalomas：european society of endocrinology clinical practice guideline in collaboration with the european network for the study of adrenal tumors[J].Eur J Endocrinol，2016，175（2）：G1-G34.

[3]Yanase T，Oki Y，Katabami T，et al.New diagnostic criteria of adrenal subclinical Cushing's syndrome：opinion from the Japan Endocrine Society[J].Endocr J，2018，65（4）：383-393.

[4]白求恩精神研究会内分泌和糖尿病学分会.2022年亚临床库欣综合征专家指导建议[J].国际内分泌代谢杂志，2023，43（1）：69-76.

病例29　信迪利单抗联合EP-M方案治疗肝肺转移Ⅳ期肾上腺皮质癌

一、病历摘要

（一）病史简介

患者男性，36岁。

主诉：血压升高7年，夜尿增多8个月，加重2个月。

现病史：患者于2014年体检发现血压增高，可高达160/90mmHg，无其他自觉不适。后偶尔自测血压在160/90mmHg左右，血压最高可达180/110mmHg，未予诊治。2020年8月无明显诱因出现夜尿增多，每晚约2～3次，具体尿量不详，无口干多饮，无发热、尿急、尿痛，无血尿、泡沫尿，无双下肢水肿，于当地医院行泌尿系CT平扫提示“双肾多发囊样低密度影及类圆形稍高密度影，最大50mm，考虑肾囊肿，双侧肾上腺未见异常”，患者拒绝肾囊肿手术，未处理。此后患者夜尿情况进一步加重，2021年2月增至每晚4～5次，偶有饭后出现舌体麻木感，但无四肢乏力、麻木及活动障碍。2021年3月患者出现末段尿及精液呈红黑色，于当地医院行全腹部CT平扫＋增强提示“左侧肾上腺区占位性病变（128mm×79mm），考虑左侧肾上腺皮质腺癌，并肝内多发转移，少量腹水，双肺多发结节灶，考虑转移瘤”，今为进一步诊治至我院就诊。患者近1年无发热，无多食、纳差，无腹痛、腹泻、恶心、呕吐，无胸痛、呼吸困难、气促，皮肤无紫纹、瘀血瘀斑，无毛发增多，无双下肢水肿，体重无明显变化。近3个月性欲明显减退。

既往史：反流性食管炎7年，未治疗。否认糖尿病、冠心病病史，否认乙肝、结核等传染病史。

个人史：已婚已育，育有3孩（2男1女），妻子、孩子体健。否认吸烟史，偶应酬时饮酒，具体量不详；平日务农，2006至2007年曾因工作间接接触喷漆。

家族史：否认家族相关遗传病史。

（二）体格检查

体温36.7℃，脉搏80次/分，呼吸20次/分，血压182/105mmHg（右上肢）、185/110mmHg（左上肢）、200/120mmHg（右下肢）、205/115mmHg（左下肢），身高173.5cm，体重76.6kg，BMI 25.6，腰围83cm，臀围97cm，腰臀比0.86。阴毛、腋毛、胡须无脱落、增加及分布异常，无满月脸、水牛背、皮肤紫纹，无乳房发育，无皮下瘀点瘀斑。双肺呼吸音清，心律齐，各瓣膜听诊区未闻及病理性杂音。腹壁柔软，无压痛、反跳痛，未触及包块，肝脾肋下未触及。面神经叩击征阴性，束臂加压试验阳性。

（三）辅助检查

肝肾功能：天冬氨酸氨基转移酶 62U/L，丙氨酸氨基转移酶 101U/L，白蛋白 35.7g/L，总胆红素 15.7μmol/L，γ-谷氨酰转肽酶 91U/L，碱性磷酸酶 373U/L，胆碱酯酶 5195U/L。肌酐 97μmol/L，尿素 4.3mmol/L。

空腹血糖：6.2mmol/L。

电解质：血钾 1.87mmol/L，血钠 143.3mmol/L，血氯 96.1mmol/L，24 小时尿钾 130.15mmol，同步血钾 2.41mmol/L。

促肾上腺皮质激素（ACTH）-皮质醇相关检查：8am ACTH ＜ 5.00（0 ～ 46）pg/ml，4pm ACTH ＜ 5.00pg/ml，12mn ACTH ＜ 5.00pg/ml；8am 皮质醇 705.21（118 ～ 618）nmol/L，4pm 皮质醇 722.48nmol/L，12mn 皮质醇 680.50nmol/L。

24 小时尿游离皮质醇 3211.2（尿量 4488.0ml）（153.2 ～ 789.4）nmol。24 小时尿醛固酮 9.5（1.0 ～ 8.0）μg。午夜唾液皮质醇 53.84（0 ～ 10.4）nmol/L。

1mg 过夜地塞米松抑制实验：抑制后皮质醇 725.77nmol/L，提示不能被抑制。

基础卧位醛固酮 753.0（70.0 ～ 300.0）ng/L，基础卧位肾素活性（PRA）0.94（0.10 ～ 6.56）ng/（ml·h），ARR 比值 80.1（本中心 ARR 切点为 30）。

卡托普利抑制试验：卡托普利前醛固酮 676.0ng/L，PRA 0.54ng/（ml·h）。卡托普利后醛固酮 799.0ng/L，PRA 0.61ng/（ml·h）。卡托普利实验提示不能抑制。

性激素六项：睾酮 5.67（6.07 ～ 27.10）nmol/L，孕酮 4.33μg/L，泌乳素 9.00μg/L，雌二醇＜ 20ng/L，卵泡刺激素 7.07U/L，黄体生成素 2.09U/L。

雄激素三项：硫酸脱氢表雄酮 80.88（88.90 ～ 427.00）μg/dl，17-羟孕酮 0.9ng/ml，性激素结合蛋白 37.87（18.3 ～ 54.1）nmol/L。

血甲氧基肾上腺素类物质：甲氧基肾上腺素 0.06（≤ 0.6）nmol/L，甲氧基去甲肾上腺素 0.14（≤ 0.9）nmol/L。

游离甲功五项：游离三碘甲状腺原氨酸 5.58pmol/L，游离甲状腺素 15.03pmol/L，促甲状腺素 2.047mU/L。

肿瘤标志物：甲胎蛋白 7.85（≤ 2.7）ng/ml，细胞角蛋白 19 片段 3.58（≤ 3.3）ng/ml，神经元特异性烯醇化酶 103.0（≤ 16.3）ng/ml。

PET-CT：左侧肾上腺区肿块，大小约 158mm×117mm×96mm，病灶内密度欠均匀，放射性不均匀浓聚，SUV max 约 8.8，延迟 SUV max 约 14.6。肝内多发大小不等的低密度影，边界欠清，SUV max 约 17.1，延迟 SUV max 约 23.5。双肺见多发大小不等结节，SUV max 约 8.7。

全腹部＋盆腔 MRI 平扫＋增强（病例 29 图 1）：①左侧肾上腺恶性肿瘤性病变，

大小约 158mm × 117mm × 96mm，信号欠均匀，T_1 以低信号为主，T_2 以高信号为主，病灶边界尚清晰，增强扫描呈明显不均匀强化，左肾受压移位；②肝内多发大小不等类圆形长 T_1 长 T_2 信号影，边界清晰，大者位于肝 S8，约 72mm × 65mm，增强扫描呈环形强化，部分病灶内可见小片状坏死区，考虑转移瘤。

胸部 CT 平扫+增强：双肺见多发类圆形结节影，较大者约 14mm，增强扫描呈中度强化，考虑转移瘤。

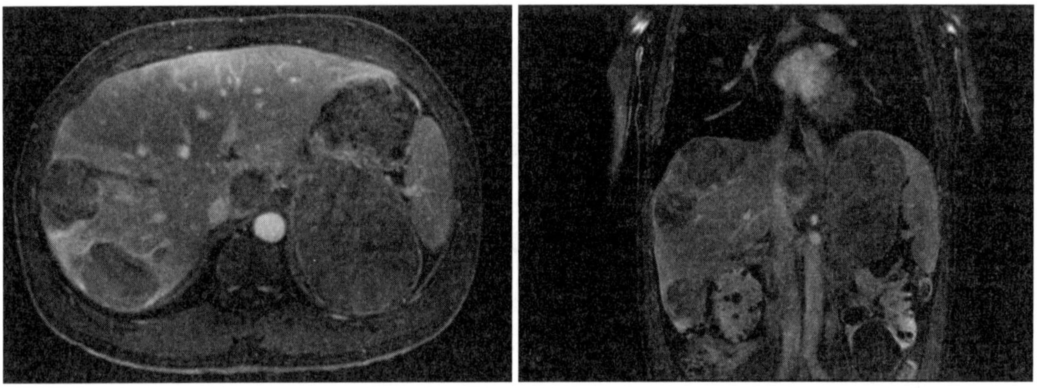

病例 29 图 1 全腹部 + 盆腔 MRI

二、诊疗经过

患者因高血压就诊，肾上腺 CT 及 MRI 呈现巨大占位病变，PET-CT 提示肾上腺肿瘤代谢活跃，且肝肺可见多发转移瘤，高度怀疑肾上腺皮质癌。结合患者高血压、严重低血钾、高醛固酮、低肾素水平，卡托普利实验不受抑制，诊断原发性醛固酮增多症；同时有血、尿、唾液皮质醇明显升高，小剂量地塞米松试验不受抑制、ACTH 明显下降，诊断为非 ACTH 依赖库欣综合征。临床初步诊断：肾上腺皮质癌Ⅳ期（$T_4N_0M_1$），同时分泌醛固酮和皮质醇。

患者为晚期全身转移恶性肾上腺皮质癌，但患者及家属仍有强烈意愿行手术治疗。经补钾及降压治疗后，患者血钾升高，血压下降，病情较前好转，于 2021 年 4 月 22 日在全麻下行腹膜后入路腹腔镜下左侧肾上腺肿瘤切除术，术中见肿瘤表面包膜完整，迂曲血管，与周围组织粘连，质地软。术后肾上腺肿物病理：肿瘤细胞弥漫成片生长，大部分肿瘤细胞胞质红染，核异型性明显，核分裂象约 40 个 /50HP，可见病理性核分裂象，伴坏死，侵犯至肾上腺被膜外纤维组织，一些脉管内见癌栓。免疫组化：α-inhibin（+）、CD56（+）、Syn 部分（+）、NSE 少数（+）、Vimentin 部分（+）、Ki-67 热点区域约 75%（+）、MelanA（-）、HMB45（-）、S-100（-）、CgA（-）、CK（-）、Hepatocyte（-）、Arginase-1（-）、AFP（-）、RCC（-）。特殊染色：Ag（-）。Weiss

评分 7 分。病理学确诊肾上腺皮质癌（病例 29 图 2）。

患者严重顽固性低钾，予静脉及口服补钾治疗（每日最多补充 26g 钾）后，血钾最高仅 3.2mmol/L。入院时有顽固性高血压，予静脉泵入硝酸甘油及口服拜新同 60mg、2 次 / 日，螺内酯 40mg、2 次 / 日，厄贝沙坦 150mg、1 次 / 日，可多华 4mg、2 次 / 日，美托洛尔缓释片 5mg、1 次 / 日降压治疗，血压仍控制欠佳，波动在 150 ~ 160/90 ~ 100mmHg。手术切除原发病灶后上述症状得到减轻，因此顽固性低血钾和高血压与高皮质醇和高醛固酮血症密切相关；同时，患者是Ⅳ期患者，有肝脏和肺部转移，且病理提示肿瘤具有很强的侵袭性，经过多学科讨论，术后立即予米托坦 0.5g 治疗，至 6 月 1 日剂量增加至 4g。同时于 2021 年 5 月 8 日起至 2021 年 11 月 3 日每 3 周行依托泊苷联合卡铂化疗（依托泊苷 200mg、第 1 ~ 3 天，卡铂 500mg、第 1 天），共 8 个疗程。化疗期间逐步减少米托坦的剂量，直至 2022 年 9 月停药。患者第一程化疗结束后，复查肝脏及肺部转移病灶，肝脏最大病灶增加至 64mm，肺部最大病灶增加至 16mm，2021 年 6 月 1 日起在 EP-M 方案上加用信迪利单抗免疫治疗（信迪利单抗 200mg、第 1 天），每 3 周一次。经手术治疗、米托坦、三程 EP 方案及两程免疫治疗后，患者逐渐减少降压药物种类及口服补钾剂量，血钾及血压逐渐恢复至正常水平，直至 2021 年 8 月起无需口服补钾及降压药物。

米托坦加量至每日 4g 后，2021 年 8 月患者出现严重乏力及恶心、呕吐等消化道症状，行糖皮质激素轴检测提示皮质醇 28.49nmol/L，ACTH 522pg/ml，促甲状腺激素 5.95mU/L，游离三碘甲状腺原氨酸 4.84pmol/L，游离甲状腺素 11.36pmol/L。予加用氢化可的松替代治疗，从 20mg/d 增加至最大剂量为 80mg/d，并补充甲状腺激素 75μg/d 治疗。患者症状消失，复查电解质和甲状腺功能正常。

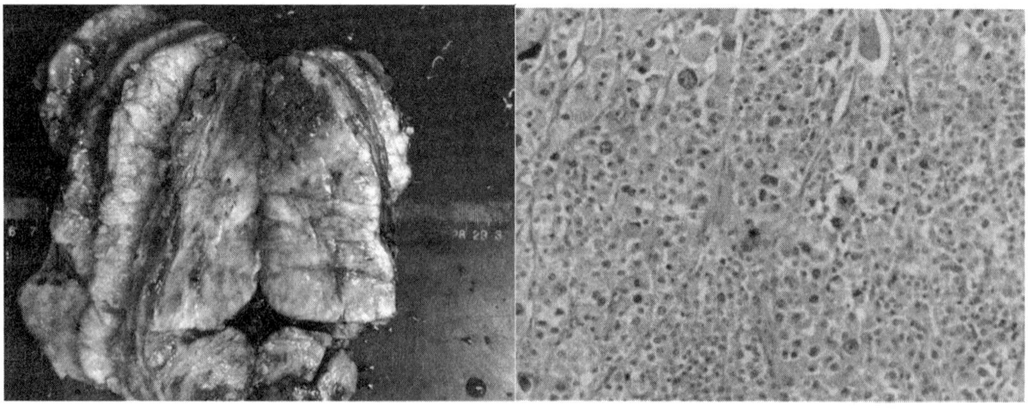

病例 29 图 2　肾上腺肿瘤大体及病理学

三、病例讨论

患者因“血压升高7年，夜尿增多8个月，加重伴舌体麻木2个月”发现肾上腺巨大占位，无典型满月脸、水牛背及向心性肥胖临床表现。完善肾上腺激素轴评估，结果提示为原发性醛固酮增多症、非ACTH依赖库欣综合征。患者完善全腹部CT、MRI提示肾上腺巨大占位性病变且肝肺均有转移灶，PET-CT提示肿瘤高代谢。根据2020年ESMO-EURACAN指南，发现肾上腺巨大占位时，首先需对患者进行全面评估其侵袭性，还要明确其激素分泌特点。完善1mg地塞米松抑制试验、24小时尿游离皮质醇、ACTH和皮质醇浓度及节律评估肿瘤是否具有皮质醇高分泌。完善醛固酮、肾素活性测定并计算ARR进行筛查。如ARR＞30，需进一步行确诊试验明确原发性醛固酮增多症的诊断。完善性类固醇和类固醇前体相关检查，如硫酸脱氢表雄酮、17-羟孕酮、雄烯二酮、睾酮、11-脱氧皮质醇。此外，必须排除嗜铬细胞瘤，有无典型头晕、心悸、冷汗等临床症状、血尿儿茶酚胺水平。影像学方面评估至关重要。大多数ACC在CT及MRI上表现为边缘不规则，CT值大于10HU。在计划手术之前，推荐胸腹盆CT或者MRI，了解有无肝、肺等远处转移。ACC患者具有较高水平18-氟脱氧葡萄糖摄取，因此可完善PET-CT检查。完善相关检查后需对患者进行分期评估。推荐使用ENSAT的肿瘤分期。1期：肿瘤体积≤5cm；2期：肿瘤体积＞5cm；3期肿瘤向周围组织浸润。发生区域淋巴结转移，或者腔静脉/肾静脉有瘤栓；4期：肿瘤发生远隔部位转移。经过全面评估，该患者临床初步诊断：肾上腺皮质癌Ⅳ期（$T_4N_0M_1$），同时分泌醛固酮和皮质醇。

由于该患者肝脏及双肺弥漫转移灶均无法手术切除，存在手术禁忌证，手术切除原发病灶可减少醛固酮所致的高血压及低血钾症状，经过泌尿外科会诊并结合患者意愿，行肾上腺原发灶切除术。目前手术治疗为肾上腺皮质癌一线治疗方法，手术治疗的指征包括：①临床分期Ⅰ～Ⅲ期；②Ⅳ期肿瘤，原发灶和转移灶均能完全切除；③姑息减瘤，控制激素过度分泌相关症状，但预后差，生存期多小于1年。但是对于晚期及转移性，且手术无法完整切除的ACC患者治疗方法十分有限，推荐一线治疗方法为米托坦单药治疗或者米托坦联合化疗。根据WEISS评分系统，符合以下9条Weiss评分标准中的3条时，可以诊断为ACC：①肿瘤细胞核分级3级或4级（核增大，圆形或分叶状），染色质呈粗颗粒状，易被识别，核仁明显）；②每高倍镜视野核分裂数＞5个/50HP；③出现不典型的核分裂象；④肿瘤中的透明细胞不超过25%；⑤弥漫浸润性生长的组织超过肿瘤的1/3；⑥组织坏死；⑦肿瘤侵犯静脉；⑧侵犯窦状腺结构；⑨侵犯肿瘤包膜。患者术后病理结果提示WEISS评分7分，ACC诊断明确，Ki-67热点区域约75%（+），肿瘤具有极强侵袭性，提示预后不良。

晚期ACC患者术后的治疗措施需充分制订。患者肝肺多发弥漫转移，Ki-67指数高达75%且肿瘤快速生长，经肿瘤内科会诊后，术后给予患者米托坦。首先给予患者0.5g米托坦起始剂量，患者胃肠道耐受情况可，逐渐增加至最大剂量4g/d，并同时给予EP方案化疗。根据2021年《米托坦治疗肾上腺皮质癌专家共识推荐意见》，米托坦对于不能完整手术切除的晚期ACC患者使用米托坦治疗，对于具有不良预后参数，如高肿瘤负荷、不可控制的临床症状、高Ki-67指数、肿瘤快速生长等临床证据，建议采取EDP-M方案（依托泊苷、阿霉素和顺铂联合米托坦）治疗，若患者无法耐受EDP-M方案，可采用EP-M方案。

患者接受米托坦治疗2个月后出现疲乏及消化道症状，血皮质醇浓度下降、ACTH升高，考虑为原发性皮质功能减退，因此予氢化可的松替代治疗，从20mg/d增加至最大剂量为80mg/d。此外患者TSH升高，考虑为原发性甲状腺功能减退，予优甲乐替代治疗。米托坦可导致类似中央性甲状腺功能减退临床表现，免疫治疗可导致原发性甲状腺功能减退，且米托坦及免疫治疗均导致肾上腺皮质功能减退，需密切监测患者血皮质醇、ACTH浓度及甲状腺功能。替代治疗过程中，指南推荐糖皮质剂量至少为标准替代剂量的2倍。

由于患者肿瘤Ki-67指数高，恶性程度高，侵袭性大，我们在EP-M方案基础上增加信迪利单抗治疗。ESMO-EURACAN指南提出在免疫治疗在部分ACC患者中可能获益，直至2023年5月该患者已获得25个月存活期，复查肾上腺CT未见肿瘤复发，肝脏及肺部CT，转移灶较前明显变小且无新发转移灶，影像学评估达到部分缓解。

四、病例点评

晚期转移性肾上腺皮质癌患者预后差，治疗方法有限，难度极高，因此需要多学科会诊，根据患者个人情况制订治疗计划，选择合适治疗方案。本例患者为肝、肺转移灶的晚期肾上腺皮质癌，且同时分泌皮质醇及醛固酮。行手术治疗一方面为了减瘤，另一方面为了控制醛固酮引起的严重高血压及低血钾症状。既往仅有少量的研究表明米托坦、化疗联合免疫治疗在部分患者中获得成功，但晚期肾上腺皮质癌为异质性较强的肿瘤，该联合治疗方法在该病例中取得成功，因此未来需要更大型的临床实验，寻找更有效的治疗方法，实现精准治疗是日后进一步的研究方向。

（病例提供：翁　妍　梁　颖　中山大学孙逸仙纪念医院）

（点评专家：张少玲　中山大学孙逸仙纪念医院）

参考文献

[1]Fassnacht M, Assie G, Baudin E, et al.Adrenocortical carcinomas and malignant

phaeochromocytomas：ESMO-EURACAN Clinical Practice Guidelines for diagnosis，treatment and follow-up[J].Ann Oncol，2020，31（11）：1476-1490.
[2]北京协和医院罕见病多学科协作组.米托坦治疗肾上腺皮质癌专家共识（2021）[J].协和医学杂志，2021，12（5）：674-683.
[3]Raj N，Zheng Y，Kelly V，et al.PD-1 blockade in advanced adrenocortical carcinoma[J].J Clin Oncol，2020，38（1）：71-80.

病例30 Carney综合征

一、病历摘要

（一）病史简介

患者女性，33 岁。

主诉：脸部变圆、腹部增大、皮肤紫纹 7 年余，高血压 3 年。

现病史：患者于 7 年前怀孕 4 个月时开始出现脸部变圆、腹部增大，腹部、双上臂、大腿根部内侧出现多条紫纹，未重视，分娩后上述症状逐渐消失。5 年前再次出现面部痤疮、脸变圆、肩背部脂肪增厚、皮肤紫纹，伴有乏力，但乏力可自行缓解。体重进行性增加，近 5 年体重增加约 10kg。3 年前因胸闷、气短不能耐受，于外院诊断为心脏黏液瘤，并行手术切除。近 3 年出现月经紊乱，月经周期 1 ~ 3 个月、反复右手示指感染、易怒，并发现血压升高，血压最高 170/100mmHg，间断口服硝苯地平降压效果不佳。3 个月前复查心脏彩超提示黏液瘤复发，再次于外院行手术切除术，同时发现皮质醇增多，今为求进一步诊治入院。患者自起病以来，无面部发红，无低钾血症，无水肿，无记忆力下降，无伤口不愈合。饮食、睡眠可，大小便正常。

既往史：否认冠心病、糖尿病病史。15 年前及 2 个月前行右侧（2 个）及左侧（3 个）乳腺结节切除手术，术后病理为乳腺导管腺瘤。

月经史及生育史：13 岁初潮，3 ~ 5 天 /30 天。近 3 年月经周期 1 ~ 3 个月。G1P1。

家族史：母亲有心脏黏液瘤和乳腺结节。

（二）体格检查

体温 36.2℃，脉搏 76 次 / 分，呼吸 16 次 / 分，血压 150/95mmHg，身高 166cm，体重 75kg，BMI 27.2，腰围 90cm，臀围 98cm。神清语利，查体合作。面部及唇部可见黑色斑点样色素沉着，双肘抽血部位可见瘀斑，下腹部、臀部可见宽大紫纹。周身无水肿。无额缘毳毛增多，眉毛浓黑。满月脸，可见痤疮，无多血质面容，唇上下胡须不明显。甲状腺无肿大，无喉结。呈向心性肥胖，四肢相对消瘦，颈背部及锁骨上窝脂肪垫，无双侧乳房萎缩。腹部呈悬垂状，肝脾肋下未触及，肾区无叩痛，沿输尿管走行区无压痛。腹正中线未见毳毛增多，阴毛呈倒三角形，无阴蒂肥大。双下肢无水肿，足背动脉搏动良好。

（三）辅助检查

1. 糖化血红蛋白正常。OGTT 和胰岛功能见病例 30 表 1。

病例30表1　OGTT和胰岛功能

	0 分钟	30 分钟	60 分钟	120 分钟	180 分钟
GLU（mmol/L）	4.68	9.45	10.2	7.0	9.19
C-P（pmol/L）	1597.2	3504.4	4100.8	5398.1	7015.0
IRI（mIU/L）	15.87	57.09	59.51	68.75	101.0

注：C-P，C 肽。

2．肾上腺功能评估　醛固酮 / 肾素活性比值正常。血浆儿茶酚胺代谢中间产物正常。ACTH-COR 节律见病例 30 表 2。地塞米松抑制试验见病例 30 表 3 和病例 30 表 4。

病例30表2　ACTH-COR节律

	8：00	15：00	24：00
ACTH（pg/ml）	＜1	＜1	＜1
COR（nmol/L）	712.1	764	642

病例30表3　经典小剂量地塞米松抑制试验

	基础值	8：00	8：15
ACTH（pg/ml）	＜1	＜1	＜1
COR（nmol/L）	652.3	683.2	681.1

病例30表4　大剂量地塞米松抑制试验

	基础值	8：00	8：15
ACTH（pg/ml）	＜1	＜1	＜1
COR（nmol/L）	652.3	818.8	776.9

3．其他内分泌激素　甲功、促性腺激素、雄激素系列、雌孕激素、生长激素、胰岛素样生长因子 -1、催乳素均正常。

4．影像学检查　（阴式）盆腔三维彩超：双侧卵巢形态大小未见异常，子宫肌层高回声结节。乳腺及双腋下淋巴结彩超：双乳腺多发增生结节及纤维腺瘤可能性大（BI-RADS3 类），有者血流显示（BI-RADS4A 类）。甲状腺彩超：甲状腺多发结节（TI-RADS3 级）。骨密度：腰椎骨质疏松、髋关节骨量减少。垂体增强 MRI：未见异常。肾上腺增强 CT（病例 30 图 1）：双侧肾上腺区多发小结节改变。较大者位于右侧肾上腺内侧支，大小约 1.2cm。

5. 基因检测　患者和母亲存在 PRKAR1A 外显子 7 存在杂合错义突变，c.682C＞T，患者父亲和儿子无基因突变。

6．病理结果　诊断意见：肾上腺皮质结节样增生。

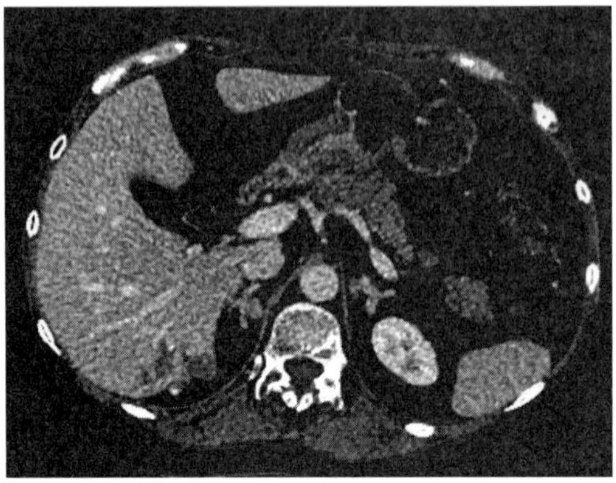

病例 30 图 1　肾上腺增强 CT

二、诊疗经过

患者因于外院心脏黏液瘤手术术前检查中发现血皮质醇水平升高，故出院后来我院内分泌科就诊。结合患者满月脸、水牛背、向心性肥胖、月经紊乱、痤疮、紫纹和高血压怀疑库欣综合征。进一步完善内分泌激素检测，血皮质醇水平升高而且节律消失，小剂量和大剂量地塞米松抑制试验皮质醇都未被抑制，而且 ACTH 降低，支持非 ACTH 依赖性库欣综合征。肾上腺增强 CT 提示双侧肾上腺区多发小结节改变，PRKAR1A 外显子 7 存在杂合错义突变，所以库欣综合征病因考虑为原发性色素结节性肾上腺病（PPNAD）。大多数 PPNAD 是与 Carney 综合征（carney complex，CNC）有关。结合患者有皮肤斑点样色素沉着、心脏黏液瘤和乳腺多发导管腺瘤，而且其母亲也有患有心脏黏液瘤，并存在 PRKAR1A 基因的相同位点突变，可以明确诊断为 Carney 综合征。PPNAD 的治疗策略以双侧肾上腺肿物切除为主，患者右侧肾上腺结节大于左侧，所以经泌尿外科会诊建议首先切除右侧肾上腺，观察病情变化再决定是否切除左侧肾上腺。术后第一天复查皮质醇为 211.7nmol/l，ACTH 为 1.5pg/ml。

术后 12 天随访，患者术后停用降压药，血压正常。皮质醇水平较术前下降接近 50%，比术后第一天升高，但节律消失（病例 30 表 5）。复查小剂量（病例 30 表 6）和大剂量（病例 30 表 7）地塞米松抑制试验皮质醇仍然未被抑制。

病例30表5　ACTH-COR节律

	8：00	15：00	24：00
ACTH（pg/ml）	＜1	＜1	＜1
COR（nmol/L）	385.4	331.7	322.4

病例30表6 经典小剂量地塞米松抑制试验

	基础值	8：00	8：15
ACTH（pg/ml）	1	1	1
COR（nmol/L）	408.7	442.8	438.7

病例30表7 大剂量地塞米松抑制试验

	基础值	8：00	8：15
ACTH（pg/ml）	1	1	1
COR（nmol/L）	408.7	454.8	491.5

术后3年随访，患者满月脸、水牛背和痤疮消失，月经规律，但紫纹仍存在。早8点血皮质醇为515.8nmol/L，ACTH为1.0pg/ml。监测血糖、血脂、血压和血钾，均正常。肾上腺CT提示左侧肾上腺结节样增粗，较前无明显变化。术后第3年再次行双侧乳腺结节切除手术，切除12个结节，病理诊断为乳腺导管腺瘤，多发性纤维腺瘤（间质黏液变性）。术后第4年，患者行第3次心脏黏液瘤切除术。而患者母亲只做过1次心脏黏液瘤切除术，无复发，发现乳腺结节，未手术，定期复查血皮质醇，均在正常范围。

三、病例讨论

本例患者具有典型库欣综合征的外貌体征，结合血皮质醇节律及小、大剂量地塞米松抑制试验结果很容易诊断为非ACTH依赖性库欣综合征。诊断的难点在于病因判定。从肾上腺增强CT可见双侧肾上腺多发小结节，但右侧肾上腺可见一个较大结节1.2cm，所以病因是单侧皮质醇瘤合并对侧无功能结节或者是双侧皮质醇分泌功能的结节，临床鉴别困难。考虑到本例患者同时有心脏黏液瘤和乳腺多发导管腺瘤的手术史，查体发现皮肤斑点样色素沉着，而且其母亲也有患有心脏黏液瘤病史，这些都是提示Carney综合征（CNC）的线索。

CNC是一种罕见的遗传性疾病，最早于1985年由J Aidan Carney首先描述为由黏液瘤、皮肤色素沉着、内分泌功能亢进所组成的综合征。多发性内分泌肿瘤和皮肤、心脏累及是本病的基本特点。目前因缺乏流行病调查数据尚无具体患病率的报道。

CNC是常染色体显性遗传综合征。已经证实，*PRKAR1A*基因与CNC的发病有关，又称为*CNC1*基因。该基因位于17号染色体长臂2区2带至4带（17q22 ~ 24），编码蛋白激酶A（PKA）的调节亚基，在cAMP信号传导通路中起重要作用。*PRKAR1A*基因作为一种抑癌基因，其突变可能与内分泌肿瘤的发生有关。另外，2号染色体短臂1区6带（2p16），以及*PRKACA*、*PRKACB*基因也被发现与CNC相关。截至2019年11月，我国病史完整的CNC患者共36例，包含家系15个。年龄分布在3岁10个月至66岁，平均（27.81±14.37）岁。共发现基因突变22种。本例患者也做了家系基因检测，证实患者和其母亲存在*PRKAR1A*外显子7的杂合错义突变。

CNC的临床表现复杂多样且个体差异明显，即使在同一个家族，表型变异也不少见。本例患者与其母亲基因突变相同但临床表现不同，其母亲一直未出现库欣综合征体征，也未见皮质醇水平升高和肾上腺形态学改变。我国CNC患者出现症状的年龄主要分布在10～30岁。CNC的主要临床表现包括：

1．皮肤病变　是CNC最显著的特征，80%以上都有皮肤病变。多数患者可见皮肤色素沉着，表现为直径为2～10mm的棕色或黑色斑点，常见部位有唇、眼睑、耳和生殖器官。此外，蓝痣（尤其上皮样蓝痣）和皮肤黏液瘤也是CNC常见的皮肤病变。皮肤黏液瘤是无色素皮下结节，常位于眼睑、外耳道、乳头和外阴部。

2．内分泌肿瘤　①肾上腺肿瘤。PPNAD是CNC最常见的内分泌表现，60%～70%的患者有PPNAD。PPNAD虽属于肾上腺自主分泌的库欣综合征，但临床症状多较轻或为周期性，极少数病例可自发缓解。尸检报告显示多数CNC患者都合并有PPNAD，只是有些患者未表现出相关临床症状。当患者仅有骨痛、骨质疏松症、情绪或精神异常等不典型表现，且血及尿皮质醇水平接近正常时，医生则需通过小、大剂量地塞米松抑制试验协助诊断，PPNAD患者的小、大剂量地塞米松抑制试验皮质醇不仅不被抑制，还可能升高。PPNAD特征性的组织学表现为双侧肾上腺多发性小于1cm的增生结节，结节内胞质含脂褐素，结节间皮质组织萎缩。肾上腺CT扫描层厚应小于3mm，否则可能误判为正常的肾上腺。近期也有发现肾上腺癌的报道，患者的雄激素及皮质醇浓度同步升高。②垂体肿瘤。10%～12%的患者存在由分泌生长激素（GH）的垂体腺瘤引起肢端肥大症。高达75%的CNC有生长激素（GH）、胰岛素样生长因子1（IGF1）或催乳素的无症状升高，口服葡萄糖耐量试验GH异常反应和促甲状腺激素释放激素的反常反应，而影像学未发现垂体肿瘤。③甲状腺瘤（癌）：多为良性、非毒性结节，但少数患者也可表现为高侵袭性的乳头状癌。④其他：男性患者75%会发生睾丸大细胞钙化型支持细胞瘤（LCCSCT），病灶多为双侧、可触及、具多发性、有恶变的风险、并可导致生育力下降。超声提示双侧睾丸多发微小钙化，这一特征鉴别于生殖细胞和其他睾丸肿瘤。部分患者可受肿瘤分泌的雌激素影响，表现为男性乳房发育、性早熟、骨骺过早闭合。CNC女性可有卵巢囊肿和卵巢表面上皮肿瘤，包括浆液性囊腺瘤和囊性畸胎瘤。超声提示典型的低回声病灶。极少可演变为卵巢癌。

3．心脏黏液瘤　是CNC患者猝死的重要原因，并可引起血栓栓塞、心力衰竭等严重并发症。黏液瘤可以发生于心脏的任何一个腔室，可单发或多发。对于CNC患者应定期行心脏超声检查以监测是否存在黏液瘤，诊断困难时，经食管超声和MRI有一定帮助。

4．其他肿瘤　黑色素神经鞘瘤对CNC具有高度的特异性，极少发生在非CNC患者，侵犯周围神经，少数情况下可为恶性。由于含有黑色素，应与黑色素瘤鉴别。此外，乳腺导管腺瘤、乳房黏液瘤、骨软骨黏液瘤也见于 CNC。

出现上述临床症状的患者即应考虑 CNC 的可能。2001 年 Stratakis 等初次制订了 CNC 的诊断标准，并随着研究的进展而不断完善，目前通用的诊断标准见病例 30 表 8。满足 2 个主要诊断标准或 1 个主要诊断标准合并 1 个次要诊断标准就可诊断该病。另外还有一些临床表现或生化检查异常可能跟 CNC 有关，但不能作为其诊断标准，在病例 30 表 9 中单独列出。

病例30表8　CNC的诊断标准

主要诊断标准	次要诊断标准
1. 典型部位的皮肤斑点样色素沉着（口唇、结膜、内眦、外眦、会阴区黏膜）	1. 一级亲属确诊为 CNC
2. 皮肤、黏膜或心脏的黏液瘤	2. 蛋白激酶 A 催化亚基 α（PRKACA）与蛋白激酶 A 催化亚基 β（PRKACB）的激活突变（单碱基替换和拷贝数变异）
3. 临床诊断或脂肪抑制 MRI 扫描证实乳腺黏液瘤	3. 蛋白激酶 A 调节亚基 1α（PRKAR1A）基因失活性突变
4. 确诊 PPNAD 或 Liddle’s 试验阳性	
5. 垂体生长激素腺瘤合并肢端肥大症	
6. 睾丸大细胞钙化型支持细胞瘤或超声发现特异性钙化灶	
7. 甲状腺癌或青春期前超声检查发现多发性低回声灶	
8. 砂粒体型黑色素性神经鞘瘤	
9. 蓝痣 /EBN（多发性）	
10. 多发性乳腺导管腺瘤	
11. 骨软骨黏液瘤	

病例30表9　可能与CNC相关的异常临床表现

1. 明显的皮肤雀斑但着色较浅或未分布在典型部位
2. 多发的普通蓝痣
3. 出生时具有胎记（牛奶咖啡斑等）
4. 胰岛素样生长因子 -1 升高，葡萄糖耐量试验异常，促甲状腺激素释放激素刺激试验异常但无肢端肥大症患者
5. 心肌病
6. 库欣综合征或肢端肥大症病史，家族中有成员猝死
7. 藏毛窦（皮肤上含有毛发的窦道）
8. 结肠息肉（多伴发肢端肥大症）
9. 多发的皮肤病灶（如色斑、脂肪瘤等）
10. 高催乳素血症（症状多较轻，且多伴发不同程度的肢端肥大症）
11. 超声检查发现 18 岁以下的患者甲状腺单个良性结节，或 18 岁以上多个结节
12. 甲状腺、结肠、胰腺、卵巢的恶性肿瘤家族史，或多发的良、恶性肿瘤

CNC 的治疗需根据患者出现的病变及肿瘤的类型进行相应处理。皮肤、乳房或骨软骨黏液瘤均为良性病变，可手术切除但并非必要。心脏黏液瘤需外科手术切除，且术后易复发，多数患者都要接受两次或以上的手术治疗。双侧肾上腺肿物切除术是治疗库欣症状明显的 PPNAD 患者最常见的治疗方法，术后需终生使用氢化可的松替代治疗，也可考虑使用酮康唑或米托坦等类固醇抑制剂。近期有报道单侧肾上腺肿物切除者随访 40 年，结局良好，尤其是双侧肾上腺结节大小不对称的患者。对于生长激素腺瘤导致的肢端肥大症的 CNC 患者，外科手术是首选的治疗方案，无法接受手术或进行术后辅助治疗者可使用生长抑素类似物或生长激素拮抗剂。垂体催乳素瘤首选药物是多巴胺受体激动剂，对药物疗效欠佳或不能耐受者可采用手术治疗。对于可疑的恶性甲状腺结节患者，建议尽早行细针穿刺活检，若为甲状腺癌则应按照其组织学分型给予相应治疗。LCCSCT 患者若因雌激素增高导致男性乳房发育、骨骺早闭及性早熟，可用芳香化酶抑制剂治疗，若药物疗效欠佳及瘤体压迫输精管则需手术切除肿瘤。本例患者选择较大结节侧的肾上腺肿物切除，术后随访 4 年，病情稳定，但仍需长期随访。

四、病例点评

1. 该病例的资料比较完整，既有家系的基因检测结果，又有较长期的随访资料，展示了典型的 CNC 疾病谱。

2. CNC 的临床表现复杂多样且个体差异明显，即使在同一个家族，表型变异也不少见。分析其可能原因包括：①不同突变位点及突变发病机制可能导致 CNC 表型差异；② CNC 的表型差异可能与修饰基因的调节作用有关，携带编码降解 cAMP 的磷酸二酯酶的 PDE11A 基因变异、PRKAR1A 突变的 CNC 患者常有更高的 PPNAD 及 LCCSCT 发生率；③ Wnt 信号通路的相关基因及 CTNNB1 基因体细胞激活突变可能影响了 PRKAR1A 突变的 CNC 患者的肾上腺组织病变的发生发展。该患者与其母亲的突变位点相同，但临床表现差异很大，具体机制尚未明确。有待进一步进行表型差异的机制研究。

3. 目前认为并不是所有 PPNAD 必须切除双侧肾上腺肿物，已经有报道一些单侧肾上腺切除的患者获得良好的预后。该病例对于 PPNAD 的治疗选择是合适的，而且在随后 4 年的随访看到库欣相关症状有明显改善，未手术侧肾上腺形态也没有进展。

（病例提供：谷剑秋　中国医科大学附属第一医院）

（点评专家：单忠艳　中国医科大学附属第一医院）

参考文献

[1]郤千慧，柳乾龙，童睿，等.Carney综合征1例家系调查并文献复习[J].疑难病杂志，2020，19（9）：921-925.

[2]Stratakis CA，Kirschner LS，Carney JA.Clinical and molecular features of the carney complex：diagnostic criteria and recommendations for patient evaluation[J].J Clin Endocrinol Metab，2001，86（9）：4041-4046.

[3]Correa R，Salpea P，Stratakis CA.Carney complex：an update[J].Eur J Endocrinol，2015，173（4）：M85-M97.

[4]Stergiopoulos SG，Stratakis CA.Human tumors associated with carney complex and germline PRKAR1A mutations：a protein kinase A disease[J]！FEBS Lett，2003，546（1）：59-64.

[5]Vitellius G，Donadille B，Decoudier B，et al.Unilateral or bilateral adrenalectomy in PPNAD：six cases from a single family followed up over 40 years[J].Endocrine，2022，78：201-204.

病例31　家族性双肾上腺大结节样增生

一、病历摘要

（一）病史简介

患者男性，38 岁。

主诉：发现双肾上腺结节 1 周。

现病史：患者于入院前 1 周体检时行胸部 CT 发现双侧肾上腺结节性增生，较大直径约 2.6cm。无满月脸、皮肤紫纹及皮肤瘀点、瘀斑，无多毛、皮肤痤疮，无向心性肥胖，无乏力及发作性软瘫，无发作性心悸、大汗、头痛、面色苍白，无血压、血糖升高，无意识障碍，无全身骨痛、骨折，尿路结石，无口角炎，皮肤游走性红斑，无反酸、嗳气、腹痛。无明显的夜尿增多。就诊内分泌科门诊行相关检查提示：皮质醇（8am）11.5（5.27 ~ 22.45）μg/dl，24h-UFC 270（21 ~ 292）μg，ACTH（8am）2.75（7.2 ~ 63.3）pg/ml。今为明确双侧肾上腺占位的性质收住院。患者自起病以来，精神、睡眠、食欲可，二便正常。近半年因主动节食加运动体重减轻 10kg（97.5 → 87.5kg）。

既往史：2010 年诊断“非典型膜性肾病”，服用泼尼松 2 年，病情好转后停用。2018 年开始服用洛汀新 20mg、2 次 / 日，双嘧达莫 50mg、2 次 / 日，阿魏酸哌嗪片 250mg、2 次 / 日。2022 年 3 月出现双眼视物模糊、左眼视野缺损，在我院诊断中心性浆液性脉络膜视网膜病变，予溴芬酸钠滴眼液、聚乙烯醇滴眼液等治疗后症状缓解。否认冠心病病史，否认肝炎、结核、伤寒、疟疾等传染病史，否认重大手术、外伤及输血史，否认药物、食物过敏史。预防接种史不详。

个人史：生于原籍，无外地久居史。否认疫区、疫水接触史，否认特殊化学品及放射性物质接触史。吸烟 10 年余，每日 10 支，未戒烟。饮酒 10 年余，1 ~ 2 次 / 月，每次饮白酒 1 斤。

婚育史：适龄婚育，育有 1 子 1 女，配偶及子女体健。

家族史：父亲患高血压，母亲体健，余无特殊。

（二）体格检查

体温 37℃，脉搏 70 次 / 分，呼吸 17 次 / 分，血压 138/98mmHg，血氧饱和度 98%，身高 173cm，体重 87.5kg，BMI 29.24，腰围 95cm。发育正常，营养良好，均匀性肥胖，神志清楚，自主体位。全身皮肤黏膜未见黄染、出血点、破溃。满月脸、水牛背（–），锁骨上脂肪垫（±），颈部黑棘皮征（+），无皮肤菲薄，全身皮肤未见紫纹及皮肤瘀斑。全身浅表淋巴结未触及肿大。双侧甲状腺无肿大。双肺呼吸音清，未闻及干湿性啰音及胸膜摩擦音，心界正常，心率 70 次 / 分，心律齐，各瓣膜听诊区未闻及病理性杂音。腹软，无压痛、反跳痛，肠鸣音 3 次 / 分，肝脾肋下、剑下未触及。四肢无水肿，双足背动脉搏动正常。四肢肌力、肌张力正常，病理征阴性。

（三）辅助检查

生化检查：尿酸 460 μ mol/L，肌酐 68 μ mol/L，丙氨酸氨基转移酶 22U/L，钾 4.1mmol/L，钠 140mmol/L，氯 108mmol/L，血糖 5.8mmol/L。

垂体前叶功能、肾上腺皮质功能及大小剂量地塞米松抑制试验：游离三碘甲状腺原氨酸 3.65（2.3 ~ 4.2）pg/ml，游离甲状腺素 1.16（0.89 ~ 1.76）ng/dl，促甲状腺激素 0.685（0.55 ~ 4.78）μ IU/ml；生长激素 0.1（0.03 ~ 2.47）ng/ml，胰岛素样生长因子 1 245ng/ml；促黄体生成素 2.36（1.50 ~ 9.30）U/L，促卵泡生成素 3.94（1.40 ~ 18.10）U/L，睾酮 2.50（197.44 ~ 669.58）ng/ml，催乳素 10.7（2.10 ~ 17.70）ng/ml。

肾上腺功能：血甲氧基肾上腺素、甲氧基去甲肾上腺素均阴性；RAAS（卧位）：血浆醛固酮 153.26（40 ~ 310）pg/ml，肾素 38.123（4 ~ 38）pg/ml；血管紧张素Ⅱ 82.57（25 ~ 129）pg/ml。血皮质醇（8am）10.6（5.27 ~ 22.45）μ g/dl，皮质醇（0am）7.07g/dl，血 ACTH（8am）1.17（7.2 ~ 63.3）pg/ml，24h–UFC 270（21 ~ 292）μ g。

大小剂量地塞米松抑制试验示服药后血皮质醇（F）及 24h–UFC 均不被抑制（病例 31 表 1）。

病例31表1 血皮质醇（F）及24h–UFC

	对照日 1	对照日 2	LDDST	HDDST
血 F（μ g/dl）	10.6	16.2	9.3	10.6
24h–UFC（μ g/24h）	125.1	142.7	160.8	141.1

受体兴奋试验：立位试验示 2h 后血皮质醇（F）升高幅度 74.0%（9.6 → 16.7 μ g/dl）；垂体后叶素试验示用药后血皮质醇（F）升高幅度 323%（10.3 → 43.6 μ g/dl）。

并发症评估：①糖脂代谢：糖化血红蛋白 6.0%；血脂：甘油三酯 0.78mmol/L，总胆固醇 3.38mmol/L，低密度脂蛋白胆固醇 2.23mmol/L；尿 ACR 7mg/g；OGTT 试验示空腹血糖 5.0mmol/L，C 肽 3.91ng/ml，胰岛素 20.5 μ IU/ml；OGTT 2h 血糖 8.3mmol/L，C 肽 11.99ng/ml，胰岛素 133.14 μ IU/ml。②骨代谢（病例 31 表 2）：钙 2.19mmol/L，磷 1.43mmol/L，甲状旁腺素 40.2pg/ml，24h 尿钙定量 9.66mmol；β 胶联降解产物 0.59ng/ml，总Ⅰ型胶原氨基端延长肽 67.1ng/ml，25 羟基维生素 D 17.3ng/ml。③大血管超声：左侧颈总动脉分叉处内中膜稍厚，双侧椎动脉阻力增高，下肢动脉及肾动脉未见异常；腹部超声：轻度脂肪肝；超声心动图：LVEF 61%，左室舒张功能减低（Ⅰ级）；头增强 MRI + DWI：双侧筛窦及上颌窦黏膜增厚，左侧上颌窦为著。心电图：窦性心律，心率 70 次 / 分。

病例31表2　骨密度测定

区域	骨密度（g/cm^2）	Z 值
L_1 ~ L_4	1.234	–0.3
Neck	1.122	1.0
Total	1.263	2.0

影像学检查：肾上腺增强 CT 示双侧肾上腺增粗，多发结节，较大者直径 2.3cm，增强后可见强化；垂体增强 MRI 未见明显异常（病例 31 图 1）。

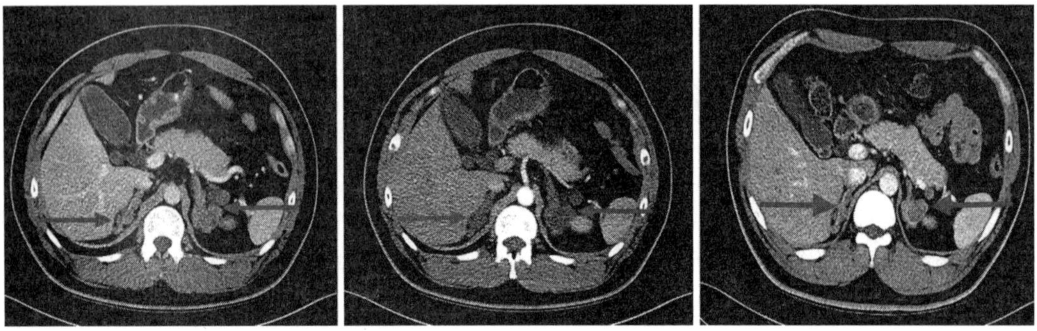

病例 31 图 1　肾上腺增强 CT

基因检测：患者及父母、兄弟姐妹及兄弟姐妹子女（除大哥子女外）均行 ARMC5 基因检测，结果提示：ARMC5 EXON1：C93dekG：pD32Tfs*8（母亲、1 弟、1 子 1 女及 1 侄均存在相同位点突变）;家系图谱如病例 31 图 2(黑色表示有 ARMC5 基因突变）。患者弟弟 2019 年行肾上腺 CT 示双侧肾上腺结节样增粗，患者母亲 2021 年行肾上腺 CT 示双侧肾上腺略增粗，均未行肾上腺激素检测：患者其他亲属未行激素及影像学检测。

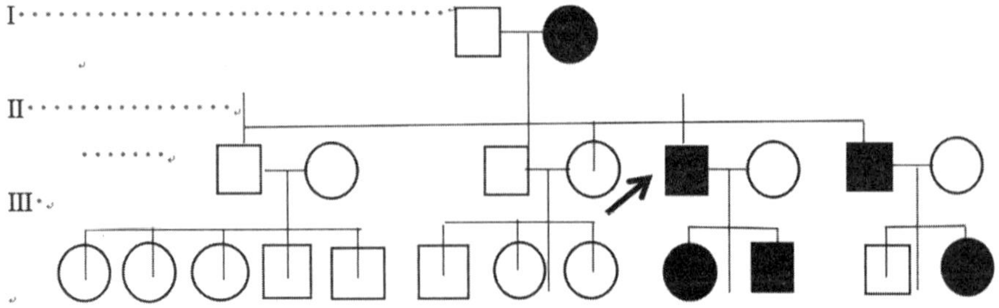

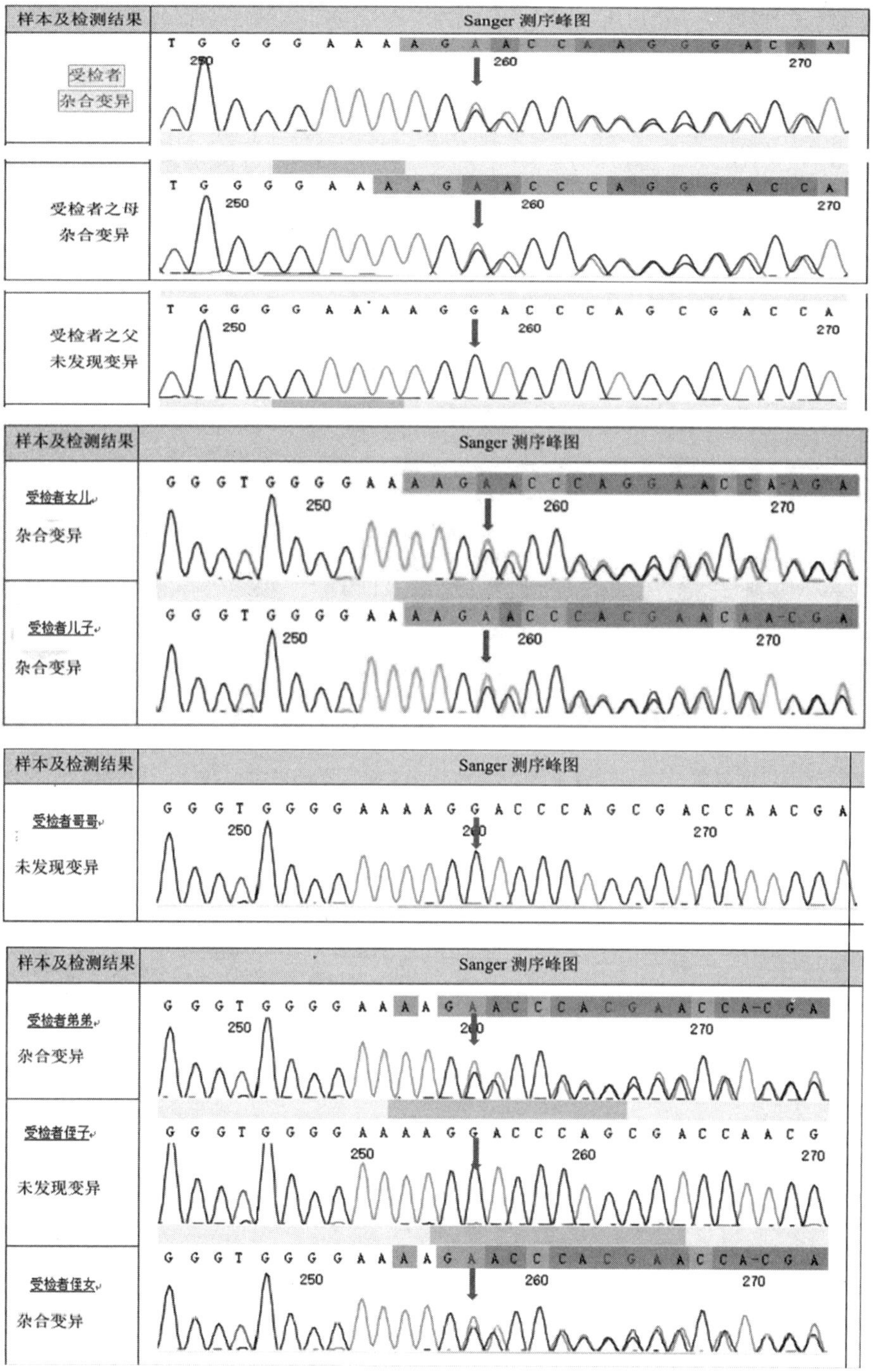

病例 31 图 2　患者家系基因检测图谱

二、诊治经过

结合患者 24h-UFC 升高、血 ACTH（8am）明显受抑制、大小剂量地塞米松抑制试验示服药后血 F 及 24h-UFC 均不被抑制，考虑功能诊断“非 ACTH 依赖性库欣综合征”。患者双侧肾上腺均可见多发结节样增粗，完善立位试验及垂体后叶素试验示血皮质醇（F）均可被兴奋，基因检测有 *ARMC5* 基因突变，定性诊断为“双侧肾上腺大结节样增生（*ARMC5* 基因突变）”。该患者血皮质醇仅轻度升高，无明显库欣体貌特征及相关并发症，但考虑长期的高皮质醇血症可能导致代谢紊乱，仍建议行肾上腺切除术。患者肾上腺 CT 可见左侧肾上腺腺瘤样增粗更显著，考虑左侧为优势侧可能，除外手术禁忌后，在全麻下行腹腔镜左肾上腺切除术（病例 31 图 3）。术后 2 天复查血皮质醇 8am 10.4（4.0 ~ 22.3）μg/dl，ACTH 8am < 1.5（7.2 ~ 63.3）pg/ml。

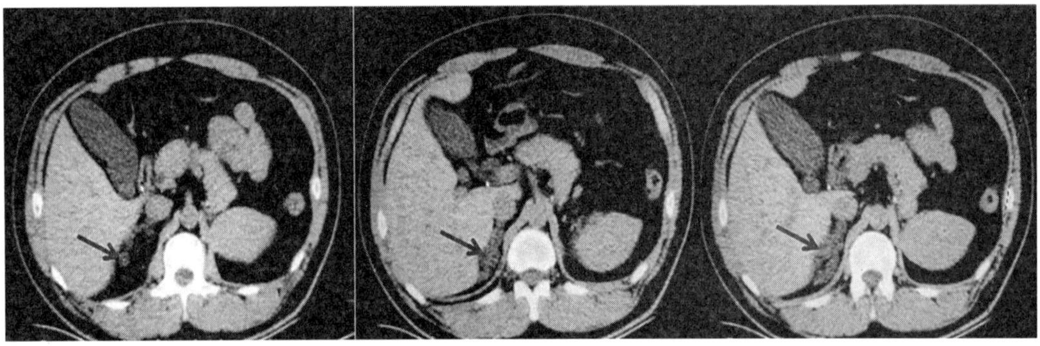

病例 31 图 3　术后影像：左侧肾上腺切除术后，右侧肾上腺结节样增粗，增强后部分弱强化

术后病理示左侧肾上腺皮质结节状增生。

后院外随诊，患者体重未见明显下降（术前 87.5kg →术后 85.0kg）。监测血压波动在 115 ~ 130/75 ~ 85mmHg；糖化血红蛋白 6.1%，钾 4.3mmol/L，血糖 5.2mmol/L；ACTH 1.25（7.2 ~ 63.3）pg/ml，皮质醇 8am 12.86（5.27 ~ 22.45）μg/dl，皮质醇 4pm 13.29（3.4 ~ 16.76）μg/dl，24h 尿皮质醇 245（20.9 ~ 292.3）μg。

三、病例讨论

原发性双侧肾上腺大结节增生（primary bilateral macronodular adrenal hyperplasia，BMAH），以往归为非 ACTH 依赖性库欣综合征（adrenocorticotropic hormone-independent macronodular adrenal hyperplasia，AIMAH），因近年《新英格兰医学杂志》发表的文章认为，本病有很大比例在肾上腺局部表达和旁分泌小量的 ACTH，而且这一现象在疾病的发生发展中可能有作用，因此目前更倾向于 BMAH 的说法。

BMAH 是肾上腺病变病理分类的一种，是引起库欣综合征（Cushingsyndrome，CS）的罕见原因，越来越多的病例是以肾上腺意外瘤被偶然发现，所占比例 < 1%。大部分 AIMAH 患者的发病年龄在 50 ~ 60 岁，没有性别差异。BMAH 通常为散发型，但近年来研究证实 BMAH 与 *ARMC5* 基因突变有关，越来越多的病例报道显示了其家

族性，表现为常染色体显性遗传方式。临床上多表现为亚临床库欣综合征，伴或不伴有其他系统病变，与分泌皮质醇的肾上腺皮质腺瘤（CPA）相比，BMAH 没有典型的满月脸、多血质、紫纹、皮下瘀斑等体征，可伴有高血压、糖尿病、骨质疏松、低钾血症等多种代谢紊乱，症状多呈非特异性，常为隐匿性起病，易与其他肾上腺疾病混淆；组织学上表现为无色素性结节，直径＞5mm，少数可巨大。本次病例是 1 例家族性 BMAH，患者 *ARMC5* 基因上发现 1 个杂合移码缺失变异 ARMC5 EXON1：C93dekG：pD32Tfs*8，该变异遗传自母亲，为杂合变异，其弟弟、儿子、女儿及侄女均存在相同位点突变，上述亲属均无典型的 CS 表现，母亲和弟弟发现双侧肾上腺结节样增粗，未行肾上腺激素检测。

在生化表现上，BMAH 患者午夜血清皮质醇、24h 尿游离皮质醇、LDDST 血清皮质醇抑制值均低于 CPA 患者，LDDST 血清皮质醇抑制率显著高于 CPA 患者，提示 BMAH 高皮质醇血症程度较轻。*ARMC5* 基因是定位于 16p 染色体短臂（16p11.2）上的一种抑癌基因。体外实验证实 *ARMC5* 基因失活导致 CYP17A1 和 CYP21A2 的 mRNA 水平下降，进而导致类固醇激素的合成减少。该结论从机制上支持了 BMAH 患者高皮质醇血症较轻的发现，这与本次病例报道患者的血皮质醇水平轻度升高吻合。

异位受体是 BMAH 的经典理论。有病例报道 BMAH 的发病机制与肾上腺皮质异位表达以下激素受体有关，包括抑胃肽 GIP 受体、β－肾上腺素能受体、血管加压素 V1a 受体、LH/hCG 受体等，这对于肾上腺皮质中糖皮质激素、盐皮质激素的分泌均有促进作用。本病例中 BMAH 患者未出现较高血皮质醇和醛固酮水平可能与上述机制有关。

对于 BMAH 的管理，双侧肾上腺切除是 BMAH 的标准治疗方法。但双侧肾上腺切除术后会导致患者终身皮质醇缺乏、面临肾上腺危象的风险，并需要终身的肾上腺皮质激素替代或替代过度，因此对于有明显 CS 的患者进行该治疗可能更合理，而轻度或亚临床 CS 建议单侧肾上腺切除，是一种安全、有效、并发症较少的选择。

决定切除哪侧腺体并不简单。在所有研究的决定因素中，病变的大小是主要标准，在大多数情况下，最大的肾上腺侧被切除。此外肾上腺静脉取血也被认为是检测皮质醇过度偏侧化的可靠方法。由于大多数情况下 BMAH 本身是肾上腺双侧分泌，虽然不对称，但肾上腺静脉取血方法可能并不优于肿块大小。该方法可能更适用于偶然发现的双侧病变中仅一侧有皮质醇过度分泌腺瘤的情况。单侧肾上腺切除的另一个重点是其能达到缓解的长期可持续性，以及某些患者是否会因为皮质醇增多症复发而最终需要对侧肾上腺切除术。从公布的数据来看，复发率和再次肾上腺切除术的必要性相当低，约为 10% ~ 15%。

药物选择方面，某些对特定受体确认反应的患者中可使用靶向治疗（如奥曲肽、普萘洛尔、长效促性腺激素释放激素激动剂或 AT–1 受体拮抗剂）。这为治疗 BMAH

相关性 CS 提供了药物治疗的靶点。特定患者给予生长抑素类似物以抑制胃泌素的餐后释放，可有效地消除相关的餐后皮质醇激增，并已被证明可使临床和生化得到改善，但由于分泌胃泌素的十二指肠 K 细胞中生长抑素受体的脱敏作用，这种作用是短暂的。另外，已经报道了分别使用长效促性腺激素释放激素激动剂和 β－受体阻滞药可长期控制皮质醇过量的黄体生成素 / 绒毛膜促性腺激素依赖性和儿茶酚胺依赖性 BMAH 病例。然而，生化改善可能并不总是导致临床反应，以及可能不耐受，尤其是对通常需要剂量较高的 β－受体阻断药的情况，可能限制这些方法的有效性。某些病例生化得到控制，但结节或肿瘤可能不会消退。也有研究发现类固醇酶抑制剂是有效的，并且可以在与其他形式的 CS 相同的适应证下使用。本例患者术后半年复查血皮质醇 4pm、24h-UFC 水平仍轻度升高、皮质醇节律紊乱，但尚无显著高血压、低血钾、高血糖等代谢紊乱的表现，暂不考虑行对侧肾上腺切除术，建议患者必须进行密切的激素随访，必要时可予以 β－受体阻断药美托洛尔口服治疗，观察疗效。

总之，对于 BMAH 患者治疗方案的选择，要考虑年龄、临床症状的严重程度。治疗后还要定期随访，复查肾上腺 CT 和生化检验。对于家族性 BMAH，有必要对家庭成员进行相关检查。

四、病例点评

肾上腺意外瘤（adrenal incidentaloma，AI）是在未疑似肾上腺疾病的患者进行影像学检查时偶然发现的、通常直径大于 1cm 的肾上腺肿块。对于 AI 需要评估肿瘤的内分泌功能状态和良恶性。诸多的临床研究提示 AI 患者中部分可能具有内分泌功能亢进，处于亚临床状态，临床表现并不典型，因此缺乏全面的诊断方法和管理指南。

随着基因测序技术的飞速发展及基因检测在临床的应用，许多罕见的遗传性疾病得以诊断。双侧 AI 最常见的原因之一是原发性双侧大结节性肾上腺增生（BMAH）。研究证实 BMAH 为常染色体显性遗传，与 *ARMC5* 基因突变有关。本例患者体检发现双侧肾上腺结节，临床表现为亚临床库欣综合征。家族中多位成员有肾上腺增生的病史，最终通过全外显子基因检测确诊为家族性 BMAH。

目前对于 BMAH 的治疗，是选择去除体积最大的肾上腺，还是依赖于肾上腺静脉取血的结果，还没有明确的共识，但术后随访对于患者的肾上腺功能至关重要。本例患者进行了较大一侧肾上腺切除，仍需要进行长期前瞻性研究以确定 BMAH 行单侧肾上腺切除术后复发性皮质醇增多的风险。

（病例提供：杨　霞　宁夏医科大学总医院）

（点评专家：刘　萍　宁夏医科大学总医院）

参考文献

[1]De Groot JW，Links TP，Themmen AP，et al.Aberrant expression of multiple hormone receptors in ACTH–independent macronodular adrenal hyperplasia causing Cushing’s syndrome[J]. Eur J Endocrinol，2010，163（2）：293–299.

[2]Lacroix A，Bourdeau I，Lampron A，et al.Aberrant G–protein coupled receptor expression in relation to adrenocortical overfunction[J].Clin Endocrinol （Oxf），2010，73（1）：1–15.

[3]Louiset E，Duparc C，Young J，et al.Intraadrenal corticotropin in bilateral macronodular adrenal hyperplasia[J].N Eng J Med，2013，369（22）：2115–2125.

[4]Assie G，Libe R，Espiard S，et al.ARMC5 mutations in macronodular adrenal hyperplasia with Cushin’s syndrome[J].N Engl J Med，2013，369（22）：2105–2114.

[5]Debollon E，Velayoudom–cephise FL，Salenave S，et al.Unilateral adrenalectomy as a first–line treatment of cushing’s syndrome in patients with primary bilateral macronodular adrenal hyperplasia[J].J Clin Endocrinol Metab，2015，100（12）：4417–4424.

病例32　异位皮质醇瘤

一、病历摘要

（一）病史简介

患者女性，37 岁。

主诉：双下肢水肿伴瘀斑 1 年，颜面部水肿 6 个月余。

现病史：患者于 1 年前无明显诱因出现双下肢水肿、散在瘀斑，伴头痛、头晕，就诊于当地卫生院，测血压 180/110mmHg，予缬沙坦 1 片、1 次 / 日口服。后患者不规律口服降压药，头痛、头晕较前减轻，双下肢水肿及瘀斑未见明显好转，监测血压波动于 130 ~ 160/90 ~ 100mmHg。6 个月余前无明显诱因出现颜面部水肿、皮肤潮红，伴乏力、心慌、胸闷，无胸痛、憋气等不适，未诊治。10 天前上述症状较前加重，就诊于当地医院。查甲状腺功能未见异常、8am 皮质醇 26.185 μg/dl、ACTH 0.327pg/ml。建议上级医院就诊，遂于 2 天前就诊于我院门诊，查 ACTH ＜ 1pg/ml（8am）、皮质醇 647.4nmol/L（8am），ACTH ＜ 1pg/ml（4pm）、皮质醇 551.5nmol/L（4pm）。门诊以“皮质醇增多症”收入院。患者自发病以来，精神、饮食、睡眠可，大小便正常，近 1 年体重增加 10kg。

既往史：否认冠心病、糖尿病、脑血管病等病史。否认肝炎、结核等传染病史及密切接触史。否认外伤史、手术史及输血史。否认药物及食物过敏史。

个人史：否认疫区、疫水接触史，否认毒物及放射性物质接触史，否认烟酒嗜好。

月经婚育史：13 岁初潮，6 ~ 7 天 /30 ~ 31 天，末次月经 2019-12-04。22 岁结婚，育有 2 子，配偶及儿子体健。

家族史：否认家族遗传病史及类似疾病史。

（二）体格检查

体温 36.3℃，脉搏 95 次 / 分，呼吸 20 次 / 分，血压 164/116mmHg，身高 158cm，体重 67.5kg，BMI 27.04。神志清，精神可。向心性肥胖，颈后脂肪增厚。多血质外貌，皮肤菲薄，皮下毛细血管可见。下腹部及大腿外侧可见紫纹。双下肢皮肤可见散在瘀斑，无破溃、渗出。满月脸，颜面部及双侧眼睑红肿。结膜无充血水肿，巩膜无黄染。双侧瞳孔对光反射灵敏，眼球各向运动正常。甲状腺未触及肿大。双肺呼吸音清，未闻及明显干湿性啰音及胸膜摩擦音。心律齐，各瓣膜听诊区未闻及病理性杂音。腹平软，全腹无压痛、反跳痛及肌紧张，未触及包块，肝脾肋下未触及，墨菲征阴性，麦氏点无压痛，移动性浊音阴性，肠鸣音正常。双下肢轻度可凹性水肿。

（三）辅助检查

血液生化：葡萄糖 4.62mmol/L，尿酸 287μmol/L，肌酐 46μmol/L，血钾 4.18mmol/L，血钠 142.3mmol/L，血钙 2.41mmol/L。血脂：甘油三酯 3.27mmol/L，总胆固醇 7.95mmol/L，低密度脂蛋白胆固醇 5.75mmol/L，高密度脂蛋白胆固醇 1.42mmol/L。C 肽 3.03ng/ml，糖化血红蛋白 7.1%。甲状旁腺激素 82.26（15 ~ 65）pg/ml、降钙素＜ 2pg/ml。血尿常规、大便常规＋潜血、肝功能、甲状腺功能、凝血功能未见明显异常。ACTH- 皮质醇节律及小剂量、大剂量地塞米松抑制试验见病例 32 表 1。卧位肾素浓度 16.06pg/ml，醛固酮浓度 132.42pg/ml，ARR 比值 8.25。

病例32表1　ACTH-皮质醇节律地塞米松抑制试验

时间	ACTH（pg/ml）	COR（nmol/L）
8 点	＜ 1	579.9
16 点	1.92	587.4
0 点	＜ 1	498.8
LDDST	＜ 1	614.1
HDDST	＜ 1	677.6

注：ACTH：促肾上腺皮质激素；COR：皮质醇；LDDST：小剂量地塞米松抑制试验；HDDST：大剂量地塞米松抑制试验

肾上腺 CT 平扫＋增强：左肾门区占位性病变（3.3cm×2.4cm），符合神经内分泌瘤表现。双侧肾上腺未见异常。肾动脉 CTA 未见异常。垂体 MRI 增强未见异常。胸部 CT：双肺少许炎性改变，双侧肋骨多发陈旧性骨折。

二、诊疗经过

患者为青年女性，有高血压、向心性肥胖、水牛背、多血质、皮肤紫纹、体重增加等临床表现，门诊查皮质醇升高。结合患者症状、体征、辅助检查，入院诊断考虑为“库欣综合征可能大”。入院后监测血压 125 ~ 170/60 ~ 115mmHg、空腹血糖 4.4 ~ 7.6mmol/L、餐后 2 小时血糖 7.6 ~ 16.6mmol/L、血钾 3.98 ~ 4.18mmol/L。查肾素＋醛固酮未见高醛固酮低肾素表现，ACTH＋皮质醇节律提示皮质醇升高、节律紊乱。行小剂量地塞米松抑制试验后皮质醇未被抑制，皮质醇增多症诊断明确。

患者 ACTH＜ 1pg/ml，垂体 MRI 增强未见异常，大剂量地塞米松抑制试验后皮质醇未被抑制，考虑为 ACTH 非依赖性皮质醇增多症。但肾上腺增强 CT 示双侧肾上腺未见异常，而左肾门区可见一 3.3cm×2.4cm 的占位，符合神经内分泌肿瘤表现。故考虑异位皮质醇瘤可能大。

此外，患者甲状腺超声示甲状腺右叶中下结节（0.5cm×0.4cm×0.3cm，TI-RADS

4b 类）。行甲状腺穿刺见到较多细胞，胞体大，异形性明显，可见核内假包涵体，考虑为癌细胞。患者 PTH 偏高，但血钙正常，甲状旁腺超声未见异常，未予进一步处理，嘱定期复查。患者多次空腹血糖＞ 7mmol/L、餐后 2 小时血糖＞ 11.1mmol/L、糖化血红蛋白 7.1%，考虑为库欣综合征继发的类固醇性糖尿病。甘油三酯及低密度脂蛋白胆固醇均升高，考虑合并血脂异常。

治疗方面，予缬沙坦 80mg、1 次 / 日，硝苯地平控释片 30mg、1 次 / 日，呋塞米 20mg、1 次 / 日，螺内酯 20mg、2 次 / 日联合降压，并予二甲双胍 500mg、3 次 / 日降糖，瑞舒伐他汀 10mg 每晚一次降脂，监测血压仍波动于 110 ~ 150/70 ~ 100mmHg。患者于 12 月 26 日转入泌尿外科。完善相关术前检查，排除禁忌后于 12 月 30 日行腹腔镜下左肾门肿瘤切除术。手术病理示（左肾窦）肾上腺皮质腺瘤，体积 3cm × 2cm × 1cm，结合临床符合异位性。

术中予甲泼尼龙 120mg 静脉滴注，术后予甲强龙 80mg、1 次 / 日静脉滴注，3 天后改为泼尼松 30mg、1 次 / 日口服。术后停用呋塞米、螺内酯、硝苯地平控释片，继续予缬沙坦 80mg、1 次 / 日，倍他乐克缓释片 47.5mg、1 次 / 日降压。监测血压 100 ~ 135/60 ~ 85mmHg。术后第 8 天复查 ACTH ＜ 1pg/ml、皮质醇 153nmol/L，皮质醇较前明显下降，ACTH 仍处于被抑制状态。

术后 9 个月体重下降 8kg，头痛、头晕症状缓解，双下肢及颜面部水肿消退，皮肤紫纹较前减少，体型接近正常。口服氨氯地平 5mg、1 次 / 日降压，监测血压在 120 ~ 130/70 ~ 85mmHg。复查皮质醇 211.5nmol/L，肾素 11.12pg/ml、醛固酮 230.69pg/ml、ARR 比值 20.75，血钠 140.4mmol/L、空腹血糖 6.37mmol/L。

三、病例讨论

本例患者为青年女性，有高血压、向心性肥胖、水牛背、多血质、皮肤紫纹、体重增加等临床表现，化验检查提示皮质醇节律紊乱，皮质醇水平升高，ACTH 被抑制，考虑库欣综合征诊断明确。同时患者空腹血糖＞ 7mmol/L、餐后血糖＞ 11.1mmol/L、甘油三酯＞ 1.7mmol/L、低密度脂蛋白胆固醇＞ 3.4mmol/L，考虑合并类固醇性糖尿病、血脂异常。

进一步对该患者行定位诊断。该患者 ACTH 水平降低，且垂体 MRI 未见异常，故考虑为 ACTH 非依赖性库欣综合征。行大剂量地塞米松抑制试验，结果提示未被抑制。诊断提示为肾上腺源性库欣综合征，但肾上腺增强 CT 示双侧肾上腺均未见异常，而左肾门区可见占位，故高度怀疑该占位为异位皮质醇瘤。行手术切除后，库欣综合征的症状明显缓解，血糖、血压水平均较术前更易控制。

四、病例点评

肾上腺皮质起源于中胚层的腔上皮细胞，在胚胎发育过程中有一个迁徙的过程。

胚胎发育的第 5 ~ 6 周，尿生殖嵴中部的原始中胚层细胞开始增生，形成分泌类固醇激素的肾上腺皮质细胞和性腺细胞。随后肾上腺和性腺的前体细胞逐渐分开，前者穿过腹膜后间质逐渐迁徙，在随后的几周中逐渐形成肾上腺皮质。在此过程中，少数肾上腺皮质细胞可能会散落在迁徙途中，这些散落的肾上腺皮质细胞进一步增生就可能会发展为肾上腺皮质肿瘤。Morgagni 在 1740 年就证实了肾上腺附近存在异位的肾上腺皮质组织。异位肾上腺皮质组织在成人中较为少见，儿童中较为多见。约 50% 的新生儿和儿童存在异位的肾上腺组织，但会随着年龄增长逐渐萎缩；而只有 1% 的成年人存在异位的肾上腺组织。目前关于异位肾上腺组织的病例报道常见于睾丸、精索、肾脏、子宫阔韧带及腹腔内其他区域，也有少数病例报道位于肺、中枢神经系统及结肠、胆囊、胰腺等器官。Ernest 总结分析了关于异位肾上腺组织的报道，发现有 32% 位于腹腔轴、23% 位于阔韧带、7.5% 位于附睾、3.8% ~ 9.3% 位于精索。有病例报道发现有 0.1% ~ 6% 的异位肾上腺组织，位于肾脏，主要位于肾上极的被膜下区域。

异位的肾上腺皮质组织可以发展为良性或恶性的异位肾上腺皮质肿瘤，但大多数都没有内分泌功能，形成 ACTH 非依赖性肾上腺皮质肿瘤的情况较为少见。目前文献中报道的多为个案报道。武晓泓等曾报道 1 例异位肾上腺皮质癌导致库欣综合征的病例，病灶位于右肾门处；Louiset 等曾报道 1 例双侧肾上腺小结节性增生合并异位皮质醇瘤的病例，双侧肾上腺切除术后库欣综合征的症状未见明显缓解，再次行手术切除左肾门占位，后症状缓解，术后病理证实左肾门处占位为异位皮质醇瘤；窦京涛等曾报道 2 例位于左肾门的异位皮质醇瘤。提示肾门处可能是异位皮质醇瘤的高发部位，疑诊异位皮质醇瘤的患者应注意进行腹部影像学检查明确肾门处有无占位病变。

本病例为 ACTH 非依赖性库欣综合征，肾上腺 CT 未见异常，而发现左肾门占位。故考虑为肾门部位的异位皮质醇瘤。治疗方式选择了创伤较小、恢复较快的腹腔镜手术，成功切除了肾门部位的异位皮质醇瘤。国内外报道的异位皮质醇瘤的病例中，手术切除病灶后，库欣综合征的表现均有明显缓解，术后皮质醇下降、ACTH 升高。提示手术治疗是异位皮质醇瘤主要的有效治疗手段。

总之，在 ACTH 非依赖性库欣综合征中，异位皮质醇瘤是很罕见的。明确诊断为库欣综合征的患者，若影像学检查提示双侧肾上腺正常或萎缩，需考虑异位皮质醇瘤可能，应行腹部 CT/MRI、PET-CT 等其他影像学检查进一步明确病灶位置，以便制订下一步手术治疗方案。

（病例提供：陈小宇　山东第一医科大学附属省立医院）
（点评专家：徐　潮　山东第一医科大学附属省立医院）

参考文献

[1]Schechter DC.Aberrant adrenal tissue[J].Ann Surg，1968，167（3）：421–426.

[2]Anderson JR，Ross AH.Ectopic adrenal tissue in adults[J].Postgrad Med J，1980，56（661）：806–808.

[3]Mazza E，Papotti M，Durando R，et al.Ectopic aldosteronoma associated to another adrenocortical adenoma in the adrenal gland of the same side[J].J Endocrinol Invest，1995，18（10）：809–812.

[4]Medeiros LJ，Anasti J，Gardner KL，et al.Virilizing adrenal cortical neoplasm arising ectopically in the thorax[J].J Clin Endocrinol Metab，1992，75：1522–1525.

[5]Harrison LA，McMillan JH，Batnitzky S，et al.MR appearance of an ectopic intraspinal adrenal cortical adenoma[J].AJNR Am J Neuroradiol.1990，11（6）：1185–1187.

[6]武晓泓，丁东生，唐伟，等.异位肾上腺腺癌导致库欣综合征一例报道[J].中华内分泌代谢杂志，2008，24（4）：2.

[7]Louiset E，Gobet F，Lih ER，et al.ACTH–independent Cushing’s syndrome with bilateral micronodular adrenal hyperplasia and ectopic adrenoeortieal adenoma[J].J Clin Endoerinol Metab，2010，95：18–24.

[8]韩晓菲，王卫民，谷伟军，等.异位皮质醇瘤致库欣综合征2例报道并文献复习[C]//中华医学会全国内分泌学学术会议，2013.

病例33　双侧肾上腺腺瘤致临床型库欣综合征

一、病历摘要

（一）病史简介

患者女性，44 岁。

主诉：面部变圆、面红 2 年余。

现病史：患者于 2 年余前无明显诱因出现面部变圆，面部潮红，颜面部水肿，颈部、背部脂肪增厚，皮肤菲薄，磕碰后容易出现瘀斑，时觉乏力，无明显体重增加，无恶心、呕吐，无头晕、头痛，未予重视及系统诊治，症状未见明显缓解。2021 年 1 月 6 日因“糖尿病”至当地医院住院治疗，查皮质醇水平异常，进一步查地塞米松抑制试验提示未被抑制，肾上腺增强 CT 示两侧肾上腺类圆形较明显强化结节（右侧直径约 22mm，左侧直径约 18mm），考虑腺瘤，诊断“皮质醇增多症”。现患者为求进一步诊治至我院门诊就诊，门诊拟“皮质醇增多症”收入我科。患者自患病以来，时有口干、多饮、多尿，有视物模糊，无胸闷、胸痛、心悸，无腹痛、腹泻，无软瘫、双下肢乏力，无肢体麻木，饮食可，睡眠尚可，大便正常，近期体重未见明显增加。

既往史：糖尿病病史 5 个月余，降糖方案为门冬胰岛素 30 早 16U- 晚 16U ＋二甲双胍缓释片 0.5g、2 次 / 日，血糖未系统检测。高血压病史 3 年，血压最高 160/105mmHg，降压方案为厄贝沙坦氢氯噻嗪片 150mg/12.5mg、1 次 / 日＋苯磺酸氨氯地平片 5mg、1 次 / 日，血压未系统检测。高脂血症病史，降脂方案为瑞舒伐他汀 10mg 每晚一次。否认肝炎、结核等传染病病史，否认外伤史、手术史，否认药物过敏史，否认口服避孕药或外源性糖皮质激素治疗史，否认家族相关遗传病病史。

（二）体格检查

体温 37℃，脉搏 89 次 / 分，呼吸 17 次 / 分，血压 130/85mmHg，身高 160cm，体重 58kg，BMI 22.66，腰围 87cm，臀围 88cm，腰臀比 0.99。神志清，精神可，双眼睑水肿，双眼球结膜水肿，多血质貌，满月脸，水牛背，锁骨上脂肪垫，皮肤菲薄，腹部皮肤可见瘀点，腹部紫纹。甲状腺无肿大，双肺呼吸音清，未闻及干湿性啰音。心率 89 次 / 分，心律规整，各瓣膜听诊区未闻及病理性杂音。腹部质地软，无压痛及反跳痛，四肢肌张力正常，双下肢轻度凹陷性水肿。双侧足背动脉搏动正常。

（三）辅助检查

1. 外院检查　电解质：血钾 3.35mmol/L。小剂量地塞米松抑制试验（48h）：ACTH ＜ 1.11pmol/L，皮质醇 676.2nmol/L。大剂量地塞米松抑制试验（48h）：ACTH

1.41pmol/L，皮质醇 695.5nmol/L。胰岛素自身抗体、胰岛细胞抗体、谷氨酸脱羧酶抗体 GAD 均阴性。肾上腺增强 CT：两侧肾上腺类圆形较明显强化结节（右侧直径约 22mm，左侧直径约 18mm），考虑腺瘤。

2. 入院后检查　入院后予血压、血糖监测，完善血常规、生化、凝血、心电图等常规检验检查。生化示血钾 3.30mmol/L，血气分析示 pH 7.54，钾 2.40mmol/L，碱剩余 11.7mmol/L。糖化血红蛋白 6.8%，予完善馒头餐＋同步胰岛素及 C 肽释放试验，结果见病例 33 表 1。完善糖尿病合并症评估：颈动脉彩超、眼底照相未见明显异常。四肢血管多普勒：右侧 ABI 1.29，左侧 ABI 1.23。双下肢血管弹性重度下降。

病例33表1　馒头餐＋同步胰岛素及C肽释放试验结果

项目	0min	30min	60min	120min
血糖（nmol/L）	7.82	–	–	17.2
胰岛素（μU/ml）	3.87	–	–	29.8
C 肽（pmol/L）	764	–	–	3046

完善内分泌激素水平评估：生长激素在正常范围内。胰岛素样生长因子 1 86.20（109 ~ 267）ng/ml。性激素：促卵泡生成激素 7.36（2.5 ~ 10.2）mIU/ml，促黄体生成素 1.21（1.9 ~ 12.5）mIU/ml，孕酮 2.74（0 ~ 4.45）nmol/L，雌二醇 56.19（71.6 ~ 529.2）pmol/L，泌乳素 9.67（2.8 ~ 29.2）μg/L，总睾酮 0.36（0.31 ~ 1.66）nmol/L，硫酸去氢表雄酮 17.37（35 ~ 430）μg/dl。甲状腺功能：促甲状腺激素 0.621（0.27 ~ 4.2）mIU/L，游离三碘甲状腺原氨酸 3.22（3.1 ~ 6.8）pmol/L，游离甲状腺素 16.50（12 ~ 22）pmol/L。

完善皮质醇增多症合并症评估：凝血五项：凝血酶原时间 9.6（10 ~ 15）秒，活化部分凝血活酶时间 23.4（25 ~ 31.3）秒，纤维蛋白原 1.7（2 ~ 4）g/L，D- 二聚体 0.34（＜ 0.5）mg/L。双下肢深静脉彩超未见异常。心电图：窦性心律（90 次 / 分），P-R 间期缩短（114ms），V_1 ~ V_4 导联 ST 段弓背性改变。超声心动图：二尖瓣、三尖瓣轻度反流，左室舒张功能减退，EF 60%。骨代谢四项：骨钙素 3.62（11 ~ 43）ng/ml，Ⅰ型胶原羟基末端肽 0.41（＜ 0.573）ng/ml，总Ⅰ型胶原氨基末端肽 23.85（15.13 ~ 58.59）ng/ml，25- 羟基维生素 D 11.40（＞ 30）ng/ml。骨密度示骨量减少。胸腰椎正侧位片示胸腰椎各椎体边缘骨质增生变尖毛糙，胸腰椎退变。

患者肾上腺占位明确，予全面完善肾上腺占位功能评估。RAAS 卧立位筛查试验、血儿茶酚胺及代谢产物未见异常。患者昼夜皮质醇节律紊乱，小剂量地塞米松抑制试验（2mg/d × 48h）未被抑制（病例 33 表 2）。因患者此次住院期间处于月经期，未完善 24h 尿游离皮质醇。肾上腺平扫＋增强 CT 示双侧肾上腺外侧支结节（较大者位于右侧，约 2.3cm × 2.3cm），考虑肾上腺皮质腺瘤可能（病例 33 图 1）。为进一步明确双侧是否均为功能性瘤，或者一侧功能性瘤，一侧无功能瘤，进一步排除禁忌后完善双侧肾上腺静脉取血。取血前一天午夜 12 点口服地塞米松 1mg，取血当天基础取血结束后导管位置不变，15 分钟后再次进行肾上腺静脉及外周静脉同步取血。结果表明：双侧肾上腺静脉与外周静脉皮质醇比值均＞ 6.5，提示肾上腺腺瘤存在自主皮质醇分泌，双侧肾上腺静脉皮质醇比值＜ 2 提示双侧无优势分泌（病例 33 表 3）。

病例33表2　昼夜皮质醇节律及小剂量地塞米松抑制试验结果（首次）

	ACTH- 皮质醇节律			LDDST	
	08：00	16：00	24：00	24h	48h
血浆 ACTH（pmol/L）	＜ 1.11（0 ~ 10.21）	＜ 1.11	＜ 1.11	＜ 1.11	＜ 1.11
血清皮质醇（nmol/L）	959.8（138 ~ 698）	962.9	849.1	1056.4	1081.4
24h-UFC（nmol）	–			–	

注：ACTH，促肾上腺皮质激素；UFC，尿游离皮质醇；LDDST，经典小剂量地塞米松抑制试验（2mg/d × 48h）

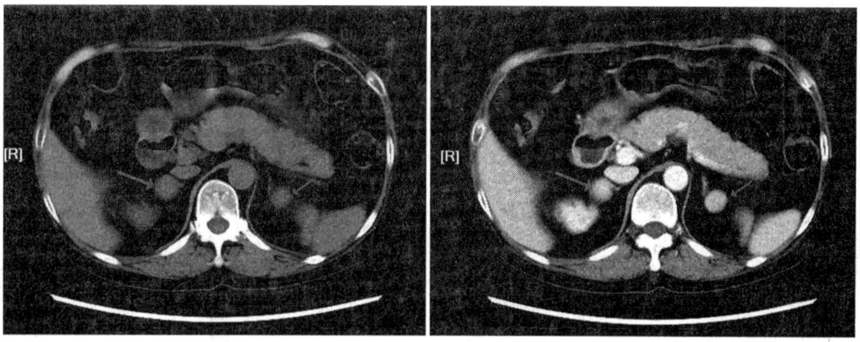

病例 33 图 1　肾上腺平扫 + 增强 CT

双侧肾上腺外侧支可见软组织结节影，较大者位于右侧肾上腺，大小约 2.3cm × 2.3cm，平扫 CT 值为 10HU，增强扫描动脉期可见轻度强化，静脉期明显强化。左侧肾上腺外侧支类圆形软组织结节影，直径约为 2cm，平扫 CT 值为 13HU。

病例33表3　双侧肾上腺静脉取血结果

项目	LAV	RAV	PV	左侧 SI	右侧 SI
基础血清醛固酮（pg/ml）	337.0	578.0	66.6	–	–
基础血清皮质醇（nmol/L）	18073.0	22371.0	1131.8	16.0	19.8
15min 后血清醛固酮（pg/ml）	1422.0	1505.0	83.3	–	–
15min 后血清皮质醇（nmol/L）	20586.0	21083.0	1021.4	20.2	20.6

注：LAV：左侧肾上腺静脉；RAV：右侧肾上腺静脉；PV：外周静脉；SI：选择性指数，肾上腺静脉与外周静脉皮质醇比值。

二、诊疗经过

结合患者症状、体征及辅助检查，入院诊断考虑为“①非 ACTH 依赖性皮质醇增多症；②双侧肾上腺占位；③继发性糖尿病；④高血压 2 级（极高危）；⑤低钾血症。”患者入院后予监测血压、血糖，治疗上予苯磺酸氨氯地平 10mg、1 次 / 日降压，胰岛素泵降糖，补钾等对症处理。患者有典型皮质醇增多症状及体征，昼夜皮质醇节律异常，完善小剂量地塞米松抑制试验提示皮质醇不被抑制，基础 ACTH ＜ 1.11pmol/L，完善肾上腺平扫＋增强 CT 提示双侧肾上腺外侧支皮质腺瘤可能（较大者位于右侧，约 2.3cm × 2.3cm），非 ACTH 依赖性皮质醇增多症诊断明确。患者双侧肾上腺占位，完善双侧同步肾上腺静脉取血结果提示双侧均为功能性占位且无优势分泌。患者治疗意愿强烈，经多学科讨论，因右侧肾上腺占位较大，建议至泌尿外科先行右侧肾上腺占位切除术，术后定期复查评估激素水平，必要时再次行左侧肾上腺占位切除。患者于 2021 年 2 月 5 日至我院泌尿外科行“腹腔镜下右侧肾上腺肿瘤切除术”，术中见右侧肾上腺肿瘤大小约 2.5cm × 2cm，呈实性。术后即时血浆 ACTH 2.40pmol/L，血清皮质醇 710.1nmol/L。手术次日晨 8 时血浆 ACTH 1.40pmol/L，血清皮质醇 656.1nmol/L。术后病理诊断为右侧肾上腺皮质腺瘤（病例 33 图 2）。

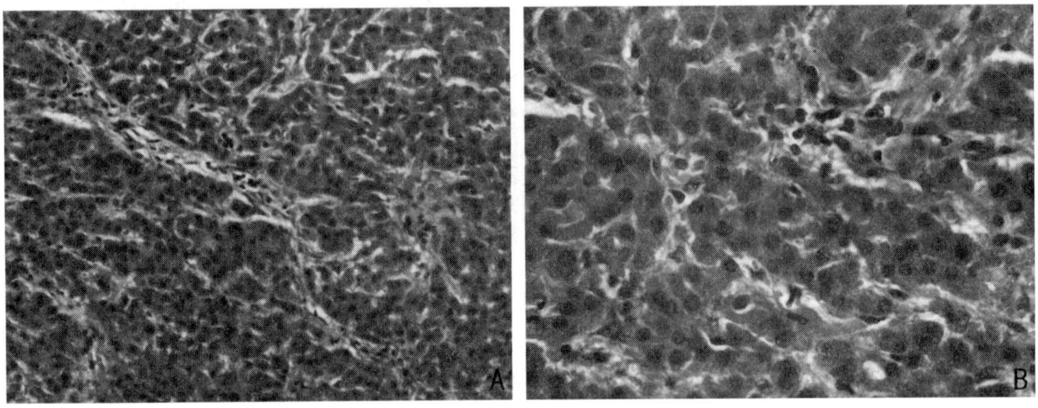

病例 33 图 2　右侧肾上腺腺瘤病理（A：HE × 200；B：HE × 400）

肾上腺皮质细胞呈巢团状分布，细胞胞质丰富，嗜酸或透亮

患者术后 1 个月至我科门诊复查，降糖、降压药物均较前减量。复查血钾 4.04mmol/L，肌酐 58 μ mol/L，葡萄糖 5.11mmol/L；糖化血红蛋白 6.6%，血清硫酸去氢表雄酮 7.45 μ g/dl；血浆 ACTH ＜ 1.11pmol/L，血清皮质醇 444.7nmol/L。建议患者继续降压降糖治疗，术后 3 个月再次评估。

2021 年 4 月 12 日患者再次至我科住院治疗，术后皮质醇增多症状、体征较前改善，但未完全恢复正常。降压药剂量较首次入院时减半，降糖方案调整为阿卡波糖胶囊 50mg、3 次 / 日。昼夜皮质醇节律及小剂量地塞米松抑制试验结果如病例 33 表 4，皮质醇水平较术前下降，但仍然存在昼夜节律紊乱及小剂量地塞米松抑制试验不被抑制，因此功能评估仍提示皮质醇增多症。复查肾上腺 CT 平扫如病例 33 图 3。

病例33表4　昼夜皮质醇节律及小剂量地塞米松抑制试验结果（右侧肾上腺腺瘤切除术后2个月）

	ACTH- 皮质醇节律			LDDST	
	08：00	16：00	24：00	24h	48h
血浆 ACTH（pmol/L）	＜ 1.11（0 ～ 10.21）	＜ 1.11	＜ 1.11	＜ 1.11	1.30
血清皮质醇（nmol/L）	435.9（138–698）	498.4	395.0	489.5	506.3
24h–UFC（nmol）	1002.8			1538.0	

注：ACTH，促肾上腺皮质激素；UFC，尿游离皮质醇；LDDST，经典小剂量地塞米松抑制试验（2mg/d × 48h）

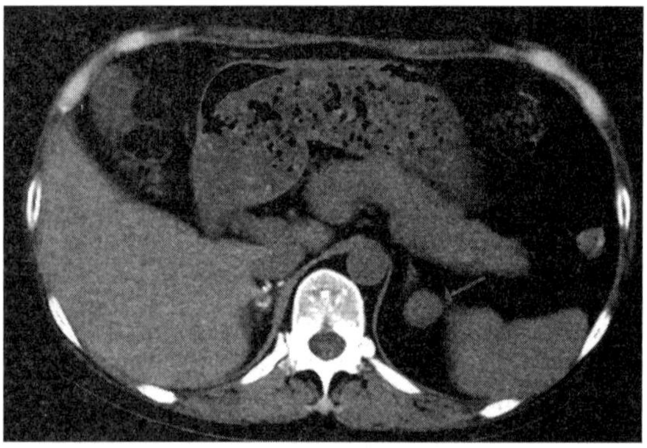

病例 33 图 3　肾上腺 CT 平扫（右侧肾上腺腺瘤切除术后 2 个月）

右侧肾上腺术后观，左侧肾上腺区见类圆形软组织结节影，直径约为2cm

2021 年 4 月 20 日患者再次至泌尿外科行“腹腔镜下左侧肾上腺肿瘤切除术”。手术当天及术后予氢化可的松琥珀酸钠静脉滴注降阶梯治疗。手术次日晨 8 时血清皮质醇 272.5nmol/L。术后左侧肾上腺肿瘤组织肉眼见为一灰黄色类圆形结节，肿块切面灰黄色、实性、质中。病理诊断为左侧肾上腺皮质腺瘤，肿瘤大小 1.8cm × 1.5cm × 1.2cm（病例 33 图 4）。3 天后出院，继续门诊随访。监测体力、食欲情况。术后 ACTH、皮质醇轴功能变化见病例 33 图 5，术后出现肾上腺皮质功能不全，予氢化可的松口服替代治疗。ACTH- 皮质醇轴逐渐恢复正常。术后 15 个月停用氢化可的松。术后逐渐停用降压、降糖药物，复查糖化血红蛋白逐渐降至正常。

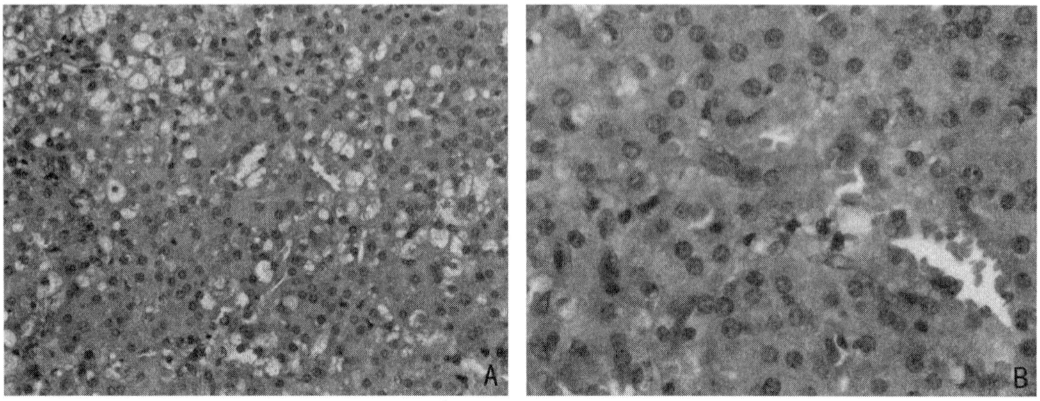

病例 33 图 4　左侧肾上腺腺瘤病理（A：HE×200；B：HE×400）

肾上腺皮质细胞结节状增生，胞质透亮或嗜酸性，嗜酸性肿瘤细胞较多，但核分裂象少见，无明显异型性

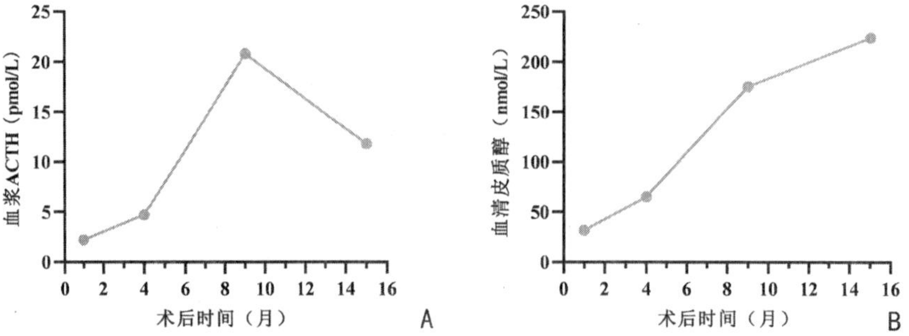

病例 33 图 5　双侧肾上腺肿瘤切除术后随访

术后1个月、4个月、9个月、15个月血浆ACTH（A）及血清皮质醇水平（B）

三、病例讨论

库欣综合征（Cushing' s syndrome，CS）又称皮质醇增多症，是由于多种病因引起肾上腺皮质分泌过量皮质醇而产生的一组临床综合征，分为促肾上腺皮质激素（adrenocorticotropic hormone，ACTH）依赖性和非依赖性两大类。ACTH 非依赖性皮质醇增多症的病因包括肾上腺皮质腺瘤、肾上腺皮质腺癌、ACTH 非依赖性大结节增生（ACTH-independent macronodular adrenal hyperplasia，AIMAH）和原发性色素结节性肾上腺病（primary pigmented nodular adrenal disease，PPNAD）。其中以单侧肾上腺皮质腺瘤最为常见，而双侧肾上腺孤立性腺瘤致皮质醇增多病例相对少见，目前国内外报道仅 40 例左右。然而前瞻性证据提示在明确为双侧肾上腺病变的患者中，存在自主皮质醇分泌增多的比例显著高于单侧病变（35.1% vs 17.9%，$P = 0.003$）。目前，对于单侧肾上腺病变所致皮质醇增多的诊断和治疗认识相对深入，但双侧肾上腺病变引起

的非 ACTH 依赖性皮质醇增多症的诊疗仍存在许多争议与不足。

本例患者为中年女性，伴典型库欣体貌，病程近 2 年，近期出现新发糖尿病，激素检测提示昼夜皮质醇节律紊乱，高皮质醇血症伴低血浆 ACTH 水平，完善小剂量地塞米松抑制试验提示皮质醇不被抑制，影像学提示双侧肾上腺占位性病变，非 ACTH 依赖性皮质醇增多症诊断明确。该病治疗难点在于双侧肾上腺病变的性质和功能判定。从病因分析，双侧肾上腺病变引起非 ACTH 依赖性皮质醇增多症可包括下述情况：①双侧 AIMAH 或双侧 PPNAD；②双侧病变均为存在自主分泌皮质醇功能的皮质腺瘤；③一侧病变为存在自主皮质醇分泌功能的皮质腺瘤，另一侧为无功能腺瘤或其他功能性肾上腺病变（如醛固酮瘤和嗜铬细胞瘤等）。典型的双侧 AIMAH 可表现为正常肾上腺形态失常，代之以多发结节或分叶团块样增生改变，结节大小不一，有文献报道单个结节直径可达 5cm。AIMAH 患者临床症状常不典型，大多因偶然的影像学检查发现肾上腺病变，因而常表现为高血压、糖代谢异常、乏力等非特异性临床表现。PPNAD 为一种罕见的常染色体隐形遗传疾病，发病年龄较小，病程较长，隐匿性进展，常与 Carney 综合征相关联，可见分布于颜面、躯干的色素痣或蓝痣，还可伴皮肤、乳腺、心房黏液瘤、睾丸肿瘤等，而库欣综合征症状可不典型。影像学可表现为双侧增粗，或多发小结节形成“串珠样”结构，少部分也可表现为单侧结节。本例患者中年起病，表现为典型的满月脸、多血质貌、皮肤紫纹等库欣体征，生长发育正常，无色素痣、心房黏液瘤等表现，家族史无异常，肾上腺病变为双侧孤立结节，首先考虑为双侧肾上腺皮质腺瘤。下一步关于治疗方式的选择，应首先明确双侧肾上腺病变的功能状态。

肾上腺静脉取血（adrenal vein sampling，AVS）是指南公认的原醛症分型诊断的金标准，是通过介入采集双侧肾上腺静脉血样进行激素浓度对比从而确认功能性病变优势分泌侧的方法。原理相似，AVS 同样可用于确认非 ACTH 依赖性双侧肾上腺腺瘤的功能情况。但该技术自身存在的有创性、花费高及潜在风险均限制其广泛开展；另一方面，关于 AVS 判定双侧肾上腺占位引起皮质醇分泌增多优势侧的临床应用中尚无统一的操作方法及判定标准，目前尚未作为常规诊断方法应用。北京协和医院曾就 AVS 在非 ACTH 依赖性库欣综合征并双侧肾上腺占位诊断的应用发表相关报道，其采用的判定标准为：肾上腺静脉与外周静脉血皮质醇的比值＞ 6.5 判定肾上腺病变为皮质醇分泌腺瘤，双侧肾上腺静脉血皮质醇与醛固酮的比值＞ 2.3 提示为单侧功能性腺瘤。在原醛症分型的 AVS 结果判定中，指南推荐采用醛固酮与皮质醇的比值来校正误差，然而在用于判定双侧肾上腺腺瘤皮质醇优势分泌的应用中醛固酮作为校正指标是否可行缺乏充分证据。既往梅奥诊所推荐可采用双侧肾上腺静脉与外周静脉血皮质醇比值＜ 2.0 判定存在双侧肾上腺皮质醇分泌增多。本例患者基础及 15 分钟后双侧皮质醇水平比值＜ 2.0，支持双侧肾上腺病变均存在皮质醇分泌过多。

双侧肾上腺腺瘤切除是缓解高皮质醇血症最有效的手段。然而，双侧肾上腺切除术手术时间长、操作难度大，容易诱发肾上腺危象和不良心血管事件，危及生命。有研究提出，对双侧肾上腺肿瘤引起的库欣综合征，可一期行单侧肾上腺肿瘤切除，术后根据高皮质醇血症缓解情况及对侧肿瘤体积变化来判断是否行对侧手术。如果高皮质醇血症仍存在或复发，或对侧肿瘤在短时间内快速增大（1 年内直径增加＞ 1cm），则需行对侧肾上腺肿瘤切除。本例患者一期先行右侧肾上腺腺瘤切除术，术后 2 个月评估患者库欣症状、体征较术前改善，皮质醇水平较前有下降，但完善地塞米松抑制试验提示仍存在皮质醇增多，完善肾上腺平扫 CT 提示左侧肾上腺腺瘤直径较前无明显进展。综合评估，患者仍存在对侧肾上腺肿瘤切除指征，故至泌尿外科行对侧肾上腺占位手术治疗。

关于首次手术侧的选择，同样值得关注与讨论。既往相关研究指出 AVS 优势分泌侧与肾上腺病变直径较大侧一致，因而提出对无法行 AVS 的患者，可考虑先行直径较大侧肿瘤切除。本例患者行 AVS 证实无优势分泌侧，但 AVS 结果提示基础及刺激后右侧肾上腺静脉血皮质醇水平均高于左侧，且患者右侧肾上腺肿瘤直径较大，综合评估后先行右侧肾上腺肿瘤切除术，术后患者高皮质醇水平及症状有效缓解。

双侧肾上腺腺瘤切除术虽能快速控制高皮质醇血症，但手术前后皮质醇水平显著波动，极易并发肾上腺皮质危象，甚至导致永久性皮质功能减退，因此术后密切随访、及时给予激素替代治疗极为重要。本例患者因双侧肾上腺病变，一期手术时未予激素替代治疗。行第二次肾上腺肿瘤切除术时，手术当天及术后 3 天予静脉应用氢化可的松替代治疗，逐渐减量。患者围术期生命体征平稳，不适症状较轻。患者出院后予氢化可的松口服替代治疗，门诊规律随访。左侧肾上腺腺瘤术后 1 个月复查时患者存在乏力、纳差等不适，复查皮质醇水平低，嘱继续氢化可的松口服治疗。术后 4 个月、9 个月、15 个月随访时，患者库欣体征逐渐减轻，复查皮质醇水平逐渐升高，恶心呕吐、乏力嗜睡等皮质功能减退症状逐渐缓解，氢化可的松逐渐停用；另一方面，患者两次手术术后病理均支持肾上腺皮质腺瘤诊断，双侧肾上腺肿瘤切除术后高皮质醇血症解除，库欣综合征体征基本消失，伴随高血压、糖尿病等相关代谢指标恢复正常，降压、降糖药物逐渐减量至停用，预后良好。

四、病例点评

双侧肾上腺病变所致库欣综合征的诊治目前尚无统一标准。其难点在于双侧病变的性质与功能的确定，这对于后续治疗方案的选择具有决定性意义。

本例患者系非 ACTH 依赖性皮质醇增多症伴双侧肾上腺孤立性占位性病变。我们在确定功能诊断基础上，进一步完善 AVS 检查，结果提示双侧肾上腺均存在自主皮质醇增多且无优势分泌，明确双侧病变均为功能性占位。结合两侧肾上腺静脉皮质醇水平及肾上腺病变肿瘤直径，首先行右侧肾上腺肿瘤切除，术后激素水平下降，但评估仍存在皮质醇增多症，也证实了 AVS 判定的准确性。后再次行左侧肾上腺肿瘤切除。术后皮质醇水平明显下降并出现肾上腺皮质功能不全表现，术后及时予足量激素替代治疗。患者皮质醇增多症症状、体征改善，最终库欣症状、体征完全消失，合并高血压、糖尿病等代谢异常恢复正常，最终预后良好。

该病例提示在双侧孤立性肾上腺占位导致的非 ACTH 依赖性库欣综合征诊治过程中，AVS 具有重要的价值，在明确两侧肾上腺占位功能状态的基础上采取个体化治疗决策十分重要，可使患者得到最大获益。

（病例提供：楼 媛 南京大学医学院附属鼓楼医院）
（点评专家：李 平 南京大学医学院附属鼓楼医院）

参考文献

[1]Prague JK，May S，Whitelaw BC.Cushing’s syndrome[J].BMJ，2013，346：f945.

[2]Barnett R.Cushing’s syndrome[J].Lancet，2016，388（10045）：649.

[3]Majd S，Rama A，Mouhammad K.ACTH-independent Cushing’s syndrome due to bilateral adrenocortical adenoma：A case report[J].Radiology Case Reports，2021，16（11）：3168-3171.

[4]Gu YL，Gu WJ，Dou JT，et al.Bilateral adrenocortical adenomas causing adrenocorticotropic hormone-independent Cushing’s syndrome：A case report and review of the literature[J].World J Clin Cases，2019，7（8）：961-971.

[5]Wei J，Li S，Liu Q，et al.ACTH-independent Cushing’s syndrome with bilateral cortisol-secreting adrenal adenomas：a case report and review of literatures[J].BMC Endocr Disord，2018，18（1）：22.

[6]Vassilatou E，Vryonidou A，Ioannidis D，et al.Bilateral adrenal incidentalomas differ from unilateral adrenal incidentalomas in subclinical cortisol hypersecretion but not in potential clinical implications[J].Eur J Endocrinol，2014，171（1）：37-45.

[7]Li J，Yang CH.Diagnosis and treatment of adrenocorticotrophic hormone-independent macronodular adrenocortical hyperplasia：A report of 23 cases in a single center[J].Exp Ther Med，2015，9（2）：507-512.

[8]万爽，张婷婷，陈涛，等.原发性色素沉着性结节性肾上腺皮质病3例[J].中华内科杂志，2022，61（8）：944-947.

[9]Funder JW，Carey RM，Mantero F，et al.The management of primary aldosteronism：case detection，diagnosis，and treatment：an endocrine society clinical practice guideline[J].J

Clin Endocrinol Metab，2016，101（5）：1889–1916.

[10]中华医学会内分泌学分会.原发性醛固酮增多症诊断治疗的专家共识（2020版）[J].中华内分泌代谢杂志，2020，36（9）：727–736.

[11]平凡，童安莉，张晓波，等.肾上腺静脉取血术在非促肾上腺皮质激素依赖性库欣综合征并双肾上腺占位诊断中的应用[J].协和医学杂志，2015，6（6）：401–405.

[12]成康，周薇薇，黄宝星，等.双侧孤立性肾上腺肿瘤引起的库欣综合征的临床诊治分析[J].中华内分泌代谢杂志，2016，32（6）：494–498.

病例34 皮质醇增多症合并妊娠

一、病历摘要

（一）病史简介

患者女性，25 岁。

主诉：孕 18 周，痤疮、紫纹 3 个月，下肢水肿 1 个月。

现病史：患者 18^{+2} 周前末次月经。12 周前（孕 6 周）因前胸部痤疮就诊于某医院，考虑与妊娠有关，未予特殊处理。后痤疮逐渐蔓延至面部、颈部、腰背等部位，并出现双上下肢内侧、乳房、腹部梭形紫纹，腹部增大，面部变圆。7 周前（孕 11 周）于外院产检时查空腹血糖 4.96mmol/L，甲功轻度异常（病例 34 表 1），TPOAb、TGAb 阴性，未予特殊治疗。4 周前出现双下肢可凹性水肿，尿量较前无明显变化，就诊于外院肾内科，查尿常规：尿糖 2+，尿蛋白（–），总蛋白 61.8g/L、白蛋白 37.1g/L、空腹血糖 5.93mmol/L、血钾 2.87mmol/L，甲功异常（病例 34 表 1）。1 周前于我院复查甲功示甲状腺功能减退（病例 34 表 1），开始服用优甲乐 50μg/d，并予完善 ACTH（8am）25.60pg/ml、血皮质醇（8am）38.57μg/dl。怀孕后患者体重由 65kg 升高至 80kg。

既往史：3 年前因甲状腺结节行左侧甲状腺切除术，手术前后甲状腺功能具体不详，自诉结节为良性（病理报告未见）。孕前未行甲状腺激素替代治疗。

月经及婚育史：15 岁初潮，4 天 /28–29 天，月经周期规律，月经量中等，颜色正常。24 岁结婚，G2P0，3 年前于妊娠 5 ～ 6 周期间行人工流产术 1 次，当时无痤疮、紫纹等表现。

（二）体格检查

体温 37.3℃，脉搏 98 次 / 分，呼吸 20 次 / 分，血压 150/108mmHg（左上肢）、152/90mmHg（右上肢）。中心性肥胖，满月脸，水牛背，双侧锁骨上窝脂肪垫，面部、颈部及胸腹部痤疮，乳房、腹部及四肢内侧可见宽大紫纹。前后发际线下移，上唇部可见小胡须。颈部手术瘢痕，甲状腺不大。心肺查体无异常。腹部膨隆，无压痛，肝脾肋下未触及。双下肢膝关节以下可凹性水肿，双下肢内侧皮肤菲薄，可见清晰血管走行。

（三）辅助检查

1. 入院前检查（注：本文中化验结果后括号中标注的正常值均为非妊娠期女性参考范围） 肾上腺皮质功能相关化验：ACTH（8am）25.60（8 ～ 32）pg/ml，血皮质醇（COR）（8am）38.57（5 ～ 25）μg/dl ↑，尿游离皮质醇（UFC）：第一次 2007.96，第二次 2486.04（20 ~ 80）μg/24h。甲状腺功能检查见病例 34 表 1。

病例34表1　入院前甲状腺功能检查结果

时间	FT_4（ng/dl）	FT_3（pg/ml）	TT_4（μg/dl）	TT_3（ng/ml）	TSH（μU/ml）
孕 11 周	0.5（0.58 ~ 1.64）	3.14（2.39 ~ 3.79）			0.21（0.34 ~ 5.6）
孕 14 周	0.31（0.61 ~ 1.12）	2.42（2.5 ~ 3.9）	5.03（6.09 ~ 12.23）	0.45（0.87 ~ 1.78）	0.35（0.34 ~ 5.6）
孕 17 周	0.245（0.93 ~ 1.7）	0.85（2.0 ~ 4.4）	1.86（5.1 ~ 14.1）	0.374（0.8 ~ 2.0）	1.17（0.27 ~ 4.2）

2. 入院后检查　尿游离皮质醇：第三次 1011.52，第四次 1868.88（20 ~ 80）μg/24h。睾酮 7.48（0.35 ~ 2.6）nmol/L，硫酸脱氢表雄酮 41.9（18 ~ 391）μg/dl。B 型钠尿肽 244（0 ~ 100）pg/ml。皮质醇节律及地塞米松抑制试验见病例 34 表 2、病例 34 表 4。

病例34表2　皮质醇节律结果

	8：00	16：00	0：00
ACTH（pg/ml）	39.79（5 ~ 32）	23.38	20.57
COR（μg/dl）	29.98（5 ~ 25）	41.02	26.79

注：提示皮质醇节律消失

病例34表3　1mg过夜地塞米松抑制试验结果

	8：00（对照）	0：00	8：00（过夜试验次日）
ACTH（pg/ml）	37.59	32.69	31.73
COR（μg/dl）	37.39	34.85	38.82

注：提示过夜地塞米松抑制试验皮质醇未被抑制

病例34表4　大小剂量地塞米松抑制试验结果

	对照	LLDST	HLDST
24h-UFC（μg/24h）	1843.6	3191.0	1490.0
8am ACTH（pg/ml）	37.59	18.92	14.66
8am COR（μg/dl）	37.39	37.11	34.41

注：LLDST：小剂量地塞米松抑制试验，HLDST：大剂量地塞米松抑制试验。提示小剂量及大剂量地塞米松抑制试验均不能抑制皮质醇分泌。

垂体 MRI 提示右侧垂体稍增厚，腺样体残留。肾上腺 MRI 提示左侧肾上腺外肢类圆形团块影 3.2cm × 2.5cm × 3.2cm（病例 34 图 1）。甲状腺超声示左侧甲状腺切除术后。

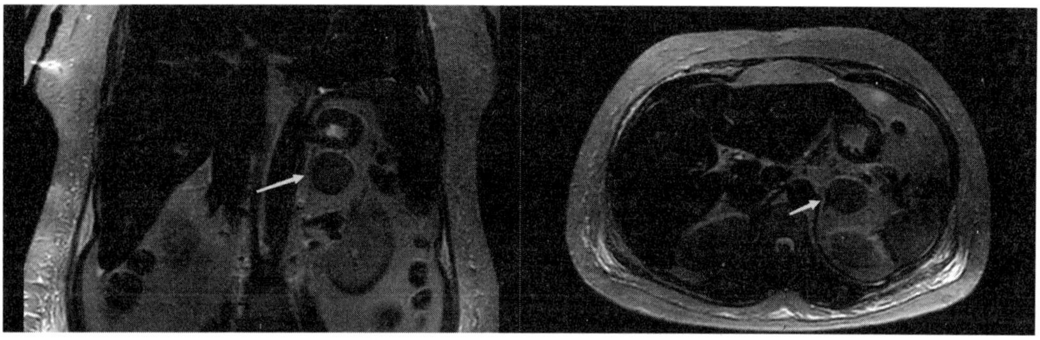

病例 34 图 1　腹部 MRI 图像（箭头所示左肾上腺圆形占位病变）

3. 皮质醇增多症并发症

（1）继发性糖尿病（病例 34 表 5）：提示血糖达到糖尿病水平，胰岛素分泌延迟。

病例34表5　口服葡萄糖耐量试验结果

	0 小时	0.5 小时	1 小时	2 小时
Glu（mmol/L）	7.16	9.51	12.72	15.97
IRI（μIU/ml）	13.86	24.16	39.43	64.10
CP（ng/ml）	3.45	4.28	5.86	9.15

注：Glu：血糖；IRI：免疫反应胰岛素；CP：C 肽

（2）继发高血压：血压左侧 150/108mmHg，右侧 152/90mmHg。

（3）低钾血症：入院血钾 2.4 ~ 2.9mmol/L。

（4）高凝状态：D- 二聚体 1.44（0 ~ 0.5）mg/L。

4. 胎儿情况　胎儿监护及胎儿超声示宫内单活胎，符合孕 19 周，头位。

二、诊疗经过

结合患者病史、体格检查、辅助检查，入院诊断考虑为：①皮质醇增多症左侧肾上腺肿物；②继发性甲状腺功能减退症；③继发性高血压；④继发性糖尿病；⑤低钾血症；⑥妊娠状态；⑦高凝状态；⑧左侧甲状腺切除术后。

口服优甲乐 50μg/d 开始逐步加量，2 周后加量至 150μg/d 控制甲减。拉贝洛尔 150mg、2 次 / 日降压，血压控制在 130 ~ 140/80 ~ 84mmHg。门冬胰岛素 18 ~ 20U 三餐前＋地特胰岛素 24U 睡前皮下注射降糖，空腹血糖 6 ~ 6.5mmol/L，餐后 2 小时 8 ~ 10mmol/L。氯化钾 6 ~ 9g/d 补钾治疗，血钾维持在 3.7 ~ 3.9mmol/L。

同时请产科进行胎心监护。经泌尿外科、内分泌科、产科、麻醉科、重症科、呼吸科、心内科、影像科、药学部等多学科会诊讨论决定孕 20 周时，在泌尿外科行后腹腔镜左肾上腺腺瘤切除术，手术过程顺利，母婴情况平稳。术后病理示：肾上腺皮质腺瘤。

免疫组化：Inhibin-α（部分+），Ki-67（约5%+），Melan-A（部分+），Syn（部分+），CgA（-），CD56（+），CK（AE1/AE3）（-），Vimentin（+）。

术后治疗：①血压、血糖：术后停用降压药，术后第2天血压135/65mmHg，此后监测均在130/80mmHg左右。术后当天停用胰岛素降糖治疗，空腹血糖4～5mmol/l，餐后2小时血糖6mmol/L左右。术后1周进食增多后餐后血糖逐渐升高，仅给予门冬胰岛素6～8U三餐前皮下注射，餐后血糖可控制在6～8mmol/L。②糖皮质激素替代治疗：术后第2天复查血ACTH 17.72pg/ml，COR 4.97μg/dl。术后前3天静脉输注琥珀酸氢化可的松200～100mg/d，第4天后逐步过渡至口服醋酸氢化可的松，术后2周服用醋酸氢化可的松20mg（am）、10mg（pm），患者食欲可，复查血钾钠水平正常。术后第8天复查血ACTH 23.80pg/ml，COR 6.27μg/dl，复查24h-UFC第一次175.04μg，第二次122.46μg。③优甲乐减量至75μg/d，并根据甲状腺功能（病例34表6）调整至100μg/d。④术后低氧血症：患者术后当天出现低氧，给予面罩吸氧，8L/min，测SaO_2 93%，查动脉血气（不吸氧）PO_2 53.8（80～120）mmHg，，D-二聚体2.1～2.38（0～0.5）mg/L，临床疑诊肺栓塞，超声下肢静脉未发现血栓，因妊娠未进一步影像学检查，予吸氧及伊诺肝素2000U、1次/日抗凝，之后逐渐加量至4000U、1次/12小时，氧合较前好转。术后2周查动脉血气（不吸氧）PO_2 77mmHg，$SaO_2$95.8%（>95%），D-二聚体1～1.11mg/L。

病例34表6 术后甲状腺功能化验结果

时间	FT_4（ng/dl）	FT_3（pg/ml）	T_4（μg/dl）	T_3（ng/ml）	TSH（μU/ml）
术后1周	0.859（0.93～1.7）	1.84（2.0～4.4）	5.76（5.1～14.1）	0.782（0.8～2.0）	0.72（0.27～4.2）
术后2周	0.785	3.15	5.46	1.420	6.34

孕23周时行胎儿排畸超声，未见明显发育异常，妇产科监测胎心正常。出院后孕中后期继续居家氧疗，并行抗凝治疗，门诊监测D-二聚体、B型钠尿肽、血气分析。

患者孕32周时自行停用氢化可的松替代治疗，孕34周因“胸闷、憋气2天，加重4小时”就诊于北京某医院。查血压138/80mmHg、空腹血糖4.02mmol/L、B型钠尿肽3094pg/ml、D-二聚体1.1mg/L，超声心动图示左心扩大，经多学科讨论考虑“①围生期心肌病，心力衰竭，心功能Ⅳ级；②宫内孕34周+，孕2产0，LOA；③肾上腺皮质功能不全；④甲状腺功能减退。”并于入院第2天剖宫产下1880g女婴，新生儿Apgar评分（1分钟）7分，轻度窒息，给予气管插管正压给氧，后入儿科ICU进一步监护治疗，健康存活。产后患者心功能明显改善。

肾上腺肿物切除术后5个月（产后2个月）患者自觉双侧髋关节活动后疼痛，走路后疼痛加重，针灸理疗效果欠佳；肾上腺肿物切除术后10月（产后7个月）双侧髋关节疼痛较前加重，上下楼费力，不能下蹲、穿鞋袜，影响正常的工作及生活，遂入住我院骨关节科，MRI 诊断为双侧股骨头坏死（ARCO 分期:左Ⅲ B 期，右Ⅲ C 期），分别于产后 8 个月及产后 13 个月行右侧及左侧全髋关节置换术。产后 8 个月髋关节置换术前测皮质醇及 ACTH 节律正常，具体见病例 34 表 7。

病例34表7　术后10个月皮质醇节律结果

	8：00	0：00
ACTH（pg/ml）	15.49（7.2 ～ 63.3）	12.14
COR（μg/dl）	8.61（6.2 ～ 19.4）	0.49

注：皮质醇水平及节律大致正常

三、病例讨论

患者为青年女性，以孕早期开始出现痤疮、紫纹，体重明显增加及下肢水肿为主要表现，孕 18 周因甲减就诊，进一步检查皮质醇昼夜节律消失，尿游离皮质醇超过正常上限 10 ～ 30 倍，1mg 过夜地塞米松抑制试验、小剂量地塞米松抑制试验及大剂量地塞米松抑制试验均未被抑制。影像学提示左侧肾上腺占位，诊断为皮质醇增多症合并妊娠、肾上腺肿物。同时并发糖尿病、高血压、低钾血症，于孕 20 周手术切除肾上腺肿物，病理示肾上腺腺瘤，术后血压正常，血糖水平较前明显改善，血钾恢复正常。术后一过性出现低氧血症考虑肺栓塞可能，抗凝治疗后症状改善。术后氢化可的松及优甲乐替代治疗。孕 32 周自行停用氢化可的松，孕 34 周因围生期心肌病、心功能Ⅳ级行剖宫产。肾上腺术后 5 个月（产后 2 个月）患者出现下肢疼痛，并逐渐加重，术后 10 个月诊断为双侧股骨头坏死，并行双侧髋关节置换术。

妊娠合并皮质醇增多症（库欣综合征）1953 年首次报道，因其发病率低，仅报道 200余例。在一项对 214 例病例的回顾分析中，14% 的诊断是在妊娠前，65% 是在妊娠期，22% 是在分娩后不久（产后诊断的患者有可能妊娠期就存在皮质醇增多症）。病因上肾上腺腺瘤所占比例明显高于非妊娠期（60% vs 15%），垂体库欣病所占比例低于非妊娠期（33% vs 70%）。

妊娠期生理状态下，下丘脑 – 垂体 – 肾上腺轴（HPA）变化主要见于以下几点：妊娠后皮质醇结合球蛋白（CBG）合成增加；胎盘可产生胎盘 CRH，促进 ACTH 及皮质醇的合成分泌。这些变化使血总皮质醇及游离皮质醇水平、唾液皮质醇及尿游离皮质醇（UFC）水平随孕周增高。与非妊娠女性相比，孕中期和晚期 UFC 水平增加 2 ～ 3 倍。但皮质醇分泌的昼夜节律仍然存在。由于胎盘 ACTH 分泌，ACTH 水平随孕周增加而增加。此时外源地塞米松常不能抑制皮质醇的分泌，60% ～ 80% 正常妊娠妇女可出现过夜或小剂量地塞米松试验假阳性结果。

妊娠期库欣综合征（CS）的诊断主要依赖于皮质醇的高水平，而非地塞米松抑制试验。当妊娠期 UFC 水平高于非妊娠女性正常值上限的 3 倍，或午夜唾液皮质醇水平高于非妊娠女性正常值上限 2 ~ 3 倍，则可诊断妊娠期皮质醇增多症。此例患者虽行小剂量地塞米松抑制试验且不被抑制，但对诊断妊娠期皮质醇增多症意义并不大。患者血皮质醇节律消失，24h-UFC 水平是正常上限的 10 ~ 30 倍，故妊娠合并皮质醇增多症诊断成立。在病因诊断方面，由于 ACTH 在妊娠期增高，多达一半的妊娠期肾上腺 CS 病例没有 ACTH 水平降低；当然如果 ACTH 低仍支持 ACTH 非依赖性 CS 的诊断。孕期 CS 患者中异位 ACTH 病例很少，大剂量地塞米松抑制试验在鉴别库欣病及异位 ACTH 综合征方面的价值仍有待探讨。但有学者建议使用大剂量地塞米松抑制试验来区分妊娠期肾上腺和垂体性 CS，皮质醇下降超过 80% 支持垂体库欣病的诊断。由于对辐射和静脉血栓的担心，岩下窦取血激素测定也不建议在孕期应用。所以影像学病灶定位非常重要：腹部超声可检出高达 70% 的肾上腺肿瘤，孕中后期非增强腹部 MRI 也较安全。垂体病变首选鞍区 MRI 平扫。

对于孕妇来说，妊娠期皮质醇增多症的并发症包括：最常见的高血压（40% ~ 68%）、糖尿病或糖耐量受损（25% ~ 37%）、先兆子痫（14% ~ 27%）、骨质疏松和骨折（5%）、精神疾病（4%）、心力衰竭（3%）、伤口感染（2%），甚至可能出现死亡（2%）。此例患者出现妊娠期糖代谢异常、高血压、心功能不全，此外妊娠状态及皮质醇增多症增加高凝及血栓的风险。患者产后复查血皮质醇水平显示病变已完全缓解，但仍出现双侧股骨头坏死，是比较少见的并发症，可能与长期高皮质醇状态、高凝及妊娠负重有关。一些并发症即使手术纠正了高皮质醇仍不能完全恢复。在外源糖皮质激素导致的股骨头坏死病例中，局部疼痛可出现在骨坏死的晚期阶段，甚至停药 2 年后。本例患者在分娩之后诊断为股骨头坏死，并不排除股骨头坏死发生在妊娠期间。既往也有报道皮质醇增多症患者在肾上腺瘤切除后 1 年诊断股骨头坏死。

对于胎儿来说，胎盘 11β-羟类固醇脱氢酶 2 型可将 85% 的母体皮质醇转化为无生物活性的皮质素，所以在一定程度上减少了高皮质醇血症对胎儿的影响。但是报道显示仍有 5% ~ 24% 出现宫内死亡 / 自然流产，早产的概率达 43% ~ 66%，15% ~ 21% 存在宫内生长迟缓，14% 出现呼吸窘迫，约 6% 死产，发生新生儿肾上腺功能减退则有 2%。本例患者胎儿孕 34 周早产，且有胎儿窘迫、新生儿轻度窒息。

治疗方面，妊娠期肾上腺性 CS 患者，肾上腺病变切除后常有临床结局的获益。推荐孕中期 20 周左右进行手术。此例患者在孕 20 周时行手术治疗，应是最佳手术时机，也为后续胎儿存活提供了更大的可能。但临床上由于患者诊断治疗的延迟，治疗后仍不能完全改善不良结局。在一项 136 例的统计中，平均孕 20 周左右开始治疗患者的胎儿活产率为 89%，未积极治疗者胎儿活产率为 76%。少数完全缓解的患者仍出现子痫及早产。

妊娠期通过手术获得缓解的皮质醇增多症患者，与非妊娠期一样术后会出现肾上腺皮质功能不全，应接受充分的氢化可的松治疗，以达到妊娠阶段特定的血尿皮质醇水平，并定期评估 HPA 轴的恢复情况以调整替代量。对于 HPA 轴未恢复的患者，在临产和分娩时，其治疗应同肾上腺皮质功能减退症患者，给予应激剂量的氢化可的松；在分娩后，由于 CBG 水平减少，氢化可的松的剂量应在 3 个月内逐渐减少至非妊娠期常规替代剂量。此例患者在孕 32 周时自行停用氢化可的松替代治疗，是否与围产期心肌病的心衰加重有关尚需进一步探讨。

四、病例点评

这是一例非常典型的妊娠期诊断的皮质醇增多症，病因为肾上腺皮质腺瘤。虽经积极治疗，仍出现了多种严重的母婴并发症，在多学科团队的密切配合下，最终孕妇得以安全度过孕产期。皮质醇增多症合并妊娠是比较罕见的病例，因为高皮质醇状态可以抑制性腺轴，造成低促性性腺功能减退，抑制排卵，造成不育，所以两者合并极其少见。但也有妊娠诱发皮质醇增多症发生的报道。本例患者也观察到怀孕后皮质醇增多的症状明显加重，但仍然较难推断两者发生的时间先后及相互关系。

本例患者从诊断到治疗都很具有挑战性。

首先，本病临床表现具有隐蔽性，体重增加、痤疮、紫纹等皮质醇增多相关的症状体征常常误认为与妊娠相关，不容易被早期发现。本患者也是经过多科就诊至孕 18 周才得以确诊。

其次，在妊娠期对皮质醇增多症进行定性和定位诊断也有诸多困难。因正常妊娠期 ACTH 及血尿皮质醇生理性增高，正常人与轻症患者的激素水平可部分重叠，小剂量地塞米松抑制试验在健康妊娠妇女可出现很高的假阳性率，所以目前孕期诊断皮质醇增多症主要依据尿或午夜唾液皮质醇水平明显增高，达到非孕期 2 ~ 3 倍以上。定位诊断方面，ACTH 也很难用于区分 ACTH 依赖或非依赖的皮质醇增多，本患者也可看到虽然病因为肾上腺腺瘤但 ACTH 不低，甚至稍高于正常上限。文献报道大剂量地塞米松抑制试验可能在鉴别妊娠期垂体库欣病及肾上腺库欣综合征上有一定价值，但仍需更多病例的证实。另外，妊娠期 CT 及造影剂应用受限也给影像定位带来了一定困难。建议优先选择安全的腹部超声或 MRI 平扫进行肾上腺病变定位，鞍区 MRI 来辅助垂体病变定位。

皮质醇增多症对母婴危害非常严重，增加多种并发症及母婴死亡率。本例患者本人出现了继发性高血压、糖尿病、电解质紊乱、高凝状态及可疑肺栓赛、心力衰竭及产后的双侧股骨头坏死，都可能与皮质醇增多症相关。婴儿出现胎儿窘迫、早产及新生儿轻度窒息。患者皮质醇增多的症状出现早、症状重，进展较快，虽然经手术治疗，围产期及产后仍然出现心功能不全、股骨头坏死等并发症，可能与患者极高的皮质醇水平造成一些不可逆损害及继续妊娠有关。如果患者未进行手术，估计预后会更差。

最后，治疗选择上，需要根据病因、妊娠所处阶段及严重程度制订个体化方案，多学科团队协作是达到更佳治疗效果的保障。需要手术的患者，治疗时间多推荐选择在孕中期妊娠 24 周前切除肾上腺或垂体病变，以减少母婴合并症。术后需注意肾上腺皮质功能不全的激素替代。病情较轻的患者也可以在分娩后手术，而把重点放在控制高皮质醇带来的高血压、高血糖等问题。

（病例提供：王　昕　何一凡　中日友好医院）

（点评专家：王　瑶　中日友好医院）

参考文献

[1]Machado MC，Fragoso MCBV，Bronstein MD.Pregnancy in patients with cushing’s syndrome[J].Endocrinol Metab Clin North Am，2018，47：441.

[2]Jung C，Ho JT，Torpy DJ，et al.A longitudinal study of plasma and urinary cortisol in pregnancy and postpartum[J].J Clin Endocrinol Metab，2011，96：1533.

[3]中华医学会内分泌学分会.库欣综合征专家共识（2011年）[J].中华内分泌代谢杂志，2012，28（2）：96-102.

[4]Hamblin R，Coulden A，Fountas A，et al.The diagnosis and management of Cushing’s syndrome in pregnancy[J].J Neuroendocrinol，2022，34（8）：e13118.

[5]Lindsay JR，Jonklaas J，Oldfield EH，et al.Cushing’s syndrome during pregnancy：personal experience and review of the literature[J].J Clin Endocrinol Metab，2005，90：3077.

[6]Caimari F，Valassi E，Garbayo P，et al.Cushing’s syndrome and pregnancy outcomes：a systematic review of published cases[J].Endocrine，2017，55：555.

[7]Brue T，Amodru V，Castinetti F.Management of endo-crine disease：management of cushing’s syndrome during pregnancy：solved and unsolved questions[J].Eur J Endocrinol，2018，178（6）：R259-266.

[8]Luger A，Broersen LHA，Biermasz NR，et al.ESE clinical practice guideline on functioning and nonfunctioning pituitary adenomas in pregnancy[J].Eur J Endocrinol，2021，185（3）：1-33.

[9]Hernigou P，Jammal S，Pariat J，et al.Hip osteonecrosis and pregnancy in healthy women[J].Int Orthop，2018，42（6）：1203-1211.

[10]Saeed A，Bannan L.Avascular necrosis of femoral heads post-adrenal surgery for Cushing’s syndrome：a rare presentation[J].Ir J Med Sci，2012，181（2）：263-264.

病例35　肾脏神经内分泌肿瘤致异位ACTH综合征

一、病历摘要

（一）病史简介

患者女性，53 岁。

主诉：面部变圆，双下肢水肿 7 个月余。

现病史：患者于 7 个月前无明显诱因自觉面部变圆，并逐渐出现皮肤变薄、多血质貌，伴双下肢乏力、水肿。精神亢奋，自知力不全，严重失眠。10 天前至我院门诊就诊，查 ACTH（8am）41.3（0 ~ 10.21）pmol/L，皮质醇（8am）> 1380（138 ~ 698）nmol/L。门诊拟“皮质醇增多症”收入院。患者自起病以来，无明显头晕、头痛，无咳嗽、咳痰，无全身疼痛。饮食可，二便正常，近半年体重增加 10kg。

既往史：高血压病史 5 年，血压最高达 180/115mmHg，未规律服药。否认糖尿病等慢性病史，否认肝炎、结核等传染病史，否认手术、外伤史，否认输血史，否认食物、药物过敏史。否认外源性糖皮质激素等特殊药物服用史。

个人史：无特殊。

月经史：14 岁初潮，平素月经规律，50 岁闭经。

家族史：否认家族相关遗传病史。

（二）体格检查

体温 36.3℃，脉搏 98 次 / 分，呼吸 14 次 / 分，血压 165/111mmHg，BMI 24.03。神志清，精神可。双眼球结膜水肿，多血质貌，满月脸，水牛背，锁骨上脂肪垫。皮肤菲薄，全身皮肤散在瘀点，背部皮肤痤疮，无明显紫纹。心肺及腹部查体无明显异常，双下肢凹陷性水肿，四肢肌力、肌张力正常（病例 35 图 1）。

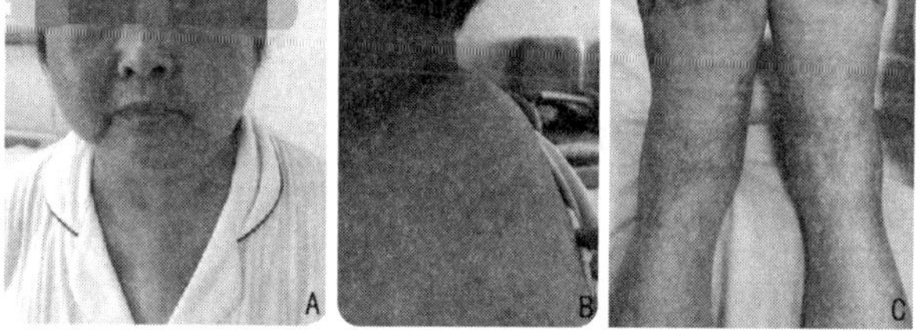

病例 35 图 1　患者体表照片

A. 患者正面观表现为满月脸，面部潮红；B. 水牛背；C. 双下肢及足背散在淤点、凹陷性水肿。

（三）辅助检查

血尿便常规：血小板计数 87×10^9/L，余正常。肝肾功能正常。血脂：甘油三酯 3.19mmol/L，胆固醇 7.99mmol/L，低密度脂蛋白胆固醇 5.67mmol/L。糖化血红蛋白 6.7%，空腹葡萄糖 12.8mmol/L，餐后 2 小时葡萄糖 13.9mmol/L。电解质：血钾 2.87mmol/L，同步 24h 尿钾 48.76mmol。血气分析：pH 7.53，标准碳酸氢根 35.4mmol/L，剩余碱 13.4mmol/L。生长激素、IGF-1 均在正常范围内。性激素：促卵泡生成激素 7.35（绝经期 23 ~ 116.3）mIU/ml，促黄体生成素 1.06（绝经期 7.9 ~ 53.8）mIU/ml，孕酮 0.67（绝经期 0 ~ 2.32）nmol/L，雌二醇 93.60（绝经期 0 ~ 118.2）pmol/L，泌乳素 11.10（绝经后 1.8 ~ 20.3）μg/L，总睾酮 1.31（0 ~ 1.25）nmol/L，硫酸脱氢表雄酮 137（35 ~ 430）μg/dl。甲状腺功能：促甲状腺激素 1.390（0.27 ~ 4.2）mIU/L，游离三碘甲状腺原氨酸 2.86（3.1 ~ 6.8）pmol/L，游离甲状腺素 7.45（12 ~ 22）pmol/L。血醛固酮－肾素卧立位试验、血儿茶酚胺及其代谢物、尿儿茶酚胺未见异常。凝血五项：凝血酶原时间 9.9 秒，活化部分凝血活酶时间 21.4 秒，纤维蛋白原 1.5g/L。骨密度提示骨质疏松，胸椎正位片提示 T_{11} 椎体轻度压缩性骨折改变。

心电图示 T 波低平。超声心动图提示左室舒张功能减退（EF 60 %）。颈动脉超声提示双侧颈动脉斑块形成。眼底照相、双下肢静脉超声未见异常。

患者 24 小时血昼夜皮质醇节律异常，经典小剂量地塞米松抑制试验（low-dose dexamethasone suppression test，LDDST）未被抑制（病例 35 表 1），基础 ACTH 水平显著升高。诊断为 ACTH 依赖性皮质醇增多症。完善垂体增强磁共振示：垂体左侧垂体微腺瘤可能，直径约 0.2cm（病例 35 图 2A）。大剂量地塞米松抑制试验（high-dose dexamethasone suppression test，HDDST）后血、尿皮质醇均未被抑制（病例 35 表 1）。双侧岩下窦静脉取血（bilateral inferior pertrosal sinus sampling，BIPSS）结果表明：PRL 中枢 /PRL 外周＞ 2 提示取血成功，ACTH 中枢 /ACTH 外周＜ 2 且去氨加压素兴奋后 ACTH 中枢 /ACTH 外周＜ 3 提示无中枢优势分泌（病例 35 表 2）。

病例35表1　实验室检查

	24h 血 ACTH 及皮质醇节律			LDDST		HDDST	
	08：00	16：00	24：00	24h	48h	24h	48h
ACTH（pmol/L）	28.9	21.1	14.7	50.6	32.4	33.3	61.1
血清皮质醇（nmol/L）	899	673	657	1029	1272	1288	1380
24h-UFC（nmol）	6243			6176		8571	

注：ACTH，促肾上腺皮质激素；UFC，尿游离皮质醇；LDDST，经典小剂量地塞米松抑制试验（2mg/d×48h）；HDDST，经典大剂量地塞米松抑制试验（8mg/d×48h）。血和尿皮质醇测定均采用化学发光法。

病例35表2　双侧岩下窦静脉取血结果

	基础水平			去氨加压素兴奋 5 分钟后		
	左侧	右侧	外周	左侧	右侧	外周
ACTH（pmol/L）	35.5	34.6	34	27.3	28.4	26.4
PRL（μg/L）	11.3	23.3	5.15	5.91	21	4.86

注：ACTH，促肾上腺皮质激素；PRL，泌乳素。PRL 中枢 /PRL 外周＞ 2 提示取血成功，ACTH 中枢 / ACTH 外周＜ 2 且去氨加压素兴奋后 ACTH 中枢 /ACTH 外周＜ 3 提示无中枢优势分泌。

胸部及腹部 CT 平扫提示左肺下叶小结节，左侧肾上腺内侧支结节样增粗，外侧支及结合部增粗，右肾下极复杂囊肿可能（病例 35 图 2B、C）。腹部彩超提示脂肪肝声像图。甲状腺超声提示双侧甲状腺回声不均匀。双侧乳腺超声提示双侧乳腺内结节（右侧 0.40cm × 0.38cm，左侧最大 0.54cm × 0.40cm，BI-RADS 分级 3 类）。肿瘤标志物：未见异常。进一步行 ^{68}Ga 标记的生长抑素类似物 PET-CT 扫描提示右肾神经内分泌瘤可能（病例 35 图 2D）。

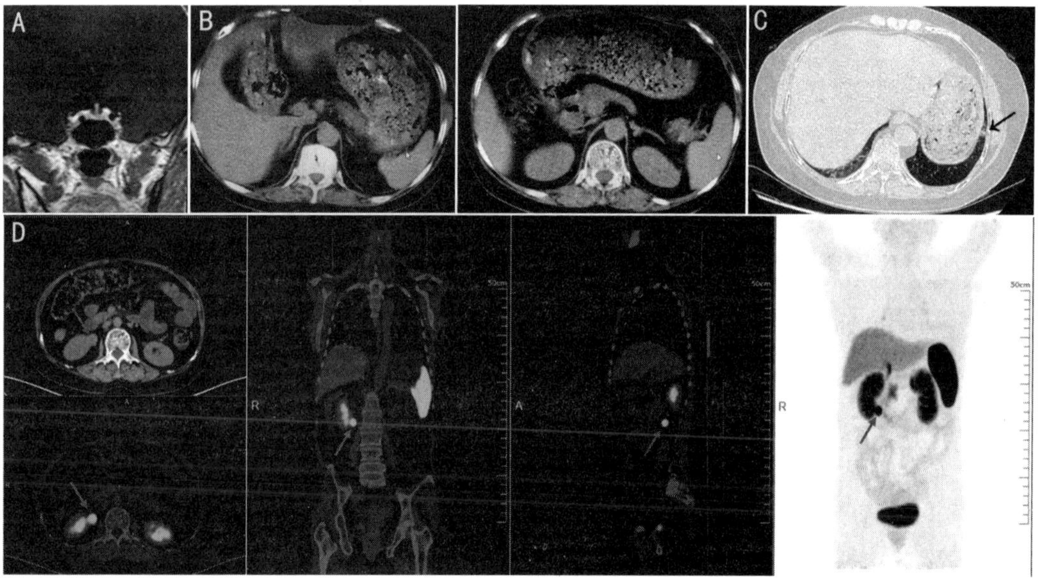

病例 35 图 2　影像学检查

A. 垂体增强磁共振可见垂体微腺瘤可能，部分空蝶鞍；B. 腹部 CT 提示左侧肾上腺内侧支结节样增粗，外侧支及结合部增粗；C. 胸部 CT 提示左肺下叶小结节；D. ^{68}Ga 标记的生长抑素类似物 PET-CT 扫描可见右肾高摄取病灶。

二、诊疗经过

入院后监测末梢血糖均升高，结合相关检查考虑为继发性糖尿病，予利格列汀及阿卡波糖联合甘精胰岛素降糖治疗，血糖控制尚可。血压升高予苯磺酸氨氯地平 5mg、

1 次 / 日降压，血压控制在 135/90mmHg 左右。患者精神亢奋，间断行为幼稚，时有胡言乱语，行为怪异不能自主，严重失眠，予艾司唑仑 1mg 每晚一次等对症治疗，症状改善不明显。骨质疏松予补钙及维生素 D 治疗。待血压及血糖控制平稳后，经多学科讨论，于 2020 年 4 月 27 日转入泌尿外科行“机器人辅助腹腔镜下右肾肿瘤剜除术”。手术过程中探查见肿瘤位于右肾下极，直径约 2cm，突出于肾脏表面，距肿瘤包膜外处切除肿瘤。术后病理：肿块大小 2.0cm × 1.5cm × 1.5cm，位于肾内，神经未见肿瘤侵犯，脉管内未见明确瘤栓，标本切缘未见肿瘤残留。免疫组化提示肿瘤细胞表达 CgA（+++），CD56（+++），S100（-），CK（+），Syn（++），Ki-67（约 3%+），ACTH（+），PAX8（+）（病例 35 图 3）。病理诊断：右肾肿瘤为高分化神经内分泌瘤。

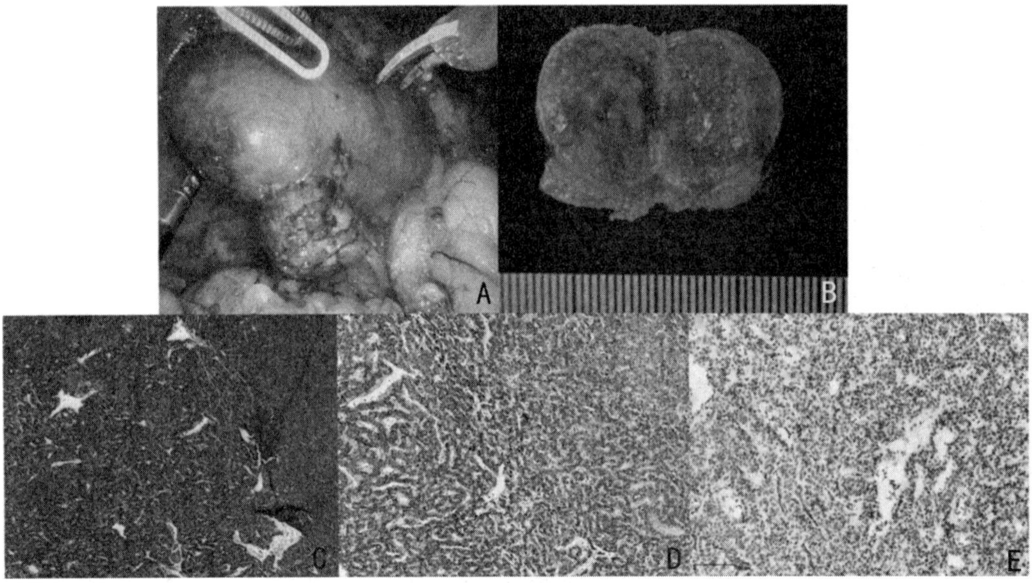

病例 35 图 3　病理结果

A. 术中所见右肾肿瘤；B. 切除的瘤体，肿块大小 2cm × 1.5cm × 1.5cm，切面灰白、实性、质中；C. 肿瘤组织 HE 染色（100 倍）；D. 肿瘤组织 ACTH 免疫组化（100 倍）；E. 肿瘤组织 S100 免疫组化（100 倍）。

术后予氢化可的松琥珀酸钠静脉滴注，术后第三天复查 ACTH（8am）< 1.11pmol/L，皮质醇 82.8nmol/L，予醋酸氢化可的松 20mg、2 次 / 日补充治疗。术后 1 个月患者精神症状消失，双下肢水肿显著好转，未服用降压药物血压正常，停用降糖药物。甲状腺功能示：促甲状腺激素 0.989（0.27 ～ 4.2）mIU/L，游离三碘甲状腺原氨酸 3.08（3.1 ～ 6.8）pmol/L，游离甲状腺素 12.5（12 ～ 22）pmol/L，性激素提示促卵泡生成激素 66.2（绝经期 23 ～ 116.3）mIU/ml，促黄体生成素 48.7（绝经期 7.9 ～ 53.8）mIU/ml，雌二醇 43.31（绝经期 0 ～ 118.2）pmol/L。患者病情显著改善，醋酸氢化可的松逐渐减量，半年后停用。随访结果见病例 35 表 3 所示。

病例35表3　患者术后随访结果

时间	醋酸氢化可的松剂量	ACTH（pmol/L）	皮质醇（nmol/L）	血压（mmHg）	HbA1c（%）	FBG（mmol/L）	血钾（mmol/L）
术前		28.9	899.2	165/111	6.7	12.8	2.8
术后3天	20mg bid	1.1	82.8			6.8	3.7
术后20天	早 20mg，下午 10mg			135/86 停降压药			4.0
术后1个月	10mg qd	2.4	43.6	129/84	4.5 停降糖药	4.3	3.8
术后3个月	5mg qd	3.4	73.9	112/77	5.8	4.7	3.7
术后6个月	停用	2.8	144.2	102/69	5.7	5.0	3.8
术后1年	停用	3.6	252.8	115/89	5.4	4.4	4.0

注：ACTH，促肾上腺皮质激素；HbA1c，糖化血红蛋白；FBG，空腹血浆葡萄糖。

三、病例讨论

异位ACTH综合征（ectopic adrenocorticotropic syndrome，EAS）是指垂体以外的组织分泌过量具有生物活性的促肾上腺皮质激素（adrenocorticotrophic hormone，ACTH）或其他阿片－黑素促皮质素原（pro-opiomelanocortin，POMC）衍生肽，刺激肾上腺皮质增生，产生过量皮质类固醇激素引起的临床综合征。该病由非垂体肿瘤中的POMC基因产物的异常表达及垂体特异性启动子异位激活引起，机制可能与启动子异常甲基化及MENIN、RET等基因突变有关。EAS相对罕见，约占所有皮质醇增多症病因的5% ~ 10%。

EAS临床表现变异性较大，不同肿瘤来源的EAS患者临床表现有所不同，可分为显性和隐匿性。显性者主要源于高度恶性肿瘤或高度增生的神经内分泌癌，由于病程短、病情重，常缺乏皮质醇增多症的典型症状及体征，主要表现为明显的色素沉着、体重下降、高血压、严重的低钾血症伴肌无力及水肿等。隐匿性EAS多源于低度恶性和良性肿瘤，进展缓慢，常表现为典型皮质醇增多症的症状和体征。该患者系中年女性，慢性病程，有高血压、低钾血症，伴有糖脂代谢及骨代谢异常，精神症状明显，查体可见典型的皮质醇增多症体征，符合隐匿性EAS。其合并存在的中枢性甲减及性腺功能减退考虑为糖皮质激素对甲状腺及性腺轴的直接抑制作用。皮质醇增多症亦可导致精神神经系统异常，但引起明显精神症状的病例相对较少。该患者精神症状在术后高皮质醇血症纠正后即消失，也证实了精神症状与皮质醇增多症的因果关系。

EAS的诊断首先应在明确皮质醇增多症功能诊断基础上，进一步确定为ACTH依赖性。患者有典型皮质醇增多症的症状、体征，无外源性激素服用史，ACTH、皮质醇昼夜节律紊乱，尿游离皮质醇水平显著升高，LDDST未被抑制，因此皮质醇增多症定性诊断明确。皮质醇增多症按病因分类可分为 ACTH 依赖性及非 ACTH 依赖性，前者约占 70% ~ 80%，主要包括库欣病和 EAS。国内外指南及共识均建议若基础 ACTH 水平＞4.4pmol/L 考虑为 ACTH 依赖性皮质醇增多症。该患者基础 ACTH 水平明显升高，支持 ACTH 依赖性皮质醇增多症。该患者垂体 MRI 提示垂体微腺瘤可能，库欣病不能除外。虽然 EAS 的基础 ACTH 水平常＞20pmol/L，但库欣病与 EAS 的 ACTH 水平有很大重叠，因此需完善进一步分型诊断方法，包括 HDDST、CRH 兴奋试验及 BIPSS。EAS 病例多数不能被 HDDST 抑制，然而该方法诊断效率有限，20% 的 EAS 也可被抑制，需注意鉴别。BIPSS 被认为是 EAS 和库欣病鉴别诊断的金标准，其敏感性和特异性可达到 90% ~ 100%，BIPSS 无中枢优势分泌可确定诊断为 EAS。该患者 HDDST 未被抑制，其垂体 MRI 提示垂体微腺瘤可能，生化与影像学结果存在不一致，此时进一步行 BIPSS 则十分必要。患者 BIPSS 无中枢优势分泌，故确诊为 EAS。

异位肿瘤定位是 EAS 临床诊治中面临的具大挑战。颈部及胸部是最常见的肿瘤来源，约占 50%。据报道，EAS 中支气管类癌占＞25%，小细胞肺癌 20%，其次为胸腺肿瘤（11%）、胰腺神经内分泌肿瘤（8%）、甲状腺髓样癌（6%）、肾上腺嗜铬细胞瘤（5%）等，另外约有 12.5% 的 EAS 经过长达 10 年的随访仍未能明确肿瘤定位。关于 EAS 的定位诊断建议行全身影像学检查，包括胸部及颈部增强 CT、腹部及盆腔 CT/MRI 等。但引起 EAS 的肿瘤有时较隐匿，难以通过常规影像学检查发现。同时，解剖异常并不代表功能，应注意排除肺部结节、甲状腺结节等假阳性占位。大多数神经内分泌肿瘤表达生长抑素受体，因此，放射性核素标记的生长抑素类似物显像在神经内分泌肿瘤的定位诊断中具有重要价值。建议若有条件可进行 ^{68}Ga-DOTA 生长抑素类似物 PET-CT 显像，该方法对生长抑素受体的亲和力高于奥曲肽扫描，空间分辨率和解剖细节更优，在检测隐匿或转移性神经内分泌肿瘤方面优于奥曲肽扫描。而对于上述检查均阴性者可行 ^{18}F-FDG PET-CT 显像，该方法对支气管类癌及其他部位高分化神经内分泌肿瘤定位诊断价值有限，但对于判断恶性程度较高的肿瘤转移更有优势。若解剖定位及功能定位一致者则高度提示异位 ACTH 肿瘤。本例患者 CT 及超声提示肺结节、右肾复杂囊肿、乳腺结节，进一步行 ^{68}Ga 标记的生长抑素类似物 PET-CT 扫描提示右肾下极结节生长抑素受体表达明显，考虑神经内分泌瘤可能性大。结合术后病理及免疫组化结果明确诊断为分泌 ACTH 的肾高分化神经内分泌肿瘤，手术切除病灶后，异常激素分泌得到纠正，症状及体征改善。肾脏 EAS 目前仅有国外报道的 8 例，病理类型包括肾母细胞瘤、肾细胞癌、肾嗜酸细胞类癌、肾透明细胞肉瘤、肾恶性副神经节瘤等。其具体机制仍有待进一步研究。上述病例通过静脉肾盂造影、腹部 CT 等检查发现肾脏占位，由于多数病例报道时间较久远，仅 1 例行 BIPSS 明确无中枢优势分泌及 ^{18}F-FDG PET-CT 明确左肾下极活动增强。对于不能明确定位者，通过内分泌相关功能试验及生长抑素类似物显像等手段可能会发现更多肾脏来源的 EAS 病例。

该患者定位明确后，进行了肿瘤切除治疗，术后疗效确切。但在临床中仍有部分病例定位不明或无法接受手术治疗，可选择类固醇激素合成酶抑制剂（如酮康唑、依托咪酯、米托坦、美替拉酮）及糖皮质激素受体拮抗剂（如米非司酮）等，必要时可选择双侧肾上腺肿物切除手术。

四、病例点评

异位 ACTH 综合征（EAS）是一种相对罕见的疾病，临床表现变异性较大，其病因分型诊断及异位肿瘤定位是临床面临的具大挑战。该患者诊断 ACTH 依赖性皮质醇增多症并不困难，但由于垂体 MRI 提示存在垂体微腺瘤，容易误诊为库欣病而导致错误的治疗。BIPSS 作为鉴别库欣病及 EAS 的重要手段，在该病例的分型诊断中发挥重要作用。

导致 EAS 的肿瘤分布广泛，常见于肺部、胸腺、胰腺及肾上腺等，准确的定位诊断是诊治的关键和难点。高质量全身薄层 CT 是一线定位方法，但解剖定位不能代表功能定位，需要功能成像进一步明确。功能成像有助于发现常规影像学检查手段未发现的隐匿性肿瘤，确认常规影像学检测到肿瘤的神经内分泌性质。低级别证据表明，在隐匿性 EAS 中可首先进行 ^{68}Ga 标记的生长抑素类似物 PET-CT 扫描。对于初次全面影像检查仍未明确定位的隐匿性 EAS，应在 6 个月后的随访中进行重复成像，然后每隔一年进行一次。

对于定位明确者，应积极进行肿瘤的手术治疗。对于定位不明或无法手术者，由于多数药物国内无法获取，且双侧肾上腺肿物切除手术常常使临床难以决策，因此治疗上仍面临巨大挑战。临床医生应该提高对该病的认识，早诊断、早治疗，从而改善患者预后。

（病例提供：杨　帆　南京大学医学院附属鼓楼医院）
（点评专家：李　平　南京大学医学院附属鼓楼医院）

参考文献

[1]Young J，Haissaguerre M，Viera-Pinto O，et al.Management of endocrine disease：cushing’s syndrome due to ectopic ACTH secretion：an expert operational opinion[J].Eur J Endocrinol，2020，182（4）：R29-R58.

[2]Hayes AR，Grossman AB.The Ectopic adrenocorticotropic hormone syndrome：rarely easy，always challenging[J].Endocrinol Metab Clin North Am，2018，47（2）：409-425.

[3]Lacroix A，Feelders RA，Stratakis CA，et al.Cushing’s syndrome[J].Lancet，2015，386

（9996）：913–927.

[4]中国垂体腺瘤协作组.中国库欣病诊治专家共识（2015）[J].中华医学杂志，2016，（96）：835–840.

[5]杨帆，田卫，张子为，等.肾脏神经内分泌肿瘤致异位促肾上腺皮质激素综合征1例报道并文献复习[J].中国实用内科杂志，2022，42（11）：4.

病例36　复杂重症库欣综合征

一、病历摘要

（一）病史简介

患者女性，65 岁。

主诉：面容改变 8 年，发现右侧肾上腺肿物 1 个月。

现病史：患者于 8 年前无明显诱因出现面容改变，脸圆呈暗红色，无乏力、多食，无发热、紫纹，无咳嗽、咳痰，无腹胀、腹泻，患者逐渐出现向心性肥胖，颈背部脂肪堆积，下肢及上肢伸面轻微磕碰后瘀斑，食欲亢进，未诊治。50 天前无明显诱因出现腰背部疼痛，当地医院诊断为“多发性骨折”，保守治疗。1 个月前发现腹部紫纹，10 天前因下肢肿胀、下肢静脉血栓于当地住院，期间行 CT 扫描见右侧肾上腺区肿块影，大小约 2.6cm × 4.9cm，不排除库欣综合征，2 天前就诊于我院，急诊行胸腹部 CT 示甲状腺密度欠均匀，建议结合超声、双肺局限性炎症，建议抗炎治疗后复查；心包少量积液、双侧胸腔少量积液、肝右后叶占位，考虑良性病变；血管平滑肌脂肪瘤或畸胎瘤可能、胆囊炎、右肾囊肿可能、脊椎、肋骨、右侧耻骨、左侧髂骨及骶骨多发骨折，部分骨痂形成。门诊以“库欣综合征”收入院。

既往史：高血压病史 16 年，血压最高 220/120mmHg，长期口服“缬沙坦氨氯地平 1 片、1 次 / 日”，未监测血压。因“右侧下肢肿胀”于当地医院诊断为右下肢静脉血栓形成，1 个月前于当地医院局部麻醉下行“下腔静脉滤器置入术＋下腔静脉造影”（科赛尔 kvf40 可回收），术后口服利伐沙班片 20mg、1 次 / 日治疗。发现右侧肾上腺占位 10 天。“腰椎术后”1 年余；50 天前自发性腰背痛，当地诊断“多发性骨折”，保守治疗。否认肝炎、结核等传染病史；否认外伤及其他手术史；否认药物、食物过敏史。

月经及婚育史：15 岁初潮，4 ～ 5 天 /28 ～ 30 天，绝经年龄 45 岁；适龄结婚，育 1 子 2 女，配偶、子女体健。

家族史：否认家族相关遗传病史。

（二）体格检查

体温 36℃，脉搏 69 次 / 分，呼吸 17 次 / 分，血压 154/94mmHg，体重 75kg，身高 170cm，BMI 25.95。神志清，精神可，营养一般，自主体位，查体合作。满月脸，水牛背，锁骨上脂肪垫，向心性肥胖，腹部及双侧腋下紫纹，宽约 0.8cm，皮肤瘀斑，全身皮肤黏膜无黄染及皮疹，浅表淋巴结未触及肿大。头颅无畸形，眼球无突出，眼睑无水肿，双侧瞳孔等大等圆，对光反射灵敏，巩膜无黄染，结膜无苍白。颈软，气管居中，甲状腺无肿大，无压痛，未闻及血管杂音。胸廓对称无畸形，双侧呼吸动度一致，双肺叩清音，双肺呼吸音清，未闻及干湿性啰音。心前区无隆起，心率 69 次 / 分，节律规整，心音有力，各瓣膜听诊区未闻及病理性杂音。腹软，无压痛、反跳痛，墨菲征（–），肝脾肋下未触及，肝肾区无叩痛，移动性浊音阴性，肠鸣音正常。双侧输尿管行径区无压痛，耻骨联合上膀胱区无压痛。腰部可见一纵行长约 10cm 陈旧手术瘢痕。脊柱四肢无畸形，四肢肌力、肌张力正常。双下肢轻度凹陷性水肿，皮温低。腹壁反射，肱二头肌、肱三头肌，膝腱、跟腱反射正常，双侧 Babinski 征及 Chaddock 征阴性。阴毛呈女性分布，尿道外口无明显红肿。

（三）辅助检查

1. 实验室检查　血常规：白细胞 4.64×10^9/L，中性粒细胞百分比 82.2%，血红蛋白 122g/L，血小板 142×10^9/L。尿常规：白细胞 5.56 个 /HP；便常规＋ OB：正常。肝肾功能：丙氨酸氨基转移酶 47U/L ↑，γ – 谷氨酰转移酶 58U/L ↑，TBIL、DBIL、IBIL 正常；总蛋白 53.5g/L ↓，白蛋白 38.9g/L ↓，球蛋白 14.6g/L ↓，肌酐 45 μ mol/L ↓。电解质：钾 3.74mmol/L，钠 146mmol/L，氯 109mmol/L，钙 2.19mmol/L，磷 0.95mmol/L。血糖、血脂：空腹血糖 5.24mmol/L，糖化血红蛋白 6.4%，平均血糖浓度 7.86mmol/L ↑，总胆固醇 6.49mmol/L ↑，低密度脂蛋白胆固醇 3.96mmol/L ↑，甘油三酯 2.09mmol/L ↑。骨代谢标记物、PTH 正常；总 25– 羟基维生素 D 13.15ng/ml ↓。凝血五项：PT、APTT 正常，D– 二聚体 1.7 μ g/ml ↑。肿瘤标记物：CA724 25.5U/ml ↑，余正常。NT–proBNP 正常。生长激素（8am）0.104ng/ml；胰岛素样生长因子 1 91.48ng/ml。甲功：游离三碘甲状腺原氨酸 2.68pmol/L，游离甲状腺素 11.83pmol/L，超敏促甲状腺素 1.97 μ U/ml、ATPO、TRAb 正常。性激素：促卵泡生成素 25.41mIU/ml，促黄体生成素 28.63mIU/ml，孕酮 0.50ng/ml，TSTII ＜ 7.00ng/dl，催乳素 23.65ng/ml。24h 尿：钾 49.63mmol/L ↓，钠 230mmol/L ↑，氯 194mmol/L，钙 4.18mmol/L，磷 16.31mmol/L ↑。肾素 3.35pg/ml，醛固酮 75.43pg/ml。

2. 影像学检查　胸腹部 CT（2022–08–27）：甲状腺密度欠均匀，建议结合超声、双肺局限性炎症，建议抗炎治疗后复查；心包少量积液、双侧胸腔少量积液、肝右后叶占位，考虑良性病变；血管平滑肌脂肪瘤或畸胎瘤可能、胆囊炎、右肾囊肿可能、脊椎、肋骨、右侧耻骨、左侧髂骨及骶骨多发骨折，部分骨痂形成，请结合临床及病史。

上腹部 MRI（2022–08–31）：右肾上腺占位，考虑皮质腺瘤。超声心动＋颈动脉超声＋双下肢血管（2022–08–30）：室间隔局部增厚；左室流出道梗阻（轻度）；二尖瓣反流（轻度）；左室充盈异常。双侧颈动脉超声未见异常。右下肢深静脉血栓形成。上腹部（肝胆胰脾）MR 平扫＋增强（2023–09–03）：右肾上腺占位（4.8cm × 4.5cm），考虑皮质腺瘤，请结合临床。慢性胆囊炎；右肾囊肿。

胸部、腰部 MRI（2023-09-03）：腰椎术后表现；腰椎骶化，L_3 椎体压缩骨折；$L_{2\sim3}$、$L_{3\sim4}$、$L_{4\sim5}$ 椎间盘膨出并双侧侧隐窝变窄；$L_{2\sim3}$ 水平椎管狭窄；胸腰椎退行性改变。垂体 MRI 平扫（2023-09-04）：空蝶鞍表现，请结合临床，建议增强扫描；右侧上颌窦炎双侧乳突炎。肺动脉 CT 血管成像（2023-09-08）：肺动脉、静脉未见明显异常；左心房及心耳未见明显异常；心包少量积液；双侧少量胸腔积液。肺通气功能正常。动态心电图：窦性心律，有时伴不齐；频发房性早搏，有时成对，有时伴室内差异性传导；短阵房性心动过速；多源室性早搏；有时 ST-T 改变。骨密度（DXA，2023-8-29）：腰椎最低 T 值 -2.6；左髋最低 T 值 -3.4。全身骨 ECT（2023-08-31）：上述多骨骼局限性骨质代谢增高，结合外伤史，倾向性考虑为损伤后改变，请结合其他影像学资料。腰椎术后，$L_4\sim L_5$ 骨质代谢异常，考虑为术后改变，随诊。全身其他骨骼未见明显异常。

二、诊疗经过

入院予内科一级护理，低盐低脂饮食，监测血压。予缬沙坦氨氯地平 1 片、1 次 / 日＋氨氯地平 5mg 每晚一次降压；骨化三醇胶丸 0.25μg、1 次 / 日＋钙尔奇 D 600mg、1 次 / 日治疗骨质疏松；利伐沙班 10mg、1 次 / 日抗凝治疗。完善内分泌相关功能检查，皮质醇节律消失，24 尿游离皮质醇水平显著升高（683.38μg/24h）。小剂量、大剂量地塞米松试验不能被抑制（病例 36 表 1）。结合肾上腺影像学结果，支持库欣综合征诊断。

病例36表1　皮质醇节律及小剂量、大剂量地米抑制试验

	4pm	12pm	8am	小剂量地塞米松后	大剂量地塞米松后
皮质醇（μg/dl）	20.41	21.34	19.97	17.84	21.59
ACTH（pg/ml）	＜1	＜1	＜1	＜1	＜1

2022 年 9 月 14 日转入泌尿外科，9 月 16 日在气管内插管全麻静脉复合麻醉下行腹腔镜下右侧肾上腺肿物切除术＋肝部分切除术。术中探查可见右侧肾上腺一大小约 5cm×6cm 肿物，因手术较困难，术中出血较多（约 1200ml），术中给予氢化可的松 200mg，适时应用血管活性药物维持生命体征平稳、调节内环境，共输注红细胞 4U、血浆 600ml。术中病理示（右肾上腺）肾上腺皮质腺瘤，伴局灶髓脂肪瘤化生并血管瘤样增生，肿瘤切面积 4.5cm×4.2cm，未累及肝组织。肝细胞轻度水肿伴脂肪变性，汇管区及肝板间查见急性炎细胞浸润，小灶肝细胞异型伴腺管样结构形成，符合肝细胞高级别异型增生。考虑患者合并症多，术前已与患者家属沟通，术后转入重症监护病房进一步诊治。入 ICU 时：血压 90 ~ 110/65 ~ 70mmHg，中性粒细胞 0.25μg/（kg·min）。

术后患者先后出现高乳酸血症、肺部感染伴发热、双侧胸腔积液、肝功能损害、肾功能不全、凝血机制异常。先后给予深静脉置管、静脉营养支持、抗感染、保肝、成分输血等综合治疗。持续给予静脉糖皮质激素支持治疗。

复查颅脑 CT ＋胸（09-19，病例 36 图 1）腹盆腔 CT（病例 36 图 2）：颅脑 CT 平扫未见明显异常，右侧上颌窦炎，不除外真菌性鼻窦炎。甲状腺密度欠均匀。双肺多发炎症，双侧胸腔积液并邻近肺膨胀不全。心包少量积液，右侧肾上腺肿物切除＋肝部分切除术后。胆囊炎，右肾囊肿可能。脊椎、肋骨、右侧耻骨、左侧髂骨及骶骨多发骨折并骨痂形成。

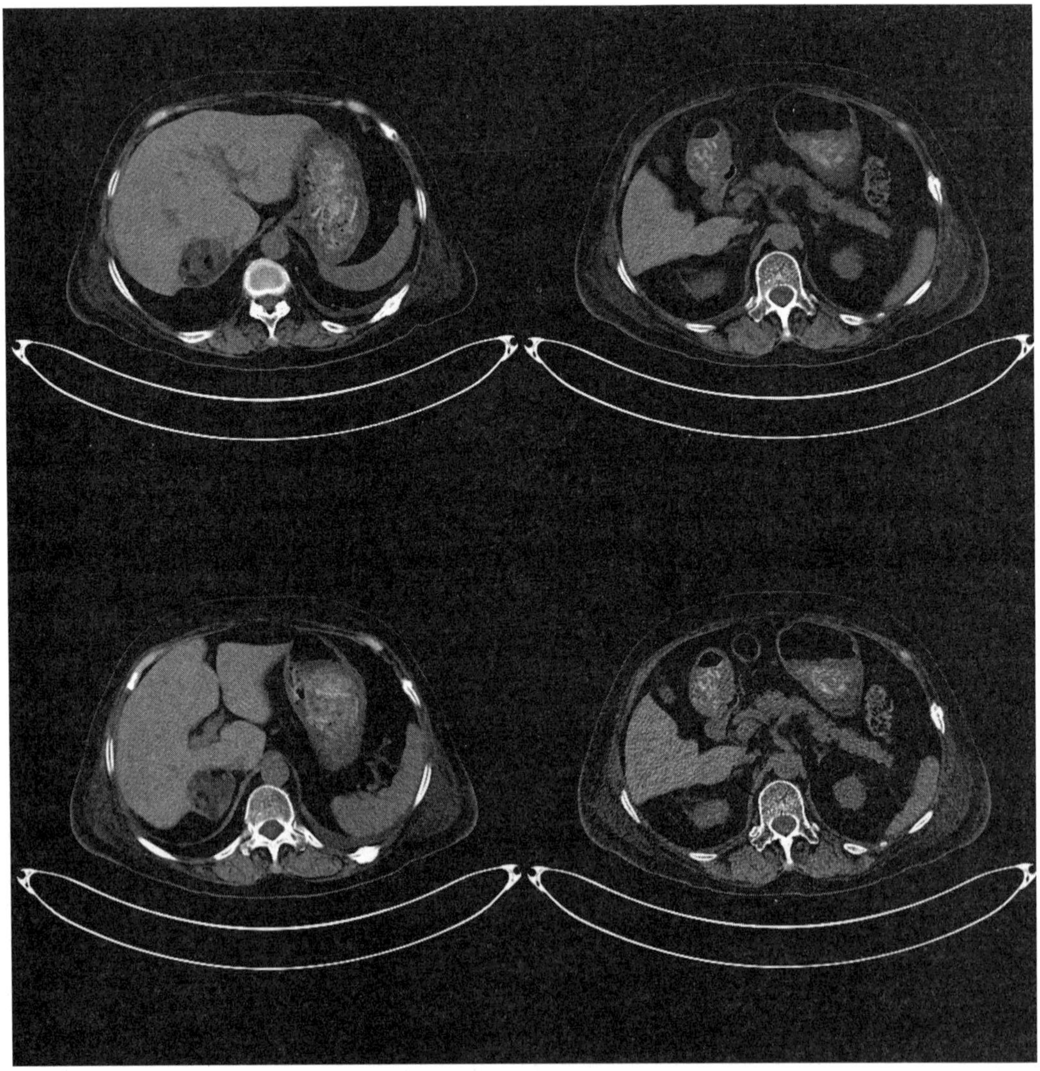

病例 36 图 1　胸腔平扫 CT

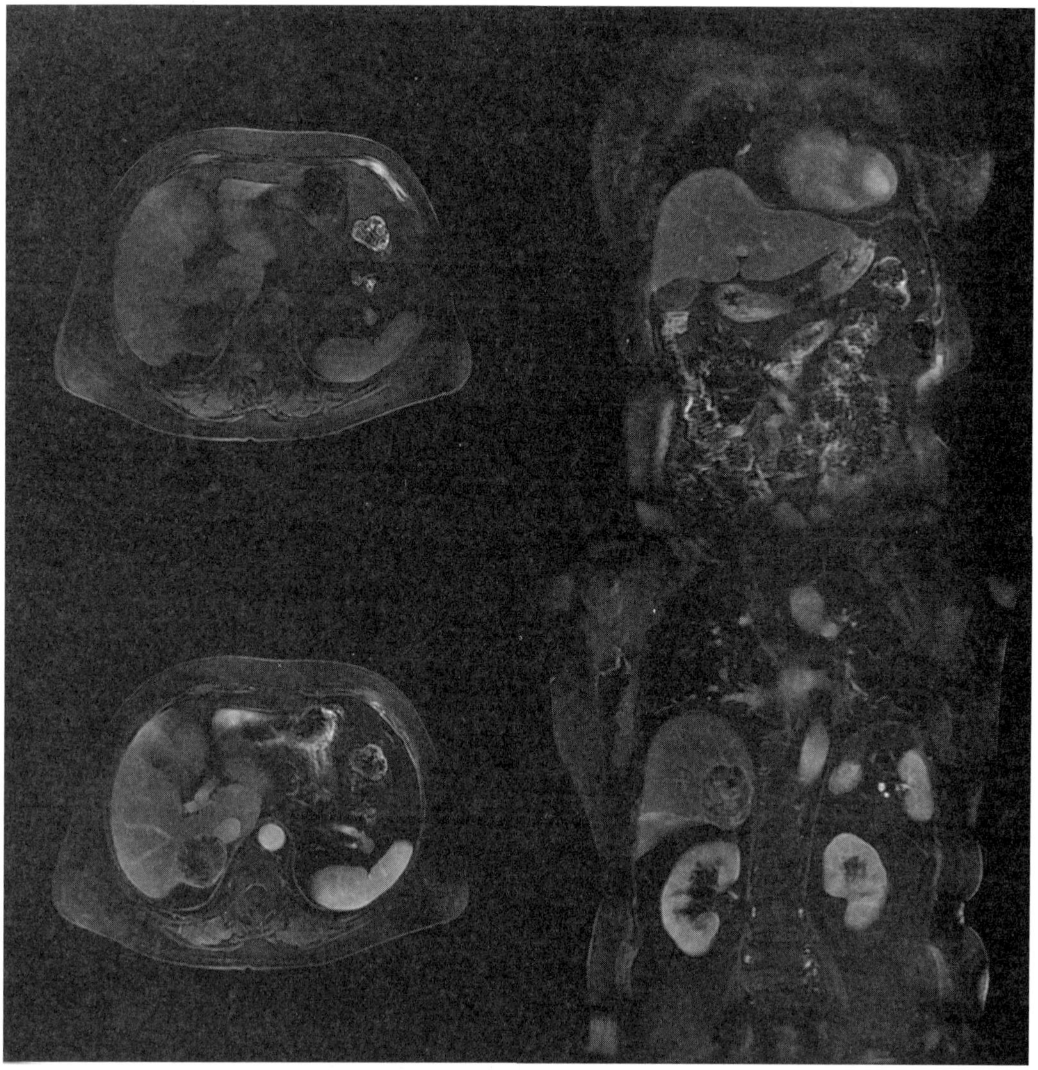

病例 36 图 2　上腹部（肝胆胰脾）CT 平扫 + 平扫后增强

患者腹部刀口无菌敷料覆盖，腹带加压包扎。持续腹腔引流上管、腹腔引流下管接引流袋引出少量淡血性液，均给予妥善固定，引流管口暂未见明显渗血渗液。患者右侧手腕处有一 1cm × 3cm 表皮剥脱，给予碘伏消毒，无菌敷料覆盖；右侧上臂内侧有大面积皮肤瘀紫（病例 36 图 3），皮温高；左侧大腿根部内侧、双侧髋部皮肤紫红，皮温高，已做标记，给予百多邦外涂；左侧大腿有一 1cm × 2cm 水泡，给予透明敷贴保护；原左侧股动脉置管处无菌敷料覆盖，未见明显渗血渗液，患者全身水肿明显，四肢给予抬高。

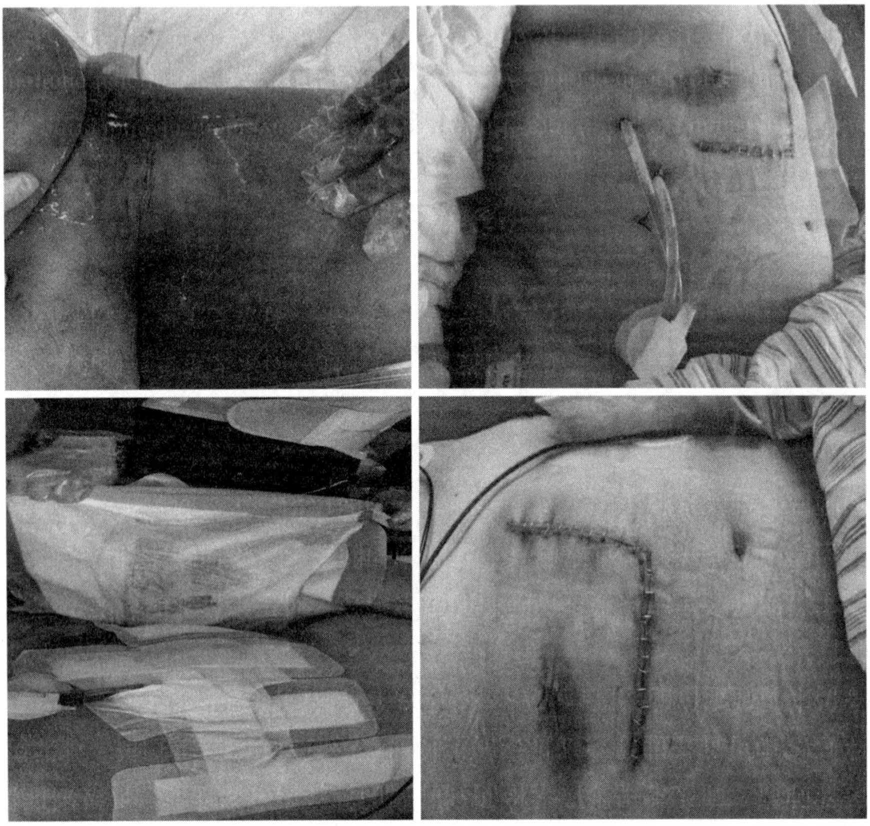

病例 36 图 3　患者术后出现大面积皮下瘀斑、脂肪液化

术后多学科会诊讨论分析患者病情：①患者术中出血量大，术后创面持续渗血较多，结合 PICCO 数据提示低容、高阻、低心排状态，患者 Cushing 综合征病史较长，长期高动力循环状态，GEDI 目标值应较高，暂设定为 700 ～ 800ml/m^2，今日再次联系去白悬浮红细胞 4U、病毒灭活冰冻血浆 400ml，冷沉淀 16U，充分补充血容量，提高携氧能力，改善凝血功能。②患者 PICCO 心指数低，昨日心超 LVEF ＞ 0.5，左室壁厚，心腔小，舒张功能降低，暂停强心治疗，着重保证容量，少量运用 β－受体阻滞药，控制目标心率至 70 次 / 分，保证左室舒张末期容积，提高心排，减少心肌耗氧。③患者高乳酸血症考虑为 A 型，L 乳酸血症，与患者围术期休克状态、外周灌注不足、高动力循环状态急剧转化、严重贫血导致组织无氧呼吸，乳酸生成增多，同时肝缺血，急性肾损伤导致乳酸排除减少相关，予以继续补液输血，应用少量 β－受体阻滞药改善微循环灌注，逐渐纠正高乳酸血症。④患者急性肾损伤，无尿状态，注意避免使用肾毒性药物，密切关注肾功能。⑤患者皮质醇增多症腺瘤切除术后，围术期，应激状态，继续静脉应用氢化可的松，并注意电解质管理。⑥患者多发肋骨骨折，休克、液体复苏时间较长，免疫力较低，潜在脱机困难，注意与家属沟通潜在风险。⑦患者既往 DVT，下腔静脉滤器植入病史，应抗凝治疗，但患者当前仍有活动性出血，综合风

险获益，暂不行抗凝治疗。⑧注意患者生命体征变化，定期复查血气，观察血液指标变化，出现异常及时对症处理。⑨ PICCO 数据受患者股动脉波形影响，结果注意与心超及患者状态结合综合判断。

病例36表3　部分化验指标动态变化

日期	9.15	9.16	9.17	9.19	9.19	9.20	9.21	9.22	9.23	9.25	9.27
谷丙转氨酶（U/L）	52	–	5825	2942	2950	1911	1213	–	528	208	134
谷草转氨酶（U/L）	20	–	7115	990	986	292	119	–	73	46	48
白蛋白（g/L）	–	–	34	31.3	31.3	31.5	27.5	–	25.1	27.3	31.5
直接胆红素（μmol/L）	2.7	–	10.2	9.3	9.4	8	6.8	–	3.5	4.8	5.1
尿素氮（mmol/L）	6	–	12.1	23.9	24.1	22.9	17.5	–	21.6	28.5	24.4
肌酐（μmol/L）	43	–	100	230	230	170	129	–	97	108	89
前降钙素（ng/ml）	–	–	8.75	8.7	–	2.92	1.97	–	–	0.45	0.24
IL–6（pg/ml）	–	–	145.1	59.22	33.85	16.1	–	–	–	4.18	8.79
NT–proBNP（pg/ml）	–	–	1390	4076	–	2642	1595	–	965.9	490	263
D–二聚体（μg/ml）	–	5.44	5.1	7.12	–	8.82	–	9.79	10.39	–	16.9
纤维蛋白原（g/L）	–	24	19.23	28.46	–	34.3	–	37.7	46.78	–	87.5

术后第 27 天复查胸、腹部 CT 片示感染病灶明显吸收，腹部无肠梗阻征象，病情平稳，出院。出院诊断：①失血性休克；②右侧肾上腺肿瘤 右侧肾上腺腺瘤切除术+肝部分切除术；③库欣综合征；④肾上腺危象；⑤重度骨质疏松伴病理性骨折；⑥高血压（3 级，很高危）；⑦右下肢静脉滤网置入术后；⑧心律失常 阵发性房颤；⑨重症肺炎；⑩呼吸衰竭；⑪心力衰竭；⑫急性肾损伤；⑬急性肝衰竭；⑭胸腔积液；⑮心包积液；⑯凝血功能障碍；⑰皮肤软组织感染；⑱高乳酸血症；⑲电解质紊乱；⑳腰椎术后；㉑肝占位；㉒副鼻窦炎（真菌感染）。

后继续予醋酸泼尼松 30mg/d 口服，并嘱门诊随诊调整糖皮质激素用量。1 个月后随访，病情明显好转，醋酸泼尼松口服剂量调整为 15mg/d。

三、病例讨论

患者女性，65 岁，因“面容改变 8 年，发现右侧肾上腺肿物 1 个月”入院。患者术前病史较长，长期未能明确诊断。先后出现感染、血栓、骨质疏松、骨折等多系统病变。术中发现右侧肾上腺一大小约 5cm × 6cm 肿物，位置较高，与肝脏粘连，创面渗血明显，无法分离，中转开放手术，出血量较大。术后患者先后出现高乳酸血症、肺部感染伴发热、双侧胸腔积液、肝功能损害、肾功能不全、凝血机制异常、消化道出血等并发症，考虑存在肾上腺危象。先后给予深静脉置管、静脉营养支持、抗感染、保肝、成分输血等综合治疗。持续给予静脉糖皮质激素支持治疗。中华医学会内分泌学分会发布的《库欣综合征专家共识》（2011 年）建议，肾上腺性库欣综合征患者可于术前 30 分钟静脉滴注氢化可的松 100mg，肿瘤切除后再给予氢化可的松 100mg，维持血清皮质醇水平，避免发生急性肾上腺皮质功能减退，首日静脉滴注氢化可的松 200 ~ 300mg，之后每天逐渐减量 50%。如减药过程中出现血压下降、心率增快、乏力加重、恶心、食欲明显下降时，应立即增加氢化可的松用量直至症状好转。库欣患者极易出现伤口感染和愈合不良，与本病胶原合成障碍、蛋白质分解代谢增加及皮质激素抑制炎症反应有关。据报道伤口感染率为 4% ~ 12%。该患者术后出现大面积皮下瘀斑、脂肪液化，给与无菌敷料覆盖、腹带加压包扎、持续腹腔引流、营养支持、抗感染等全身综合支持治疗，刀口逐渐愈合。

四、病例点评

库欣综合征是最常见的肾上腺疾病，是由多种原因引起的以慢性高皮质醇血症为特征的临床综合征。肾上腺危象（adrenocorticalcrisis，AC）的临床表现具有非特异性，常累及多系统，主要包括神经系统、消化系统、循环系统、泌尿系统。循环系统主要症状为血压下降，严重时可出现脉搏细速、皮肤湿冷、休克等循环衰竭症状；消化系统主要表现为恶心、呕吐、腹痛、腹泻等；神经系统主要表现为意识模糊、烦躁不安、嗜睡、昏睡、谵妄甚至昏迷等意识障碍表现；泌尿系统主要表现为少尿、无尿、尿素氮升高。AC 为内科危重急症，Hahner 等研究估计其发病率为每 100 人年发生 5 ~ 17 例。该病进展迅速，尤其同时伴失血性休克者临床表现缺乏特异性，易误诊，后期易合并感染、出血、骨折等并发症。库欣综合征的慢性高皮质醇血症会导致相应的全身代谢紊乱。因此，全面的代谢调整及术后相关并发症的预防是保证手术成功及改善患者预后的关键。该患者术前存在病变定位的争议，术中手术困难、出血量大，术后出现肾上腺危象，先后合并高乳酸血症、肺部感染伴发热、双侧胸腔积液、肝功能损害、肾功能不全、消化道出血、凝血机制异常，为复杂重症库欣综合征。多学科会诊后给予深静脉置管、静脉营养支持、抗感染、保肝、成分输血等综合治疗，期间给与足量糖皮质激素替代、支持治疗，患者最终转危为安。总之，库欣综合征的围术期处理有其特殊性，应加强对本病的认识及预判，早期诊断并及时予包括糖皮质激素替代治疗在内的综合治疗。内外科医师通力合作以保证手术及围手术期患者的安全。

（病例提供：刘福强　山东大学齐鲁医院）

（点评专家：董　明　山东大学齐鲁医院）

参考文献

[1]中华医学会内分泌学分会.库欣综合征专家共识（2011年）[J].中华内分泌代谢杂志，2012，28（2）：96-102.

[2]James W，Findling，Hershel Raff.Cushing’s Syndrom［J］.Endocrinol MetabClin NorthAm，2005，34（2）：293-309.

[3]Hahner S，et al.High incidence of adrenal crisis in educated patients with chronic adrenal insufficiency：a prospective study.J Clin Endocrinol Metab，2015，100（2）：407-416.

05

第五章 其他相关疾病

病例37 甲状腺异位肾上腺

一、病历摘要

（一）病史简介

患者女性，56岁。

主诉：发现左侧肾上腺占位1个月。

现病史：患者于2022年2月8日体检时发现左侧肾上腺占位，其泌尿系CT增强扫描示“左侧肾上腺多发病变，增强后无确切强化，高密度囊肿？印象：左侧肾上腺内外侧支各见一大小不等异常密度灶，边界清晰，内侧支大小约48mm×36mm，其内密度均匀，CT值约57HU，边缘见散在少许钙化影，增强后无确切强化；外侧支亦见一类椭圆形结节影，大小约29mm×15mm，上半部密度较内侧支病变相似，CT值约60HU，下半部呈相对低密度，CT值约29HU，增强后均无确切强化。”患者无发作性软瘫、乏力，查血钾不低，无脸变圆、多血质貌、皮肤紫纹、瘀斑，无发作性心悸、大汗、面色苍白。为求进一步诊治，门诊以“左肾上腺占位待查”收入院。患者自起病以来，精神状态良好，体力正常，食欲正常，睡眠正常，体重无明显变化，大小便正常。

既往史：甲状腺结节病史3年余，自诉定期复查，结节无明显变化（既往报告未见）。否认肝炎、结核、疟疾等传染病史，否认高血压、心脏病、糖尿病、脑血管疾病、精神疾病病史，否认手术、外伤史，否认输血史，否认药物、食物过敏史。

个人史：生于辽宁葫芦岛，2012年开始久居北京房山。无牧区、矿山、高氟区、低碘地区居住史。无化学性物质、放射物、毒物接触史，无毒品接触史。无吸烟、饮酒史。

家族史：父亲已故，生前患有糖尿病，母亲健在，有1兄1弟1姐2妹，1妹因淋巴瘤去世，余体健。家族中无传染病及相关遗传病史。

（二）体格检查

体温36.3℃，脉搏72次/分，呼吸18次/分，血压135/77mmHg，卧位血压105/70mmHg，立位血压110/80mmHg，身高159cm，体重68.5kg，BMI 27.1，腰围83cm，臀围105cm。发育良好，营养良好，表情自然，自主体位，神志清醒，查体合作。全身皮肤黏膜无黄染，无皮疹、皮下出血、皮下结节，毛发分布均匀，皮下无水肿，无肝掌、蜘蛛痣。甲状腺Ⅰ度肿大，质软，无压痛，未闻及杂音。心肺腹查体未见异常。

双下肢无凹陷性水肿。四肢肌张力无亢进。双侧膝、跟腱反射可引出，双侧足背动脉搏动可触及，双足压力觉、针刺痛觉、温度觉、音叉振动觉无减退。双侧 Babinski 征阴性。

（三）辅助检查

血生化：总胆固醇 6.36（3.10 ~ 5.95）mmol/L，甘油三酯 1.89（0.40 ~ 1.86）mmol/L，高密度脂蛋白胆固醇 1.22（0.9 ~ 2.0）mmol/L，低密度脂蛋白胆固醇 3.87（2.07 ~ 3.36）mmol/L。

甲状腺超声：①甲状腺左叶等回声结节（TI-RADS 3 类）；②甲状腺右叶海绵样结节（TI-RADS 2 类）；③甲状腺右叶极低回声结节（TI-RADS 4c 类），建议动态观察或进一步检查。

胸腹部 CT：①双肺上叶小结节，建议定期复查。②左侧肾上腺占位性病变，建议腹部 CT 增强扫描或 MRI 检查。③左肾低密度灶，考虑囊肿。

二、诊疗经过

患者入院后予内分泌科二级护理，低脂普食，完善相关检查及评估。

1. 常规检验　生化：钾 3.97mmol/L，钠 142mmol/L，钙 2.31mmol/L，磷 1.23mmol/L，白蛋白 42.6g/L，总胆固醇 6.27mmol/L，甘油三酯 2.63mmol/L，低密度脂蛋白胆固醇 4.40mmol/L。骨代谢：骨钙素 18.75ng/ml，甲状旁腺素 23.41pg/ml，25- 羟基维生素 D_3 8.9ng/ml，P1NP 65.68 μg/L，β－胶联降解产物 0.869ng/ml。快速微量尿白蛋白 / 肌酐 7mg/g。全血糖化血红蛋白 5.8%。甲功七项：甲状腺素 81.7nmol/L，三碘甲状腺原氨酸 1.66nmol/L，游离三碘甲状腺原氨酸 5.17pmol/L，游离甲状腺素 16.07pmol/L，促甲状腺激素 0.58mU/L，甲状腺过氧化物酶抗体 39.3U/ml，抗甲状腺球蛋白抗体 19.3U/ml。血尿便常规、凝血功能、血清四项、性腺六项、肿瘤标志物未见明显异常。

2. 常规检查　甲状腺超声：甲状腺大小形态尚可，右叶近峡部可见一低回声结节，大小约 0.5cm × 0.4cm × 0.5cm，边界清楚，形态规则，纵横比＞ 1，周边可见弧形钙化，CDFI 示其内未见血流信号；峡部可见一低回声结节，大小约 0.5cm × 0.3cm × 0.4cm，边界清楚，形态规则，CDFI 示其内未见血流信号；余腺体回声均匀，CDFI 显示腺体内血流信号未见异常。双颈部未见明显异常淋巴结。肺部 CT：双肺上叶小结节，建议定期复查。

3. 肾上腺占位良恶性及功能评估　该患者的左侧肾上腺占位系体检时发现，无相关自觉症状，属于肾上腺意外瘤。根据 2016 年欧洲内分泌学会（ESE）和欧洲肾上腺肿瘤研究网络（ENSAT）联合制定的肾上腺意外瘤管理指南，需对肾上腺意外瘤进行良恶性评估及功能评估。

（1）良恶性评估：肾上腺良性腺瘤的特征包括：①形态：类圆形、轮廓光滑、边界清晰；②大小：直径＜ 4cm，单侧病变；③密度：均匀，平扫 CT 值＜ 20HU；④核磁信号：T_1 和 T_2 加权序列显示均匀一致、与肝脏等信号强度；⑤核磁同反向位：有脂质化学位移证据。根据该患者外院的肾上腺 CT 结果：其左侧肾上腺内侧支占位大小 48mm × 36mm，CT 值约 57HU，边缘见散在少许钙化影；外侧支占位大小 29mm × 15mm，上半部 CT 值约 60HU，下半部 CT 值约 29HU，两占位增强后均无确切强化。入科后完善肾上腺 MRI 示（病例 37 图 1）：左侧肾上腺见截面大小约 33mm × 55mm 以下多个类圆形稍长、稍短 T_1，稍短、长 T_2 信号，DWI 呈等、稍高信号，反相位图像病变信号未见降低，动态增强扫描示病变皮质期呈环形强化，皮髓质期持续强化，病灶中央未见强化。肝门、肾门及所见腹膜后未见异常增大淋巴结影。印象：左侧肾上腺多发无血供病变，考虑良性，肾上腺囊肿 / 血肿可能。根据上述影像学表现，该占位为类圆形、边界清晰，直径＞ 4cm，平扫 CT 值＞ 20HU，内部信号不均，乏血供乏脂质成分的腺瘤（囊肿 / 血肿可能），考虑良性可能性大。

（2）功能评估：查卧位肾素 1.4 μ U/ml，醛固酮 4.4ng/dl，ARR 3.1；立位 2h 肾素 3.6 μ U/ml，醛固酮 7.3ng/dl，ARR 2.0；立位 4h 肾素 5.7 μ U/ml，醛固酮 10.6ng/dl，ARR 1.9，结合患者无肢体软瘫，无高血压、低血钾，可除外原发性醛固酮增多症。查 ACTH–F 节律示：ACTH 0am–8am–4pm：6.69–6.56–6.98pmol/L；F 0am–8am–4pm：202.38–304.85–153.37nmol/L，0AM 血清皮质醇增高，ACTH–F 节律紊乱。行午夜 1mg 地塞米松抑制试验后 ACTH：6.58pmol/L，F 27.33nmol/L，结合患者无库欣貌等，可除外亚临床库欣综合征。患者无“4P”症状，查 MNs：3–MT ＜ 24pmol/L，血甲氧基肾上腺素 74.5 pmol/L，甲氧基去甲肾上腺素 110.6pmol/L，可除外嗜铬细胞瘤。查睾酮 0.9nmol/L，雌二醇＜ 43.31pmol/L，孕酮 1.69nmol/L，泌乳素 8.19 μ g/L，DHEA–SO4：201 μ g/dl，结合患者无难治性高血压、顽固性低血钾，无进行性消瘦等，可除外肾上腺皮质癌。

根据上述检查结果，初步考虑诊断：“①左肾上腺无功能瘤；②甲状腺多发结节；③血脂紊乱；④维生素 D 缺乏；⑤双肺结节。”根据 2016 年欧洲肾上腺意外瘤管理指南中“考虑进行手术的肾上腺肿块管理流程”，该患者系单侧肾上腺占位，放射性检查提示了良性特征（类圆形、轮廓光滑、边界清晰）但肿瘤直径＞ 4cm，需要考虑手术治疗。与患者详细沟通后，建议其转至泌尿外科进一步治疗。患者于 2022 年 3 月 28 日在泌尿外科行后腹腔镜下左侧肾上腺肿瘤切除术。术后病理（常规）示：送检（左）肾上腺组织，大小 5.5cm × 4.5cm × 1.2cm，周围附部分脂肪组织，肾上腺切面见一囊腔，大小 5cm × 4cm × 0.6cm，内容物流失，壁厚 0.2cm，光滑，局灶钙化；周围肾上腺组织金黄色，质中。病理染色结果（病例 37 图 2）：（左）肾上腺组织中见甲状腺滤泡结构，细胞温和，分化良好，局部呈囊性，不除外甲状腺滤泡性肿瘤转移的可能，因文献中有报道肾上腺内异位甲状腺，本例肾上腺组织内甲状腺滤泡结构、形态

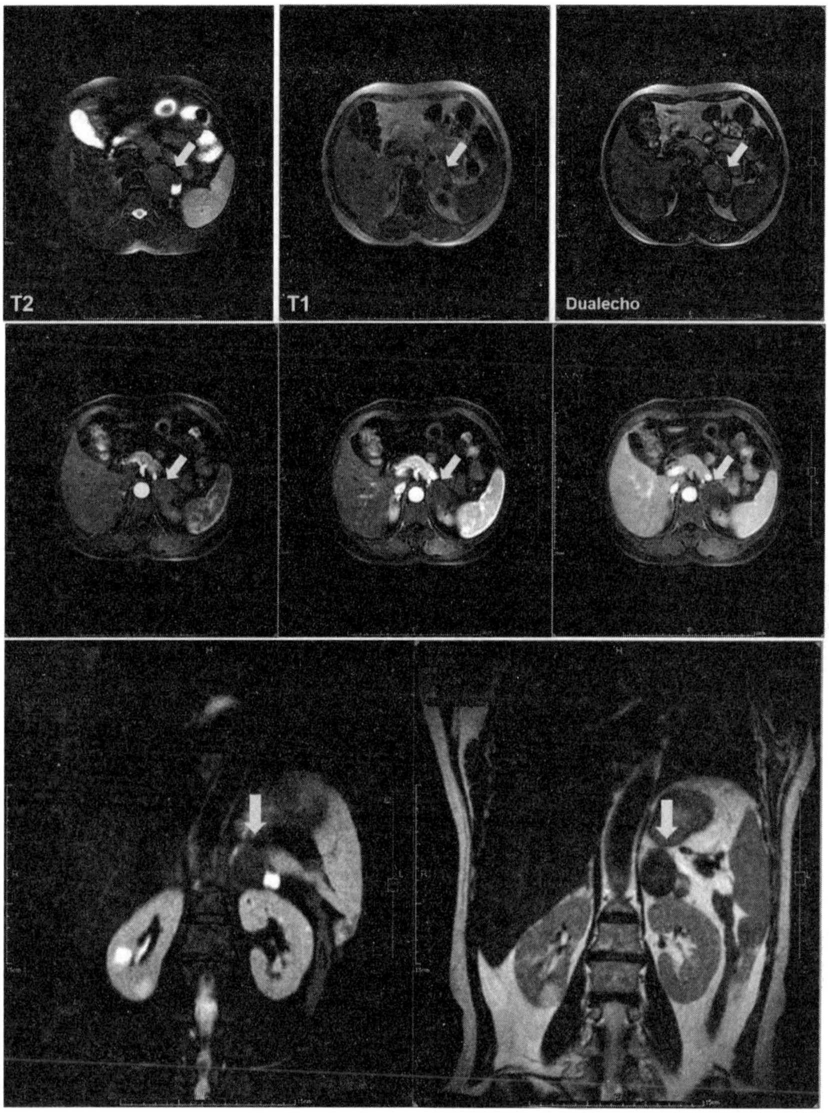

病例 37 图 1　肾上腺磁共振平扫 + 动态增强

温和，亦不除外异位甲状腺组织，请结合临床。肿瘤免疫组化结果（病例 37 图 3）：Galectin-3（局灶 +），Melan-A（肾上腺 +），PAX-8（+），TG（局部 +），Inhibin-α（肾上腺 +），TTF-1（+）。肿瘤分子病理检查结果：*KRAS*（未见突变），*NRAS*（未见突变），*BRAF*（未见突变），*TERT*（未见突变），*HRAS*（未见突变），*RET*（未见突变）。结合患者异位甲状腺组织病灶形态学异型性不明显、无肿瘤破坏性生物学行为，且甲状腺癌分子标志物如 *RAS* 基因、*RET* 基因等均未见突变，因此考虑为肾上腺内异位甲状腺可能性大。同时，患者有多发甲状腺结节，右叶近峡部一低回声结节大小约 0.5cm × 0.4cm × 0.5cm，边界清楚，形态规则，纵横比＞ 1，周边可见弧形钙化，其内未见血流信号；峡部一低回声结节大小约 0.5cm × 0.3cm × 0.4cm，边界清楚，形态规则，CDFI 示其内未见血流信号；余腺体回声均匀，CDFI 显示腺体内血流信号未见异常。双颈部未见明显异常淋巴结。根据中华医学会内分泌学分会等 2023 年发布的第 2 版《甲状腺结节和分化型甲状腺癌诊治指南》指南，进行结节超声征象的危险性分类，其右叶近峡部低回声结节的 C-TIRADS 分值 2 分，属于 C-TIRADS-4B，恶性率为 10% ~ 50%；其峡部低回声结节，C-TIRADS 分值 1 分，属于 C-TIRADS-4A，恶性率为 2% ~ 10%。为进一步排除甲状腺滤泡性肿瘤转移至肾上腺的可能，对右叶近峡部的低回声结节进行细针穿刺，病理常规示：涂片查见少量退变的滤泡上皮细胞，并可见纤维素样物，以良性病变可能性大（Bethesda 分类 2 类）。穿刺组织行基因检测示：*BRAF*（*V600E*）未见突变。综上，患者无甲状腺滤泡性肿瘤及其向肾上腺转移的证据，故最终考虑诊断：左肾上腺内异位甲状腺。

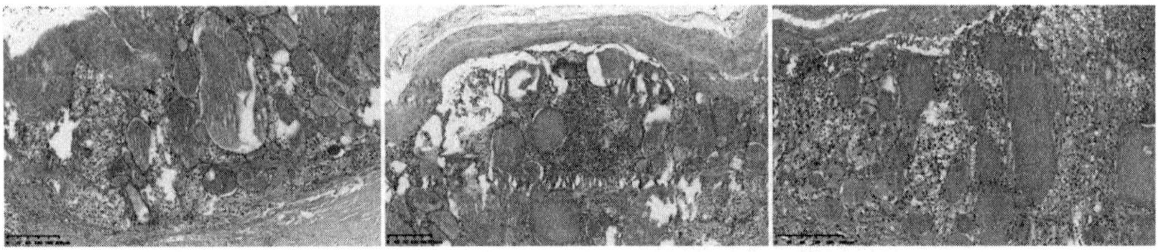

病例 37 图 2　病理诊断（HE 染色）

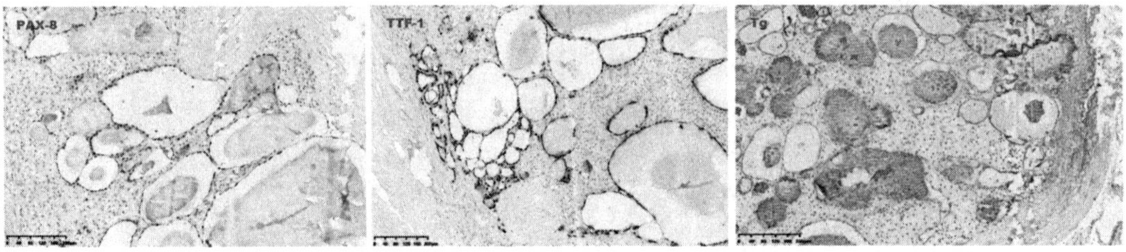

病例 37 图 3　PAX-8、TTF-1、Tg 免疫组化染色

三、病例讨论

该患者为中年女性，因左肾上腺意外瘤入院，既往无高血压、低血钾、糖代谢异常等病史。根据 2016 年欧洲内分泌学会（ESE）和欧洲肾上腺肿瘤研究网络（ENSAT）联合推出的肾上腺意外瘤管理指南，对肾上腺意外瘤进行了良恶性评估及功能评估。该患者肾上腺意外瘤为单侧病变，形态为类圆形，边界清晰，CT 值 29 ~ 60HU，较大者直径 3.3cm × 5.5cm，核磁信号不均一，呈环形强化，反相位信号未减低，为一乏脂、乏血供的良性腺瘤，血肿或囊肿可能性大。患者无高血压、低血钾，无脸变圆、皮肤紫纹、瘀斑、向心性肥胖，无典型“4P”症状，无进行性消瘦等，过夜 1mg 地塞米松抑制试验后皮质醇可被抑制，醛固酮 / 肾素比值、血甲氧基肾上腺素 / 甲氧基去甲肾

上腺素、睾酮及硫酸脱氢表雄酮均正常，考虑为无功能瘤。根据 2016 年欧洲肾上腺意外瘤管理指南中“考虑进行手术的肾上腺肿块管理流程”，该患者系单侧病变，影像虽提示了良性特征（类圆形、轮廓光滑、边界清晰）但肿瘤直径＞ 4cm，需要考虑手术治疗。故建议患者转至泌尿外科进一步行手术治疗。

患者术后常规进行了病理检测，意外的是，其肾上腺意外瘤病理显示存在甲状腺滤泡结构，细胞温和，分化良好，局部呈囊性。免疫组化结果显示：Galectin-3（局灶 +），Melan-A（肾上腺 +），PAX-8（+），TG（局部 +），Inhibin-α（肾上腺 +），TTF-1（+）。上述标志物中，甲状腺球蛋白（TG）是肾上腺滤泡上皮细胞分泌的大分子蛋白；Galectin-3 是一种半乳糖结合蛋白，有调节细胞生长与分化、细胞黏附、细胞凋亡和血管形成的作用，并参与肿瘤细胞的侵袭和转移。Galectin-3 在甲状腺良性病变中表达微弱且为局灶性，在甲状腺乳头状癌和滤泡癌中表达增强；TTF-1 是在甲状腺滤泡细胞细胞核及细胞质中共表达的一种特异性抗原，能激活多种甲状腺特异性蛋白基因的转录，对甲状腺组织的分化、维持甲状腺细胞的表型及对靶基因的表达起重要调控作用；PAX-8 是肾系转录因子家族中的一员，在甲状腺滤泡细胞细胞核及细胞质中共表达，且在甲状腺中 PAX-8 作为一种特异性转录因子，与 TTF-1 一起调控甲状腺滤泡细胞的终末分化并维持其功能。有研究显示，TTF-1 和 PAX-8 的低表达与甲状腺癌的侵袭性有关。因此，该患者肾上腺腺瘤中出现 Galectin-3、PAX-8、TTF-1 及 TG 的表达，有两种可能性：一是甲状腺滤泡性肿瘤转移至肾上腺，另一种是肾上腺内异位了正常甲状腺。为进一步鉴别，对肾上腺意外瘤组织行基因检测，结果显示：*BRAF*（*V600E*）、*KRAS*、*NRAS*、*TERT*、*HRAS*、*RET* 等与甲状腺癌相关的驱动基因均未见突变。因此，考虑肾上腺内异位了正常甲状腺可能性大。由于患者甲状腺超声示：甲状腺右叶近峡部可见一低回声结节，大小约 0.5cm × 0.4cm × 0.5cm，边界清楚，形态规则，纵横比＞ 1，周边可见弧形钙化，CDFI 示其内未见血流信号；峡部可见一低回声结节，大小约 0.5cm × 0.3cm × 0.4cm，边界清楚，形态规则，CDFI 示其内未见血流信号；余腺体回声均匀，CDFI 显示腺体内血流信号未见异常。双颈部未见明显异常淋巴结。根据中华医学会内分泌学分会等 2023 年发布的第 2 版《甲状腺结节和分化型甲状腺癌诊治指南》对上述 2 个结节的超声征象进行危险性分类，其右叶近峡部低回声结节属于 C-TIRADS-4B，其峡部低回声结节属于 C-TIRADS-4A。为了排除甲状腺滤泡性肿瘤转移至肾上腺的可能，对恶性度相对较高的右叶近峡部低回声结节进行细针穿刺抽吸细胞学检测，病理显示涂片查见少量退变的滤泡上皮细胞，并可见纤维素样物，以良性病变可能性大（Bethesda 分类 2 类）。对穿刺细胞行基因检测，结果显示，*BRAF*（*V600E*）未见突变。结合该结节边界清楚、形态规则，无明确侵犯征象，其弧形钙化提示病史相对较长，且患者自诉多次查甲状腺超声未见结节增长，因此，考虑该结节良性可能性大。尽管该患者肾上腺病理结果中 Galectin-3 的表达可能提示甲状腺乳头状癌或滤泡癌，但囊性、囊液胶质成分会影响 Galectin-3 的染色结果，只有 Galectin-3 强阳性时才有意义，且病理结果未显示甲状腺乳头状癌或滤泡癌等特征性形态变化。综上，目前考虑该患者的肾上腺意外瘤内为异位的正常甲状腺组织，而非甲状腺肿瘤转移至肾上腺。但由于该结节存在恶变风险，故仍需定期复查甲状腺结节超声、动态监测甲状腺功能、Tg 等指标，若出现结节进行性增大等，可进一步行甲状腺结节穿刺明确性质，必要时复查肾上腺 CT、完善全身核素 ^{131}I 扫描协助判断。

甲状腺胚胎发育过程中甲状腺起源于内胚层，胚胎第 4 周初在第 1、2 咽囊之间咽腹侧中线的内胚层增生形成甲状腺始基，后经甲状舌管向下移行，第 7 周时下降到颈部气管第 2 ~ 4 软骨环前方后鳃体位置，部分后鳃体细胞迁至甲状腺内分化为滤泡旁细胞。肾上腺皮质起源于中胚层，在胚胎第 4 周时生殖嵴和肠背系膜之间的腹膜上皮增厚形成原发性皮质，第 7 周时腹膜上皮又产生新的体积较小的嗜碱性上皮与原发性皮质共同构成继发性皮质。因此，甲状腺与肾上腺在胚胎发育过程并无交叉，即肾上腺内异位甲状腺用现有胚胎学理论无法解释。有学者认为其发生机制与生殖干细胞异位迁移，或 TTF-1、TTF-2 和 PAX-8 表达失常有关，但确切机制待进一步研究。

异位甲状腺是一种罕见疾病，发生率为 1/30 万 ~ 1/10 万，系甲状腺在胚胎发育和下移过程中发生异常所致，常见的发病部位为舌根部，其次发生在颈部，少数发生在心脏、脊髓和腹腔等部位，出现在膈肌以下部位如肝脏、十二指肠、胆囊等少见。自日本学者 Tsujimura 等 1996 年首次报道以来，全世界不断有病例报道，目前总共不到 20 例。就目前报道病例来看，女性患者占比明显高于男性，发病中位年龄约 50 岁，临床症状不明显，常为体检时偶然发现。体积较大时可压迫周围脏器引起相应症状，也可出血囊性变体积骤然增大引起疼痛，个别患者有腰背痛的症状。因组织来源一致，异位甲状腺腺瘤的影像学特征与正常甲状腺腺瘤有相似之处，表现为非特异性囊性肿物，边界清，血流稍丰富。CT 平扫大多数呈稍低密度，但一般较普通囊肿高。MRI 平扫 T_1WI 呈低信号，T_2WI 呈高信号，边界较清，压脂不明显，亦可发生钙化、囊变或坏死。增强扫描实性部分呈明显不均匀强化。核素 ^{131}I 扫描会出现病灶核素浓聚，有助于异位甲状腺病变的诊断。病理检查可见甲状腺滤泡样结构，滤泡腔内含嗜酸性胶样物质，腔缘缺乏正常甲状腺吸收空泡，上皮为单层立方状上皮，无小叶状结构，部分区域滤泡与肾上腺皮质混杂分布。部分扩张囊腔有胆固醇结晶及泡沫细胞。大部分病例细胞核无异型性，部分病例囊壁被覆细胞核有甲状腺乳头状癌特征，但未见砂砾体，囊肿外壁为薄层纤维血管组织，偶见平滑肌。Tg、TTF-1、PAX-8 等免疫染色阳性细胞提示甲状腺滤泡上皮细胞来源。对降钙素的免疫组化标记显示，异位甲状腺组织中无滤泡旁细胞。*BRAF*、*K-RAS*、*N-RAS*、*H-RAS* 等基因突变未见。

此外，异位甲状腺分为迷走甲状腺和副甲状腺两类。前者颈前正常位置甲状腺缺如而身体其他部位出现甲状腺组织，占 70% ~ 75%，组织学结构与正常甲状腺无差别，此时异位甲状腺为体内甲状腺激素唯一来源，但其整体功能往往不足，可伴有先天性甲状腺功能减低；后者颈部正常部位存在甲状腺而身体其他部位也出现甲状腺组织，占25% ~ 30%。本患者的异位甲状腺分类属于后者。对于异位甲状腺的临床干预方案，需由发生部位、临床症状、组织学形态及甲状腺功能等综合决定。对于不能明确性质的肿物应加强病史的询问，重视术中冰冻病理检查的应用，以减少对该病的误诊、误治。

四、病例点评

肾上腺内异位甲状腺是一种罕见疾病，需要与肾上腺囊肿（包括内皮囊肿，假性囊肿，寄生虫囊肿，上皮囊肿等）、肾上腺畸胎瘤、嗜铬细胞瘤等鉴别。肾上腺内异位甲状腺缺乏特异性临床表现和敏感的影像学检查，在诊治过程中需要慎之又慎。若将肾上腺异位甲状腺误诊为甲状腺滤泡性肿瘤转移，会导致甲状腺切除等“过度治疗”；若将甲状腺滤泡性肿瘤转移误诊为肾上腺异位甲状腺，又会延误甲状腺癌的治疗、错失最佳治疗机会。

该患者为左肾上腺意外瘤合并甲状腺多发结节。意外瘤经评估考虑为良性可能性大的无功能瘤，病理结果提示腺瘤中含甲状腺滤泡上皮细胞成分及其特征标志物，基因检测结果无甲状腺癌相关驱动基因的表达。进一步对甲状腺结节进行细针穿刺及病理检测提示结节为良性病变可能，因此考虑为正常甲状腺异位至肾上腺，即甲状腺发育异常所致。同时，在该患者的诊治过程中，除内分泌科外，还涉及泌尿外科、介入超声科、病理科等，可以看出多学科团队合作的重要性。多学科团队（MDT）针对患者不同阶段的诊治开展密切合作，对确定最佳治疗策略尤为重要。

（病例提供：李　冰　尹雅琪　中国人民解放军总医院第一医学中心）

（点评专家：吕朝晖　中国人民解放军总医院第一医学中心）

参考文献

[1]Fassnacht M，Arlt W，Bancos I，et al.Management of adrenal incidentalomas：european society of endocrinology clinical practice guideline in collaboration with the european network for the study of adrenal tumors [J].Eur J Endocrinol，2016，175（2）：G1–G34.

[2]中华医学会内分泌学分会，中华医学会外科学分会甲状腺及代谢外科学组，中国抗癌协会头颈肿瘤专业委员会，等.甲状腺结节和分化型甲状腺癌诊治指南（第二版）[J].中华内分泌代谢杂志，2023，39：181–226.

[3]Klubo–Gwiezdzinska J，Manes RP，Chia SH，et al.Clinical review：ectopic cervical thyroid carcinoma––review of the literature with illustrative case series[J].J Clin Endocrinol

Metab，2011，96（9）：2684–2691.

[4]Rawitzer J，Kapakoglou A，Walz MK，et al.Ectopic thyroid tissue in the adrenal gland：a case report and review of the literature[J].Pathologe，2020，41（2）：177–1780.

[5]Hagiuda J，Kuroda I，Tsukamoto T，et al.Ectopic thyroid in an adrenal mass：a case report[J].BMC Urol，2006，6：18.

病例38　RAAS相关假性醛固酮减少症2型

一、病历摘要

（一）病史简介

患者男性，17 岁。

主诉：体检发现血钾升高 10 天。

现病史：患者于入院前 10 天因拟行“双眼斜视”矫正手术于外院术前检查，示血钾 6.4mmol/L，予补液、利尿等治疗（具体药物不详）后复查血钾 5.92mmol/L、pH 7.34、实际碳酸氢根 17.8mmol/L，无多尿、烦渴、四肢无力、胸闷、呼吸困难等不适。今为进一步诊治，门诊拟“高钾血症原因待查”收住入院。患者自发病以来，精神、睡眠、食欲尚可，二便如常，近 1 年体重无变化。

既往史：5 年前曾因身材矮小于外院行“生长激素”治疗（具体不详）半年，家族中无发现高钾血症。否认高血压、糖尿病等慢性病史，否认乙肝、结核等传染病史。

家族史：父亲有“高血压病、甲状腺功能亢进症”，病史 1 年，余家族史无特殊。

（二）体格检查

体温 37.0℃，脉搏 73 次 / 分，呼吸 17 次 / 分，血压 129/80mmHg，身高 157cm，体重 46kg，BMI 18.6。神志清楚，体型偏瘦，双肺呼吸音清，未闻及干湿性啰音。心率 73 次 / 分，律齐，未闻及病理性杂音。全腹软，无压痛及反跳痛，肝脏右肋下、剑突下未触及。双肾未触及，双侧肾区无叩击痛，未闻及血管杂音。肠鸣音正常，4 次 / 分，双下肢无水肿。外生殖器发育正常。

（三）辅助检查

尿常规：尿比重 1.032，pH 6.0。生化全套：钾 5.67mmol/L，钠 141.6mmol/L，氯 109.8mmol/L，钙 2.28mmol/L，镁 0.81mmol/L，磷 1.70mmol/L，碳酸氢盐 19.2mmol/L，阴离子间隙 18mmol/L，渗透压 291mOSM。血气分析：pH 7.311，碳酸氢离子浓度 18.4mmol/L，标准碳酸氢根 19.0mmol/L。血乳酸 1.05mmol/L。24 小时尿电解质：钾 9.9mmol，钠 146.3mmol，钙 3.6mmol，镁 2.85mmol，24h 尿量 1.5L。血 ACTH 35.04（7.2 ～ 63.3）pg/ml。血皮质醇昼夜节律：（8am）537.90nmol/L，（4pm）293.00nmol/L，（0am）271.30nmol/L。立位肾素 4.202（4.4 ～ 46.1）μU/ml、醛固酮 11.50（0.0 ～ 35.3）ng/dl、ARR 2.74。24h 尿醛固酮 1.18（1.19 ～ 28.1）μg。

24h 动态血压：全天 24 小时平均血压 138/82mmHg，白天平均血压 142/85mmHg，夜间平均血压 115/64mmHg，全天血压趋势呈杓型血压。腹部彩超：未见明显异常声像。

心脏彩超：房室大小及 LVEF 值正常范围。双侧肾上腺 CT 平扫＋增强：双侧肾上腺未见明显异常。骨龄片：腕关节左手骨龄片相当于 16 ~ 17 岁。

二、诊疗经过

本病例为年轻男性，以肾功能正常的持续性高钾血症合并高血压为主要临床表现，24h 尿电解质提示尿钾排出减少，且存在阴离子间隙正常的代谢性酸中毒，血醛固酮分泌相对减少。

结合患者病史及检查结果，可排除细胞内钾离子释放增加导致的高钾血症，如假性高钾血症、创伤、肿瘤溶解综合征及服用药物（钙调磷酸酶抑制剂，如环孢素或他克莫司；β－受体阻滞药）等。患者尿钾排泄减少，故高钾血症应考虑肾性钾分泌减少所致。尿钾排泄减少的原因有：

1．各类急慢性肾脏病，急性肾脏病多合并细胞内钾离子释放增加，而慢性肾脏病多合并尿少、高钾饮食或晚期肾衰竭，与患者不符。

2．有效动脉血容量减少　因消化道或肾脏失水，或心力衰竭和晚期肝硬化导致组织容量减少，在心衰患者中还可能因使用 ACEI 类药物诱发高钾血症，患者心功能及肝功能均正常，可排除。

3．醛固酮反应降低　见于：①使用醛固酮受体拮抗剂：螺内酯、依普利酮及阻滞集合管主细胞顶端膜钠通道（ENaC）的药物阿米洛利或氨苯蝶啶，患者无相关用药史；②电压依赖型 RTA：为连接小管和皮质集合管中主细胞的钠离子重吸收受损，氢离子和钾离子分泌均减少，多与尿路梗阻、狼疮性肾炎、镰状细胞病及肾脏淀粉样变性相关，但醛固酮水平通常正常或偏高，尿 pH ＞ 5.5；③ 1 型假性低醛固酮症：特征为醛固酮抵抗，属于罕见遗传病。若为常染色体隐性遗传，主要影响集合管 ENaC；若为常染色体显性遗传，影响醛固酮受体 MR；通常血 PRA 和醛固酮浓度较高，临床表现为低钠、低血容量及高钾；与患者不符。

4．醛固酮分泌减少　①低肾素型低醛固酮血症：可见于糖尿病肾病、非甾体类抗炎药、急性肾小球肾炎引起急性容量扩张；②药物：可见于血管紧张素转化酶抑制药、直接肾素抑制药和使用肝素；③原发性肾上腺皮质功能减退或危重症状态；以上均与患者病史和表现不符；④先天性孤立性低醛固酮症：a．醛固酮合成酶（*P450c11as*）基因缺陷，导致单纯性低醛固酮症，多于儿童起病，反复低血容量、低钠及生长迟滞；b．21－羟化酶（*P450c21*）基因缺陷：导致皮质醇低下伴不同程度男性化，ACTH 升高；与患者不符。⑤ 2 型假性低醛固酮血症（PHA2）：一种罕见的单基因遗传病，以肾功能正常的高血钾性高血压，代谢性酸中毒为主要临床表现，病变影响噻嗪敏感性 Na–Cl 协同转运体（NCC）导致远端小管对 NaCl 重吸收增加，减少了输送到皮质集合管泌钾、泌氢细胞的水、钠，从而减少了氢、钾排泄。与本例患者的表现较为符合。

本例患者外周血送检基因，发现 CUL3 杂合突变（2q36.2 Intron9 c.1377+1G＞A），患者父母亲均未检测到此致病突变，诊断“2 型假性低醛固酮血症（pseudohypoaldosteronism 2，PHA2）”，予口服氢氯噻嗪 25mg、1 次 / 日治疗，复查血钾 4.5 ~ 4.8mmol/L，酸中毒纠正，血压 120 ~ 130/80 ~ 90mmHg。

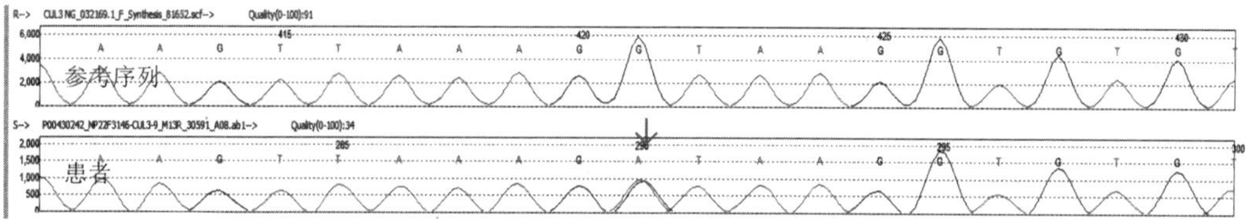

病例 38 图 1　患者检测的基因突变位点

三、病例讨论

2 型假性低醛固酮血症（pseudohypoaldosteronism 2，PHA2），又名 Gordon 综合征、家族性高血钾性高血压（familial hyperkalemic hypertension，FHHT），是一种罕见的单基因遗传病（MIM #145260），发病率不明。1964 年，Paver 和 Paulin 共同报道了第一个高血压、高血钾、肾功能正常的病例。Gordon R 随后报道了第二例，并指出其具有家族遗传性的特点。临床特点包括：高血压、高血钾、代谢性酸中毒（阴离子间隙正常）、肾功能正常、醛固酮或 PRA 偏低或处于正常低值，可能有家族史，还可伴有身材矮小。PHA2 的分子缺陷包括两种类型：丝 / 苏氨酸激酶（WNK1、WNK4）异常和降解 WNK1、WNK4 的蛋白异常：Cullin-3（CUL3）和 Kelch-3（KLHL3），这些异常主要引起肾脏远曲小管（DCT）上 Na-Cl 协同转运体（sodium-chloride cotransporter，NCC）对 Na^+ 的重吸收增加，因此，其临床表现与 NCC 病变导致 NaCl 重吸收障碍的 Gitelman 综合征互为镜像。导致以上相关临床表现的机制包括：高钾——远端小管对 NaCl 的重吸收增加，减少了输送到肾皮质集合管泌 K^+、泌 H^+ 细胞的 Na^+，减少了 K^+、H^+ 排泄;同时，远端小管对氯离子的渗透性增加减少管腔电负性，降低泌 K^+ 的驱动力，从而降低集合管细胞泌 K^+ 的能力；而且集合管钾通道的表达减少会进一步加重泌 K^+ 缺陷；高血压——NCC 通道的过度激活，增加了远端小管对 NaCl 的重吸收，导致细胞外液容量扩张；酸中毒——高钾促进细胞内 H^+ 向细胞外转移；皮质集合管对 H^+ 的排泄减少。NCC 为噻嗪类利尿剂的作用靶点，因此，治疗核心为饮食方面限制钠、钾摄入，同时口服噻嗪类利尿药，剂量一般选择能将血压降至正常的最小剂量。

本例患者为 CUL3 杂合突变，患者的父母亲均未检测到此致病突变。CUL3 是 CRLs（cullin-RING）类 E3 泛素连接酶的一种。泛素 - 蛋白酶体系统是生物体内不可或缺的环节，它通过调控细胞内蛋白的稳定性，参与多种生物学过程。在一系列泛素活化酶参与的级联反应中，底物蛋白被加上一个或多个泛素蛋白分子修饰后，进入蛋白酶体系统被降解。WNK1 和 WNK4 激酶在体内通过 WNK-SPAK/OSR1-NCC 通路激活 NCC。而 KLHL3 为 BTB（broad-complex，Tramtrack，Bric-a-brac）家族的成员，作为衔接蛋白与 CUL3 形成复合物，CUL3-KLHL3 复合物通过直接或间接的作用，影响 WNK4/WNK1 丰度，调控 NCC 通道的激活。目前报道的 CUL3 突变多为剪切突变，影响 9 号外显子的剪接位点，导致致病突变的表达产物缺少 9 号外显子，即 CUL3 Δ9，翻译后的 CUL3 蛋白缺少 403-459 氨基酸（Δ403-459），进而影响 CUL3 蛋白本身的类泛素化修饰或与 KLHL3 的相互作用。本例患者的突变位于 2q36.2 Intron9 c.1377+1G > A，为 9 号外显子剪接供体区域，因此属于 CUL3 Δ9 突变类型。CUL3 Δ9 的介导 PHA2 的可能机制：CUL3 Δ9 通过影响其自身及肾脏远曲小管细胞中 KLHL3 的降解，导致 WNK4 蓄积，引起 NCC 的过度激活。除了对 DTC 上 NCC 的影响，CUL3 Δ9 也可能通过作用于血管平滑肌细胞及内皮细胞引起血管硬化或血管舒张功能障碍影响血压。但 CUL3 Δ9 究竟是一种功能获得性突变还是功能缺失性突变仍存在争议，其中具体机制尚不明确。CUL3 Δ9 突变引起的 PHA2 往往比 WNK1/WNK4 突变表现更明显的表型异常，特点为早发的高血压，严重的高钾血症和代谢性酸中毒，伴有更明显的生长障碍。但此例患者为 CUL3 杂合突变，故临床表现可能不如其他报道的纯合突变病例典型。此病目前的长期预后情况不明。

四、病例点评

本病罕见，但临床工作中仍需对其提高警惕，尤其是对于肾功能正常的早发高血压合并高钾的患者，或有相关家族史的人群，或生长发育异常的青少年，需要尽早明确病因，及早干预，预防高钾血症可能造成的心搏骤停风险，减轻其他相关并发症的发生，改善预后。同时，建议对 PHA2 患者的亲属进行致病基因的分子遗传学检测，及早发现家系中症状隐匿的携带者，并预测家系中突变携带者的发病风险，为突变携带者遗传咨询和选择性生育提供信息。对于 CUL 3 突变的患者的日常随访，除了关注患者的血压及电解质水平，可能还需要注意对血管硬化及心脑血管事件的筛查。

（病例提供：黄敬泽　柯甦捷　福建医科大学附属协和医院）

（点评专家：刘礼斌　福建医科大学附属协和医院）

参考文献

[1]David B Mount.Causes and evaluation of hyperkalemia in adults.UpToDate.https：//www.uptodate.com/contents/causes-and-evaluation-of-hyperkalemia-in-adults（Accessed on

May 23，2020）

[2]Mabillard H，Sayer JA.The molecular genetics of gordon syndrome[J].Genes，2019，10（12）：986.

[3]Abdel Khalek W，Rafael C，Loisel-Ferreira I，et al.Severe arterial hypertension from cullin 3 mutations is caused by both renal and vascular effects[J].J Am Soc Nephrol，2019，30（5）：811-823.

[4]Maeoka Y，Cornelius RJ，McCormick JA.Cullin 3 and blood pressure regulation：insights from familial hyperkalemic hypertension[J].Hypertension，2023，80（5）：912-923.

[5]廖颖.Gordon综合征临床家系和致病基因的研究[D].中国医学科学院北京协和医学院，2019.

病例39　RAAS相关肾素瘤

一、病历摘要

（一）病史简介

患者男性，48 岁。

主诉：体检发现右肾占位性病变 8 天。

现病史：患者于 8 天前于当地医院体检发现右肾占位性病变，未诊治，后于我院门诊就诊行肾脏多排 CT 平扫＋三期增强提示右肾稍高密度结节影，为进一步诊治，门诊以“右肾占位性病变”收入泌尿外科。患者无头晕、头痛，无发热、咳嗽、咳痰，无呼吸困难、心悸及活动后气短，无恶心及呕吐，无腹痛、腹胀，无双侧腰部不适，无尿液浑浊，无尿频、尿急、尿痛、无肉眼血尿，大便正常，饮食、睡眠可，近期体重未见明显变化。

既往史：否认糖尿病、高血压、冠心病等慢性病史，无输血史，无药物、食物过敏史，预防接种史不详，无手术史。无高血压家族史。

（二）体格检查

体温 36.5℃，脉搏 70 次 / 分，呼吸 18 次 / 分，血压 130/80mmHg，身高 170cm，体重 78kg，BMI 26.99。神清语明，口唇无发绀，颈静脉无充盈。双肺呼吸音清，未闻及干湿性啰音。心界不大，心左界最远点位于第 5 肋间与左锁骨中线内 0.5cm 处，心率 70 次 / 分，律齐，各瓣膜听诊未闻及病理性杂音、额外心音及心包摩擦音。腹部平坦，腹软，全腹无压痛、反跳痛及肌紧张，肝脾肋下未触及，腹部未闻及杂音。双腰曲线对称存在，肋脊点及肋腰点无压痛，双肾区叩痛阴性。双侧输尿管走行区无压痛，耻骨上膀胱区无隆起及压痛。外生殖器发育正常，阴毛呈男性分布。双下肢无水肿。病理反射未引出。

（三）辅助检查

血气分析：pH 7.45，二氧化碳分压 46mmHg，氧分压 75mmHg，钠 137mmol/L，钾 2.8mmol/L，钙 1.14mmol/L，HCO_3std 30.4mmol/L，HCO_3^- 32mmol/L，细胞外液碱剩余 8mmol/L，标准碱剩余 7mmol/L。血肌酐 91.5μmol/L，空腹血糖 4.6mmol/L，钾 2.91mmol/L，钠 142.8mmol/L，氯 102.8mmol/L，钙 2.16mmol/L。尿常规提示尿蛋白、尿潜血阴性；红细胞沉降率 2mm/h；甲功正常；8am 促肾上腺皮质激素（ACTH）及皮质醇未见明显异常；肾素 - 血管紧张素 - 醛固酮水平检测详见病例 39 表 1。

病例39表1　患者术前肾素–血管紧张素–醛固酮水平

时间	体位	肾素（μIU/ml）	血管紧张素Ⅱ（pg/ml）	醛固酮（ng/dl）	血钾（mmol/L）
01–19	卧位	173.6 （2.8 ~ 39.9）	100.216 （25 ~ 129）	9.4 （3.0 ~ 23.6）	2.91 （3.5 ~ 5.5）
	立位	＞500.0 （4.4 ~ 46.1）	104.697 （49 ~ 252）	6.10 （3.0 ~ 35.3）	
01–21	卧位 立位	335.2 （2.8 ~ 39.9） ＞500.0 （4.4–46.1）	128.663 （25 ~ 129） 203.124（49 ~ 252）	21.4 （3.0 ~ 23.6） 35.7 （3.0 ~ 35.3）	2.87 （3.5 ~ 5.5）

动态血压监测发现患者存在间断性血压升高，血压最高150/100mmHg。心脏彩超提示：左心室肥大。肾脏多排CT平扫＋三期增强（病例39图1）：双肾大小形态未见异常，右肾中上部后侧实质见类圆形稍高密度结节影，大小约1.0cm，CT值约30HU，皮质期、实质期及分泌期CT值分别为67HU、63HU及64HU，左肾未见异常强化影，双侧肾盂肾盏及所见双侧上段输尿管未见扩张。右肾可见腹主动脉源性副肾动脉，右肾动脉发出约0.9cm后即分为2支。双肾静脉及下腔静脉未见充盈缺损。扫描范围内腹膜后未见肿大淋巴结。结论：右肾稍高密度结节影，右肾可见腹主动脉源性副肾动脉，右肾动脉发出约0.9cm后即分为2支。

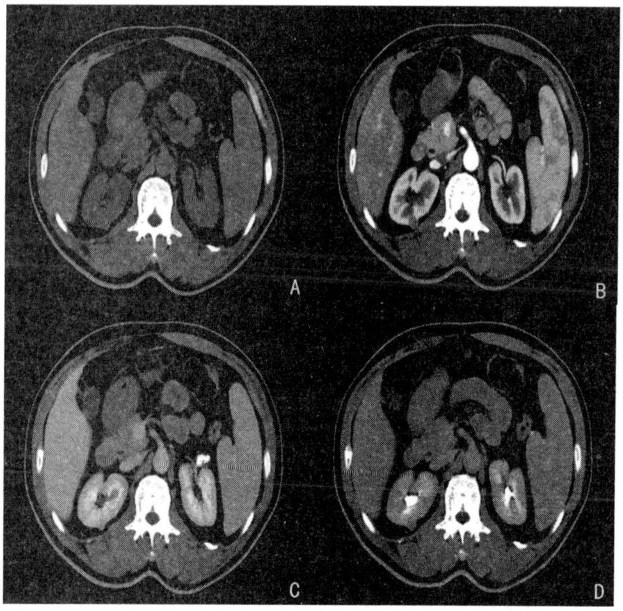

病例39图1　患者术前肾脏CT平扫加增强扫描

A．CT平扫；B．肾皮质期；C．肾实质期；D．肾盂分泌期。（右肾中部背侧稍高密度影，大小约1.1cm，增强扫描呈相对低强化）

泌尿系彩超提示左肾大小 112mm × 50mm，右肾大小 109mm × 47mm。右肾中部实质内可见一个实质性肿物，大小为 14mm × 16mm，边界不清晰，内部呈低回声，分布不均匀。向肾表面凸。CDFI 检测：肿物内部可见明显血流回声。双肾肾窦无分离，输尿管无扩张。结论：右肾占位？建议进一步检查，前列腺增生伴钙化。

肾血管三维重建：右肾中上部后侧大小约 1.0cm 动脉。右侧可见一支腹主动脉源性副肾动脉汇入右肾门，右肾动脉距起始部长约 1.0cm 见提前分支，汇入右肾上极。左肾动脉距起始部长约 0.4cm 见提前分支汇入左肾门，双肾动脉管壁光滑，管腔未见狭窄。静脉：双肾静脉走行如常，显影良好，未见副肾静脉。双侧肾盏肾盂及所示输尿管未见扩张。

二、诊疗经过

本例患者为中年男性，无不适主诉，否认高血压病史，入院时血压正常，体检发现肾脏占位，大小约 1.0cm，位置居于右肾中上部后侧实质。肾素水平升高，血管紧张素和醛固酮在正常范围，动态血压监测存在间断性血压升高，血压最高 150/100mmHg，心脏彩超提示左心室肥大。

肾实质占位性病变可能的疾病包括肾癌、肾母细胞瘤（Wilms 瘤）、肾血管平滑肌脂肪瘤、肾囊肿、肾脓肿、肾结核、肾素瘤等。结合患者病史、临床表现及影像学特点，可以排除肾母细胞瘤（Wilms 瘤）、肾血管平滑肌脂肪瘤、肾囊肿、肾脓肿及肾结核。肾癌 CT 表现为肾实质内形态不规则的低密度肿块，增强扫描时“快进快出”，即皮质期通常明显强化，髓质期及延迟期强化减低。肾素瘤的 CT 表现为肿瘤为等密度或低密度，CT 值平均为 27HU，增强后可轻度强化，并呈现渐进性强化的特点。该患者无全身不适及血尿等，结合患者影像学特点基本排除肾癌可能性。然而，本患者并没有肾素瘤典型的高血压等临床表现，是否存在不伴有血压升高或者间歇性血压升高的肾素瘤呢？

患者入院后的血气分析及生化均提示低钾血症伴代谢性碱中毒，引起血钾降低的情况大致分为三种：钾摄入不足，如节食、偏食、恶性肿瘤等；钾丢失过多，包括胃肠道丢失过多（如严重的呕吐、腹泻）、使用利尿剂、肾上腺疾病（醛固酮增多症、库欣综合征、嗜铬细胞瘤）、肾素瘤等导致排钾增多、低镁血症、皮肤失钾等；钾向细胞内转移，如使用大量葡萄糖、代谢性碱中毒、甲状腺毒症周期性瘫痪、药物等。询问病史患者食欲正常且无呕吐、腹泻及引起吸收不良的疾病，近期无用药史等。将上述疾病排除后，为了明确低钾原因，进一步完善相关激素指标，结果提示患者 8am ACTH 及皮质醇在正常范围内，肾素水平高于正常水平，但是醛固酮、血管紧张素Ⅱ均在正常范围。那么，能否用高肾素解释患者低钾呢？引起肾素升高的疾病包括肾癌、肾动脉狭窄、体积较大的肾脏肿瘤压迫肾动脉、Wilms 瘤、Bartter 综合征、肾素瘤等。基于患者病史及辅助检查，高度怀疑肾素瘤。肾素瘤由于瘤体产生过量的肾素导致肾素 – 血管紧张素 – 醛固酮系统（RAAS）异常激活，从而引起高血压、高醛固酮血症、低钾血症和代谢性碱中毒。本患者肾素瘤诊断的疑点是：患者否认高血压病史，入院血压正常，另外卧立位血管紧张素Ⅱ和醛固酮正常。为了进一步确证患者临床特征，入院后进行动态血压监测，发现存在间断性血压高于 140/90mmHg，最高达 150/100mmHg，同时心脏彩超提示高血压性心脏病改变，故考虑患者既往存在长期间断性高血压，那么肾素瘤是引起诸多临床变化的原因吗？为了进一步明确诊断和治疗，同时结合患者临床综合评估、低钾血症、心脏的改变及患者意愿，决定进行肾脏占位手术。

术前纠正低血钾，做好术前准备后于全麻下行腹腔镜下右肾部分切除术。术中见右肾中部偏背侧有一个 1.0cm 肿物突出肾表面，呈白色，与周围组织轻度粘连。术中诊断：右肾肿瘤。用剪刀围绕下极肿瘤距肿瘤 0.5cm 剪开肾被膜，向下剪开肾实质，向深部剪切，将含有肿瘤部分肾实质切除，术后见切除肿瘤，有完整包膜。患者术后恢复良好，术后第 3 天出院。术后病理提示：（右肾肿瘤）肾组织一块，重 1.5g，体积 2.0cm × 1.5cm × 1.2cm。另见切缘及被膜见一结节型肿物，体积 1.5cm × 1.3cm × 1.2cm，肿物切面灰白色，实性，质韧。周围肾组织切缘未见肿瘤浸润，免疫组化：CK–pan（–），Vimentin（部分 +），PAX–8（–），CD117（散在 +），HMB45（–），S–100（–），CD34（+），Desmin（–），Ki–67（1%+），SMA（–），CK7（–），WT–1（–），Dog–1（–），CD10（+）。检查结论 / 诊断：[右肾] 符合球旁细胞瘤（肾素瘤）。

术后复查血压正常；肾脏 CT 未见肿物复发；复查血钾 4.21mmol/L，肾素立位（REN）26.68（4.4 ~ 46.1）μIU/ml，血管紧张素Ⅱ立位（AngⅡ）96.911（49 ~ 252）pg/ml，醛固酮立位（ALD）4.26（3.0 ~ 35.3）ng/dl。

三、病例讨论

患者系中年男性，无临床不适主诉，体检发现右肾占位性病变，首先考虑肾占位的可能疾病，结合影像学典型表现排除了肾囊肿、肾结核等大多肾占位疾病。入院后检查发现患者存在间断性血压升高，心脏左室增大，低血钾、代谢性碱中毒，激素检查发现肾素水平升高，其余相关激素水平正常，再结合影像学检查所提示的稍高密度，增强后可轻度强化的特点，临床考虑为肾素瘤的可能性大，进行手术切除并取病理进一步明确病变的性质，病理检查结果为肾球旁细胞瘤，且免疫组化提示的 CD34 等阳性符合肾素瘤的特征性表现，故明确诊断为肾素瘤，术后的随访结果也提示肿物未复发且患者的血钾、肾素水平已恢复到正常范围。但本患者无高血压的表现，入院反复测血压均正常，血管紧张素Ⅱ与醛固酮也在正常范围内，通过动态血压监测及心脏彩色多普勒，发现患者存在间断性高血压，以致高血压性心脏结构的改变。据我们文献学习，这是首次报道的间断性高血压伴低血钾的肾素瘤病例。

1967 年 Robertson 首次报道肾素瘤，其临床表现以严重高血压及高肾素、高醛固酮、低血钾、肾功能正常为特征，确诊主要靠病理检查。自发现以来至今报道的肾素瘤有 200 余例，根据临床表现将其分为三种类型：典型型（高血压、低血钾均存在），非典型型（血压高，但血钾正常）及无功能型（血压、血钾均正常，通过病理确诊），其中典型型肾素瘤最为常见，据悉肾素瘤组织提取物的肾素活性较其周围正常组织高 3 ~ 31000 倍，肾素的过量产生使 RAAS 系统异常激活，从而引起严重高血压、低钾血症和代谢性碱中毒，血压的升高可伴随头痛、头晕、视物模糊等不适，甚至出现高血压靶器官功能的损害。肾素瘤的临床特征可能取决于 RAAS 的激活程度。本病例与以往报道过的病例不同的是该患者既往未知患高血压，血浆肾素浓度升高，但血管紧张素Ⅱ与醛固酮在正常范围内，却存在低钾血症。有文献报道在正常范围内的血浆醛固酮浓度患者可发生低钾血症，其背后的机制仍需进一步阐明。

肾素瘤需与以下疾病相鉴别：①原发性醛固酮增多症，也可出现高血压、低血钾、血醛固酮水平升高等表现，但肾素活性因为受到抑制而低于正常，患者一般在立位时血浆醛固酮水平上升，并超过正常人，由于患者站立后血浆肾素有轻度升高，加上其对血管紧张素的敏感性增高，在这种条件下，血浆醛固酮反而下降，而肾素瘤患者由于站立位所引起的血浆肾素变化从而使醛固酮水平明显升高，影像学检查如肾上腺 B 超、CT 也可与原发性醛固酮增多症进行鉴别。②部分肾癌，也可以分泌肾素，引起血压升高，影像学表现通常为增强扫描时“快进快出”，即皮质期通常明显强化，髓质期及延迟期强化减低，而肾素瘤的 CT 扫描典型表现为早期动脉期无明显强化，而静脉期延迟强化，增强程度较周围肾实质弱，这种特征可与其他类型肾肿瘤相鉴别。③肾血管性高血压，其多因单侧或双侧肾动脉主干或分支狭窄所致，主要表现为中重型高血压，有时呈急进性或恶性高血压，降压药物的治疗效果不佳，且上腹部脐周或腰背部有时可闻及收缩期或连续性的血管杂音，肾脏血管超声可鉴别。④体积较大的其他肾脏肿瘤，可因压迫肾动脉产生类似表现，肾动脉造影有助于鉴别。⑤库欣综合征，也可出现高血压、低血钾等表现，通过促肾上腺皮质激素 - 皮质醇的节律改变及影像学的检查可与肾素瘤相鉴别。⑥肾外分泌肾素性肿瘤，如未分化性肺癌等常伴有累及系统的症状而肾素测定和肾动脉造影无异常。⑦ Bartter 综合征，发病年龄较早，系先天性肾小球旁细胞增生引起肾素分泌增加，引起醛固酮分泌也增多进而产生严重的低血钾及代谢性碱中毒，但不出现高血压，在临床易与肾素瘤相鉴别。

肾素瘤极为罕见，其最终诊断依赖于病理诊断，大体观可见肿瘤边界清楚，多数病例可见完整或部分纤维包膜，肿瘤切面呈黄色至灰褐色，肿瘤内可见小的出血灶。在组织学上，肿瘤由多边形细胞组成，有时伴有核异形性，免疫组织化学肾素、波形蛋白（Vimentin）和 CD34 阳性。然而，肾素在肾细胞癌、Wilms 瘤或肾嗜酸细胞瘤的某些病例中也呈阳性，应注意鉴别。

对于肾素瘤的治疗，手术干预（开放或腹腔镜）可能是治愈性的方法；对于高危患者，射频消融术可能是一种侵入性较小的替代方法。术后多数患者血压、血钾及血浆肾素均可恢复正常，但仍有部分患者血压不能完全恢复。

四、病例点评

肾素瘤又称肾球旁细胞瘤、原发性肾素增多症、肾素分泌瘤，是一种罕见的以分泌肾素为特征的肾内良性肿瘤。肾素瘤常见于青年人，发病高峰在 20 ~ 30 岁，男性与女性的发病率约为 1 ∶ 2。肾素瘤典型表现有高血压、低血钾及血浆肾素活性及醛固酮水平的增高。部分患者由于严重高血压会出现头痛、恶心、呕吐等高血压脑病的表现，也有少数患者的血压正常。2/3 的肾素瘤患者存在低血钾。本病例患者既往无高血压病史，意外发现肾脏占位住院。进一步辅助检查提示患者存在高血压及高血压性心脏病，低血钾及血浆肾素水平增高，结合影像学特点、组织病理及术后随访明确肾素瘤诊断。从该病例可以看出不典型肾素瘤的诊断仍有一定困难，在临床上需要了解其多变的临床表征。通过本病例学习，有几点值得考虑：①临床表型证据收集的重要性，该患者通过动态血压监测及心脏超声检查提示高血压的存在，以致靶器官的损害；另外必要时可以延长动态血压监测时长，明确间断性高血压的特点，并且可以与动态肾素 – 血管紧张素 – 醛固酮检查进行对照；②目前患者表现为间断性血压升高，同时 RAAS 各激素检测结果与典型的肾素瘤患者不相一致。一方面激素检测影响因素较多，必要时需要多次检测进行复核；另一方面较轻、较小的肾素瘤，除了自主分泌肾素外，可能还受机体很多因素调控，包括血压、血容量、交感神经活跃情况、GFR、到达致密斑的血钠浓度等的调控，可能是该患者血压变化的原因。肾素瘤患者，血管紧张素Ⅱ水平变化不一定很大，但是活性可能升高；另外血浆醛固酮半衰期仅 15 ~ 20 分钟，因此在检测时应该注意。当临床判断与实验室结果不符时，不仅需要检测浓度，还需要关注活性，必要时需要在不同体位不同时间进行多次检测。如果可能，该患者术前可以考虑进行肾静脉定位取血，帮助术前精准诊断。

肾素瘤的致病基因目前尚不清楚，一些研究表明，可能的致癌基因或抑癌基因可能分别定位于 4 号和 10 号染色体，或 9 号和 11 号染色体。

（病例提供：刚晓坤　吉林大学第一医院）
（点评专家：王桂侠　吉林大学第一医院）

参考文献

[1]Robertson PW，Klidjian A，Harding LK，et al.Hypertension due to a renin-secreting renal tumour[J].Am J Med，1967，43（6）：963-976.

[2]Wang B，Ding L，Xu S，et al.A case of atypical reninoma with mild hypertension and normal plasma renin activity but elevated plasma renin concentration[J].BMC Endocr Disord，2022，22（1）：71.

[3]Hagiya A，Zhou M，Hung A，et al.Juxtaglomerular cell tumor with atypical pathological features：report of a case and review of literature[J].Int J Surg Pathol，2020，28（1）：87-91.

[4]Brandal P，Busund L T，Heim S.Chromosome abnormalities in juxtaglomerular cell tumors[J].Cancer，2005，104（3）：504-510.

[5]Kuroda N，Maris S，Monzon F A，et al.Juxtaglomerular cell tumor：a morphological，immunohistochemical and genetic study of six cases[J].Hum Pathol，2013，44（1）：47-54.

病例40　表象性盐皮质激素过多综合征

一、病历摘要

（一）病史简介

患儿男性，5 岁。

主诉：诊断脑出血 22 天。

现病史：患儿于 22 天前由家长发现无明显诱因出现四肢抽动伴呼之不应、左侧口角流涎，约 20 分钟后呼之能应答，但左侧肢体无力伴小便失禁，立即于某中心医院就诊。入院行头颅 CT 平扫示右侧基底节区出血（量约 5ml），遂予以降颅压等治疗，入院查体时发现最高收缩压 210mmHg，予以降压处理（具体不详）后效果不佳，血压约 180/120mmHg。10 天前，患儿为求进一步诊治转院至某市儿童医院，查体意识清楚，反应稍差，血压 161/130mmHg，左侧肢体轻度偏瘫，左下肢肌力Ⅳ级，左上肢肌力约Ⅲ级。入院后经治疗，患儿颅内出血情况稳定，但高血压诊断未明，血压难以控制，予以“卡托普利、硝苯地平、硝普钠、酚妥拉明”联合降压，血压仍波动于 160 ~ 180/110 ~ 135mmHg。1 天前，经会诊后，患儿因“高血压原因待查”于我科进一步就诊。患儿自患病以来，精神欠佳，二便无特殊，食欲一般，体重无明显变化。

既往史：2 年前，患儿曾由于突发跛行于外院就诊，检查提示低血钾（血钾最低 2.3mmol/L），就诊时未测血压，静脉补钾 1 周后症状好转，未进一步明确病因。近 2 年，患儿有多饮（每日饮水约 1000ml）且夜尿增多（每晚小便 3 ~ 7 次）。否认高血压、糖尿病等慢性病史，否认乙肝、结核等传染病史，否认家族相关遗传病史。

个人史：患儿为足月产，有低出生体重史，出生体重 1.95kg（足月儿正常范围 2.5 ~ 4.0kg），出生时无苍白、窒息史。已入幼儿园，学习成绩中等，活动量正常。

家族史：父亲身体状况好，母亲曾患周围神经炎，父母否认高血压病史，父母非近亲婚配，患儿爷爷奶奶为表兄妹通婚，患儿爷爷因高血压偏瘫。

（二）体格检查

体温 36.5℃，脉搏 73 次 / 分，呼吸 18 次 / 分，血压 180/130mmHg，身高 102.4cm（5 岁男童身高正常范围 105.3 ~ 114.5cm），体重 13.6kg（5 岁男童体重正常范围 16.6 ~ 21.1kg）。意识清楚，查体合作，对答切题，左侧鼻唇沟变浅，左下肢远端肌力Ⅳ级、双上肢及右下肢肌力均为Ⅴ级，病理征（–）。双肺呼吸音清，未闻及明显干湿性啰音。心率 73 次 / 分，律齐，心脏各瓣膜听诊区未闻及明显杂音，腹软无抵抗，双下肢无水肿。

（三）辅助检查

1．外院检查结果

（1）某中心医院：颅脑 CT 平扫：右侧基底节区出血（量约 5ml）。

（2）某儿童医院：尿渗透压 356mOsm/kg，血渗透压 288mOsm/kg，24 小时尿量 1900ml，醛固酮立位 1.75ng/dl，醛固酮卧位 1.5ng/dl，肾素立位 2.9 μ U/ml，肾素卧位 1.1 μ U/ml。血钾 2.1mmol/L（后多次复查分别为 2.22mmol/L、2.36mmol/L、2.58mmol/L）。血尿常规、肝肾功能、凝血功能、乙肝两对半、病毒性肝炎、输血前检查、皮质醇、17 羟孕酮、免疫球蛋白及补体、ASO 未见明显异常。心电图：①窦性心律不齐；②左心室肥大。心脏彩超：①心脏大小及室壁动度未见异常；②心内未见明显分流；③三尖瓣及肺动脉瓣轻度反流；④左心功能测值未见明显异常。腹部超声：肝胆胰脾肾及肾上腺均未见明显异常。全腹部 CT 平扫＋增强＋血管重建：肝脏稍大，余腹部 CT 未见明显异常。CTA：左侧副肾动脉、双侧肾上腺动脉显示不清，余腹部大血管及主要分支未见明显异常。头颅 MRI ＋ MRA ＋ MRV：右侧豆状核区及右侧脑室体部外侧血肿，右侧内囊后肢及背侧丘脑受累，MRA 示颅内大血管及其大分支未见明显异常，MRV 示上矢状窦、横窦、直窦、窦汇及其主要分支未见明显狭窄及扩张，未见异常血管团。

2．我科检查结果　血浆渗透压 480mOsm/kg、24 小时尿量 1900ml 均高于正常，尿渗透压 356mOsm/kg 低于正常，多次查血钾水平均低，波动于 2.1 ~ 3.2mmol/L。血浆肾素水平明显降低，醛固酮水平位于正常低限。皮质醇、促肾上腺皮质激素（ACTH）、17 α－羟孕酮（17-OHP）、睾酮（T）和儿茶酚胺及代谢产物（MNs）等水平均正常，具体见病例 40 表 1。

病例40表1　患儿关键临床及生化指标

	数值	正常参考值
年龄（岁）	5	–
身高（cm）	102.4	105.3 ~ 114.5
体重（kg）	13.6	16.1 ~ 21.1
出生体重（kg）	1.95	2.5 ~ 4.0
收缩压（mmHg）	180	＜ 110
舒张压（mmHg）	130	＜ 70
钾（mmol/L）	2.1	3.5 ~ 5.5
立位血浆醛固酮（ng/dl）	3.83	3 ~ 40
立位血浆肾素（μ U/ml）	1.0	4.4 ~ 46
血 17- 羟孕酮（nmol/L）	0.38	0.3 ~ 0.9

二、诊疗经过

（一）临床诊断

患儿以突发脑出血起病，有高血压、低血钾、低醛固酮、低肾素等临床表现，并伴有多饮、多尿，临床上高度考虑继发性高血压。以低醛固酮和低肾素为特点的继发性高血压包括先天性肾上腺皮质增生症（CAH）、Liddle 综合征及表象性盐皮质激素过多综合征（apparent mineraloconicoid excess，AME）等。生化检测显示，17- 羟孕酮在正常范围（0.38nmol/L），且睾酮等性激素水平正常，故排除 CAH 的可能。因患儿存在低出生体重，此为盐皮质激素增多综合征的特征性表现之一，因此，进一步对 24 小时尿中皮质醇 / 皮质素浓度进行检测，同时收集了 4 名同龄健康男孩的 24 小时尿，测定尿中皮质醇与皮质素的比值以作为患者的正常对照。结果提示，患儿尿中皮质醇 / 皮质素浓度明显高于健康同龄人（病例 40 表 2），故综合前述临床表现及辅助检查，患儿临床诊断为 AME，诊断流程见病例 40 图 1。

病例40表2　患儿及正常健康同龄儿24小时尿皮质醇/皮质素值

	性别	年龄	尿皮质醇	尿皮质素	尿皮质醇 / 皮质素
患儿	男	5	420.89	9.08	46.34
对照 1	男	5	1007.46	655.33	1.54
对照 2	男	5	455.77	111.17	4.10
对照 3	男	5	653.94	288.39	2.27
对照 4	男	5	223.32	72.75	3.07

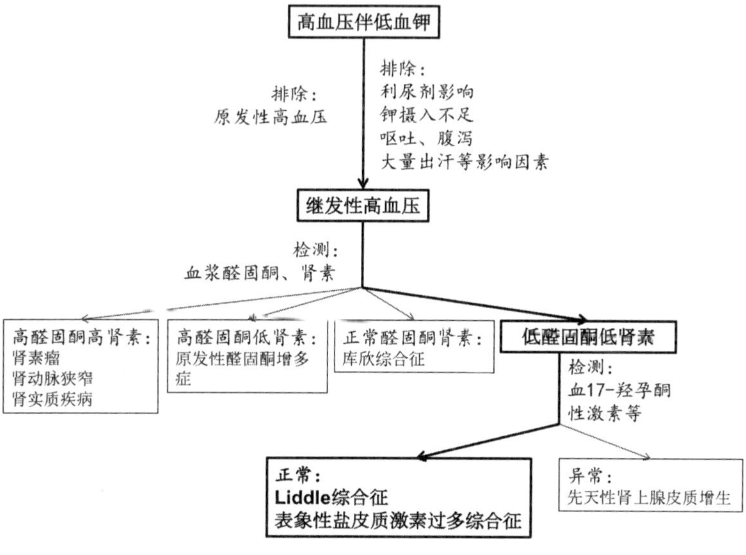

病例 40 图 1　诊断流程图

（二）基因诊断

由于 AME 的确诊依赖于 *HSD11B2* 基因诊断，且需要与 Liddle 综合征等疾病鉴别，故对包含 Liddle 综合征相关基因 *SCNN1A*、*SCNN1B* 在内，与高血压、低血钾相关的 74 个基因均进行了二代测序。二代测序显示，患儿 chr16 号染色体 67470776 位点发现一个错义纯合突变（病例 40 图 2）。即 *HSD11B2* 的第 5 号外显子，第 1088 位碱基由胞嘧啶 C 突变为胸腺嘧啶 T，导致其编码的蛋白的第 363 位氨基酸由亮氨酸（L）变为脯氨酸（P）。该突变未见文献报告，是 *HSD11B2* 基因上一个新的突变位点。除此之外，其余候选基因均未发现有意义的突变。最终，通过基因诊断，明确该患者 *HSD11B2* 基因发生致病突变，突变位点为 p.L363P，明确排除 Liddle 综合征等其他遗传性疾病的可能性，进而确诊为 AME。

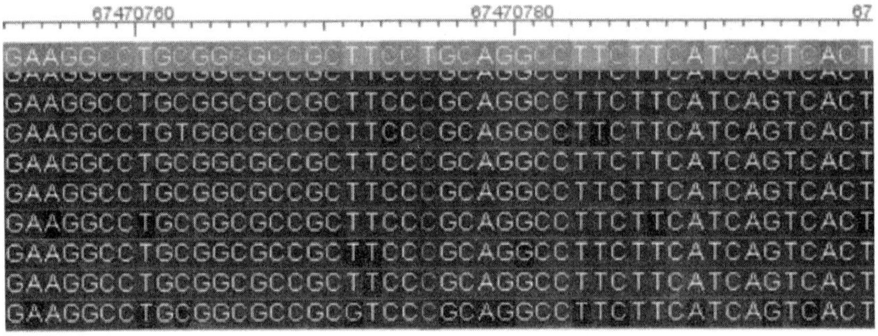

病例 40 图 2　二代测序筛选突变基因

由于 AME 为常染色体隐性遗传，故二代测序发现确定突变位点后，我们对患儿、父母、患儿胞弟四人 *HSD11B2* 基因第 5 号外显子进行了 Sanger 测序法（病例 40 图 3），以验证突变位点符合孟德尔遗传规律。结果显示，患儿 *HSD11B2* 基因第 5 号第 1088 位碱基 C 突变为 T，基因型为纯合的 TT，而其父母均为携带突变的杂合型 TC，其同胞弟弟基因型为野生型 CC。证实了二代测序的结果。

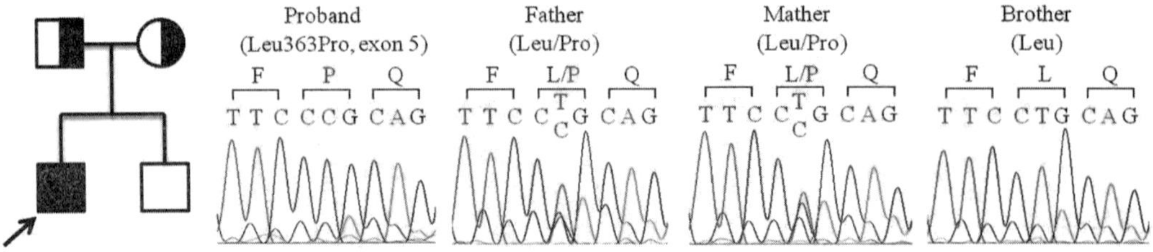

病例 40 图 3　Sanger 测序验证突变位点

1. 突变位点体外功能验证　由于 p.L363P 为 *HSD11B2* 新的突变位点，既往未见文献报道。因此，我们进一步在体外验证该突变对 11-β HSD2 活性的影响。我们将转染了野生型 11β-HSD2 或 p.L363P 突变型 11β-HSD2 质粒，加入酶促反应体系中，并通过检测反应后底物皮质醇的浓度，证实了该 p.L363P 突变使 11-βHSD2 的活性明显下降。最终确定了该位点的突变为本例患儿的致病原因（病例 40 图 4）。

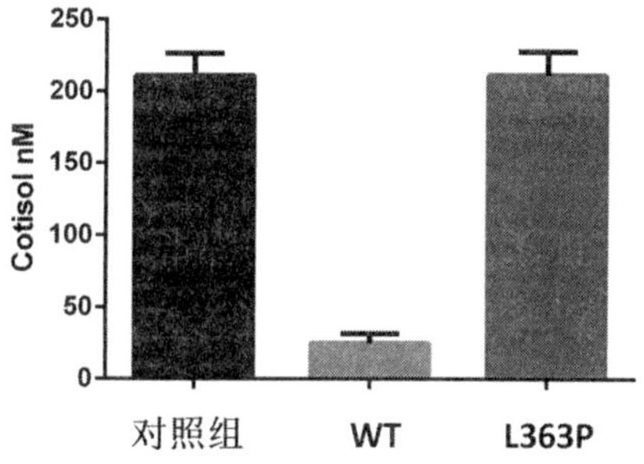

病例 40 图 4　野生型 11β-HSD2 及 p.L363P 突变型 11β-HSD2 体外酶促反应后剩余浓度

对照组：反应体系中未加入酶；WT：加入野生型11β-HSD2；L363P：加入突变型11β-HSD2

2．治疗及随访　AME 治疗旨在减少内源性皮质醇的生成或阻断盐皮质激素受体的过度激活。因此，根据患儿病情，我们以螺内酯 10mg、2 次 / 日抑制盐皮质激素受体，联合地塞米松 0.75mg、1 次 / 日抑制内源性 ACTH 从而减少内源性皮质醇的产生。治疗一个月后，患儿的血钾恢复正常，血压开始逐步下降，并于 3 个月后得到完全控制。6 个月后，考虑到地塞米松的不良反应，便逐步停用该药，仅用螺内酯 10mg、2 次 / 日治疗。1 年后随访，患儿血压、血钾均正常，且生长发育速度趋于正常，具体见下病例 40 表 3。

病例40表3　患者治疗及随访信息

时间（治疗后）	身高（cm）	体重（kg）	血压（mmHg）	血钾（mmol/L）	治疗方案
1 个月	102.4	13.6	125/75	4.51	螺内酯 10mg、2 次 / 日＋地塞米松 0.75mg、1 次 / 日
3 个月	-	-		4.38	螺内酯 10mg、2 次 / 日＋地塞米松 0.375mg、1 次 / 日
6 个月	105.8	14.2	108/65	4.02	螺内酯 10mg、2 次 / 日
12 个月	110.2	16.4	110/67	4.05	螺内酯 10mg、2 次 / 日

三、病例讨论

本例患儿是一名 5 岁的男孩，显现出早发脑出血、明显的高血压、低血钾和低肾素水平，伴有低出生体重病史，且尿皮质醇 / 皮质素比值显著升高，强烈提示 AME 的可能。基因诊断发现 *HSD11B2* 基因 1088 位点发生错义纯合突变，进一步通过一代测序验证了这一突变，并证实其父母均为致病基因的杂合携带者，且体外试验确认了该突变抑制了 11β-HSD2 酶的活性，最终明确了 AME 的诊断。

对于 AME 的治疗，盐皮质激素受体拮抗药是首选药物。由于地塞米松可抑制内源性糖皮质激素的生成，因此亦可作为 AME 的治疗用药之一。本病例中以螺内酯 10mg、2 次 / 日联合地塞米松 0.75mg、1 次 / 日起始治疗，在一个月后观察到血压及血钾的好转，并在 3 个月后得到控制，因考虑到地塞米松不良反应，故逐步停用药物，仅用螺内酯 10mg、2 次 / 日治疗，1 年随访数据提示预后较好。

四、病例点评

AME 是一个极其罕见的常染色体隐性遗传疾病，本病例报告了一个由 *HSD11B2* 基因上的新致病位点所致的 AME 病例。患儿有低出生体重史，并从 2 岁开始表现出明显的烦渴、多尿，在 3 岁时出现由低钾血症引起的运动障碍，5 岁时突发脑出血，并在就诊中首次发现高血压。该病例经历了多家医疗机构的反复就诊，最终通过基因测序明确了诊断，并且取得了满意的预后。由于 AME 临床表现的异质性，在临床实践中早期准确诊断该病具有挑战性。基因检测是准确识别 AME 的关键。对此类患者而言，持续的高血压、低血钾会导致终末器官损害，例如早期卒中、高血压性心肌肥厚、高血压性视网膜病变和肾功能恶化等。由此可见，AME 的早期识别、及时诊断和正确治疗对患者预后至关重要。

（病例提供：王　越　重庆医科大学附属第一医院）
（点评专家：胡金波　重庆医科大学附属第一医院）

参考文献

[1]Razzaghy-Azar M，Mabel Yau，Ahmed Khattab，et al.Apparent mineralocorticoid excess and the long term treatment of genetic hypertension[J].J Steroid Biochem Mol Biol，2017，165：145.

[2]New MI，Levine LS，Biglieri EG，et al.Evidence for an unidentified steroid in a child with apparent mineralocorticoid hypertension[J].J Clin Endocrinol Metab，1977，44（5）：924-933.

[3]Funder JW.11 beta-Hydroxysteroid dehydrogenase：new answers，new questions[J].Eur J Endocrinol，1996，134：267.

[4]Yi-Ting Lu，Di Zhang，Qiong-Yu Zhang，et al.Apparent mineralocorticoid excess：comprehensive overview of molecular genetics[J].J Transl Med，2022，20：500.

[5]Wang Yue，Linqiang Ma，Xiaoyu Shu，et al.Apparent mineralocorticoid excess caused by a novel mutation in 11 β -hydroxysteroid dehydrogenase type 2 gene[J].J Hypertens，2017，35：647-650.

[6]Morineau G，Sulmont V，Salomon R，et al.Apparent mineralocorticoid excess：report of six new cases and extensive personal experience[J].J Am Soc Nephrol，2006，17：3176.

[7]Palermo M，Delitala G，Mantero F，et al.Congenital deficiency of 11betahydroxysteroid dehydrogenase（apparent mineralocorticoid excess syndrome）：diagnostic value of urinary free cortisol and cortisone[J].J Endocrinol Invest，2001，24：17.

[8]RV Farese Jr，EG Biglieri，CH Shackleton，et al.Licorice-induced hypermineralocorticoidism[J].N Engl J Med，1991，325：1223.

[9]Beck KR，Odermatt A.Antifungal therapy with azoles and the syndrome of acquired mineralocorticoid excess[J].Mol Cell Endocrinol，2021，524：111168.

[10]PW Speiser，LM Riddick，K Martin，et al.Investigation of the mechanism of hypertension in apparent mineralocorticoid excess[J].Metabolism，1993，42：843.

[11]Yau M，Haider S，Khattab A，et al.Clinical，genetic，and structural basis of apparent mineralocorticoid excess due to 11beta-hydroxysteroid dehydrogenase type 2 deficiency[J].Proc Natl Acad Sci USA，2017，114（52）：E11248-11256.

彩色插图

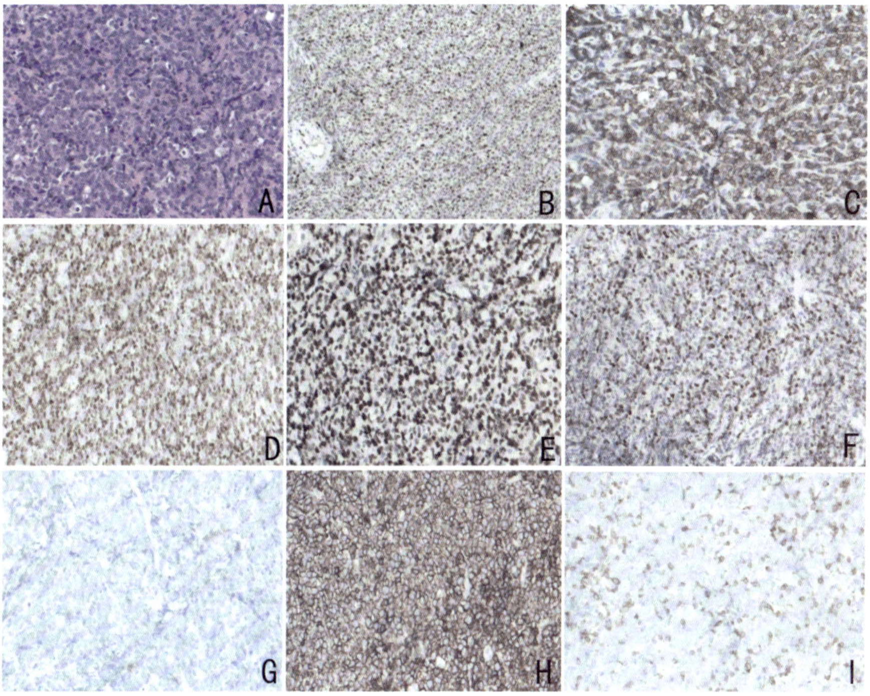

病例 4 图 3　左侧肾上腺包块穿刺组织免疫组化

A：原发性肾上腺弥漫性大 B 细胞淋巴瘤的形态学特征；B：细胞为 P53（+）；C：细胞为 bcl-2（+）；D：细胞为 mum-1（+）；E：细胞为 bcl-6（+）；F：C-myc 阳性率约 70%；G：细胞为 CD10（-）；H：细胞为 CD20（+）；I：细胞为 CD3（-）

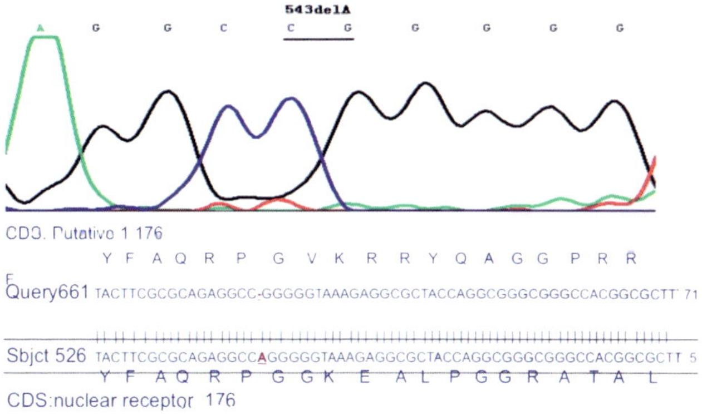

病例 6 图 2　基因检查结果

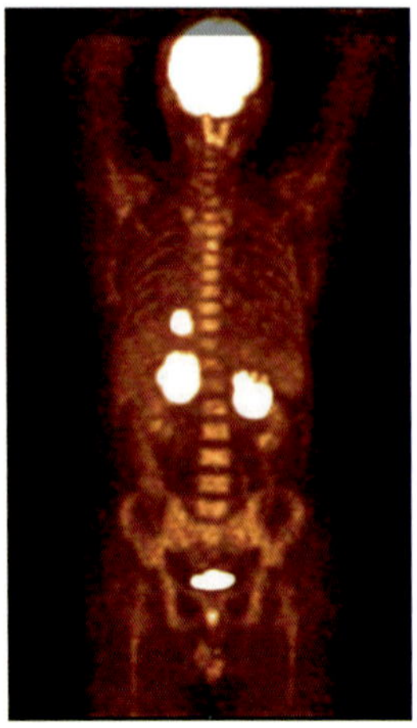

病例 7 图 2 FDG-PET 检查

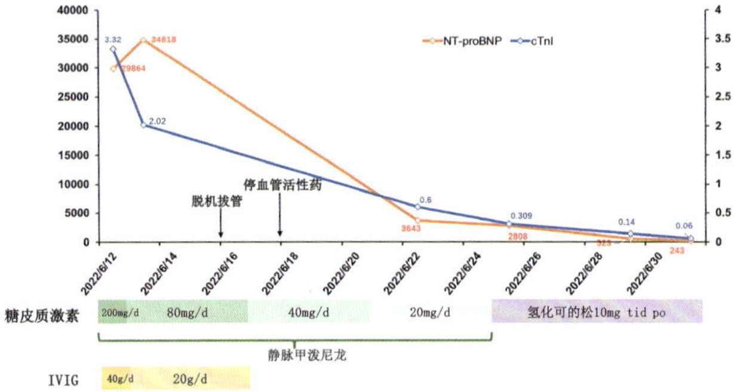

病例 10 图 2 治疗过程中心肌酶谱动态变化

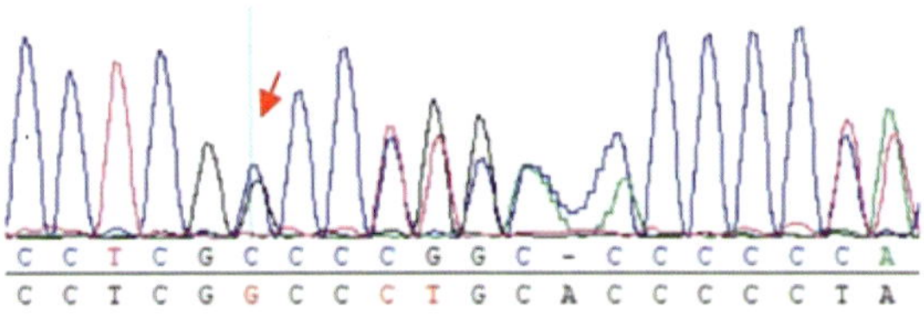

病例 10 图 3 AIRE 基因 Sanger 测序图

结果提示：AIRE 基因exon10 c.1237del，pAla413Profs*67杂合变异

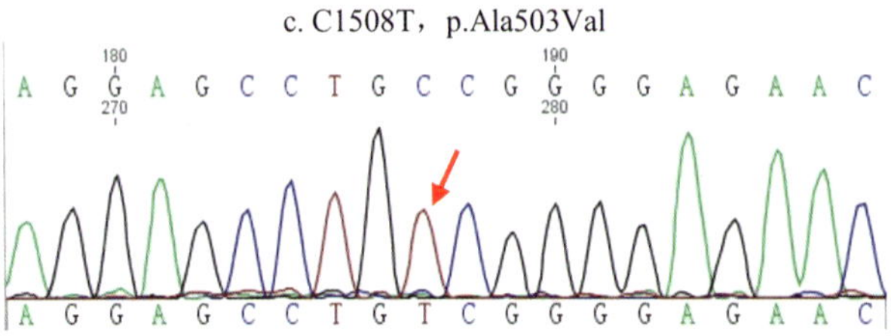

病例 11 图 4 Sanger 测序提示患者存在 POR 基因 c.C1508T，p.Ala503Val 纯合突变

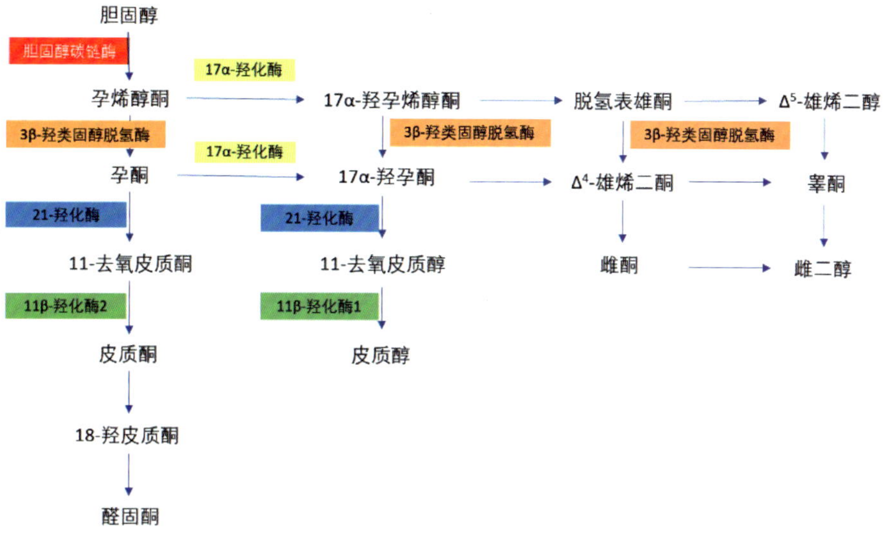

病例 12 图 2　正常肾上腺皮质激素的生物合成途径

验证结果

验证位点	样本编号	姓名	验证结果*	检测方法
CYP11B1 ;NM_000497.3;c.1150_1153delCGAG;p.Arg384Trpfs*45	21B17697272	患者	杂合	Sanger 验证
	21B20526452	患者父亲	N	Sanger 验证
	21B20526453	患者母亲	杂合	Sanger 验证
CYP11B1 ;NM_000497.3;c.422G>A;p.Arg141Gln	21B17697272	患者	杂合	Sanger 验证
	21B20526452	患者父亲	杂合	Sanger 验证
	21B20526453	患者母亲	N	Sanger 验证

验证结果

验证位点	样本编号	姓名	验证结果*	检测方法
CYP11B1 ;NM_000497.3;c.1150_1153delCGAG;p.Arg384Trpfs*45	21B17697272	患者	杂合	Sanger 验证
	21B20526454	患者弟弟	N	Sanger 验证
CYP11B1 ;NM_000497.3;c.422G>A;p.Arg141Gln	21B17697272	患者	杂合	Sanger 验证
	21B20526454	患者弟弟	杂合	Sanger 验证

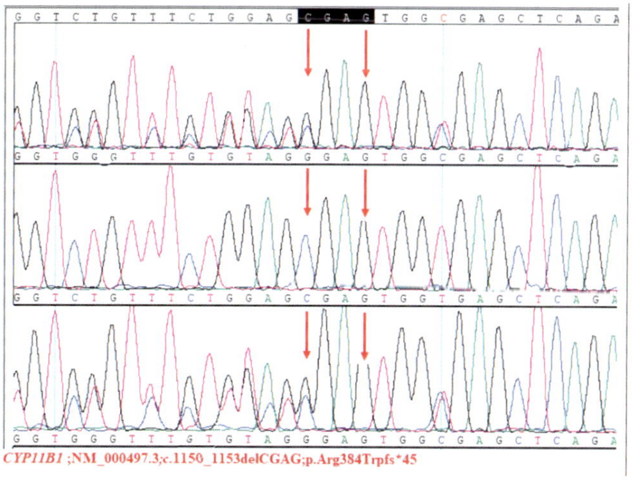

注：自上而下分别为患者本人、患者父亲和患者母亲的结果

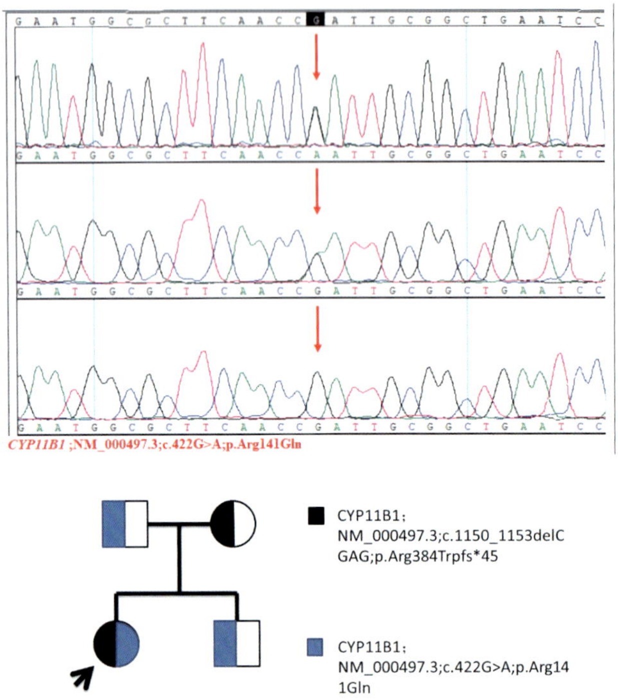

病例 12 图 3　患者亲属基因验证结果及家系图

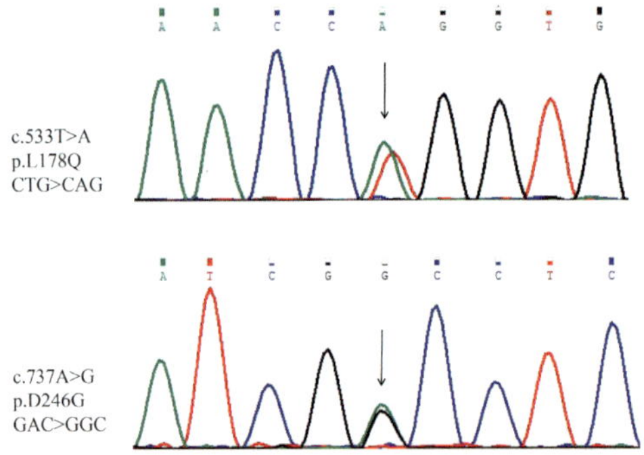

病例 13 图 5　StAR 基因两处突变测序峰图

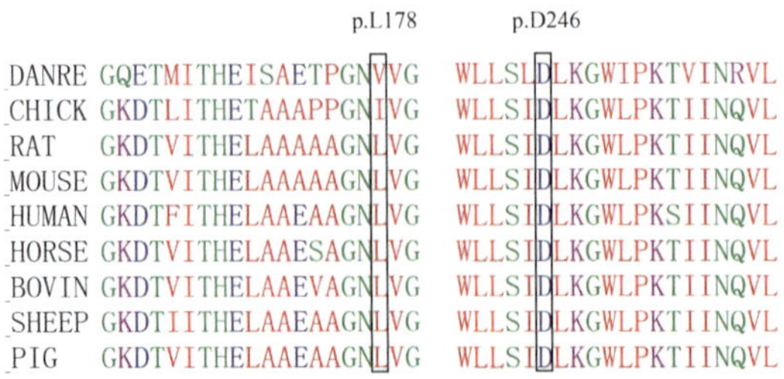

病例 13 图 6　两处突变位点氨基酸保守性分析

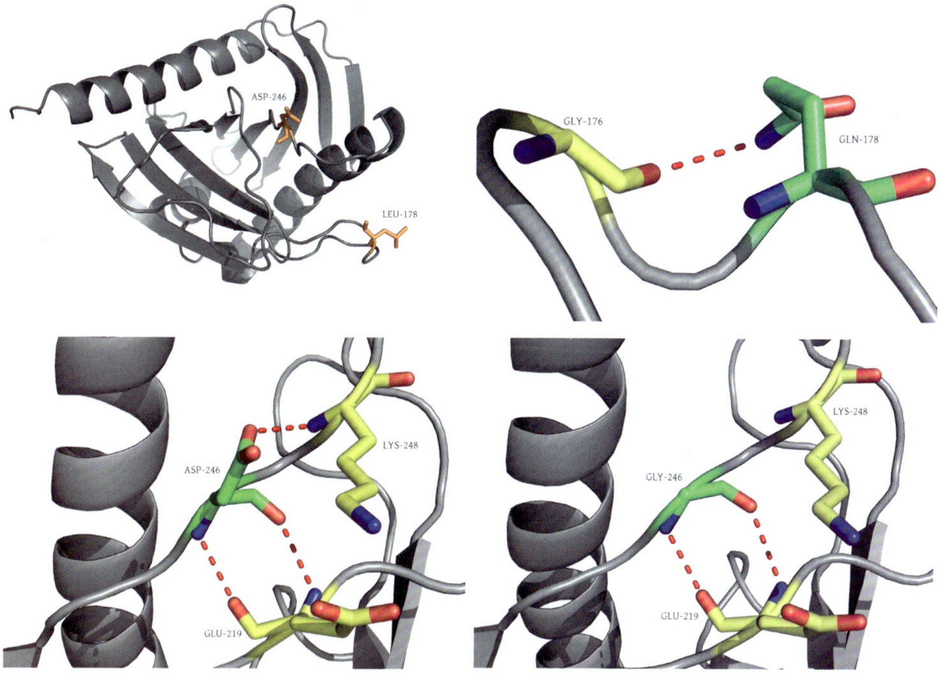

病例 13 图 7　SWISS-MODEL 蛋白模型及氢键分析

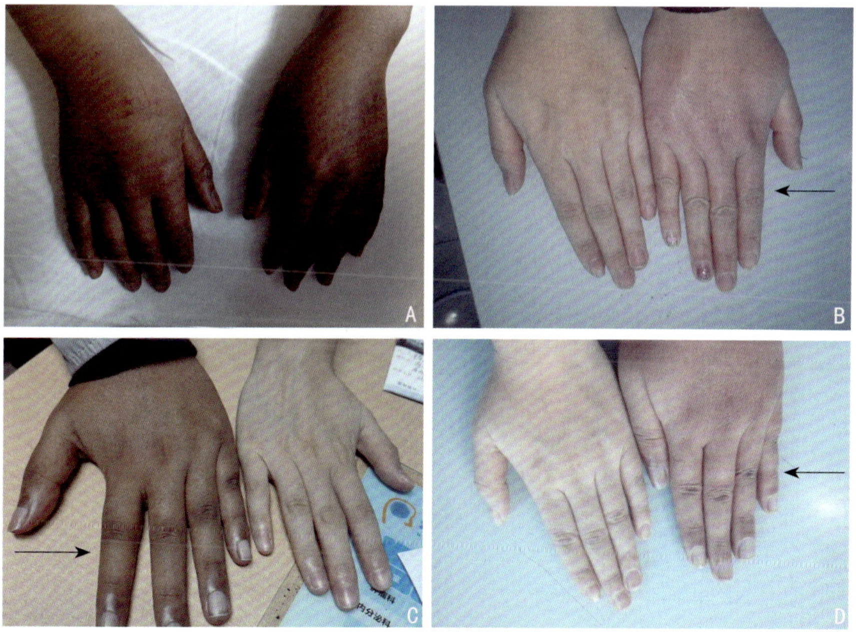

病例 13 图 8　患者及其胞弟治疗前后皮肤改变

A、B. 患者治疗前后皮肤改变；C、D. 患者胞弟治疗前后皮肤改变

→所指为患者1/2手部照片，另一手为正常人对照

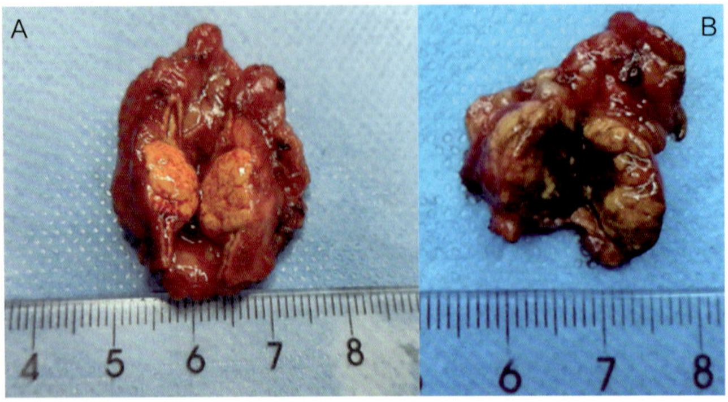

病例 16 图 2　肾上腺肿瘤大体标本

A．右肾上腺肿瘤呈黄色，直径约 1cm，密度均匀，与正常肾上腺边界清，包膜明显；B．左肾上腺肿瘤大小约为 2.0cm × 1.5cm，肿瘤组织内可见出血坏死，与正常肾上腺边界清，包膜明显。

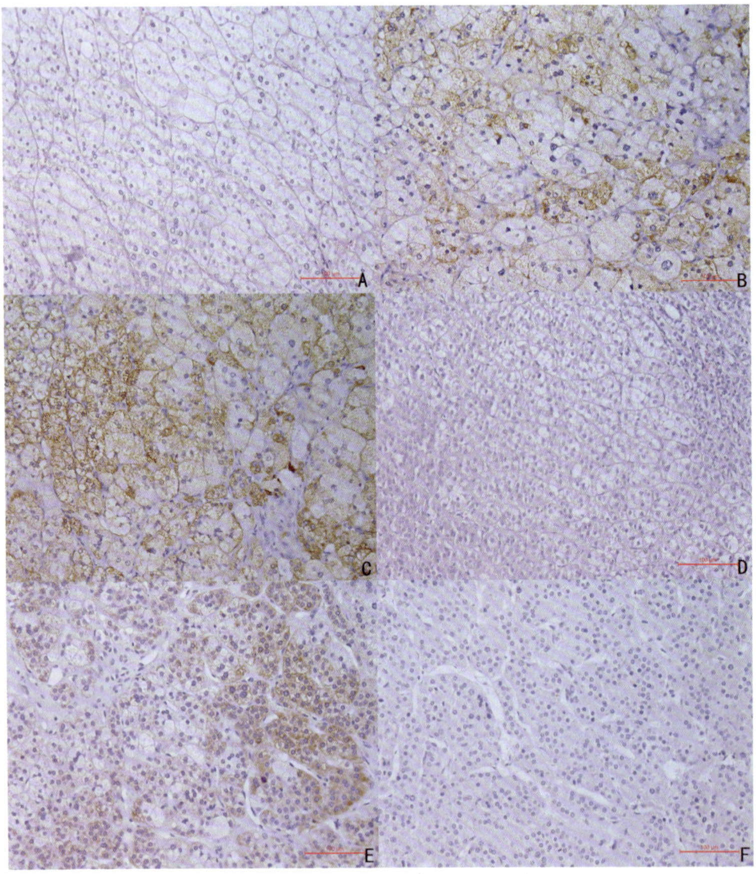

病例 16 图 3　肾上腺肿瘤免疫组化染色

右侧瘤 CYP11B1 弱阳性，CYP11B2 强阳性；左侧瘤 CYP11B1 阳性，CYP11B2 阴性。放大倍数均为 50×。A．右肾上腺瘤 HE 染色；B．右肾上腺瘤 CYP11B1 染色；C．右肾上腺瘤 CYP11B2 染色；D．左肾上腺瘤 H&E 染色；E．左肾上腺瘤 CYP11B1 染色；F．左肾上腺瘤 CYP11B2 染色

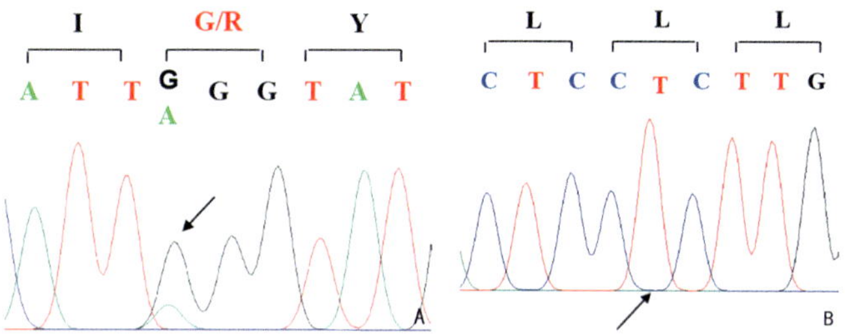

病例 16 图 4　右侧肾上腺皮质腺瘤 KCNJ5 突变测序

A．c.451G > C p.G151R（突变型）；B．KCNJ5 基因 168 位点（野生型）

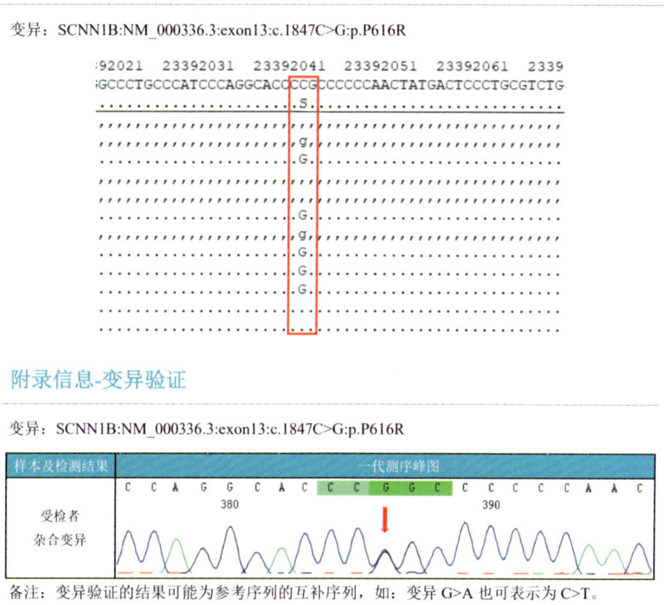

病例 17 图 1　基因检测结果

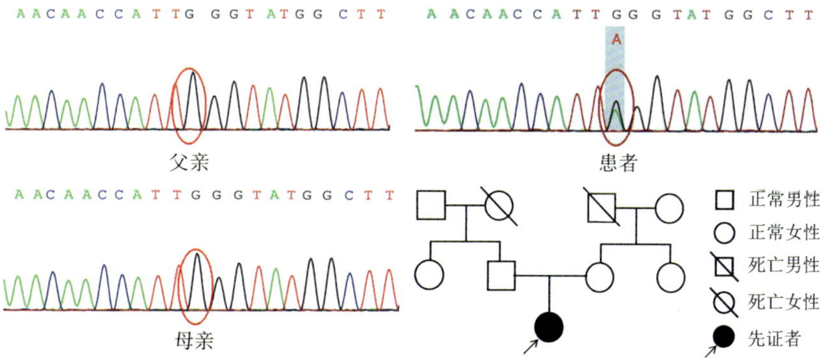

病例 18 图 2　患者及亲属基因检测结果及家系图

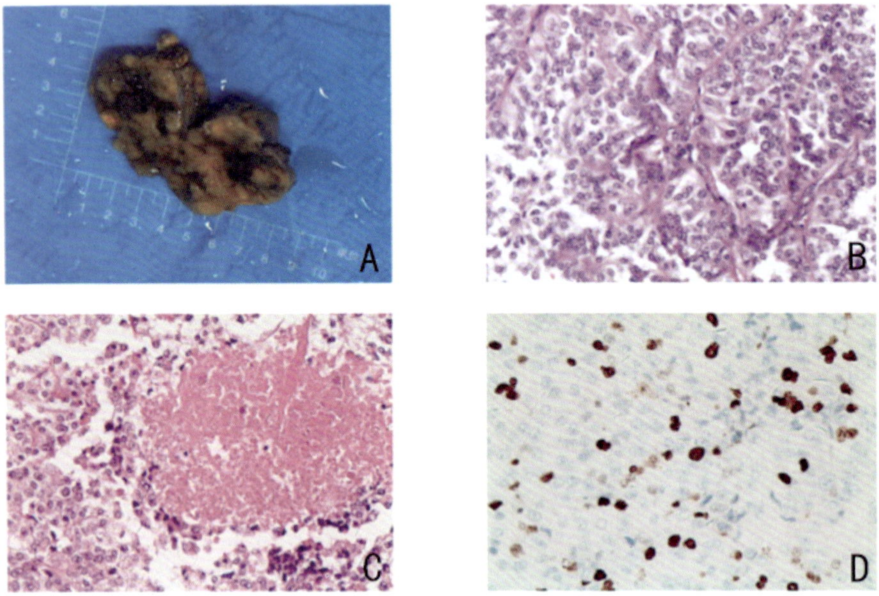

病例 19 图 3　肾上腺肿瘤大体及病理学

A. 肾上腺肿物大小约 5cm × 4cm × 4cm，其表面包膜完整，迂曲血管。B ~ D. 肾上腺肿物病理：肿瘤细胞弥漫分布，细胞中度异型性，可见少数瘤巨细胞，核分裂象约 6 个 /10HP；伴灶性坏死，间质血管丰富，未见明确脉管内瘤栓。免疫组化：Vimentin（+）、CD10（+）、Syn（+）、NSE（+）、CD56（+）、α-inhibin 部分（+）、CD30 少数（+）、P53 约 70%（+）、Ki-67 热点区约 20%（+）。

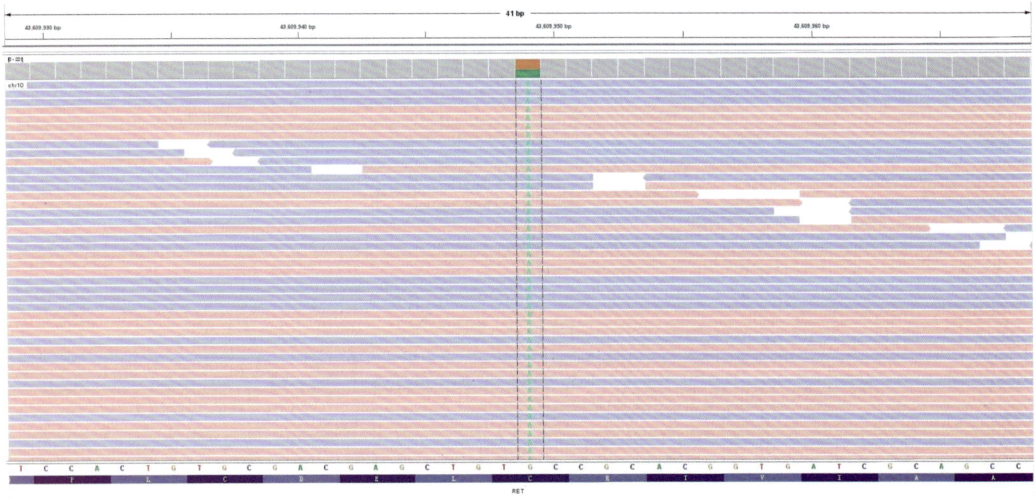

病例 20 图 4　RET 基因 IGV 分析，RET 基因第 634 密码子 TGC ＞ TAC 突变

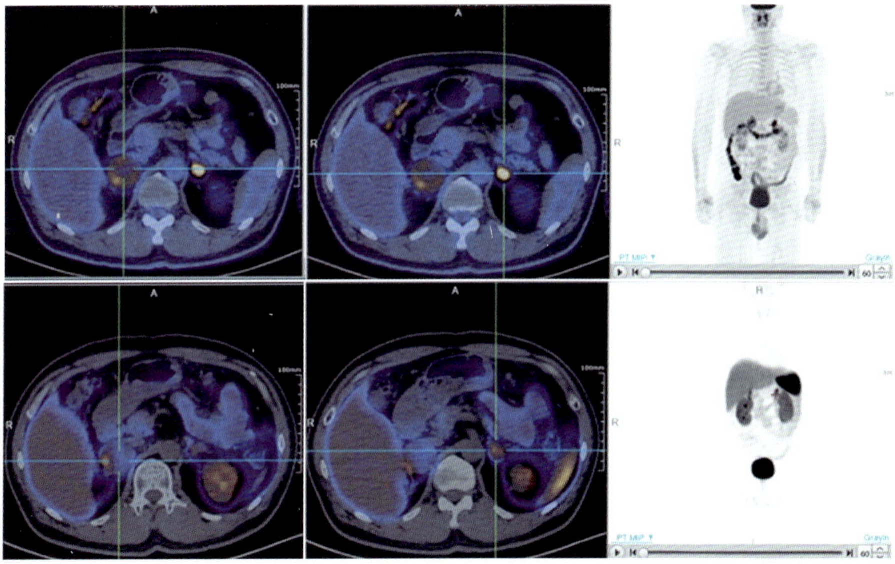

病例 21 图 2　PET-CT 全身肿瘤断层显像（生长抑素受体显像）

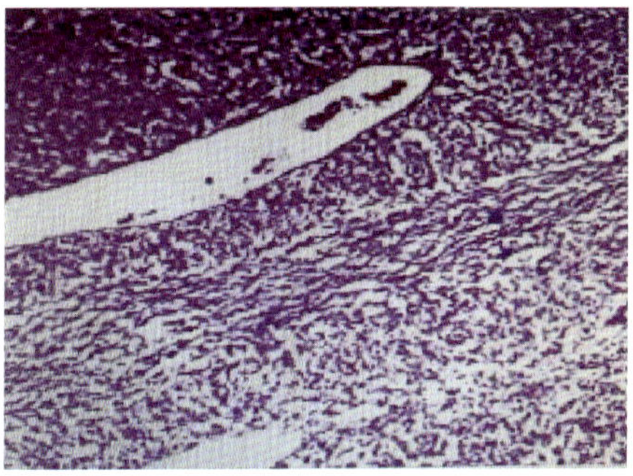

病例 23 图 2　病理检查

HE 染色，4×10 倍，左肾上腺肿物及右肾上腺肿物均为嗜铬细胞瘤，大小分别为 10cm×5.5cm×4cm，7.5cm×5cm×4cm，血管内可见瘤细胞团，伴明显坏死。免疫组化：双侧肿瘤 NSE（+），inhibin（-），CgA（+），Syn（左侧+，右侧部分+）

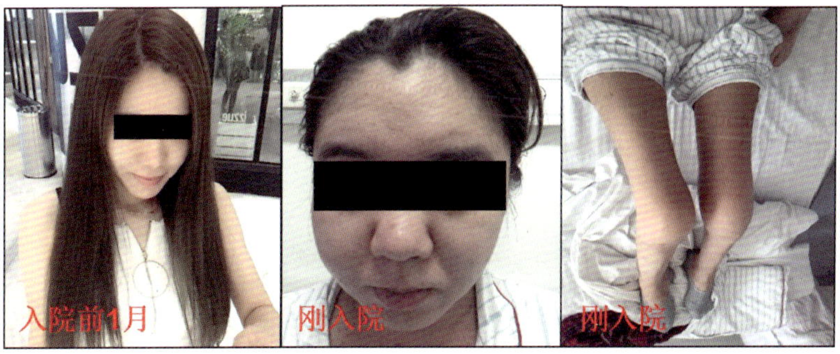

病例 24 图 1　查体

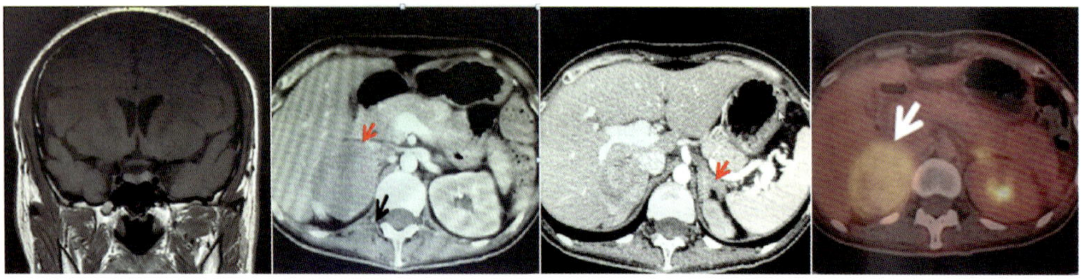

病例 24 图 2　相关影像学检查

A．垂体高约 6mm，未见确切垂体占位；B．右侧肾上腺区软组织肿块，7.1cm × 6.4cm，其内信号不均匀，可见斑片状稍低密度影，呈轻度强化；C．左侧肾上腺弥漫性增生；D．双侧肾上腺增大及肿块影，代谢异常增高，考虑恶性病变可能性大

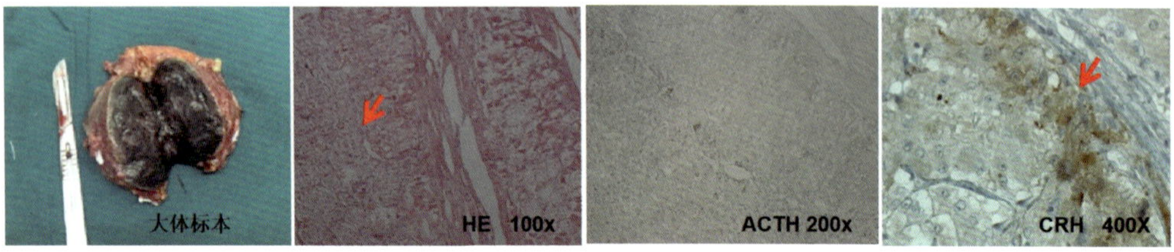

病例 24 图 3　大体标本和病理结果

A．肿物位于右侧肾上腺内侧支，实际大小为 10cm × 9cm × 5cm，剖面呈黑色，肾上腺外侧支增生；B．肾上腺嗜铬细胞瘤（瘤细胞较大，多数为多角形，少数为梭形或柱状；胞质丰富、嗜酸染色阳性；肿瘤富含血窦）；C．ACTH 染色阴性；D．CRH 染色阳性

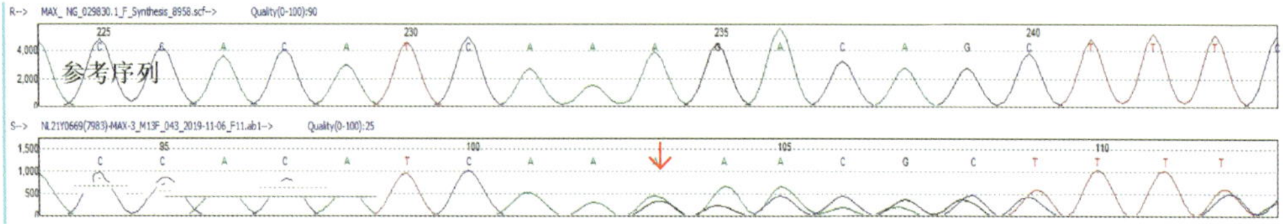

病例 25 图 2　嗜铬细胞瘤 / 副神经节瘤易感基因检测

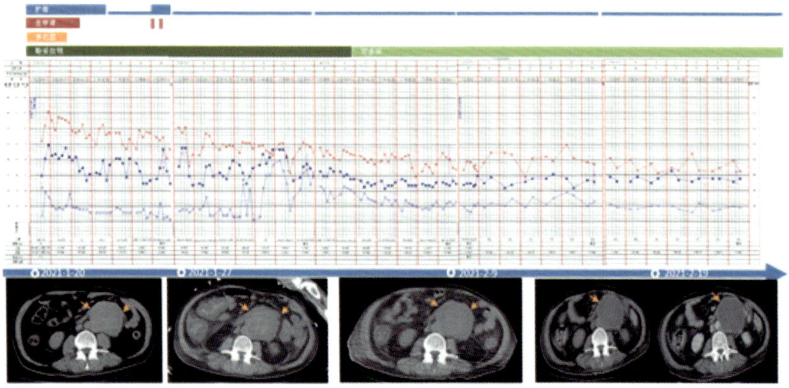

病例 26 图 1　初诊治疗结局

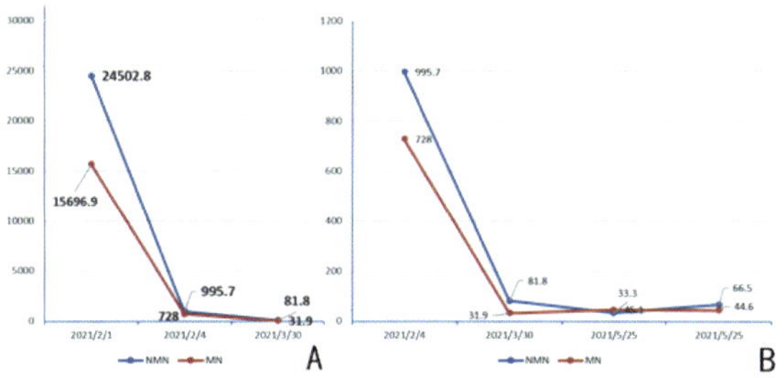

病例 26 图 2　患者甲氧基肾上腺素（MN）、甲氧基去甲肾上腺素（NMN）变化

A．初诊至手术前变化；B．随访至患者手术后变化

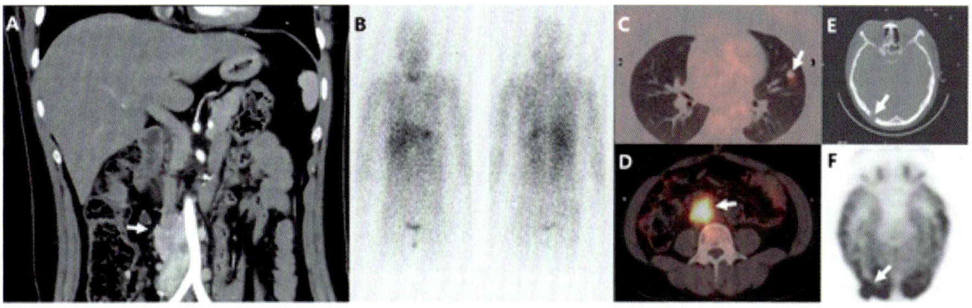

病例 27 图 1　初诊患者影像评估

A：CT 提示腹主动脉右侧富血供占位；B：^{131}I-MIBG 提示未见明确放射性浓集；C、D、E、F：^{18}F-FDG-PETCT 提示肺转移、颅骨转移以及腹主动脉旁病灶

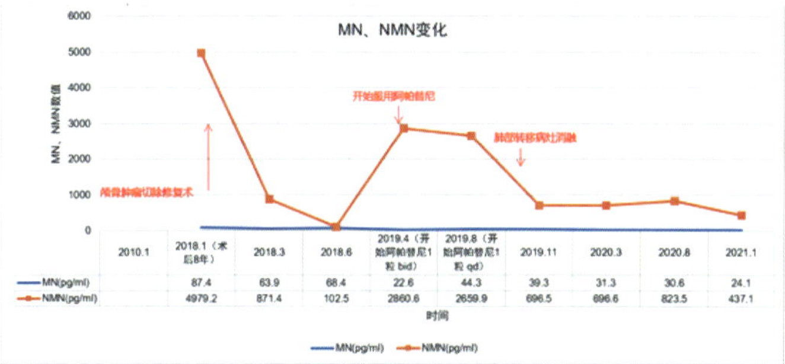

病例 27 图 2　治疗过程中甲氧基肾上腺素类物质变化

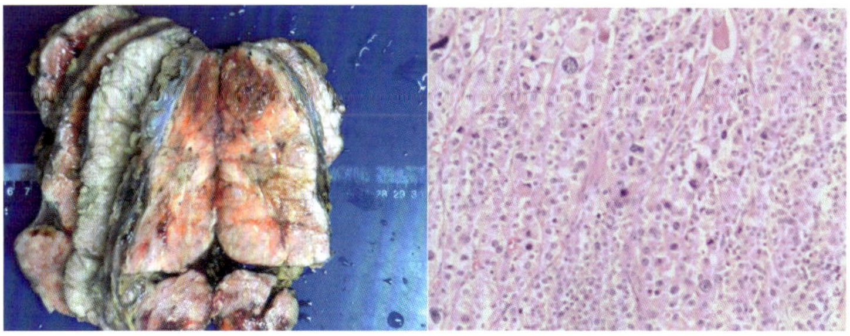

病例 29 图 2　肾上腺肿瘤大体及病理学

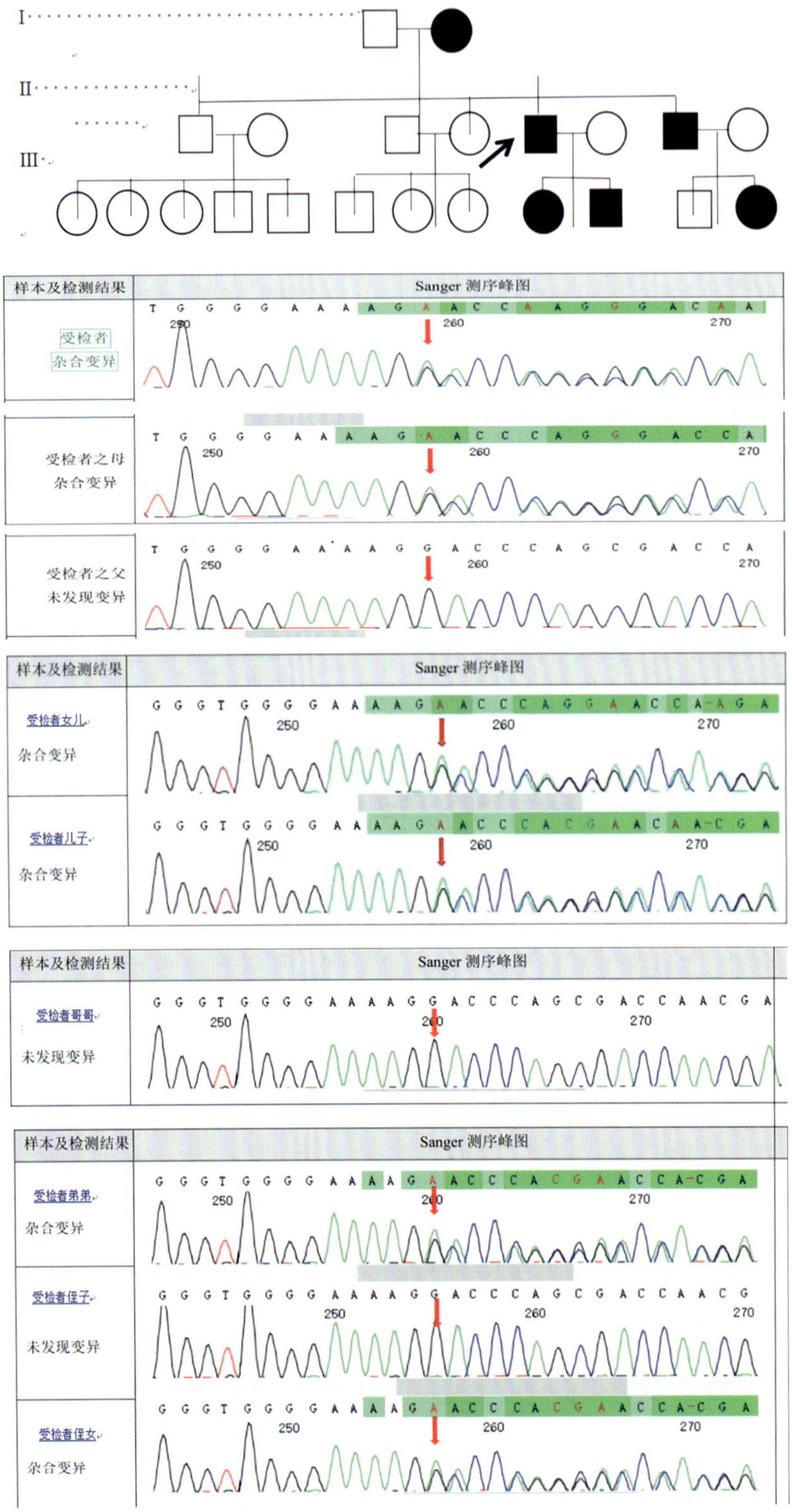

病例 31 图 2　患者家系基因检测图谱

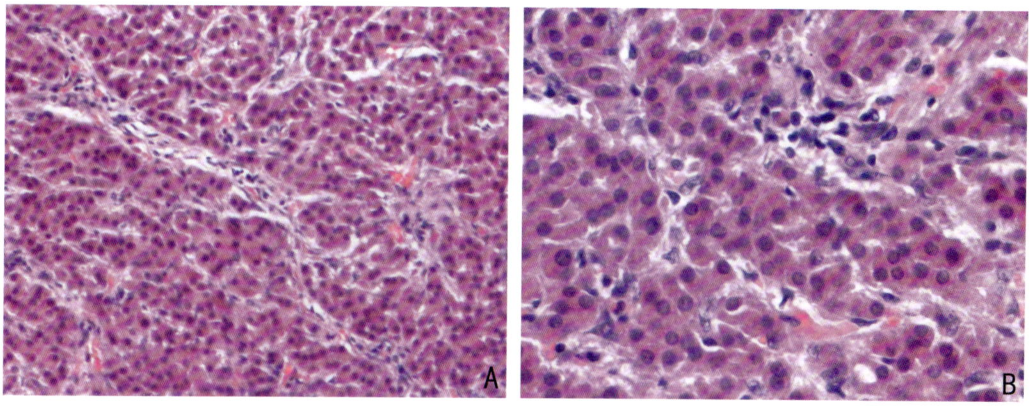

病例 33 图 2　右侧肾上腺腺瘤病理（A：HE × 200；B：HE × 400）

肾上腺皮质细胞呈巢团状分布，细胞胞质丰富，嗜酸或透亮

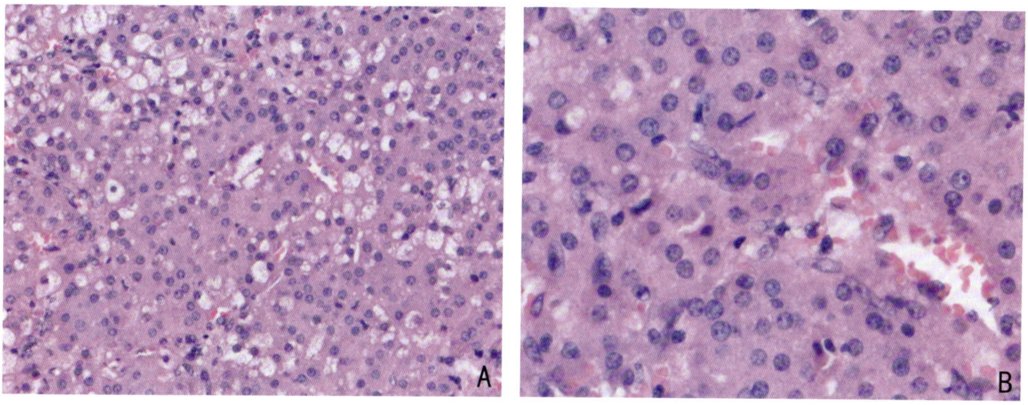

病例 33 图 4　左侧肾上腺腺瘤病理（A：HE × 200；B：HE × 400）

肾上腺皮质细胞结节状增生，胞质透亮或嗜酸性，嗜酸性肿瘤细胞较多，但核分裂象少见，无明显异型性

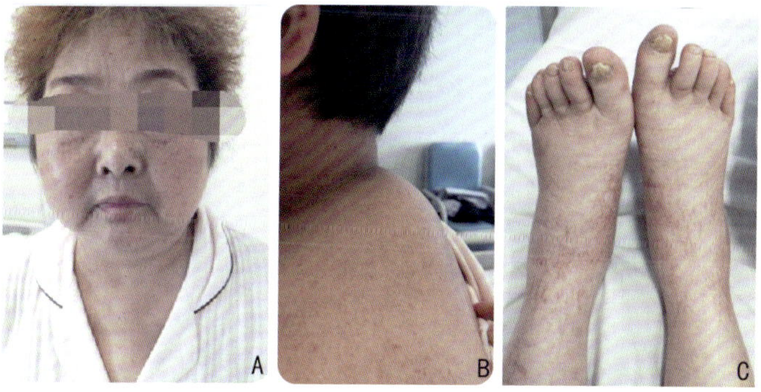

病例 35 图 1　患者体表照片

A．患者正面观表现为满月脸，面部潮红；B．水牛背；C．双下肢及足背散在淤点、凹陷性水肿。

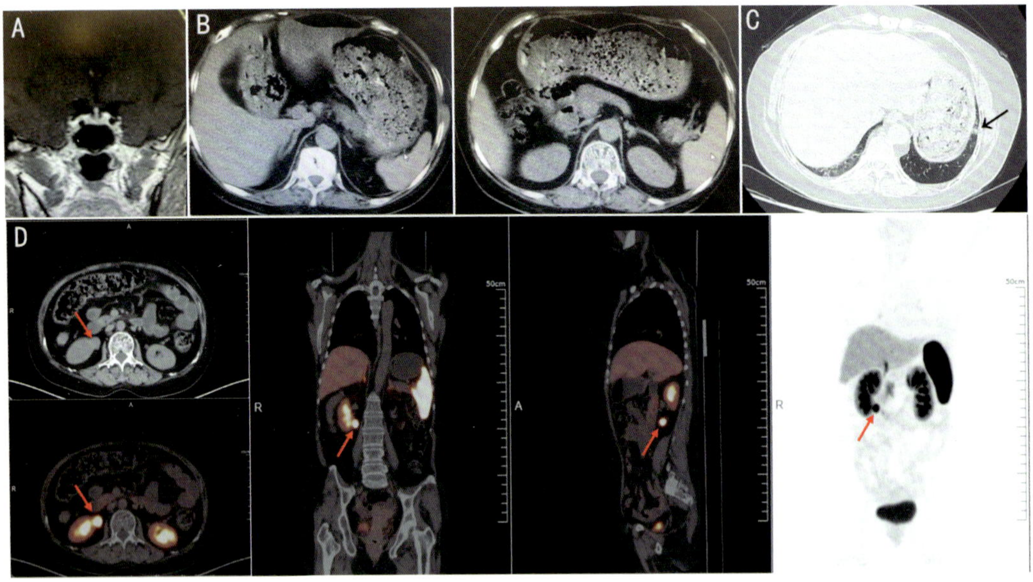

病例 35 图 2　影像学检查

A. 垂体增强磁共振可见垂体微腺瘤可能，部分空蝶鞍；B. 腹部 CT 提示左侧肾上腺内侧支结节样增粗，外侧支及结合部增粗；C. 胸部 CT 提示左肺下叶小结节；D. ^{68}Ga 标记的生长抑素类似物 PET-CT 扫描可见右肾高摄取病灶。

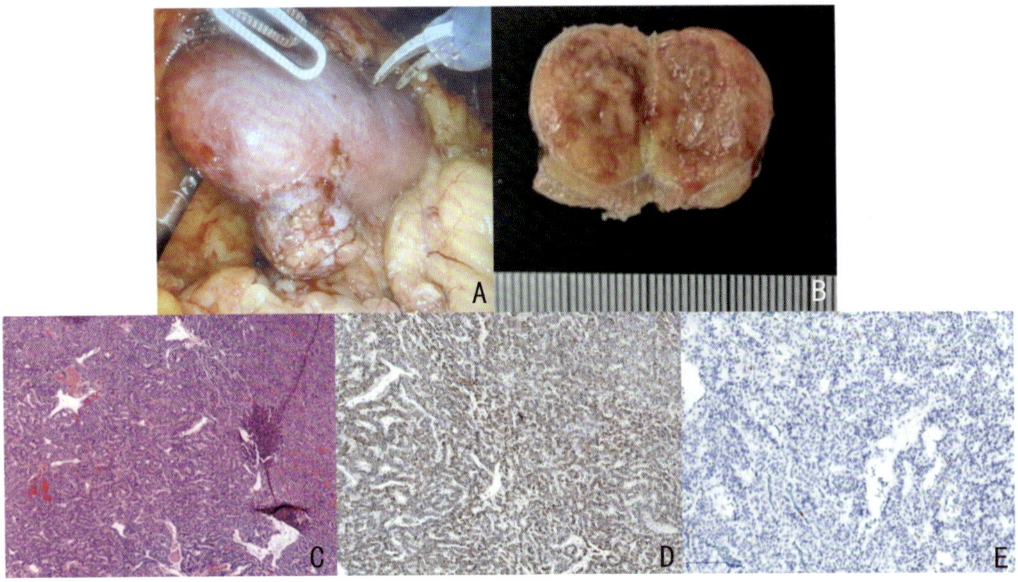

病例 35 图 3　病理结果

A. 术中所见右肾肿瘤；B. 切除的瘤体，肿块大小 2cm × 1.5cm × 1.5cm，切面灰白、实性、质中；C. 肿瘤组织 HE 染色（100 倍）；D. 肿瘤组织 ACTH 免疫组化（100 倍）；E. 肿瘤组织 S100 免疫组化（100 倍）。

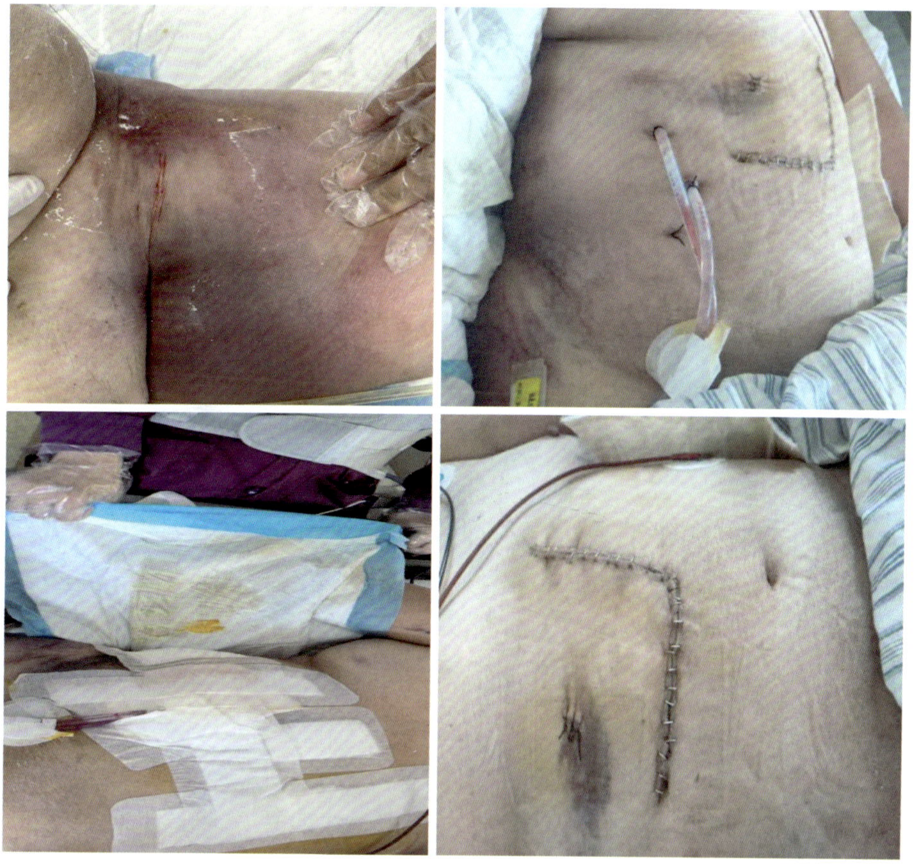

病例 36 图 3　患者术后出现大面积皮下瘀斑、脂肪液化

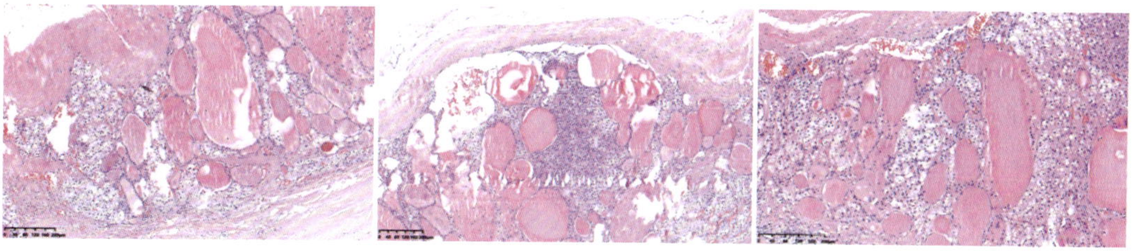

病例 37 图 2　病理诊断（HE 染色）

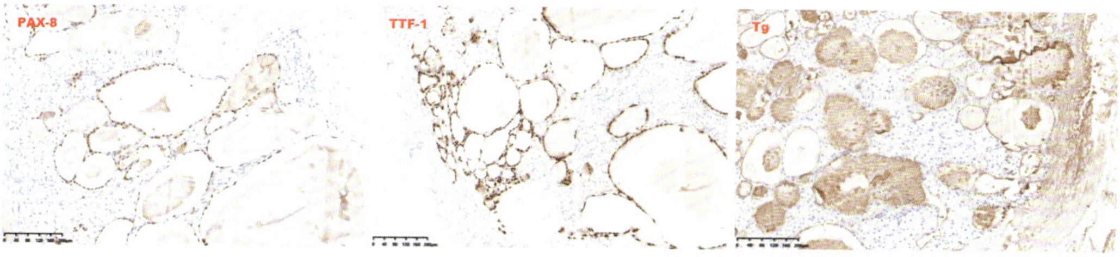

病例 37 图 3　PAX-8、TTF-1、Tg 免疫组化染色

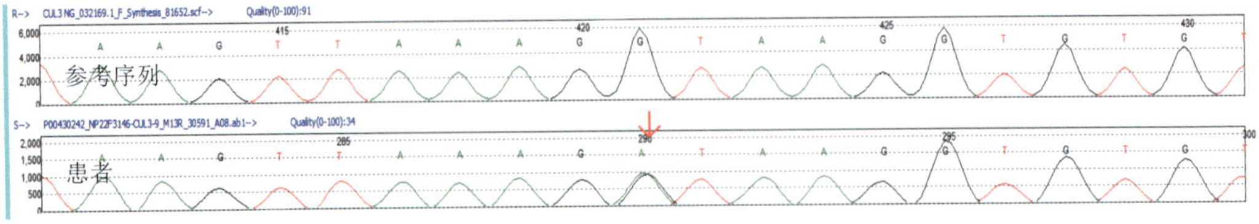

病例 38 图 1　患者检测的基因突变位点

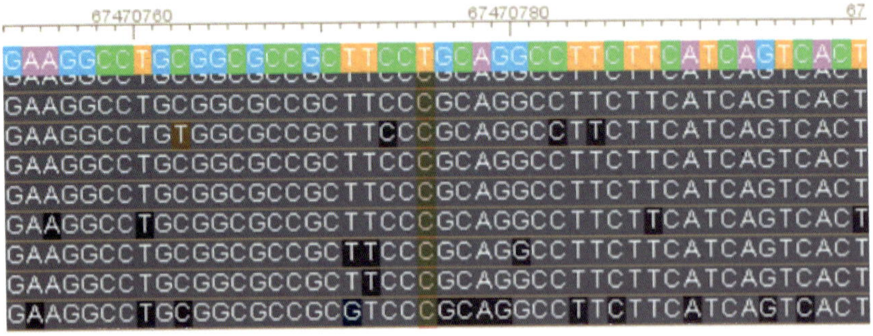

病例 40 图 2　二代测序筛选突变基因

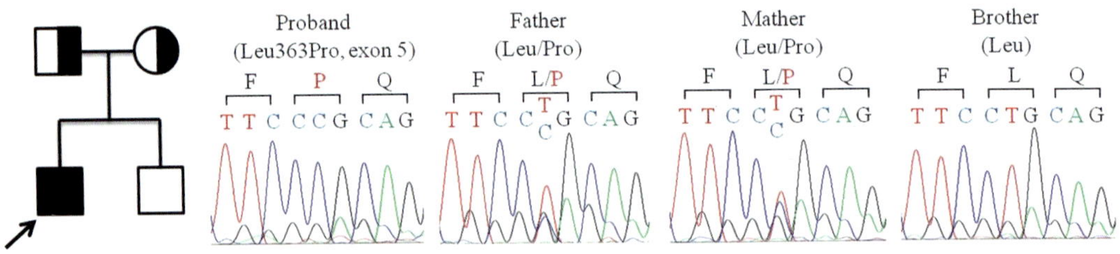

病例 40 图 3　Sanger 测序验证突变位点